Marcel Feige

DAS TATTOO- UND PIERCING-LEXIKON

Kult und Kultur der Körperkunst

Mit exklusiven Interviews mit den Tattoo-Legenden
Herbert Hoffmann, Samy Streckenbach & Tattoo-Theo
sowie Tips und Hinweisen zum Tätowieren von
Ralf Guttermann, Vorsitzender des D.O.T. e.V.

W0041142

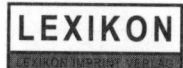

LEXIKON
LEXIKON IMPRINT VERLAG

»Wir leben im Zeitalter der reduzierten Erfahrung, der domestizierten Authentizität; ein essentielles Leiden wird vermißt und gefordert. Die Rituale einer neuen Kunst, die sich über Autoreflexivität und Zitation erhebt, wird zeitgenössische Wege finden, latent mythische Bilder modern verkleiden, um vergessenes und vermißtes Erleben neu zu garantieren.«
Unbekannt

VORBEMERKUNG

Die in diesem Buch beschriebenen oder gezeigten Tätowierungen und Piercings sind keine Empfehlungen. Jeder sollte selbst über Tätowierungen und Piercings entscheiden. Wer sich tätowieren oder piercen lassen möchte, sollte das von einem professionellen Tätowierer oder Piercer durchführen lassen. Das Lexikon bietet eine Reihe von Kontaktadressen professioneller Verbände und Vereinigungen, bei denen man Profis in seiner Nähe in Erfahrung bringen kann. Eine Haftung des Autors, des Verlags oder seiner Beauftragten für Personen-, Sach- und Vermögensschäden ist ausgeschlossen.

DANKSAGUNG

Kein Mensch schreibt ein Buch ganz allein. Ich möchte daher folgenden Personen – without any order! – danken, die mir mal mehr, mal weniger, aber jeder auf seine Weise, geholfen haben, daß das Tattoo-Lexikon in der nun vorliegenden Form erscheinen konnte: Ich danke Ralf Guttermann von Fine Line Tattooing in Düsseldorf, dem Fotografen Lars Behrendt in Krefeld, dem Cover-Modell Kerstin Möller in Krefeld, Nicola Pohl vom Cult Tattoo Studio in Krefeld, Andria von Lossberg von Art with Love in Hamburg, dem Fotografen Andreas Bork, Lionel Titchener vom British Tattoo History Museum in Oxford, der Tattoo-Ikone Tattoo-Theo und seiner Frau Ingemusch in Hamburg, Kai-Uwe Müller in Köln, John Kamikaze und Lieve Van Damme aus Gent, Loretta und Felix Leu von der famosen The Leu Family's Family Iron in Lausanne, Dirk-Boris Rödel vom Tätowiermagazin, Andrea Schuler von der Egoli Films GmbH in Berlin, der Tätowierer-Legende Herbert Hoffmann in der Schweiz, Hängo vom gleichnamigen Tattoo-Studio in Berlin, Luke Atkinson von Checker Demon Tattoo in Stuttgart, Raimund Bammer in Wien, Olaf von Hot Flesh in Unna, Tommy Köhler von South-West in Nidda, Kurt Wiscombe in Winnipeg, Berit Uhlhorn von Tatau Obscur in Berlin, Yvonne Ziegler von Blut & Eisen in Berlin, Waldemahr »Waldi Wahn« von Shocking City in Wien, Erik Reime von Kunsten Pa Kroppen in Kopenhagen, David Bollt in Ashville, Samy Streckenbach und Herry Nentwig vom Tattoo Center in Koblenz.
Hervorheben möchte ich das Bemühen meines Verlegers Oliver Schwarzkopf in Berlin, der das Vertrauen in mich setzte und dieses Buch erst ermöglicht hat.
Ein besonderer Dank geht an meine Familie: meine Eltern Thea & Heinz, die immer für mich da sind; meine Schwester Nicole, die für mich da und den besten Menschen dieser Welt gehört; meiner Badiva, die ein aufmunternder Wirbelwind in meinem Leben ist. Auch danke ich Inge & Frank Festa dafür, daß ich mich mit Ihnen so gut verstehe.
Wenn Ihnen, liebe Leserinnen und Leser, an diesem Buch etwas gefällt, dann danken Sie diesen Personen. Für alles, was falsch ist, ziehen Sie mich zur Verantwortung.
Marcel Feige, Juli 2000

INHALT

TEIL 1: EINFÜHRUNG

TEIL 2: LEXIKON

TEIL 3: SERVICE

VORWORT

Die Kurzbiographien basieren auf offiziellen Informationen (Biographien, Interviews), Artikeln aus der nationalen und internationalen Fachpresse sowie diversen Publikationen. Dazu kommen nicht gezählte offizielle und inoffizielle Web-Sites und Tattoo-Pages. Trotzdem: Im unübersichtlichen Tattoo-Underground stieß die Recherche häufig an ihre Grenzen, insbesondere bei widersprüchlichen Ergebnissen in Bezug auf Pseudonyme der Künstler, deren richtige Namen und Geburtsdaten (sofern die beiden überhaupt bekannt waren bzw. sind).

Ferner wird auch bei diesem Kompendium der Streit entbrennen darüber, was, wer und warum überhaupt Aufnahme gefunden hat. Der Begriff »Künstler«, »Star« bzw. »Artist« ist in der Regel relativ – was die einen für Kunst halten, ist für andere ausgemachter Bockmist.

Und wie sagte Dirk-Boris Rödel, Redakteur beim *Tätowiermagazin*: »Es ist heutzutage eher eine Frage, wie sehr sich manche Tätowierer marketingtechnisch in Szene setzen können. Denn künstlerisch gesehen sind sie oft nur Mittelmaß.«

Somit ist auch der Begriff »Meisterstecher«, auf die sich die Szene für einige ihrer großen Tätowierer-Stars geeinigt hat, mit gemischten Gefühlen zu betrachten. Nicht selten sind mir während der Recherchen Menschen begegnet, die den Stecher ihres Tattoo-Studios um die Ecke für den genialsten aller Tätowierer halten, dagegen für diesen oder jenen großen amerikanischen, polynesischen oder japanischen Meister, der ständig durch die Fachpresse geistert, nur ein durchschnittliches Lob übrig haben. Will heißen: Vieles ist manchmal einfach nur subjektiv.

Im Klartext: Geachtet wurde bei der Zusammenstellung dieses Buches darauf, daß Tätowierer aufgenommen wurden, über die in der Szene ein breiter Konsens besteht, will heißen:

- Tätowierer, die über Jahrzehnte mit einem teilweise selbstlosen Einsatz oder neuartigen Erfindungen zur Verbreitung der Tattoo-Arbeit in der westlichen Hemisphäre beigetragen haben, so wie Franklin Paul Rogers, Lewis Alberts, Samuell O'Reilly, Christian Warlich oder George Burchett.
- Tätowierer, die die Tattoo-Arbeit mit sehr viel Fleiß und Können maßgeblich zur Kunstform erhoben haben, so wie Don Ed Hardy, Les Skuses, Sailor Jerry Collins oder Jack Rudy. In diesem Zusammenhang werden auch nicht jene Frauen und Männer vergessen, die sich zu lebendigen Kunstwerken haben modellieren lassen, so wie La Belle Irene, The Great Omi oder Enigma.

- Tätowierer, die es sich mit besonderer Akribie zur Aufgabe gemacht haben, die traditionellen Tätowier-Methoden, vor allem jene aus den Tattoo-Ursprungsländern Japan und Polynesien, in die Moderne zu retten, so wie Horihiro, Paulo Su'luape oder Horiyoshi III.

- Tätowierer, die stellvertretend für eine neue Perspektive stehen; jene Stecher, die ihre Arbeit nicht als Modeaccessoire, sondern als Kunst verstehen, und mit abstrakten, intensiven, plastischen Motiven den Weg in ein neues Jahrhundert weisen. Tätowierer wie Filip Leu, Robert Hernandez oder Stéphane Chaudesaigues.

Ferner bietet dieses Lexikon einen Überblick über die mannigfaltige Geschichte der Hautkunst, über Kult und Kultur, über Arbeit und Methode, über Szene und Veranstaltungen, Ausstellungen und Museen, Vereine und Verbände vor allem in Deutschland, Österreich und der Schweiz, so daß sich für interessierte Leser während der Lektüre ein Einblick in eine – im wahrsten Sinne des Wortes – *lebendige* Kunst- und Modeform ergibt.

Marcel Feige, Juli 2000

EINFÜHRUNG:

Zur Geschichte der Körperkunst

*»Ihr sollt keine Male um eines Toten willen an eurem Leib reißen,
noch Buchstaben an euch ätzen, denn ich bin der Herr.«*
(Altes Testament, Moses 3,19,28)

Nachweisbar kennt der Mensch seit der Frühzeit das Tätowieren. Nur, daß
es damals nicht »Tätowieren« hieß, sondern »stechen«, »ritzen«, »schnitzen« oder »stechmalen«. Die Prozedur war stets die gleiche: Die Menschen
fügten sich Schnitte zu und rieben dann Holzkohle, farbige Erde oder Pflan-
zenteile in die Wunde. Manchmal gingen die Menschen sogar noch weiter: Sie schnitten sich Narben oder brannten sich Wunden ins Fleisch. Das
war für die Urvölker keineswegs pervers oder bizarr. Noch weniger diente
es dem persönlichen Lustgewinn. Die so entstandenen Hautbilder waren
in den seltensten Fällen künstlerische Verzierungen, wie es heute der Fall
ist. Hautwunden, egal welcher Art, waren rituelle Gebaren. Hautbilder galten als Schutz vor Geistern, als Ausdruck der Tapferkeit, des Erwachsen-
seins, als Beispiel besonderer Manneskraft oder schlicht als Zeichen einer
Stammeszugehörigkeit.

So wird aufgrund von Funden vermutet, daß Körperverzierungen als kultische Handlungen in Japan bereits während der Jomon-Periode, der Jungsteinzeit, die zwischen 5.000 und 300 v. Chr. datiert wird, durchgeführt
worden sind. Genaueren Aufschluß gibt Ötzi, der älteste erhaltene menschliche Körper der Welt, der 15 Hautbilder besitzt. Er wurde in einem Gletscher in der Nähe des Ötztales in Italien im Jahr 1991 gefunden. Wissen-
schaftliche Tests haben ein Alter von 5.300 Jahren ergeben. Ötzi besitzt
eine Reihe parallel verlaufender Linien, die seine untere Wirbelsäule
bedecken, Streifen um seinen rechten Fußknöchel und ein Symbol in Form
eines Kreuzes hinter seinem rechten Knie.

»Nur« 2.400 Jahre alt ist jene Frau, die man im russischen Ukok-Plateau
gefunden hat. Sie trägt an Armen und Schultern kunstvolle und reich verzierte Hautbilder von Vögeln, Hirschen und mystischen Tieren, die mit
einer Knochennadel und Ruß unter die Haut gestochen wurden. Bisher ist
sie die älteste bekannte tätowierte Frau. Vermutlich war sie eine Kriegerin
oder Erzählerin von Stammesgeschichten und in ihrem Stamm (Pazyryker)
hoch angesehen.

Auch die Ägypter waren in der Kunst des »Stechmalens« geübt. Im Mittleren Reich (2040 bis 1710 v. Chr.) waren Hautzierden ein durchaus beliebtes Ritual. Zwei ägyptische Mumien, die aus der Zeit um 2160 bis 1994 vor unserer Zeitrechnung stammen, besitzen abstrakte Muster aus Pünktchen und Strichen auf ihren Körpern, die wahrscheinlich vor bösen Geistern schützen sollten. Im Januar 1923 wurde das Interesse am Grab König Tutenchamuns durch die Entdeckung einer tätowierten Prinzessin in einer

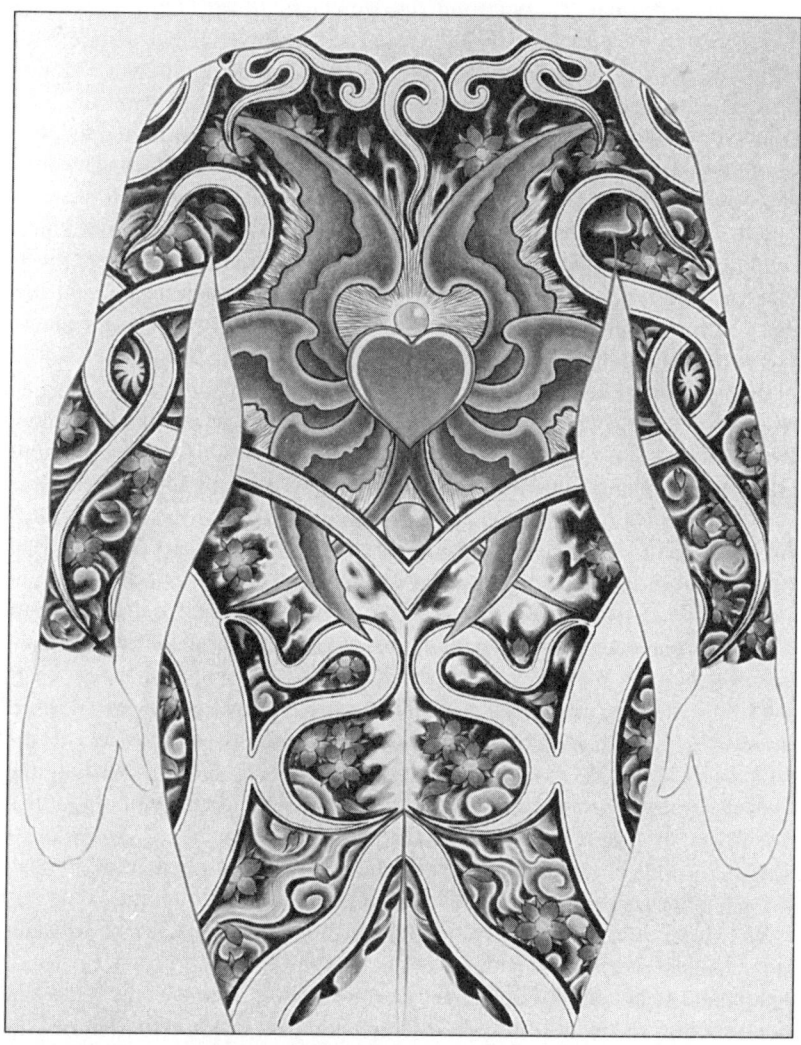

Die Vorlage für einen japanischen Anzug, entworfen vom jungen Schweizer Künstler und Tätowierer Filip Leu. © The Leu's Family's Family Iron

9

Gruft bei Luxor verdrängt. Die königliche Dame war eine der Schönheiten der elften Dynastie Thebens, die 2000 v. Chr. blühte. Ihre Hautbilder waren den Nubiern entliehen. Sie setzten sich aus Punkten und Strichen in blauschwarzer Farbe zusammen und sollten der Verstorbenen die Fortpflanzungsfähigkeit im Jenseits sichern.

»Stechmalen« war also weitverbreitet. Es verzierten sich die Pikten und Kelten der Britischen Inseln. Die Ainu, die Ureinwohner Japans, die ihren Mädchen mit einer Tätowierung rund um den Mund den Status einer erwachsenen, verheirateten Frau verliehen. Die Indianer Nord- und Südamerikas und die Polynesen des Südpazifiks. Die afrikanischen Stämme bevorzugten wegen ihrer dunklen Hautfarbe häufig die Narbenzeichnung. Alle Kulturen stellten die Hautbilder aber in einen symbolischen Zusammenhang mit Zeugung, Geburt und Tod, mit Kraft und Mut. Dementsprechend wurde das »Stechmalen« auch immer feierlich zelebriert.

Selbst die ersten Christen gehörten zu den Anhängern farbigen Körperschmucks. Die Frühchristen ließen sich die Anfangsbuchstaben des Namens Christi – CX oder I.N, Jesus Nazarenius –, ein Lamm, Kreuz oder Fisch auf die Stirn oder das Handgelenk stechen. Ob durch Nadel oder eingefärbte Brandwunden, ist bis heute ungeklärt.

Das späte Christentum verbot unterdessen das Bilderstechen, um den Menschen vor der Verunstaltung göttlicher Schöpfung abzuhalten. Im alten Rom war Konstantin I. (287–337 n. Chr.) der erste Kaiser, der die Hautzierden untersagte. Er betrachtete es als »Blasphemie« und als »heidnischen Brauch«. Eine konsequente Fortsetzung fand das Verbot im Konzil des Britischen Rats der Kirchen von Kalkutta in Northumberland (England) im Jahr 787 n. Chr. Papst Hadrian I. verbot ausdrücklich alle Formen des »Stechmalens« in der alten Welt, die jetzt eine römisch-katholische war. Während der nächsten tausend Jahre wurden stets ähnliche Verfügungen erlassen.

Mit geradezu manischem Feuereifer gingen die Missionare im 16. Jahrhundert in Nord- und Südamerika mit den Urvölkern ins Gericht. Als die Konquistadoren die »Magie« der Tätowierung und Körperbemalung bei den Wilden begriffen, wurde diese mit Gewalt ausgetrieben. Ergebnis: Nicht nur die faszinierende Hochkultur der Indianer, nein, die Indianer selbst wurden ausgerottet. Gleiches Schicksal ereilte die Buschvölker Afrikas nach ihrer Entdeckung im 17. Jahrhundert.

Wie widersprüchlich die Argumentation der Hautkunst-Gegner teilweise war, zeigt der Umstand, daß der britische König Harold II. (1022–1066) Hautzeichen besaß, die anläßlich der berühmten Schlacht von Hastings bemerkt und als Glücksbringer betrachtet wurden. Die Kreuzritter im Mittelalter stachen sich, oftmals sogar selbst, ein Kreuz in die Haut, denn jedem Körper, der den Tod ohne Trost der Religion riskierte, war eine christliche Ruhestätte nicht sicher. Und in Bosnien wurden sogar noch Ende des 19. Jahrhunderts die katholischen Mädchen mit christlichen Symbolen verziert, um ihren Übertritt zum Islam unmöglich zu machen. Denn im Koran ist die Hautzierde – noch heute – strengstens verboten.

Erst mit dem goldenen Zeitalter der Piraten und Entdecker begann die Hightime der Tätowierung. Der Seefahrer James Cook brachte von seiner ersten Reise in die Südsee die schönsten Schilderungen von den Körperbemalungen der Eingeborenen mit. In den Logbüchern seiner Reisen – Eintrag vom Donnerstag, 13. Juli 1767 – ist zu lesen:

»Beide Geschlechter bemalen ihre Körper, *Tatau*, wie sie es in ihrer Sprache nennen; dies geschieht in der Weise, daß die Farbe Schwarz ihrer Haut eingegeben wird, und zwar so, daß sie sich nicht mehr entfernen läßt. Manche haben schlecht gezeichnete Figuren von Männern, Vögeln oder Hunden, die Frauen haben im allgemeinen das Zeichen ›Z‹ an jedem Glied ihrer Finger und Zehen; die Männer haben es in gleicher Weise, und beide haben sie andere verschiedene Figuren, wie Kreise, Halbmonde etc. auf ihren Armen und Beinen. Kurz, es herrscht eine so große Vielfalt bei der Anbringung dieser Figuren, daß ihre Anzahl wie auch ihre Art völlig dem Geschmack jedes Einzelnen überlassen scheinen; doch alle gleichen sie sich darin, daß ihr Hinterteil völlig schwarz ist, darüber haben die meisten Bögen, deren einer über dem anderen gezeichnet ist. Diese Bögen scheinen ihr ganzer Stolz zu sein, denn beide, Männer wie Frauen, zeigen sie mit großer Freude vor...«[1]

Schon damals ließen sich einige seiner Matrosen von den Eingeborenen mit deren tribalen Motiven verzieren, zum Andenken an die ferne Reise nach Tahiti. Aber auch, weil's einfach gut aussah. 1774 brachte Cook schließlich einen verzierten Polynesen namens Omai mit nach London, wo dessen nackter, farbiger Körper in den Teestuben emsig bestaunt wurde. Ganz nebenbei entstand dabei auch der Begriff »Tätowierung«. Eine Verballhornung aus dem tahitianischen »Tatau«, was so viel wie »Hautverzierung mit Bildern oder Zeichen« bedeutete.

Weil die Matrosen während ihrer langen Reisen an Bord häufig nicht wußten, wie sie die Zeit verbringen sollten, erlernten viele die Fertigkeiten der Eingeborenen. Fortan tätowierten sie ihre Kameraden oder sich selbst. Als Motive lösten Jahreszahlen, Herzen mit Initialen, Pin-up-Girls, Zeichen der Waffengattungen wie gekreuzte Schwerter oder Kanonen und bildliche Darstellungen schon bald die tribalen Tattoos der Eingeborenen ab. Durch Nachahmungsdrang, Langeweile und den Willen, einer bestimmten Gruppe anzugehören, nämlich der der Seeleute, verbreitete sich diese Mode auch beim einfachen Volk. Erste, professionelle Tattoo-Shops entstanden in den Hafenstädten der Welt. Die Besitzer waren meist ehemalige Matrosen.

Gegen Ende des 18. Jahrhunderts waren Tätowierungen in Großbritannien so verbreitet, daß einige der Muster von der Marine registriert wurden. Wie stark die Tätowierung Anfang des 19. Jahrhunderts verbreitet gewesen sein muß, läßt sich aus einer Untersuchung schließen, die 1852 im Berliner Invalidenhaus vorgenommen wurde. Unter den dortigen Veteranen fanden sich 36 Tätowierte, die ihre Hautstiche fast alle im ersten Viertel des 19. Jahrhunderts erworben hatten (der früheste datierte auf 1798).

Diese Tattoos hatten häufig auch eine psychologische Bedeutung: Rosen (symbolisierten ein Leben voller Dornen), Engel (die Hoffnung), schwarze Striche und Punkte (zählten die Tage im Gefängnis), Tiger auf der Brust (wild wie ein Tiger) und Fäuste (schwörten Rache). »So wird die Tätowierung zum Ausstellungskatalog der seelischen Befindlichkeit ihres Trägers«, glaubt Jürgen Lotz in dem Buch *Geschmückte Haut*.

Beim König von Schweden fand man auf dem linken Oberarm eine Tätowierung, die der Tote zeit seines Lebens peinlichst verborgen gehalten hatte; unter einer Jakobinermütze las man folgenden, in sieben Zeilen angeordneten Text:

»J.B./26.1.1764/Liberte/Egalite/Fraternite/La mort au roi«.

Darunter befand sich ein Schädel mit gekreuzten Schenkelknochen, und merkwürdigerweise ein Hakenkreuz.

In der zweiten Hälfte des 19. Jahrhunderts – in der Zeit bis zum Ersten Weltkrieg – erlebte die Tätowierung in Europa, vor allem aber in England eine kaum vorstellbare Blüte, daß bereits 1880 das kosmetische Tätowieren von Lippen und Augenbrauen für Frauen angeboten wurde. Selbst Lady Jennie Churchill, Winston Churchills Mutter, war tätowiert.

Tätowiert wurde allerdings lange Zeit nicht anders, als es einst die Eingeborenen getan hatten, nämlich mit einer schlichten Nadel und Tinte. Doch die Technik war auf dem Vormarsch. Als Samuel O'Reilly am 8. Dezember 1891 in Amerika die elektromechanische Tätowiermaschine patentieren ließ, erlebte die Tattoo-Zunft den Beginn einer neuen Ära. Der Weg war für schnelleres, saubreres, vor allem aber schmerzloseres Arbeiten geebnet. O'Reillys Maschine ist noch heute, mit unwesentlichen Modifikationen, Standard in allen Studios.

Mit dem Amerikaner Sailor Jerry Collins brach in den 1950er Jahren auch für die Motivauswahl – bislang traditionelles Seemannsgarn – eine neue Zeit an. Collins traf auf Horihide, den bedeutendsten Tätowierer aus Japan. In Japan wurde seit der Edo-Dynastie (1603–1868) immer aufwendiger der Hautkunst gefrönt. Ganze Körper wurden tätowiert, und die ersten der bis heute weltberühmten, kunstfertigen Irezumi-»Anzüge« entstanden. Als das Kaiserreich zusammenbrach und sich dem Westen öffnete, gelangte »The Japan Way of Tattooing« nach Europa und Amerika. Während Horihide im Westen ein Bewußtsein für die japanische Tebori-Kunst schuf, ließ Collins das asiatische Flair in die westliche Tätowierung einfließen. »Collins ist der Cézanne der Tattoo-Szene«, hieß es zu jener Zeit. Die Nachfrage nach Hautstichen war plötzlich so groß, daß sich Berufstätowierer mit Musterkartons und elektrischen Tätowierapparaten niederlassen konnten. Männern wie Christian Warlich, George Burchett, Les Skuses und Ron Ackers – in den 1930er und 1940er Jahren die Gründungsväter der europäischen Tattoo-Bewegung – machte eine unübersehbare Menge von Gelegenheitstätowierern Konkurrenz.

»Mann, erinnerst du dich: Vor gar nicht so langer Zeit hatten einige noch nicht einmal ein Telefon. Auch keine Studionamen, die hießen nur ›Tattoo Shop‹. Es ist die gleiche Kunst geblieben, aber nun können einige von uns wenigstens lesen.«

Henry Goldfield, Tätowierer in San Francisco

Nach dem 2. Weltkrieg erlebte die Zunft einen kurzzeitigen Einbruch. Vorläufiger Tiefpunkt war das Tattoo-Verbot ausgerechnet in der Multikulti-Metropole New York. Seriöse Tattoo-Studios wurden – zumindest im Big Apple – in die Illegalität gedrängt, weil die Behörden glaubten, Tattoos seien automatisch ein Synonym für Kriminalität...

Derweil führte Lyle Tuttle in San Francisco, einer der Hochburgen der Flower-Power-Bewegung, die Hippies an das Tätowieren heran. Die Sängerin Janis Joplin und die Rolling Stones ließen sich von Tuttle tätowieren. Psychedelisch angehauchte Motive erlebten in den 1960ern einen Boom, und 1970 war es das *Time Magazine,* das diese »neue« Mode öffentlich machte. »Die Kunst der Tattoos reicht 4.000 Jahre bis zu den Ägyptern zurück«, berichtete das *Time Magazine.* In vergangenen Jahrhunderten »haben sie die Arme und Rücken der Seefahrer, Hafenarbeiter und Monteure geschmückt. Nach ein oder zwei Jahrzehnten des Niedergangs erleben Tattoos nun eine Renaissance. Sie sind die Mode einer Gegenkultur geworden.« Mehr als das: Tattoos wurden dem Image der Gegenkultur enthoben. Tätowierer wie Don Ed Hardy, Spider Webb, Felix Leu und Leo Zulueta waren Absolventen renommierter Kunsthochschulen, verfeinerten die traditionellen Motive der Seefahrt, verschmolzen sie mit den Tribal-Formen der Polynesen, erweiterten sie um japanische Symbolik, ließen Psychedelik mit den eskapistischen Fantasywelten eines J.R.R. Tolkien verschmelzen. Tattoos waren plötzlich nicht mehr nur anrüchig, sie waren originell. Das breite Medienecho beflügelte wiederum andere Hautkünstler: Im Januar 1976 wurde die erste Tattoo Convention in Houston veranstaltet. Noch nie waren so viele Tätowierer auf einem Fleck versammelt. *Tattootime* war das erste amerikanische Magazin, das sich fast schon literarisch – und ausschließlich – der Hautkunst widmete. Weitere Magazine wurden gegründet. Sie boten den Motiven, den Flashs, den Tats, der Kunst ein Forum, und mit ihnen jenen, die sie stachen. Natürlich inserierten auch die Supply-Hersteller in den Magazinen, sorgten für eine schnellere Verfügbarkeit der Mittel. Immer mehr Tattoo-Studios entstanden. Ende der 1980er gehörten Tattoos fast schon zum alltäglichen Erscheinungsbild in Amerika. Dann kam MTV und änderte jedermanns Meinung über alles.

Eine Vielzahl der Bands, die auf dem Musikkanal rockten und rollten, waren tätowiert. Und nicht nur das: Sie waren Stars. Helden. Vorbilder für die Jugend. So kam es, daß Tattoos plötzlich eine breite Anhängerschaft hatten. Auch diese Welle schwappte – natürlich mit der üblichen Zeitverzögerung – nach Europa. Die expressionistische Lifestyle-Kultur in den 90ern, die Fun-Generation, die in Europa blühte, tat ihr übriges, daß die Kunst und der Glamour, also die Lust an der Präsentation des eigenen Ichs, des makellosen, schönen, verschönerten Körpers miteinander verschmolzen. Junge Tätowierer heute, wie der Schweizer Filip Leu, der Franzose Stéphane Chaudesaigues, der Spanier Robert Hernandez oder die Amerikanerin Vyvyn Lazonga, viele von ihnen per se studierte KünstlerInnen, gehören zur ungestümen Garde des 3. Jahrtausends, für die das Medium Haut nicht mehr nur Profession, sondern einzig wahre Kunst ist. Für sie gibt es keine stilistischen Beschränkungen mehr. Kein Tribal, kein Fantasy, kein Blackwork. Sie experimentieren mit abstrakten und ungewöhnlichen Entwürfen, plazieren die Tattoos so geschickt auf den Körper, daß die Bilder durch das Spiel der Muskeln und Bewegungen zu leben scheinen. Das schafft eine bisher ungeahnte Plastizität und Intensität.

Das gemeinsame Ziel der jungen Tätowierer ist nicht mehr nur irgendwelche Tätowierungen irgendwo auf dem Körper zu applizieren, sondern »Körperkunstwerke« zu schaffen, die geschmeidiger Ausdruck der Persönlichkeit ihres Trägers sind.

»Wäre Elvis tätowiert gewesen, würde er heute noch leben. Er hätte sich damit selbst besser kennengelernt.«
Henry Goldfield, Tätowierer in San Francisco

Körper ist also Kunst. Und Kunst ist Kunst ist Kunst.
Mal mehr, mal weniger. Aber mit der Tätowierung findet der Mensch gewissermaßen zurück zur Natur, zum Körper und zum Leben. Auf jeden Fall aber zu sich selbst. Und das ist in diesen globalisierenden Zeiten doch schon was...

Ein Gespräch mit Tattoo-Theo,
Tattoo-Ikone aus Hamburg

Theodor Vetter, geb. 1932 auf St. Pauli, gilt neben Herbert Hoffmann als letzte noch lebende Tattoo-Ikone Deutschlands. Tattoo-Theo, so nennt er sich seit über 40 Jahren, wohnt in Hamburg mit seiner vierten Ehefrau Ingeborg, genannt Ingemusch, und vier Hunden. Aufgewachsen ist Tattoo-Theo bei Christian Warlich, dem König der Tätowierer. Nach Warlichs Tod hat Theo dessen Nachlaß vor der Müllkippe gerettet, ein wahrer Kunstschatz aus Bildern, Fotos, Geräten und Hautstücken, die Warlich mit seiner »Geheimtinktur« von den Körpern Tattoo-Verdrossener abgelöst hatte. Auch Theos Körper ist von Fuß bis Hals tätowiert. 230 Künstler haben an ihm gestochen. Er ist 74mal gepierct, an Brust, Bauch und Genitalien. Allein sein Körper ist schon ein Kompendium der Körperkunst. Hier erzählt er exklusiv aus seinem Leben, plaudert über seinen Ziehvater »Krischan«, erinnert an die bewegte, deutsche Geschichte und über die Tattoo-Kunst allgemein.

Theo, wie hast du deine Liebe für Tätowierungen entdeckt?

Tattoo-Theo: Als kleiner Junge, lange vorm Krieg, damals ging ich noch nicht zur Schule, habe ich mich schon für's Tätowieren interessiert. Die anderen Jungen gingen zum Spielplatz, ich ging zu Christian Warlich, der direkt bei mir um die Ecke seine Kneipe hatte. Ich habe stundenlang vor'm Fenster gestanden. Ich war begeistert von den schönen Bildern dort im Laden. Und wenn einer tätowiert wurde, dann habe ich vom Schaufenster aus zugeguckt. Ich habe die Männer vergöttert. *Mensch*, habe ich mir gesagt, *wenn du erst groß bist, dann möchtest du auch so ein Tattoo haben.*

Später durfte ich dann in den Laden hereinkommen und zugucken. Stundenlang. Manchmal habe ich eine Brause gekriegt. Nebenher habe ich ein bißchen gesammelt, eingekauft, habe ich für Warlich Hinreichungen gemacht. Ich habe dazuge3hört. Morgens, wenn keine Schule war, habe ich schon vor dem Laden gestanden, bevor Warlich überhaupt den Laden öffnete. Wenn er dann offen hatte, habe ich sofort was gemacht, irgendwas, damit ich mich nützlich machte.

Ich habe auch die tätowierten Männer aus der Nachbarschaft verfolgt... *(Er lächelt verschmitzt.)* Ich habe sie nicht nur mit Namen gekannt. Ich wußte, wo sie wohnten, wieviel Kinder sie hatten... Sie waren Götter für mich, des-

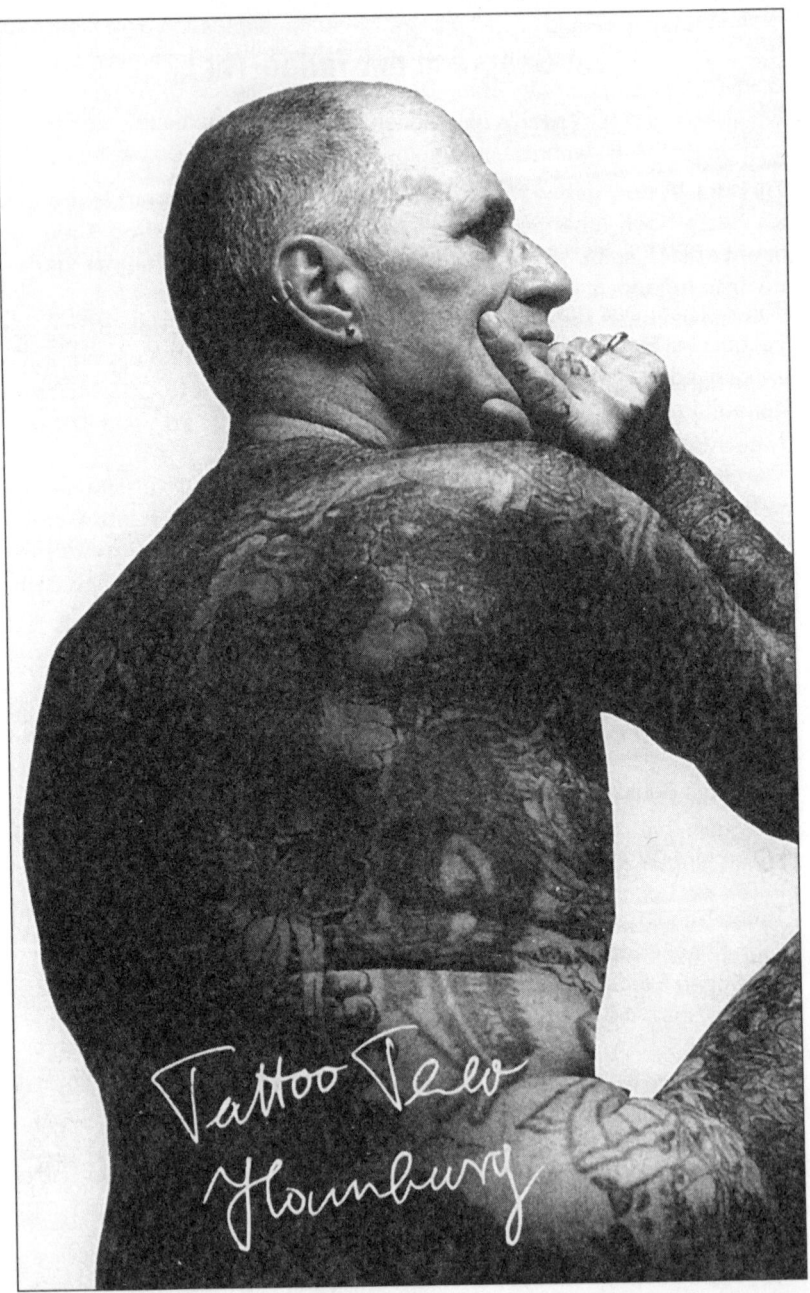

Theo Vetter, die Tattoo-Ikone vom Hamburger Kiez, wie die Natur – und der Mensch mit seiner Tätowiermaschine – ihn schufen... – © Theodor Vetter

halb mußte ich alles über sie wissen. Dabei habe ich auch die Mädels auf St. Pauli jeden Tag gesehen. Die haben den Männern immer gesagt: *Drei Mark und nackend für fünf Mark.* Das war damals viel Geld. Wenn sich so'n Tätowierter mit den Mädels unterhalten hat, habe ich geglaubt, die Männer kriegen fünf Mark, wenn sie ihre Tätowierungen zeigen... So bin ich damals aufgewachsen.

Was genau hat dich an den Tätowierungen denn damals so fasziniert?

Tattoo-Theo: Das hat mich sexuell erregt. Irgendwie war ich so begeistert davon... Mit Sicherheit war auch der kleine Irrtum ein Grund, daß ich bis zum zehnten oder elften Lebensjahr geglaubt habe, die Frauen würden die Männer dafür bezahlen, daß diese ihnen ihre Tattoos zeigen.

Was haben denn deine Eltern zu deiner Leidenschaft gesagt?

Tattoo-Theo: Ich habe die anderen Jungs in meiner Schule immer tätowiert. Wenn die dann nach Hause kamen, haben die von ihren Eltern den Arsch voll gekriegt. Dann sind ihre Eltern zu meinem Vater gekommen. Mein Vater hat nur gesagt: *Lass die Jungs doch. Die müssen doch selbst wissen, was sie machen. Seid ihr denn nie selbst jung gewesen?*

Mein Vater war tätowiert, meine Mutter wahrscheinlich auch, das weiß ich aber nicht – meine Familie entstammte der Tätowierszene. Mein Vater ist ja selbst immer zu Warlich gekommen. Aber mein Vater war kein Soldat; erst ganz zum Schluß, kurz vor Kriegsende, da haben sie ihn noch geholt...

Wann bist du zum allerersten Mal selbst tätowiert worden?

Tattoo-Theo: Bei meinem ersten Tattoo war ich 13 Jahre alt. Das vor kurz vorm Kriegsende, am Geburtstag von Adolf Hitler. Obwohl wir die Tage vorher wegen Fliegeralarm keine Schule hatten, mußten wir an jenem Tag zur Schule. Das hatte sich damals per Mundpropaganda herumgesprochen. Wie das damals so war, mußten wir in Uniform erscheinen. Wenn der Lehrer in die Klasse hereinkam, mußten wir alle aufstehen und wurden der Reihe nach aufgerufen. Jeder mußte »Heil Hitler« grüßen und durfte sich dann setzen. Das war damals ein ganz alter Lehrer, der hat uns laufend etwas von Endsieg erzählt. Pah, obwohl alles kaputt war und man die Kanonen der Engländer bereits vor den Toren Hamburgs hören konnte, hat unser Lehrer immer noch an den Endsieg geglaubt.

Ich habe damals in der letzten Bankreihe gesessen, zusammen mit ein paar Kumpels, die ich alle schon tätowiert hatte. Die Fenster waren alle verbarrikadiert, nur bei mir in der Ecke war ein Spalt offen und warf ein wenig

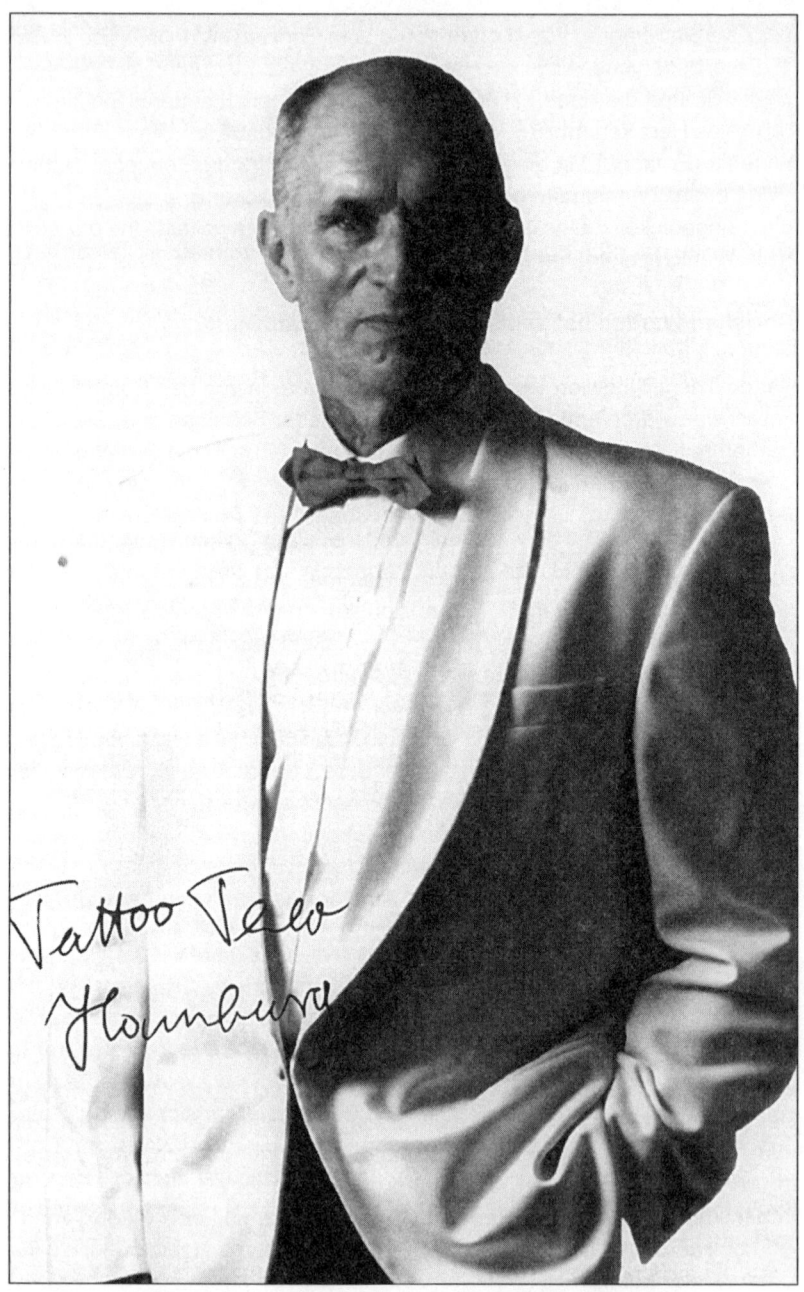

Theo Vetter, die Tattoo-Ikone vom Hamburger Kiez, wie er sich gerne beim
Neujahrsempfang des Oberbürgermeisters präsentiert... © Theodor Vetter

Licht herein. Während der Lehrer vorne vom Endsieg erzählte, habe ich mir in diesem spärlichen Licht ein Herz mit einem Dolch hindurch ans Bein gestichelt. (Er lüpft die Hose.) Hier ist noch das Original zu sehen. (Ein kleines, blaßrotes Herz kommt zum Vorschein.) Als Farbe habe ich Ofenruß mit Urin benutzt. (Er lacht.) Mit einem Bleifstift, die Miene heraus, ein paar Nähnadeln herein, Zwirnsfaden herum und dann so ein dicker Brei aus Ofenruß – und reingepinkelt... Das ist dann ein bißchen angeschwollen. Und als ich es beim Warlich zeigte, hat er fürchterlich geschimpft.

Christian Warlich hat selbst im Krieg noch tätowiert?

Tattoo-Theo: Tätowiert wurde bei ihm immer. Wenn von den Bomben alles kaputt war, waren am nächsten Tag sofort wieder Scheiben drin. Selbst die Farben hatte er, die sonst niemand hatte. Denn er hatte die Beziehungen.

Am Anfang kamen immer die Nazis, um sich ihre Symbole tätowieren zu lassen. 1942, da war ich noch ein kleiner Junge, da kam Paul Boi, der wurde Soldat und am nächsten Tag eingezogen. Er hatte auf der Brust ein Segelschiff mit zwei Flaggen, eine rote mit Hammer und Sichel und eine amerikanische. Ich habe miterlebt, wie er sich, kurz bevor er eingezogen wurde, von Warlich auf die rote Flagge noch ein Hakenkreuz hatte tätowieren lassen... Damit er's in der Armee einfacher hatte. Aber er ist vom Einsatz nicht mehr zurückgekehrt.

Bei Kriegsende kamen die SS-Leute zu Warlich, um die Hakenkreuze und Hoheitsadler auf Armen, Beinen und der Brust übertätowieren zu lassen. Ich habe sie alle gekannt, auch die Nazis, die nachher untergetaucht sind. Einer von ihnen ist nach dem Krieg zu Warlich gekommen, zwar unter einem anderen Namen, aber ich habe ihn gekannt. Und zwei andere, einer ein Obersturmbannführer, habe ich später in Amerika getroffen. Von denen gibt's sogar noch einige Fotos in meinem Archiv...

Wie ging das Geschäft für euch beide nach dem Krieg weiter?

Tattoo-Theo: Als der Krieg zu Ende war, kamen die Engländer, die Besatzungssoldaten... Da war das Geschäft vom Warlich wieder brechend voll. Der Laden hat gebrummt. Und ich war ein Teil vom Laden. Ich habe Leute zum Tätowieren herangeschleppt und dafür Belohnungen erhalten. Zigaretten, Alkohol, Lebensmittel. Es kamen damals so viele Leute, die sich für Lebensmittel tätowieren ließen. Und da mein Vater seit dem Krieg vermißt wurde, war ich in der Nachkriegszeit, in der Schwarzmarktzeit, praktisch der Ernährer der Familie.

Die Tätowierungen haben mich auch nach dem Krieg fasziniert. Ich bin sogar in die erste Sauna gegangen, hier in Hamburg in der Bussestraße, weil ich gehofft habe, daß ich da tätowierte Schwänze sehe....

Wann hast du dich denn zum ersten Mal richtig tätowieren lassen?

Tattoo-Theo: Ich war sechzehn Jahre, als Warlich mir zur Belohnung die erste Tätowierung stichelte. Auf die Brust, die »Gorch Fock«, die hat er mir 1949 gemacht.

Wie ist es denn zu den Tätowierungen auf deinem Körper gekommen? War das ein schleichender Prozeß über viele Jahre hinweg, oder war es eine Entscheidung, die Du irgendwann einmal getroffen hattest?

Tattoo-Theo: Das ist im Laufe der Zeit entstanden. Über 230 verschiedene Tätowierer haben im Laufe meines Lebens an meinem Körper gestochen. Wir haben uns häufig gegenseitig tätowiert, so daß ich nicht viel dafür bezahlt habe. Nach heutigem Wert ist das wie ein kleines Eigenheim.

Und jetzt ist dein Körper voll?

Tattoo-Theo: Ja, ich bin jetzt gerade fertig geworden. Mein Körper bleibt. Jetzt wird nichts mehr gemacht. Geht ja auch nicht mehr, denn es ist kein Platz mehr. Es werden nur die ganz alten Sachen, die inzwischen verblaßt sind, durch Harry Kunze von Sunset Tattoo auf St. Pauli überarbeitet und aufgefrischt.

Was ist denn mit deinem Gesicht, das ist doch noch frei?

Tattoo-Theo: Nein, nein, das Gesicht nicht. Ich gehe ja auch gerne ins Theater oder in die Oper. Dann ziehe ich einen Anzug an. Ich habe über hundert Krawatten. Nein, nein, ein Tattoo im Gesicht stößt ab. Die Gesellschaft ist noch nicht reif dafür. Das verstehen viele nicht.

Es ist bei uns nicht wie bei den Naturvölkern in Polynesien oder Australien, wo die Tätowierung eine Geschichte von über 2.000 Jahren hat und ein tätowierter Häuptling oder Stammesfürst selbstverständlich ist.

Ich habe einen Satz von dir in Erinnerung, wo du Gesichtstätowierungen sogar als »asozial« bezeichnet hast. Sind Leute, die sich im Gesicht haben tätowieren lassen, automatisch asozial?

Tattoo-Theo: Viele, ja, viele. Viele, die ich hier in Hamburg kenne, und die im Gesicht tätowiert sind, die besitzen meist nur Tätowierungen von Laien, selten von Profis. Die wollen dann gegen die Gesellschaft protestieren, weil sie ausgestoßen sind. Es gibt ein paar Intelligente dabei, aber die meisten, die im Gesicht tätowiert sind, können mir das Wasser nicht reichen.

Wenn du das siehst: Schiefe Hacken, alte Jeanshose, besoffen in der U-Bahn, Bierdose in der Hand und damit sind sie die Größten, denn alle haben Angst vor ihnen. Wenn ich solche Leute treffe, und sie mir zubrüllen: *Hey, Theo, wie geht's?* Dann steige ich aus und distanziere mich von ihnen.

Weißt du, wenn sie vernünftig danach leben würden, vorbildlich, sauber angezogen, kein Alkohol und kein Bierglas in der Hand, dann kommt das doch ganz anders an. Das hat was für sich. Nur leider ist das die Ausnahme.

Siehst du dich als Vorbild? Als Kämpfer für die saubere, legere, renommierte Körperkunst, also nicht für die *Tätowierung*, sondern für die *Kunst,* die die Tätowierung schafft?

Tattoo-Theo: Ja. Du glaubst gar nicht, wie ich kämpfe. Ich nehme jedes Jahr beim Neujahrsempfang unseres Bürgermeisters teil. Ich bin im Vorstand vom »Verein geborener Hamburger«, Vorsitzender im Bürgerverein, im Tierschutzverein und kämpfe auf der Seite von »Bürger gegen Tierversuche«. Und ich habe noch nie Nachteile durch meine Tätowierungen erlitten. *(Er rafft abermals sein Hosenbein und weist auf einen kleinen Tweety-Vogel.)* Ich habe mich 1996 sogar mal für den Tierschutzverein tätowieren lassen – von einer Zehnjährigen.

Von einer Zehnjährigen?

Tattoo-Theo: Ja, die Jana, das war die Tochter eines Tätowieres. Jeder, der dabei zugucken wollte, mußte fünf Mark Eintritt bezahlen. Jeder war begeistert, denn immerhin, ein kleines Mädchen, das tätowiert! Sogar das Fernsehen hatte Eintritt bezahlt. Ingesamt sind über DM 4.000,- gesammelt worden, die dem Tierschutzverein zugute gekommen sind.

Verstehst du dich selbst denn auch als Kunstwerk?

Tattoo-Theo: Ja, möchte ich sagen. Andere sehen das auch so. Und ich stehe dazu.

55 Jahre ist es her, daß du zum ersten Mal tätowiert worden bist? Wie ist es heute – ist da immer noch dieses erotische Prickeln?

Tattoo-Theo: Ja, ja. Auf jeden Fall. Ich brauche das, dieses Geräusch beim Tätowieren, wie die Luft zum Atmen. Ich kann noch so krank sein, aber für eine Tätowierung... Als ich zum Freitag ins Fußballstadion auf St. Pauli gegangen bin, bin ich kurz beim Harry ins Studio gegangen, und als ich nur das Geräusch der Maschine gehört habe, habe ich gedacht: *Oh, da möchte ich jetzt liegen!* Und frage den Harry: Ich kann beim Tätowieren schlafen. Überhaupt kein Problem.

Und wie empfindest du Tätowierungen? Immer noch sexy?

Tattoo-Theo: Ja, ich finde Tätowierungen sexy. Ich habe nur Freunde und Bekannte, die tätowiert sind, auch meine Frau ist an den Armen und Beinen und auf der Brust tätowiert. Ich kann auch mit keiner Frau etwas anfangen, die nicht tätowiert ist. Die muß tätowiert sein – und die muß meinen Körper leiden mögen. Dann kann ich sogar einmal mehr. Meine Ingemusch, meine jetzige Frau, die war auch begeistert davon. Die hat vielleicht sogar mehr meine Tätowierungen geliebt als den Mann, der diese Bilder trug. (Er lacht.) Ich kann mir auch nicht vorstellen, daß ich keine Tätowierung hätte, das wäre nicht ich.

Ich habe dich schon auf einigen Conventions gesehen. Du präsentierst dich und deine Tätowierungen grundsätzlich immer komplett nackt. Du hast eine exhibitionistische Ader, oder?

Tattoo-Theo: Ja, es macht mir Spaß, mich zu zeigen, auch bei Sexshows auf der Bühne, dann treiben wir es. Ich brauche das Publikum und die Action, zusammen mit Tätowierungen.

Wie reagieren denn andere Menschen auf deinen Körper?

Tattoo-Theo: Entweder sind sie schockiert oder es kommt gut an. Bei den Frauen ist es verschieden, aber gerade die, die so vornehm tun, das sind die Schlimmsten. Bei den jungen Mädchen komme ich gut an. Und die Schwulen finden mich klasse, weil ich so männlich bin.

Was war denn das schönste Lob, das man dir und deinen Tattoos gemacht hat?

Tattoo-Theo: O je, da könnte ich dir vieles erzählen. Bei der Jugend bei-spielsweise komme ich sehr gut an. Viele mögen das leiden, aber... ach Gott, man plaudert nicht, ein Kavalier genießt... Aber eine Geschichte kann ich erzählen, von einem Mädel, das habe ich hier um die Ecke aufwachsen sehen, zwölf Jahre, vierzehn, sechzehn. Jetzt ist sie neunzehn. Vor zwei Jahr meinte sie einmal zu mir: *Theo, stimmt das wirklich? Bist du da unten gepierct? Das möchte ich ja so gerne mal sehen.* Ich denke mir nichts dabei, schließlich hat sie einen Freund, und flachse deshalb nur ein wenig herum. *Nächsten Dienstag,* sage ich im Scherz zu ihr, *dann habe ich Zeit.* Am Sonntag vorher gehe ich mit dem Hund und wir treffen uns, und sie ruft mir zu: *Theo, noch zwei Mal schlafen.* So ganz will ich es nicht glauben... Aber sie kommt tatsächlich. Ich sage es dir: Ich war 67, und sie 17. Wer macht da einen Anfang? Wir haben eine Stunde lang herumgesessen, bis ich mich im Bad kurz frischgemacht habe, und als ich zurückkomme, hat sie schon kein Höschen mehr an.

Du glaubst gar nicht, was das für eine schöne Nacht war. Da kannst du einmal mehr, wenn du so ein junges Ding mit einem Marzipankörper hast. Und sie hat mich leiden mögen. (Er verdreht die Augen.) Sie ist auf die Tattoos so abgefahren.

Und was ist das schlimmste, was man dir zu deinen Tattoos gesagt hat?

Tattoo-Theo: Nein, da kann ich dir nichts sagen. Das habe ich eigentlich nie erlebt, daß man mir was Böses gesagt hat, nur weil ich die Tätowierungen am ganzen Körper habe.

Wenn heute Leute besoffen sind, und dann noch tätowiert, das stößt nicht nur ab, sondern schafft auch diese Vorurteile. Seit ich selbst nicht mehr trinke, lebe ich ganz bewußt *so,* daß die Leute mich nicht verehren, das ist Quatsch, aber daß die Leute merken, daß ich auch noch was in der Birne habe, und nicht so primitiv bin, wie man Tätowierten häufig unterstellt.

Du bist nicht der einzige, der am ganzen Körper tätowiert ist. Aber warum, glaubst du, bist ausgerechnet du so populär?

Tattoo-Theo: Ich bin von Anfang an dabei. Viele Veranstalter wollen sich mit mir schmücken, weil ich die Tattoo-Geschichte in Deutschland hautnah erlebt habe. Ich habe Warlichs umfangreichen Nachlaß: Ich habe über 30.000 Fotos, habe entfernte, menschliche Haut, alte Tätowiermaschinen. Viele kennen die alten Tätowierer wie Hoffmann und Warlich doch nur aus den Büchern, aber ich habe sie alle kennengelernt und kann von ihnen berichten. Immerhin war Hamburg als große Hafenstadt eine der entscheidenden Städte, was die Entwicklung der Tattoo-Kunst betraf. Heute ist es eine Großstadt wie Berlin, aber früher sind sie aus Berlin nach Hamburg gekommen, um sich tätowieren zu lassen. Heute gibt es in Berlin über 100 Tätowiergeschäfte.

Du sprichst ein wichtiges Thema an. Wie siehst du als jemand, der von Anfang an Teil der deutschen Tattoo-Szene war, den gegenwärtigen Tattoo-Boom?

Tattoo-Theo: So, wie es jetzt ist, so kann es nicht bleiben. Natürlich sind Tattoos im Moment »in«. Aber es gibt viel zu viele Tätowierer, allein in Hamburg gibt es 60 Tätowierer. Alle wollen von dem Kuchen etwas abhaben. Alle wollen nur verdienen. Raffen. Raffen. Das ist heute doch nur noch Kommerz. Und hinzu kommt: Von hundert Tätowierern sind am Ende nur zehn wirklich gut. Ich sehe das auf Conventions: Manche Tätowierer, oder die, die das sein wollen, können zwar gut zeichnen, aber beim Arbeiten wischen sie immer wieder über das Motiv, ziehen immer wieder mit der Nadel nach. Das gibt dann später eine schlimme Kruste.

Nein, der Strich muß beim ersten Mal sitzen. Denn schließlich ist die Haut kein Papier, die man radieren kann.

Manche stechen zu tief, zerstechen die Haut; die Haut kann nicht mehr atmen, sie schwillt bei Sonneneinwirkung an. Andere haben nicht die richtigen Farben.

Was würdest du also einem jungen Menschen raten, der mit dem Gedanken spielt, sich tätowieren zu lassen?

Tattoo-Theo: Viele lassen sich heute spontan tätowieren. Davon würde ich abraten. So etwas sollte man sich lange überlegen. Außerdem sollte man sich einen guten Tätowierer, einen Profi, suchen.

Welche Motive machen deiner Ansicht nach einen guten Tätowierer aus?

Tattoo-Theo: Tribals zumindest nicht. Tribal-Motive und ihre gleichmäßigen Formen, die kann jeder. Aber Gesichter, Porträts und Tiere plastisch, also mit guten Farbfüllungen und Schattierungen tätowieren, das ist eine Kunst. Daran erkennt man einen guten Tätowierer.

Welche Motive sollte man sich denn besser nicht stechen lassen?

Tattoo-Theo: Schweinskram, und politische Ferkeleien. Und, wie gesagt, nichts im Gesicht.

Und was ist mit Namen?

Tattoo-Theo: Ach, Namen vergehen, die kann man übertätowieren.

Wie stellt sich die Tätowierung heute gegenüber den Arbeiten eines Christian Warlich dar?

Tattoo-Theo: Es gibt natürlich viele, die heute besser tätowieren. Aber heute sind auch die Technik, die Farben und die Maschinen besser. Heute wird auch nicht mehr maritim gestochen. Heute werden häufiger Porträts tätowiert, was einfacher ist, weil die Nadeln kleiner sind und man viel feiner damit stechen kann. Heute sind Tätowierer keine Handwerker mehr, heute sind sie Künstler. Was mit Sicherheit auch daran liegt, daß viele von ihnen Kunst oder Grafik studiert haben, eben dieses gewisse Etwas...

Apropos *das gewisse Etwas*. Du bist am ganzen Körper tätowiert, nichts geht mehr. Du hast viel erlebt, bist viel herumgekommen. Gibt es noch unerfüllte Wünsche? Was ist dein größter Traum?

Tattoo-Theo: Mein größter Traum wäre mit drei Frauen... gleichzeitig. Ein junges Mädel, das ich bumsen kann. Eine frische Muschi, die ich lecken kann. Und eine, die mich tätowiert. Und dann möchte ich sterben.

Ein Gespräch mit Herbert Hoffmann,

Tätowierer-Legende aus Hamburg

Herbert Hoffmann, geboren 1919, ist der letzte noch lebende Tätowierer aus den Anfangstagen der Hautkunst in Deutschland. Nach seiner Rückkehr aus der Kriegsgefangenschaft war Herbert Hoffmann der »Kronprinz« von Christian Warlich, dem »König der Tätowierer« auf St. Pauli. Hier eröffnete Hoffmann seine legendäre »Tätowierstube«, in der sich nicht nur Seefahrer und Hafenarbeiter, sondern auch Ärzte, Geschäftsleute und Akademiker ein Stelldichein gaben. Es war Hoffmanns erklärtes Ziel, Vorurteile gegenüber Tätowierungen abzubauen und das Tätowiertsein gesellschaftsfähig zu machen. Gegen Ende der 1960er erfuhr die bürgerliche Welt von Hoffmann, als er in dem ARD-Ratespiel »Was bin ich?« mit Robert Lembke auftrat. 1982 setzte er sich in der Schweiz zur Ruhe. Seitdem betätigt sich Hoffmann als Amateurhistoriker.

Sehr geehrter Herr Hoffmann, wie und wann haben Sie Ihre Liebe für Tätowierungen entdeckt?

Herbert Hoffmann: Herr Feige, lassen Sie mich kurz überlegen... Das muß als zwölf- oder 13jähriger Junge gewesen sein.

Meine Herren, das war relativ früh. Was genau hat Sie denn damals an den Tätowierungen fasziniert?

Herbert Hoffmann: Es war das Leben der einfachen Arbeitsleute, von denen sehr viele und auch gut sichtbar auf den Händen tätowiert waren.

Wann sind Sie zum allerersten Mal selbst tätowiert worden?

Herbert Hoffmann: Das war sofort nach meiner Rückkehr aus der sowjetischen Kriegsgefangenschaft. Vorher war es sowohl im Nazi-Deutschland, in der Wehrmacht, als auch in der Kriegsgefangenschaft nicht möglich.

Was wurde Ihnen tätowiert?

Herbert Hoffmann: Nach dem Vorbilde eines alten lettischen Seefahrers, der um 1900 bei der russischen Handelsflotte noch auf Segelschiffen fuhr und sehr viel tätowiert war, habe ich eines seiner Motive – Glaube, Liebe, Hoffnung – an die gleiche Körperstelle tätowieren lassen.

Was war das für Sie, der so lange auf ein Tattoo hatte warten müssen, für ein Gefühl?

Herbert Hoffmann: Das war herrlich. Ich war ganz glücklich. Endlich, endlich tätowiert zu sein.

Und wann hat es Sie gepackt, auch selbst zu tätowieren?

Herbert Hoffmann: Sofort nach diesen ersten Tätowierungen habe ich als Amateur mit Handnadeln begonnen, später, seit 1954, mit elektrischen Tätowiermaschinen und beruflich seit 1960 als selbständiger Tätowierer auf St. Pauli.

Sie wurden häufig als »Kronprinz von Christian Warlich« bezeichnet...

Herbert Hoffmann: Christian Warlich, der sich »König der Tätowierer« nannte, erkor mich zu seinem »Kronprinzen«, weil er mich charakterlich schätzte und sich von meiner Gewissenhaftigkeit und Lauterkeit überzeugt hatte.

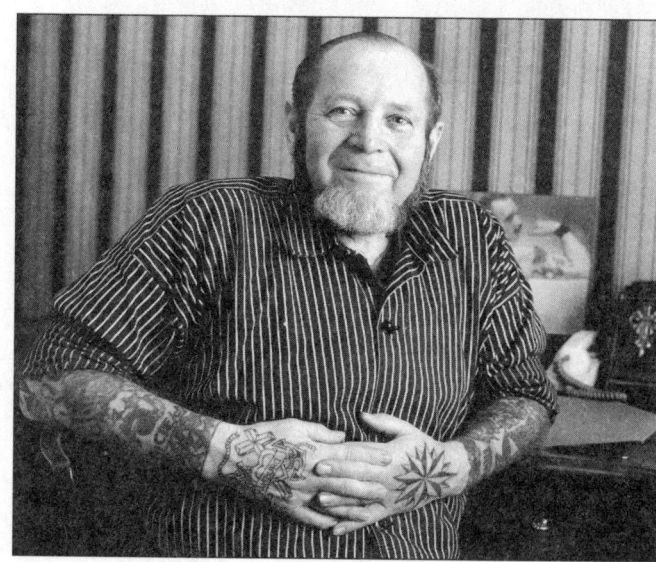

Herbert Hoffmann in »Hamburger Kluft« in den 1980er Jahren. © Herbert Hoffmann

27

Hat Sie diese Titulierung bei der Arbeit nicht gestört?

Herbert Hoffmann: Im Gegenteil: Ich war stolz, daß ich der Nachfolger vom »König der Tätowierer« sein durfte.

War es für sie schwierig, aus diesem »übermächtigen« Schatten herauszutreten?

Herbert Hoffmann: Ich stand gar nicht im Schatten des großen Christian Warlich, denn schon bald schickte er seine Kunden zu mir mit den Worten: »Geh zu meinem Kronprinz um die Ecke, der tätowiert dich ebenso gut wie ich!«

Inwiefern, glauben Sie selbst, hat sich Ihre Arbeit von der eines Christian Warlich abgehoben? Oder war Christian Warlich auch für Sie – wie für viele andere – ein Vorbild, dem Sie nacheifern mußten?

Herbert Hoffmann: Ja, Christian Warlich war mein Vorbild, und ich habe ihn sehr geschätzt und verehrt. Sein Tätowierstil – kräftige Konturen und viel Schwarz für Schattierungen und Flächen – gefällt mir auch heute noch am besten, und diesen Tätowierstil von Christian Warlich habe ich beibehalten.

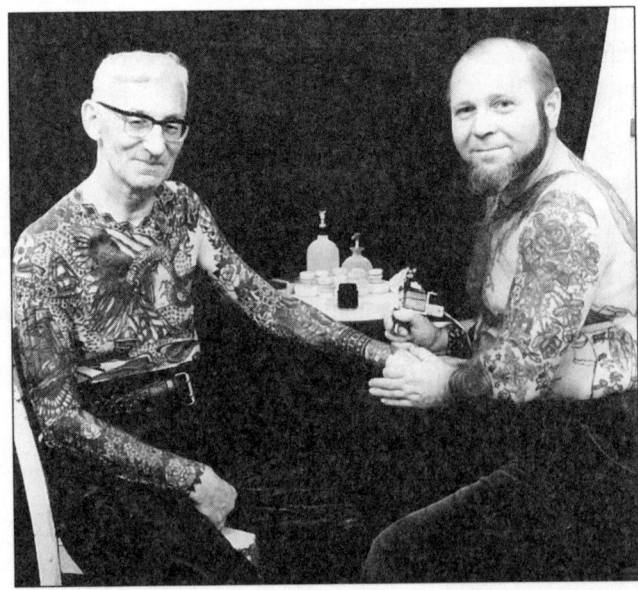

Herbert Hoffmann und ein Kunde in den Sechziger Jahren. © Herbert Hoffmann

In den 60er Jahren, nach Warlichs Tod, war es still um Tätowierungen in Deutschland. Sie selbst waren lange Zeit der einzige in Hamburg, einer der wichtigsten Hafenstädte Deutschlands, der eine »Tätowierstube« besaß. Haben Sie sich als eine Art Vorreiter in Deutschland gesehen?

Herbert Hoffmann: Ja, damals gab es noch gar keine Tattoo-Szene. Ich fühlte mich als Sachverwalter dessen, was Warlich hinterlassen hatte, nämlich das Bemühen, die zuvor verbreiteten Urteile »Nur Verbrecher und Seeleute sind tätowiert« abzubauen und das Tätowiertsein gesellschaftsfähig zu machen. Was allerdings meine eigene Anständigkeit und Ehrbarkeit voraussetzt.

Ich habe bewußt den bescheiden klingenden Namen »Tätowierstube« gewählt, weil eine Stube viel Wohnlichkeit, Gemütlichkeit, Behaglichkeit, Nähe, Vertrautheit und Gleichheit zwischen Tätowierern und Tätowierten ausdrückt.

Ich fühlte mich als Dienstleister, als Diener der körperlich meist schwer arbeitenden Kunden. Auch die Preise hielt ich niedrig, damit es sich jeder Arbeiter und Rentner leisten konnte, sich tätowieren zu lassen.

Wie wichtig war denn zu jener Zeit der Kontakt zu ausländischen Tätowierern?

Herbert Hoffmann: Damals war für mich Dänemark das nahe Eldorado der Tätowierung, mit den damals sehr berühmten Tätowierern im Nyhavn: Tato Jack, Henry Jensen, Tato Bob, Tato John, Tatvör Ole (Hansen), der auch Schüler von Christian Warlich war. In den Niederlanden fand ich beste Kollegen und Freunde in Albert Cornelissen in Rotterdam und Tattoo-Peter in Amsterdam, mit denen ich viel und gut zusammengearbeitet habe.

Und wie war es mit England?

Herbert Hoffmann: O ja, als ich von George Burchett las, bin ich 1953 eigens (per Schiff von Hamburg) nach London gereist, um mich von ihm tätowieren zu lassen. Leider war er kurz zuvor gestorben, und so mußte ich mit einem Tattoo von Sohn Leslie Burchett vorlieb nehmen.
Gute Kontakte fand ich indessen zu Jeff Baker und Ron Ackers und über den Tattoo Club of America nach den USA.

Waren die dortigen Tätowierer Vorbilder für Sie?

Herbert Hoffmann: Sie waren gute Kollegen, doch nicht Vorbilder für mich wie einst Christian Warlich.

Was hat die Arbeit, also das Tätowieren, denn damals für Sie bedeutet? War es für Sie Handwerk oder Kunst?

Herbert Hoffmann: Ich habe nicht die künstlerische Begabung wie manche heutigen Tätowierer. Eine saubere, gediegene, handwerkliche Tätowierarbeit zur vollen Zufriedenheit meiner Kunden war mein Gebot.

Was hat für Sie damals einen guten Tätowierer ausgemacht? Die solide, saubere Technik – oder das ausgefallene Motiv?

Herbert Hoffmann: Zunächst der Charakter und die Einstellung des Tätowierers zum Tätowiermetier und zu seinen Kunden, dann die solide, saubere Tätowierarbeit, die auch ausgefallene Motive und Wünsche einschließt.

Die Tätowierung hat viele Jahre im Seefahrermilieu zugebracht. Dieses wurde immer als zwielichtig und anrüchig betrachtet. Wie haben Sie die Entwicklung in Amerika in den 1960er/1970er Jahren beurteilt, als sich Leute wie Don Ed Hardy vehement in der Öffentlichkeit für eine Anerkennung der Tätowierung als Kunst eingesetzt haben und Männer wie Lyle Tuttle plötzlich beliebte Medienstars waren?

Herbert Hoffmann: Die Tätowierung der Seefahrer war nicht anrüchig. Im Gegenteil: Sie wurde vor der Jahrhundertwende von Soldaten und Arbeitern gerne übernommen; nach dem Ersten Weltkrieg wurde sie zunehmend politisch.

In Deutschland war die Tätowierung viel ärger verurteilt worden, und die Tradition der Tätowierung war im Jahre 1933 abrupt beendet worden und damalige Tätowierer wie Willy Bluberg in Kiel, Hans Kuchenbäcker in Emden und Albert Heinze in Berlin und Tausende von Tätowierten verschwanden in KZs. Die Verurteilung der Tätowierung hielt sich bis in die jüngere Vergangenheit. Beispiel: Als ich in Düsseldorf ein Gewerbe zum Tätowieren anmelden wollte, wurde es – noch 1958 – abgelehnt.

Ich sah meine besondere Aufgabe darin, diese Urteile und Vorurteile durch Aufklärung, Öffentlichkeitsarbeit, durch gesittetes Auftreten und Untadeligkeit abzubauen. Und das ist mir gelungen! Den Leistungen von Ed Hardy und Lyle Tuttle stehe die meinen nicht nach, nur habe ich davon kein Aufsehen gemacht.

Letztendlich ist das Ziel erreicht worden. Tattoos sind Kunst. Vielleicht sogar noch mehr. Sie sind Mode. Sie sind Lifestyle. Jetzt sind Sie, Herr Hoffmann, zwar schon lange im »Ruhestand«, aber werden ja mit Sicherheit die Entwicklung der Tätowiererzunft weiter mitverfolgt

haben. Wie sehen Sie als jemand, der von Anfang an Teil der deutschen Tattoo-Szene war, den gegenwärtigen Tattoo-Boom?

Herbert Hoffmann: Mit einem lachenden und einem weinenden Auge. Ich freue mich, daß die Tätowierung wieder gesellschaftsfähig ist und meine gründliche Vorarbeit gute Früchte trägt. Ich bedauere den Kommerz und ich fürchte, daß die Mode zu schnell vergeht und unmodern werden kann zum Leidwesen derer, die der Mode gefolgt sind und nicht dem eigenen Trieb.

Ein Dutzend verschiedener Tattoo-Stile, rund 3.000 Tätowierer deutschlandweit – was würden Sie einem jungen Menschen heute raten, der mit dem Gedanken spielt, sich tätowieren zu lassen?

Herbert Hoffmann: Sich nicht der Mode wegen tätowieren zu lassen, denn die Tätowierung hält länger als jede Mode. Zum Tätowieren soll man sich deshalb bekennen und sich hingezogen fühlen. Und: Man suche den einfühlsamen Tätowierer seines Vertrauens.

Und in den Zeiten von Hightech, Schönheitschirurgie und Laserkorrekturen – was macht für Sie *heute* einen guten Tätowierer aus?

Herbert Hoffmann: Sein Charakter.

Herr Hoffmann, ich danke Ihnen für das Gespräch.

Herbert Hoffmann: Ich danke für Ihr verständnisvolles Zuhören.

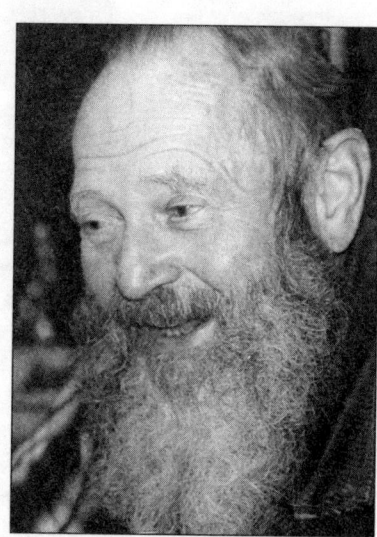

Herbert Hoffmann im Sommer 1999. © Memoria Pulp

31

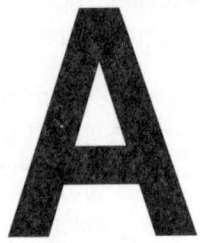

A

ABZIEHBILDER

Tattoo-Spaß für Kinder

Wer kennt sie nicht, die bunten Abziehbilder in den Kaugummipackungen, die wir uns während der Kindheit nach den Hausaufgaben am Nachmittag im Tante-Emma-Laden um die Ecke für einen Groschen gekauft haben? Mit der Zunge wurde das Bildchen nass gemacht, auf die Haut gedrückt, abgezogen und schon hatte man ein tolles Bild auf der Haut, das mit viel Glück sogar noch von den Kumpels – oder noch besser: von den Mädels – am nächsten Tag in der Schule bewundert werden konnte. Manch ausgebuffter Experte mag ja noch heute behaupten, daß solche »Tattoos« wie echt aussehen. Aber davon lassen sich wohl nur noch I-Dötzchen täuschen...x

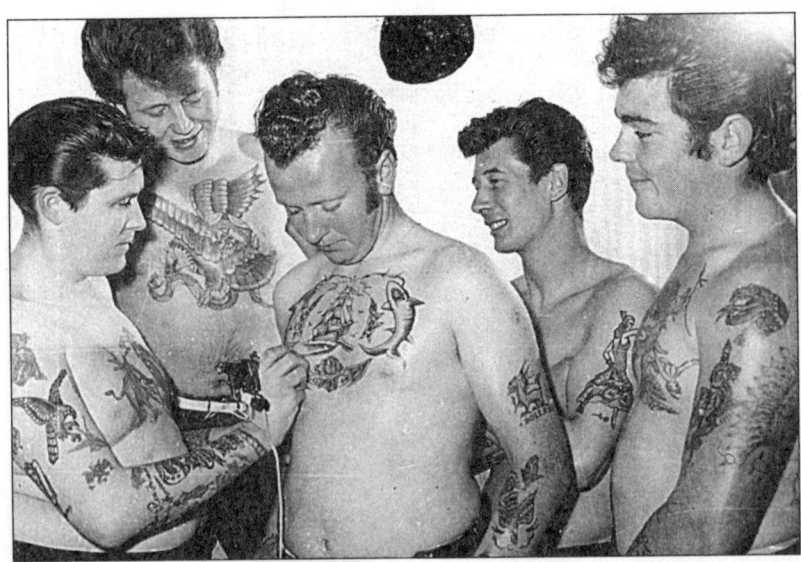

Die britische Tätowierer-Legende Ron Ackers (li.) vor rund 40 Jahren bei der Arbeit im Kreise des Bristol Tattoo Clubs. © Archiv Theodor Vetter

ACKERS, RON

Brit. Tätowierer, geb. 1932

Schon als kleiner Junge zeigte sich Ron Ackers von den → *Flashs* seines Onkels Stan, einem Matrosen der Handelsmarine, tief beeindruckt. Als 1939 der Zweite Weltkrieg ausbrach, herrschte Hochbetrieb in den Kasernen von Ellesmere Port, Rons Heimatort. Die vielen tätowierten Soldaten entfachten seinen dringlichen Wunsch auf ein eigenes → *Tat*. Doch zuvor war es Ron selbst, der im Alter von dreizehn Jahren mit einem Bleistift, dessen Spitze er mit der Zunge anfeuchtete, seinen Schulfreunden Bilder in die Haut → *pikerte*. Sein Lohn: Murmeln und Zigarettenkarten. Als sein Vater von diesen »künstlerischen« Aktivitäten erfuhr, hagelte es Ohrfeigen. Rons Besessenheit für Tattoos wurde dadurch aber nur noch gesteigert.

Endlich: 1946 ließ er sich von Bill Stokes, einem 80jährigen Tätowierer in Chester, sein erstes → *Piece* stechen: ein Herz mit angefügter Schriftrolle, in der er den Namen seiner Schwester Daisy eintragen ließ. Daß Ron erst 14 Jahre alt war, machte damals nichts aus, denn ein veraltetes, viktorianisches Gesetz erlaubte das Tätowieren von jeder Person über neun Jahren. Stokes' → *Nadel* fuhrwerkte noch in seiner Haut, da formte sich bereits Rons inniger Berufswunsch. Als Bill Stokes sich zur Ruhe setzte, übernahm Ron dann einen Teil der Gerätschaften und lernte autodidaktisch. »Zu meiner großen Erleicherung entdeckte ich, daß ich tatsächlich tätowieren konnte – damit öffneten sich mir die Türen zu einer brandneuen Welt«, erinnert sich Ron. Während seiner Wehrdienstzeit tätowierte er Soldaten, im Anschluß daran, 1954, in seinem ersten, eigenen Tattoo-Shop in Chester → *Seefahrer*. Zwei Jahre später folgte der Umzug in die Hafenstadt Rhyl. Hier suchte er Kontakt und Austausch zu anderen Tätowierern: → *Les Skuses* in Bristol, → *Sailor Jerry Collins* auf Honolulu, → *Doc Forbes* und → *Lyle Tuttle* in Ame-

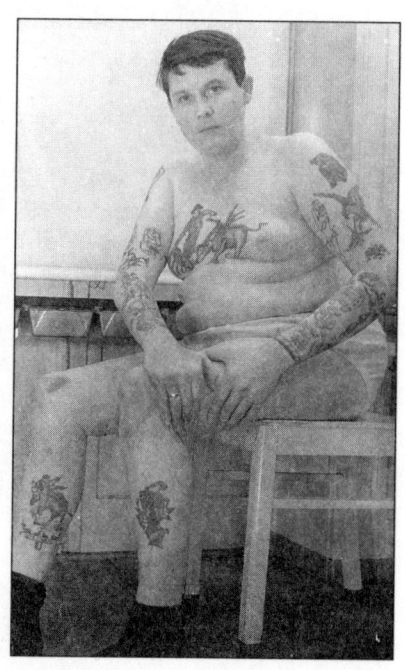

Der britische Tattoo-Vater Ron Ackers präsentiert in den 1940er Jahren voller Stolz seine Traditional Tattoos.
© Archiv Theodor Vetter

rika. Letzterer war es auch, der Ron in die → *USA* einlud und mit der dort praktizierten, fortschrittlichen Arbeitsweise vertraut machte. Obwohl Ron 1963 in England den North Western Tattoo Club gründete, fühlte er sich unbefriedigt, und als 1965 unter unglücklichen Umständen (Herzinfarkt) ein Mann unter seiner Nadel starb, wollte er das Tätowieren ganz an den Nagel hängen. Als er aber erfuhr, daß in Deutschland kaum Tätowierer arbeiteten und die britischen Soldaten auf dem Trockenen saßen, stellte er sich ein mobiles Tattoo-Studio zusammen, überquerte den Kanal und reiste in der jungen Bundesrepublik von Kaserne zu Kaserne. Dabei traf er auch auf → *Herbert Hoffmann*, die deutsche Tattoo-Ikone der Nachkriegszeit.

Als Ron schließlich nach England zurückkehrte, war die Szene künstlerisch auf dem Tiefpunkt. Es gab nur wenig Konkurrenz, und jene Tätowierer, die arbeiteten, begnügten sich mit den → *Traditional Tattoo*-Motiven. In den USA ließ sich Ron durch → *Don Ed Hardy* von der künstlerischen Seite der Tätowierung inspirieren. In den nachfolgenden Jahren war es nicht zuletzt Rons unermüdlichem Wirken zu verdanken, daß die Tattoo-Szene Großbritanniens – bis heute – künstlerisch erblühte.

Info: Ron Ackers, Tattoo Artist, Paul Pomp Verlag, Bottrop 1998

AFRIKA

Körperschmuck hat bei den Menschen des afrikanischen Kontinents, heute annähernd 640 Millionen, eine lange Tradition (siehe dazu auch → *Ägypten*). Vielfach haben die Bemalungs- und → *Tatauierung*sriten bis heute überdauert, zum einen weil in manchen Regionen die Eingeborenen sich als Fotomodell für Touristen verdingen. Zum anderen weil die Zivilisation in viele Teile der Dritten Welt, vor allem die südlichen Landstriche, noch nicht vorgedrungen ist, so daß hier die Urbevölkerung, Buschmänner und Pygmäen mit ihren Riten mehr oder weniger unbeschadet überleben konnten. Bei den dunkelhäutigen Stämmen Nordafrikas vererben die Mütter die Kunst der → *Tatauierung* teilweise noch heute an ihre Töchter. Die Hautbilder – Rankenwerk aus Punkten, Strichen, Kreuzen und Dreiecken – fungieren als Amulette: Sie versinnbildlichen die Fruchtbarkeit einer Frau, sichern ihr Gesundheit und Wohlergehen und wehren übersinnliche Kräfte ab. Weil diese nach Ansicht der Eingeborenen durch Körperöffnungen in die Menschen eindringen, bringen sich die Frauen die Muster bevorzugt im Gesicht an bzw. an Körperstellen, die nicht dauerhaft durch Kleidung geschützt werden können.

Bei den Stämmen Schwarzafrikas, den sogenannten äthiopiden Rassen, hat bis heute die Narbentätowierung überlebt. Dazu wird die Haut mit einem Dorn – bei manchen Stämmen mit einem Angelhaken – hochgezogen. Anschließend bringt man die Einschnitte mit einem scharfen Messer oder einer Rasierklinge an bzw. schneidet das Hautstück komplett aus. Die Schmerzen werden durch Öl, Mehl und Heilkräuter gelindert. Das Ergebnis sind schließlich kleine Narbenwucherungen, die in abwechslungsreichen Mustern die Haut verzieren. Teilweise werden sie noch mit dunklen Farbstoffen stärker hervorgehoben.

Der Narbenschmuck gibt Informationen über den sozialen Stand eines Menschen, denn die durch Spezialisten durchgeführte Prozedur ist sehr aufwendig und kostspielig, so daß sich nicht jeder eine umfangreiche → Skarifizierung leisten kann. Je aufwendiger die Narben, desto höher ist die gesellschaftliche Stellung seiner Träger. Ziernarben sind auch ein Kennzeichen einer bestimmten Altersgruppe. Die ersten Einschnitte erhalten Kinder mancherorts bereits nach der Geburt. In regelmäßigen Abständen folgen weitere Narben. Bei den Frauen beispielsweise nach der ersten Menstruation, nach der Geburt des Kindes oder nach dessen Stillen. Die Skarifizierungen werden gleichermaßen als Verschönerung empfunden, sorgen sie doch für Erfolg beim anderen Geschlecht. An den Narben lassen sich überstandene Krankheiten, körperliche Qualitäten und – als Auszeichnung – persönliche Leistungen erkennen. Ergo: Mit den Narben wird man erst zum »echten Mann« oder zur »echten Frau«.

Narbendesign bedeutet aber auch schlicht eine »Stammeszeichnung«, also ein Kennzeichen von Lokal- und Verwandtschaftsgruppen. Doch egal in welchem Stamm oder welcher Region, Menschen ohne eine Narbe gelten als Außenseiter – und als Feigling. Viele afrikanische Regierungen haben die Narbenverzierung heute zwar gesetzlich verboten, doch auch in Ländern mit solchen Verboten wird immer noch, häufig geheim, an diesen Praktiken festgehalten.

Eine Übersicht über die Kunst der → Körperbemalung in Afrika zu geben, ist ein schier unmögliches Unterfangen. Jede Region hatte (und hat teilweise noch) ihre eigenen Motive, die wiederum von Familie zu Stamm variieren konnten. In der Republik Niger beispielsweise bemalen sich die Männer in stundenlangen Sitzungen für die Bräutigamsschau. Im Süden Äthiopiens wiederum gab es Stämme, die sich mit Körperfarben ihrer Herkunft und Zugehörigkeit entsprechend für den Kampf kennzeichneten. Im benachbarten Kenia bemalten sich Männer der Altersgruppe entsprechend, in Tansania dagegen junge Männer, um ihre Gesundheit und Leistungsfähigkeit für den Übergang in die Riege der Erwachsenen zu unterstreichen, oder, wie im Sudan, für größere, gesellschaftliche Ereignisse. In Zaire waren Körperfarben, vornehmlich die Farbe Rot, ein Zeichen der gesellschaftlichen Elite eines Stammes. In Südafrika bemalten sich Jungen beim Übergang ins Erwachsenenalter aufwendig mit der Farbe Weiß, was einerseits symbolisierte, daß sie während der Initiation außerhalb der Gesellschaft standen, sich gleichzeitig aber auch ihren Ahnen näherten.

ÄGYPTEN

Afrik. Staat

Darstellungen auf Steinfiguren, die 4.000 v. Chr. datiert sind, beweisen, daß auch in Ägypten, das durch die Symbiose seines eigenen Genius mit dem Griechenlands die Entwicklung der europäischen Geisteswelt tiefgehend beeinflußt hat, die Kunst des Tätowierens verbreitet war.

Vor allem hochrangige Beamte, Priester und natürlich die Pharaonen wurden auf diese Weise geschmückt. Im Mittleren Reich (2040–1710) waren »Stechmalereien« ein durchaus beliebtes Ritual, wie zwei ägyptische Mumien, die aus der Zeit um 2160 bis 1994 vor unserer Zeitrechnung stammen, belegen. Die Motive, die den Nubiern entliehen waren, setzten sich aus abstrakten Punkten und Strichen in blauschwarzer Farbe zusammen und sollten den Verstorbenen die Fortpflanzungsfähigkeit im Jenseits sichern. Vögel an den Schläfen oder an den Augenbrauen sollten den Träger vor dem bösen Blick bewahren.

Die 4.000 Jahre alte Mumie der ägyptischen Priesterin Amunet weist Tätowierungen auf, die ihre besondere spirituelle Verbundenheit mit dem Jenseits kundtun. Mit der Tätowierung, so der Glaube der Ägypter, können die Kräfte der Verstorbenen wiederbelebt werden. Die Öffnung der Haut ermögliche außerdem den Zugang zur Seele der Tätowierten. Im Ägyptischen Museum Kairo ist die Mumie der königlichen Haremsdame Ament (um 2.000 v. Chr.) aufbewahrt, deren Körper Hautbilder besitzt. Die Gemahlin Ramses II. (1.300 bis 1.237 v. Chr.) trug Zeichen auf dem Unterarm. Im Januar 1923 wurde das Interesse am Grab König Tutenchamuns durch die Entdeckung einer tätowierten Prinzessin in einer Gruft bei Luxor verdrängt. Die königliche Dame war eine der Schönheiten der elften Dynastie Thebens, die 2000 v. Chr. blühte.

Tätowierungen sind heute in Ägypten eher selten anzutreffen. Durch die nahe Lage zum Nahen Osten ist der Anteil der Islamisten sehr hoch: Knapp 90 Prozent der 58 Millionen Einwohner Ägyptens sind Moslems. Deren Heilige Schrift, der Koran, verbietet das Tätowieren ausdrücklich.

AIDS

HI-Virus

In Blut, Sperma und anderen Flüssigkeiten ist der HI-Virus quicklebendig. Jede Tätowierung blutet, denn winzige Tröpfchen treten aus der perforierten Haut aus. In diesen Blutströpfchen könnte sich der Aids-Virus aufhalten und für den Tätowierer eine → *Gefahr* darstellen. Er schützt sich mit → *Handschuhen* vor einer Infektion. Für den Kunden gibt's dagegen kaum Gefahren, vorausgesetzt die → *Hygiene* stimmt. Anständige Tätowierer nehmen für jeden Kunden eine frische, neue → *Nadel*. Außerdem wird nur mit → *sterilisiertem* Arbeitsgerät tätowiert. Es werden → *Desin-*

fektionsmittel verwendet, mit denen die Haut und das Arbeitsgerät immer wieder gereinigt werden. Siehe dazu auch → *Safer Tattoo*.

AINU

Jap. Ureinwohner

Die frühesten Zeugnisse einer Besiedlung → *Japans* sind Keramikfunde der Jomon-(Schnurmuster-) Kultur aus der Zeit um 4500 v. Chr. Sie stammen augenscheinlich von den Ainu, die als Ureinwohner Japans gelten. Bei den Ainu wurden ausschließlich die Körper, vorrangig das Gesicht der Frauen verziert, was sie »nuye« oder »sinuye« – das Ainu-Synonym für → »*tatauieren*« – nannten. Der Körperschmuck war weniger ein Ausdruck religiösen Empfindens, sondern ein Statussymbol erwachsener, verheirateter Frauen. Laut Legende sei einst eine Gottheit vom Himmel herabgestiegen und habe den Frauen erklärt, daß jede untätowierte Frau, die einen Mann heiratet, eine große Sünde begehe und nach dem Tod keine Erlösung finden würde. Im Gegenteil, zur Strafe würde sie in der Hölle innerhalb einer einzigen Behandlung tätowiert werden.

Irdische Tätowierungen waren für die Ainu-Frauen fortan unabkömmlich. Die Prozedur wurde über Jahre hinweg von Spezialistinnen ausgeführt. Durch Einreiben von Holzkohlestaub in die – anders als die heute traditionelle japanische Methode → *Tebori* – mit scharfen kleinen Messern eingeritzte Haut, erhielten die jungen Mädchen eine schwarzblau wirkende, seitlich spitz zulaufende Schnurrbarttätowierung – → *anci-pini* – um den Mund. Ergänzt wurde das Bild durch Wellenlinien in Flächen um die Augenbrauen und eine aufwendige Ornamentik an Händen und Unterarmen. Außerdem erhielten die Frauen einen Grabstein als Zaubermal in der Achsel, der die im Alter von 19, 33 und 37 Jahren auftretenden Krisen abzuwenden half.

Um 300 v. Chr. bis 300 n. Chr. kamen Einwanderer aus dem mongolischen und malaiischen Raum, anschließend über Korea chinesische Kultur und Schrift nach Japan. Im 6. Jahrhundert erreichten der Buddhismus und Konfuzianismus von China aus das Land. Das Volk der Ainu wurde durch die Kolonisation der Nordinsel Hokkaido, dem Hauptsiedlungsgebiet der Ainu, im 19. Jahrhundert endgültig verdrängt, ebenso wie ihre Tradition: In der offiziellen japanischen Geschichtsschreibung wird diese Zeit unter »friedliche Kultivierung herrenlosen Landes« vermerkt. Relikte der Ainu können in dem Ainu-Museum auf Hokkaido bestaunt werden. Die letzten Überlebenden der Ainu leben als Unterrasse im Norden Japans; ihre Sprache hat noch heute mit dem Japanischen nichts gemeinsam.

AIRBRUSH

Engl.: Luftpinsel

Airbrush ist eine »spritzigere« Variante des → *Bodypaintings*. Dabei wird Farbe wie bei Lackierarbeiten oder Leinwandmalereien mit einer Spritzpistole aufgebracht. Der Umgang mit der Spritzpistole erfordert Können und Fingerspitzengefühl. Übung macht den Meister. Und wenn's mit dem → *Freehand* doch nicht klappen sollte, kein Problem: Einfach eine Schablone, genannt → *Maske*, anfertigen. Spezielle Airbrush-Farben auf Wasser- oder Alkoholbasis sind im Fachhandel erhältlich und für die Haut unbedenklich. Sie lassen sich mit Wasser und Seife mühelos wieder abwaschen und Eigenen sich daher gut für alle, die sich nicht ganz sicher sind, ob sie sich ein Leben lang mit einem bestimmten Motiv schmücken möchten oder nur einen kurzzeitigen Partyspaß suchen.

Info:http://www.airbrush-design.com

AITCHISON, GUY

Amerik. Tätowierer, geb. 1968

»Kunst war eine meiner ersten Interessen«, erinnert sich Guy Aitchison, »da sie für meine Eltern eine Leidenschaft darstellte. Wir hatten einen Haufen Bücher darüber. Als ich noch ein kleiner Junge war, hatte meine Mutter ein Abo für die Wochenzeitschrift *The Great Artists*; dort konnte ich mir die Gemälde von Rembrandt, Van Gogh und Leonardo da Vinci anschauen. Ich war wirklich davon begeistert.« Direkt nach der Highschool, die er in den Vorstädten Chicagos bis 1985 besuchte, begann er eine Ausbildung in einem Grafikstudio. Anschließend malte er bis 1990 Plattencover für Heavy-Metal-Bands wie Vinnie Moore, David Chastain, Apocrypha, Hexx, Skatenigs. 40 Plattencover kamen in jener Zeit zustande.

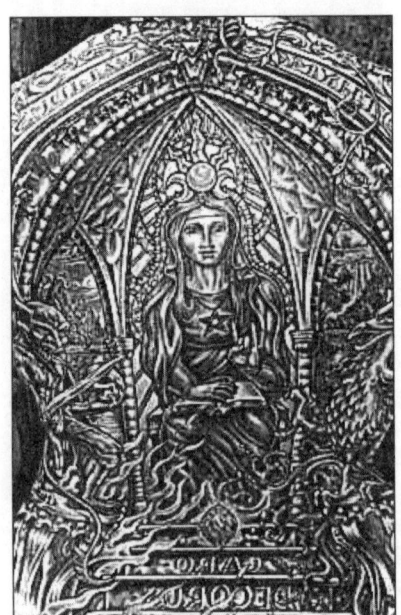

Bereits im Alter von 16 Jahren ließ er sich ein Tattoo machen. Während er dabei der Arbeit des Tätowierers zuschaute, reifte der Gedanke: »Das könnte ich auch machen.«

Rembrandt, Van Gogh und da Vinci
wirken bis heute in den Hautbildern von
Guy Aitchison nach. © Guy Aitchison

1988 nahm er selbst die → *Täto-wiermaschine* in die Hand, ließ sich in Chicago für zwei Jahre von Bob Oslon in die Technik einführen. Guy lernte schnell und eröffnete 1991 in der Stadt am Michigansee seinen eigenen Tattoo-Shop: »Guilty & Innocent Productions«, der dank Guys außergewöhnlichem Stil bis 1998 international für Furore sorgte. Wer heute einen Termin in Guys neuem Tattoo-Shop, dem »Hyperspacestudio«, haben möchte, der muß bisweilen zwei Jahre warten.

Was ist das Besondere an Guys Hautkunst? »Tattoos from Hyperspace«, betitelte → *Tattoo Life* Guys

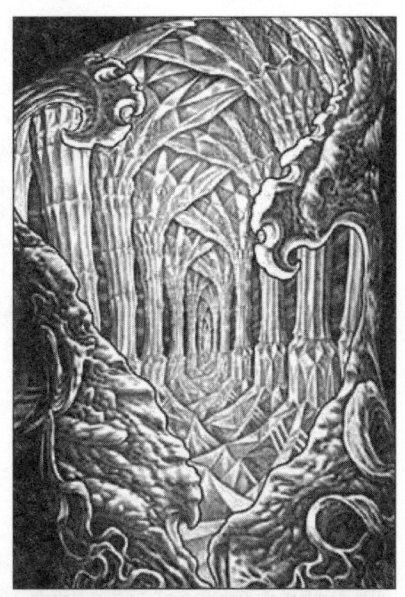

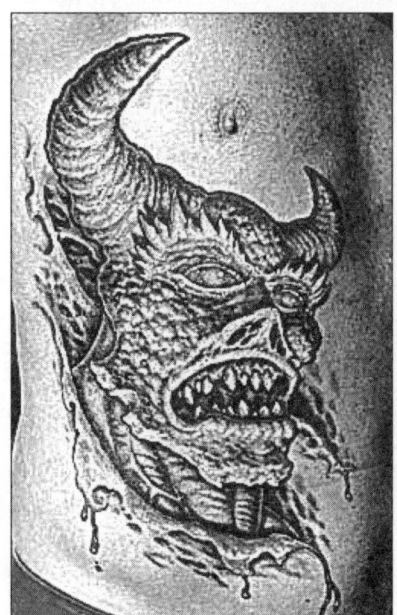

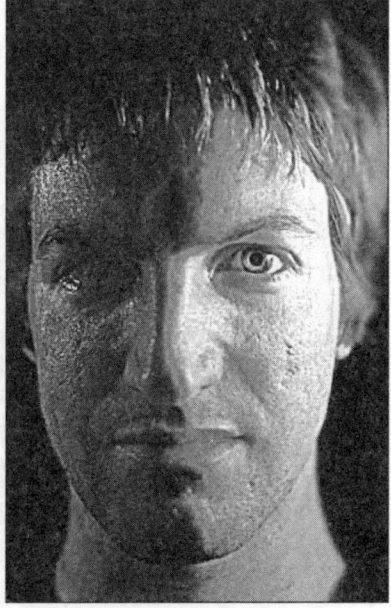

Als »surrealistische, farbige Mutationen eines H.R. Giger« sehen Fans die Kunst von Guy Aitchison. (Foto rechts unten) Er gilt mit seiner »Biogenesis« als Meisterstecher der Gegenwart. Zwei Jahre muß man warten, wenn man sich von ihm ein Motiv stechen lassen möchte. © der Fotos Guy Aitchison

Motive. »Biogenesis« war eine Ausstellung mit Guys Bildern benannt. Fans bezeichnen die Tattoos als »surrealistische, farbige Mutationen der düsteren, biomechanischen Kompositionen eines → H.R. *Giger*.« Und tatsächlich: »Der Kontakt mit seinen Arbeiten hat meine Art zu tätowieren völlig verändert und mir große Freiheit verschafft«, räumt Guy ein. Guy, der nebenher auch noch gerne malt, veranstaltet zusätzlich Seminare und hat eine Reihe von Büchern herausgegeben: »Ich habe gemerkt, daß die verbale Vermittlung meiner Techniken auch mir selbst meine Arbeit viel verständlicher macht.«

Kontakt:Guy Aitchison, P.O. Box 371, Marion II, 62959, USA,
http://www.hyperspacestudios.com, guy@hyperspacestudios.com

ALBERTS, LEWIS

Amerik. Tätowierer
Lew Alberts, vormals Maler und Zeitungs-Layouter, diente während des spanisch-amerikanischen Krieges im 19. Jahrundert in der US Navy und entdeckte dort seine Leidenschaft für Tattoos. Er eröffnete einen Shop in der Bronx von New York und entwarf tausende → *Motive*, die seinen Ruf als außerordentlicher Tätowierer begründeten. Der selbst tätowierte Reporter → *Egon Erwin Kisch* schrieb 1930 in seinem Reportageband *Paradise Amerika*: »An Tattooing-Saloons ist in den amerikanischen Häfen wahrhaftig kein Mangel. Aber der beste Tätowierer aller außerchinesischen Häfen ist, man mag sagen, was man will, doch Lewis Alberts, 87 Sand Street Brooklyn. Seine Werke, die nicht tot in den Galerien hängen, sondern aus allen Poren atmend die sieben Meere durchfahren, müssen Bewunderung wecken, er hat originelle Sujets und selbst den abgebrauchtesten gibt er einen individuellen Zug: Ein Sternenbanner, von Alberts gestochen, erkennt man unfehlbar unter zehntausenden von Sternenbannern.«

Mit seinen kräftigen, fließenden Linien schuf Lewis Alberts ein überzeugend einfaches Design, das die amerikanische Szene über 50 Jahre hinweg nachhaltig bestimmte, weil es künstlerisch ausdrucksstark, aber einfach zu kopieren war. Viele der → *Herzen*, → *Rosen*, → *Schlangen*, → *Drachen*, Adler, Segelschiffe und andere → *Traditional Tattoos*, die heute aus den Motivbüchern nicht mehr wegzudenken sind, wurden ursprünglich von Lew Alberts für die Haut entworfen.

ALKOHOL

Tattoo-Hemmschuh
Wer besoffen zum → *Tattoo Shop* kommt, der kann direkt wieder gehen. Grundsätzlich wird in den → *Studios* niemand tätowiert, der einen im Kahn hat. Denn es könnte ja sein, daß alles nur eine »Schnapsidee« ist und es am nächsten Morgen die – im doppelten Sinne – Ernüchterung gibt. Und: Wer

sich mit ein, zwei oder drei Schlucken Alkohol betäubt, um dem → *Schmerz* zu entgehen, der wird sich aufgrund der bewußtseinserweiternden Wirkung der Prozente über den doppelten Schmerz besonders freuen...

ALLEN, TRICIA

Amerik. Anthropologin

Tricia Allen ist Anthropologin an der Universität Hawai. 1992 schrieb sie ihre Doktorarbeit über die frühen → *Tatau*-Praktiken der Ureinwohner auf den → *Marquesa*-Inseln. Im selben Jahr begann sie die Erforschung der pazifischen Kunst. Sie bereiste die → *Marquesas*, → *Tahiti*, Rapa Nui (Osterinseln) und → *Samoa*. Heute gilt sie nicht nur als Kennerin der Kunst und Kultur → *Polynesiens*, sondern besitzt auch das umfangreichste Bild- und Fotoarchiv, mit dem sie einen Einblick in

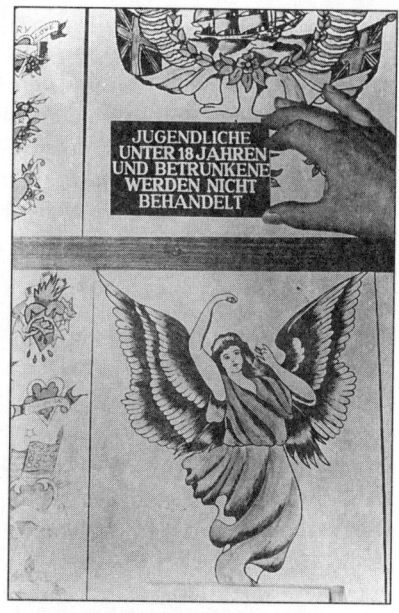

Schon vor über 50 Jahren galt in jedem Tattoo-Studio die Regel: »Jugendliche unter 18 Jahren und Betrunkene werden nicht tätowiert.« © Archiv Theodor Vetter

die langwährende Geschichte der Tatau-Kunst gewähren kann. Unter http://pacificimagery.com präsentiert sie eine Auswahl der Bilder.

Tricia wohnt auf Hawai, ist aber auch häufig in → *Nordamerika* anzutreffen, wo sie als Tätowiererin für traditionelle Tatauierungsmuster arbeitet. Sie tätowiert keine kommerziellen → *Flashs*, sondern ausschließlich → *Customs*, die der individuellen Persönlichkeit ihr Träger entsprechen.

Kontakt: Tricia Allen, P.O. Box 619 67 Honolulu, Hi 96839, USA, http://pacificimagery.com/ pacificimages@lava.net

ALTERN

Natürlicher Prozeß

Eine Tätowierung altert nie. Nur der Mensch kommt in die Jahre. Und das ist das Problem. Da die → *Stichtiefe* eines Tattoos nur 0,5 bis 1,5 Millimeter beträgt, sorgen → *Sonnen*einfluß und die stetige Regenerierung der oberen Hautpigmente dafür, daß das bunte → *Motiv* im Verlauf vieler Jahre seinen intensiven Ausdruck verliert und verblaßt. Viele frischen ihr Tattoo deshalb durch ein → *Cover-up* auf.

Auch körperliche Veränderungen über die Jahre stellen ein Problem dar: Ein hübsches → *Pin-up* auf dem Arm eines schlanken Mannes kann sich im Alter, wenn der Hang zur Dickleibigkeit sich zeigt, schnell zu einem unansehnlichen Drachen mutieren. Ein propperer Elefant auf dem Oberschenkel kann nach einer Diät wiederum flugs zu einem kleinen Mäuschen schrumpfen. Deshalb sollte die Körperstelle, die für das Motiv auserkoren wird, sorgfältig und vorausschauend überlegt sein.

ÄLTESTE TÄTOWIERUNG
Rekord
Ötzi, der älteste erhaltene menschliche Körper der Welt, besitzt 15 Tätowierungen. Er wurde in einem Gletscher in der Nähe des Ötztales in Italien im Jahr 1991 gefunden. Wahrscheinlich ist er 5.300 Jahre alt und starb im Alter von 40 Jahren. Ötzi besitzt, so weiß das → *Guinness Buch der Rekorde*, eine Reihe parallel verlaufender Linien, die seine untere Wirbelsäule bedecken, Streifen um seinen rechten Fußknöchel und eine Tätowierung in Form eines Kreuzes hinter seinem rechten Knie.

AMERICAN MUSEUM
Freakshow
1842 eröffnete → *Phineas T. Barnum* in New York sein »American Museum«. Museen gab es bereits zu jener Zeit viele, doch das Besondere am »American Museum« war: Hier wurden menschliche Absurditäten ausgestellt, siamesische Zwillinge oder der knapp einen Meter große Zwerg

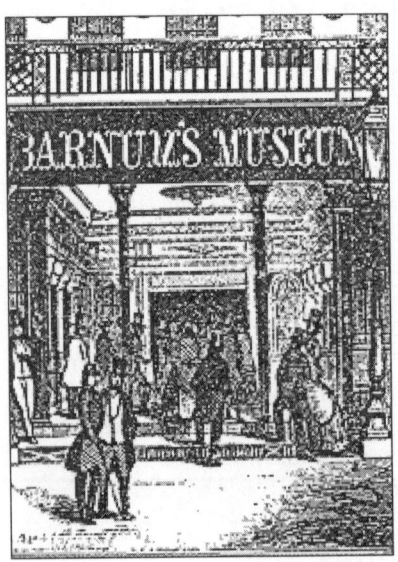

Tom Thumb. Im »American Museum« stellte sich mit → *James F. O'Connel* zum ersten Mal auch ein weißer Mann der amerikanischen Öffentlichkeit zur Schau, der am ganzen Körper tätowiert war. 1873 war der »Tattoo-Mann« in Barnums großer Wanderausstellung, die er nach einer Fusion mit zwei etablierten Unternehmen inzwischen »The Greatest Show on Earth« nannte, → *Prinz Constantin*, ein albanischer Grieche.

Das »American Museum« in New York war 1842 das erste Absurditäten-Kabinett, in dem sich auch ein weißer, tätowierter Mann zur Schau stellte. © Archiv Marcel Feige

AMPALLANG
→ *Intimpiercing für Männer*
Beim sexuell stimulierenden Ampallang wird ein schmaler Stab waagerecht durch die Eichel getragen. Er kann zusätzlich durch die Harnröhre gestochen werden oder daran vorbei. Erstere Methode ist die gängigste. Die Länge des Stichkanals und damit des Schmucks wird im eregierten Zustand vermessen, damit später keine Druckstellen auftreten. Bis die Wunde abgeheilt ist, vergeht bis zu ein Jahr.

AMPUTATION
Körperkunst → extrem
Ob die Amputation als Körperschmuck durchgeht, muß jeder für sich selbst entscheiden. Denn wo nix ist, kann man schließlich auch nix verzieren. Aber: Es gibt Zeitgenossen, die finden es aufregend, sich ein Körperteil – z.b. den Ansatz eines Fingers – zu amputieren. Andere Zeitgenossen, meist Großväter, die den Zweiten Weltkrieg miterlebt haben, wären wiederum froh, wenn ihnen damals nur der Ansatz eines Fingers abgesprengt worden wäre...

ANCI-PINI
Auch: Achi-Piri
»Anci-Pini« steht für die berühmte Schnurrbarttätowierung, die den Frauen der → *Ainu,* der japanischen Vorfahren, bereits im Alter von fünf Jahren mit kunstvollen Linien um den Mund gestochen wurde. Mädchen, die sich nicht auf diese Weise tätowieren ließen, waren Außenseiter, und es stand ihnen nach dem Tod auch keine Erlösung zu.

ANKER
Tradit. Tattoo-Motiv
Der Anker als Tattoo-Motiv ist das Synonym für die »ewigwährende« Seemannsliebe. Heute gehört der Anker zu den → *Traditional Tattoos.*

ANZAHLUNG
Garantie
Da die → *Studios* gegenwärtig manchmal bis zu drei Monate im voraus ausgebucht sind, muß der interessierte Kunde bei Terminvereinbarung eine Anzahlung leisten. Es ist eine Garantie für den Tätowierer, der im Vorfeld bereits eine → *Schablone* für das Tattoo-Motiv des Kunden erstellen muß. Die Anzahlung richtet sich nach der Größe und Komplexität des ausgewählten Tattoos.

ANZUG

Oder auch: → *Bodysuit*
Ursprünglich kommt die Bezeichnung aus → *Japan*, wo die Tätowierer
Ende des 19. Jahrhunderts im Rahmen des → *Irezumi* mit großer Kunstfertigkeit ganze Körper – mit Ausnahme der Füße, Hände und des Kopfes
– tätowierten. Das Besondere am japanischen Anzug ist die Stimmigkeit
der → *Motive*. Alle Symbole stehen in einem Zusammenhang, und inhalt-
liche Fehler – Herbstblüten in einem Sommerbild – werden vermieden. Mit
der westlichen Orientierung Nippons fanden »Anzüge« auch in den → *USA*
und → *Europa* zunehmend Freunde; auf zusammenhängende Details wurde
dabei jedoch weniger geachtet. Westliche Anzüge waren ein kunterbuntes
Sammelsurium aus → *Traditional Tattoos*.

APADRAVYA

→ *Intimpiercing für Männer*
Beim Apadravya, das schon im Kamasutra seine Erwähnung fand, wird ein
schmaler Stab senkrecht durch die Eichel gepierct, meist zwischen Ansatz
des Vorhautbändchens und der Eicheloberseite. Die Wunde heilt innerhalb
von zehn Monaten ab.

A.P.T.A. WORLDWIDE

Association of Professional Tattoo Artists
Zu Beginn der 90er von John Williams and Lal Hardy als »European Tattoo Artists Association« gegründet, fand die Idee bis zum Dezember 1997
weltweit bei 641 Tattoo-Künstlern Anklang, so daß die Vereinigung umbenannt wurde in »Association of Professional Tattoo Artists Worldwide«.
Inzwischen zählt die Vereinigung über 700 Mitglieder. Wer ebenfalls Mitglied werden möchte, muß seinen professionellen Status durch die Gesundheitsämter bestätigen lassen, und sich fortan den Vereinsbestimmungen für
ein qualitativ und hygienisch hochwertiges Tätowieren verpflichten. Der
Mitgliedspreis beträgt 25 britische Pfund.
    Als Gegenleistung erhält jedes Mitglied eine Plakette, die es sich in das
Schaufenster seines Geschäftes hängen kann, ferner vierteljährlich die Zeit-
schrift *Buzz* und viele Vergünstigungen beim Einkauf von Equipment.
Kontakt: A.P.T.A., John Williams, 118 Shirley Road, Southampton SO 15 3FD,
England, aptaworldwide @hotmail.com

ART WITH LOVE

1. dt. → *Bodypainting-Studio*
1997 wurde von der → *Mehndi*-Künstlerin → *Andria von Lossberg* mit »Art
With Love« Deutschlands erstes Bodypainting-Studio ins Leben gerufen.

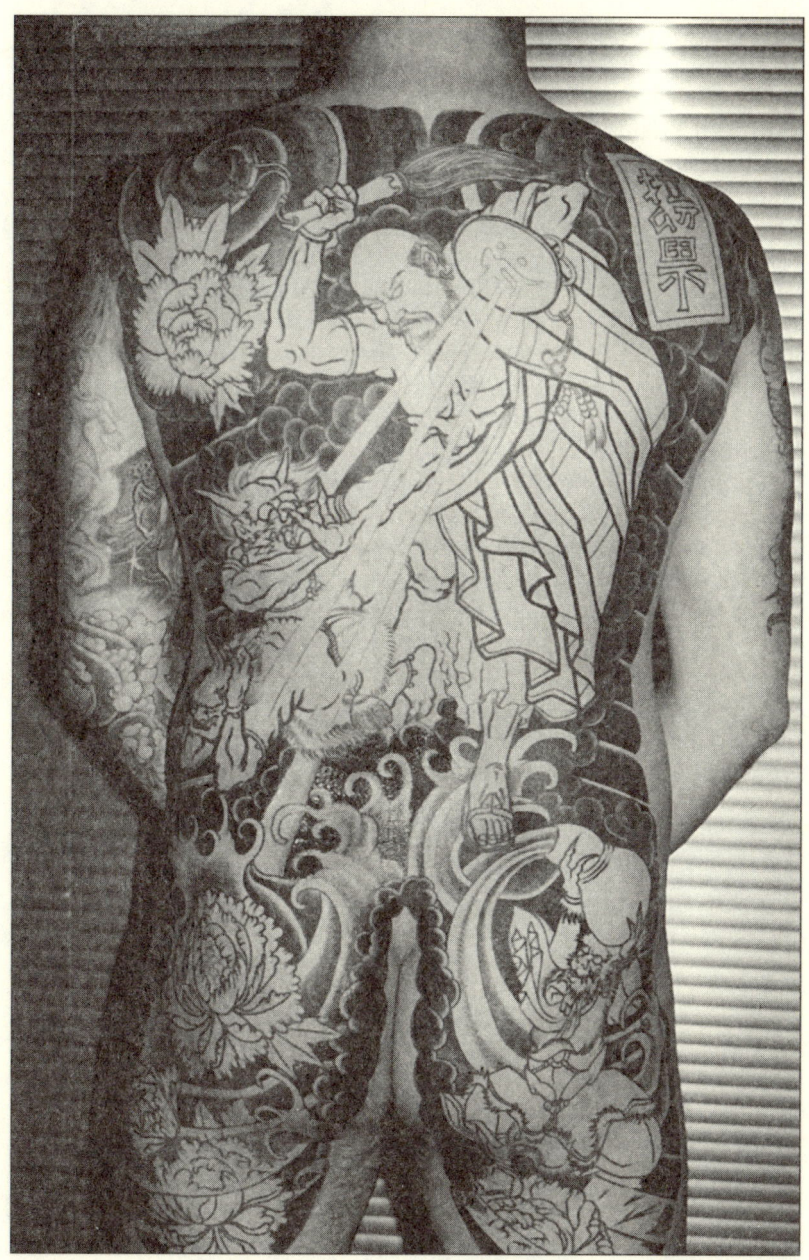

Die heroischen Gestalten aus den Suikoden und die stilisierten Wolken- und Wellenwirbel sind das Kennzeichen eines typischen Anzugs aus Japan. Gestochen von Ralf Guttermann, Fineline Düsseldorf. © Ralf Guttermann

ASSOCIATION OF PROFESSIONAL TATTOO ARTISTS
→ *A.P.T.A. Worldwide*

ATKINSON, LUKE
Engl. Tätowierer, geb. 1965
Luke Atkinson wurde in London geboren. Sein Interesse am Tätowieren begann mit 13 Jahren. Es dauerte allerdings bis zu seinem 17. Lebensjahr, daß er tatsächlich anfing zu tätowieren. »Es war ein sehr langsamer Prozeß«, erinnert er sich. Zum Glück bekam er ein Jahr später von Anke und Dieter Zalisz in Köln eine Lehrstelle angeboten. Zwei Jahre lernte er die Tricks und Kniffe eines Tätowierers, bis er seinen Koffer packte und mit vielen Künstlern auf der ganzen Welt – → *USA*, Kanada, → *Japan*, Thailand, → *Europa* und Brasilien – arbeitete. Einem bestimmten Style mag er sich nicht verschreiben. In seinem Studio »Checker Demon« in Stuttgart bietet Luke dank zwölfjähriger, weltweiter Erfahrung alle möglichen → *Stilrichtungen* an. Gerne verbindet er japanisches Design mit westlichem Flair in einer beeindruckenden Plastizität. Nicht zuletzt deshalb ist Luke als Tattoo-Künstler auf → *Conventions* heißbegehrt.
Kontakt: Luke Atkinson, Checker Demon, Alarichstraße 21, 70469 Stuttgart, Telefon 0711/816286, Telefax 0711/852192

AU
Tahit.: Tatauierkamm
Knochen und Stoßzähne bilden einen Kamm und werden an einer Platte

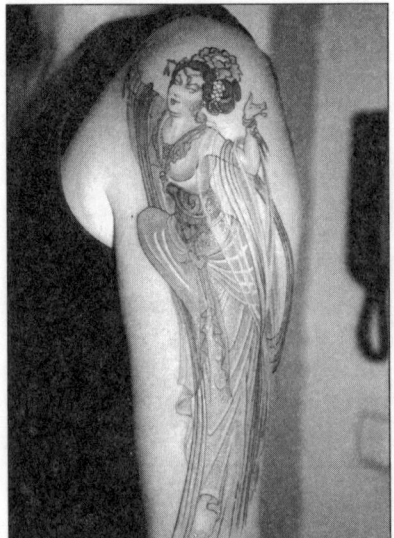

aus Schildkrötenpanzer befestigt. Zusammen ergeben sie den → *Tatauierkamm* »Au«. Dieser wird auf einen Holzstab gesetzt, mit Tusche getränkt und im Rahmen des traditionellen polynesischen → *Tatau* mit einem Stock, dem → *Iapalapa*, in die Haut geschlagen.

AUGENBRAUENPIERCING
Piercingart
Der Ring oder Stab wird durch das Fleisch unter den Augenbrauen, aber über den Augenlidern gestochen. Das Piercing heilt ohne Kom-

Graziles Backchest
von Luke Atkinson. © Foto: L. Atkinson.

plikationen innerhalb von vier Wochen ab. Wie beim → *Bauchnabelpiercing* besteht die Möglichkeit, daß das Augenbrauenpiercing aus der → *Haut* herauswächst.

AUSTRALIEN

Vor 40.000 Jahren siedelten die Aborigines, wie die Ureinwohner heute genannt werden, auf dem australischen Kontinent, wo bis zur Kolonialisierung 1788 über 500 kleine Völker lebten. Deren Anzahl schwand durch

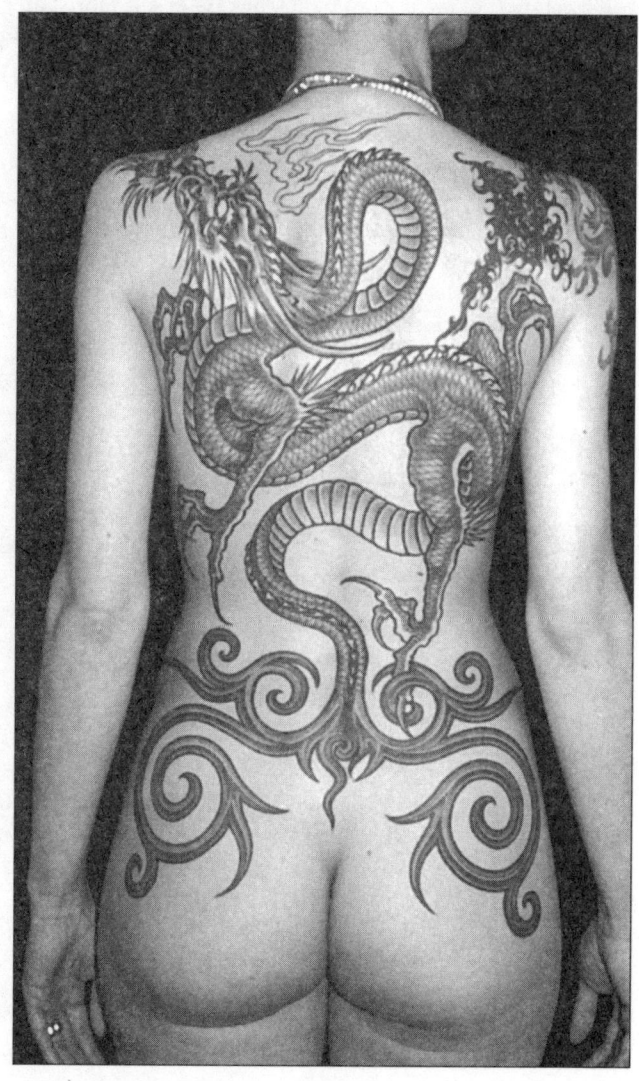

Drachen von
Luke Atkinson.
© Foto:
L. Atkinson.

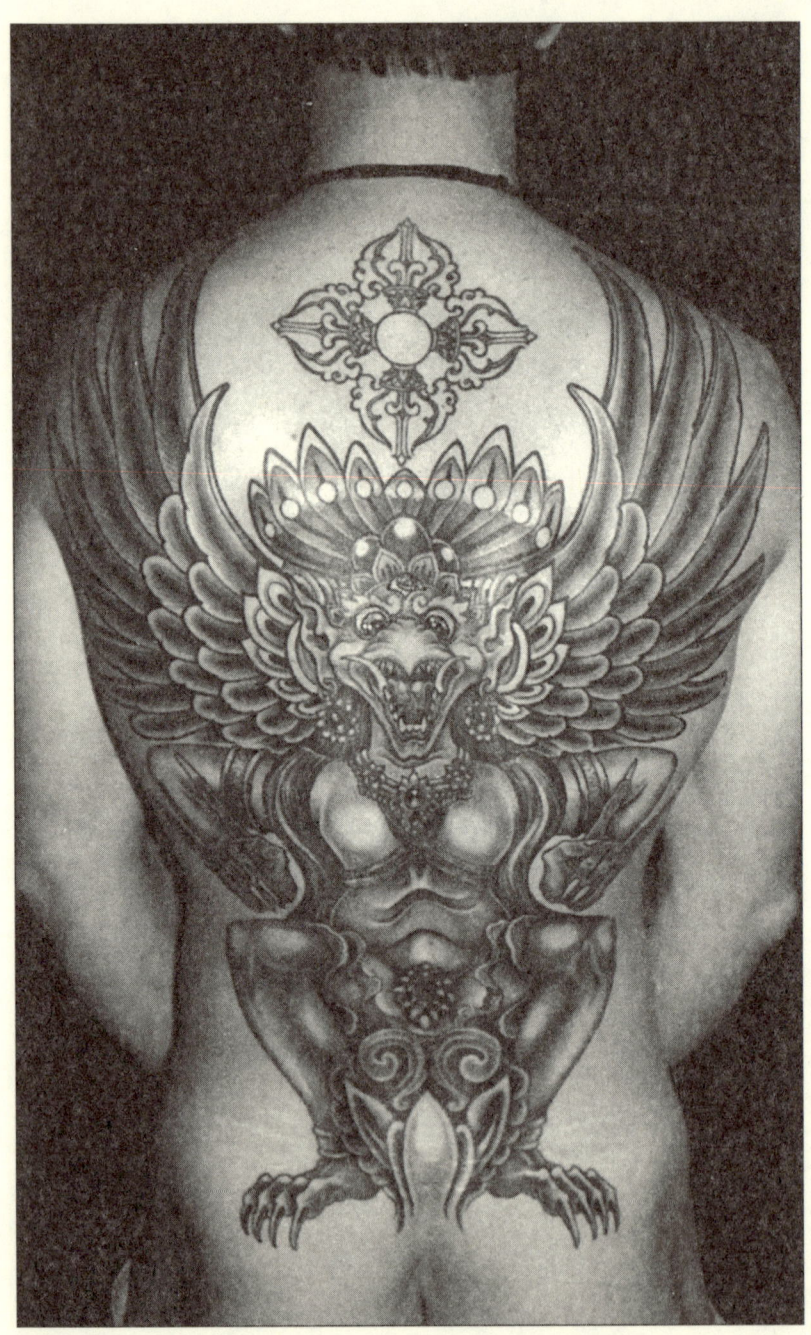

Wehe, wenn dieses Monstrum...

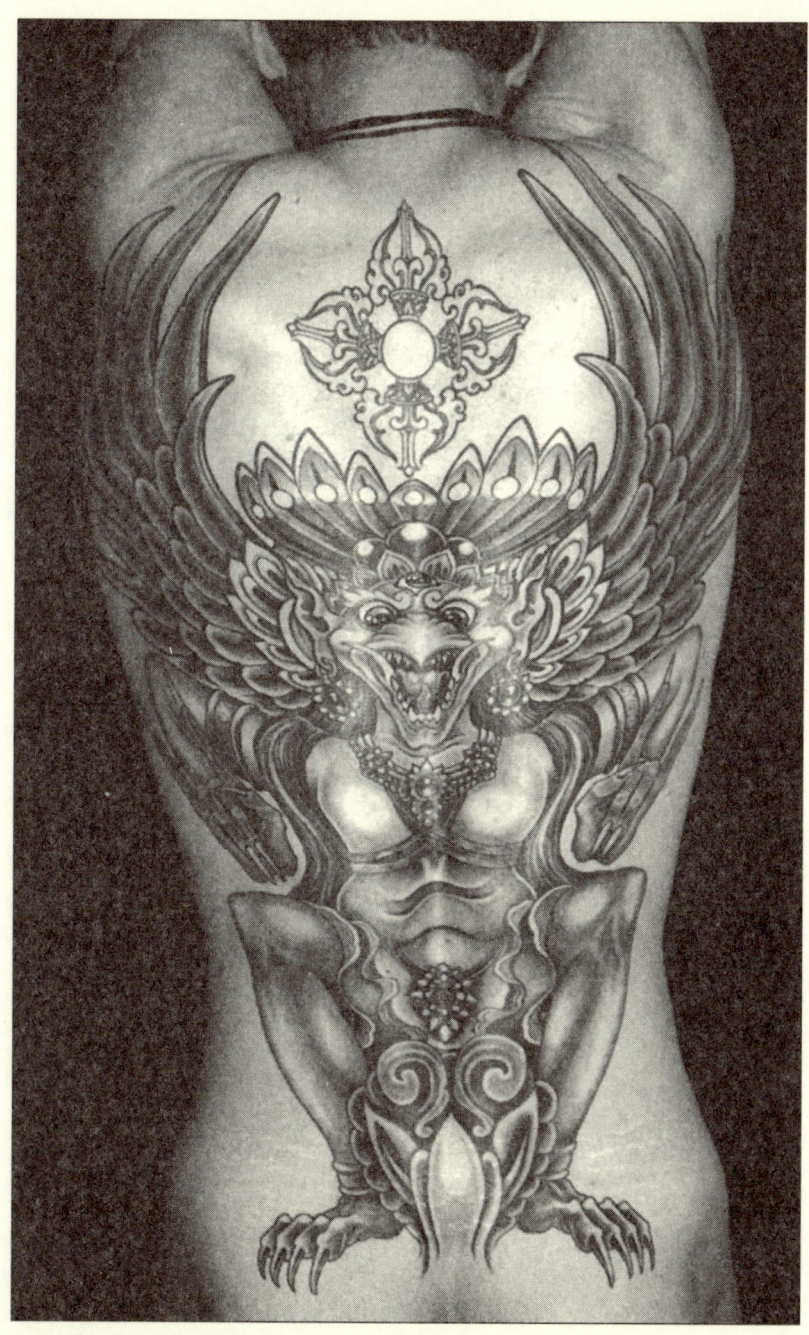

...seine Flügel erhebt. © Foto: L. Atkinson

die blutige Besitzergreifung durch die Invasoren aus → *Europa* rapide. Folglich starb auch weitestgehend die Kultur aus, die die Aborigines sich über die Jahrtausende hinweg geschaffen hatten und heute von den letzten Überlebenden, die zumeist in Reservaten leben, in Touristencamps oder in bisher zivilisationsfernen Regenwaldregionen, aufrecht gehalten wird. → *Körperbemalung* und Schmucknarben stehen dabei im Mittelpunkt; die Rituale gelten den mythischen Vorahnen, die einst Australien durchstreiften und in dieser »Traumzeit« die Landschaft gestalteten und das Leben schufen. Sie konnten beliebig die Gestalt wandeln. Mal waren sie ein Mensch, mal ein Tier, mal eine Pflanze, aber auch personifizierte Gegenstände oder Naturerscheinungen wie Wolken, Regen oder Feuer. Eines dieser Urzeitwesen manifestierte sich in Schlangengestalt.

Diesem Glauben liegt die Symbolik der Farben für die Körperbemalung zugrunde: Rot, Schwarz, Gelb und Weiß stehen für die vier Elemente. Schwarz ist die Erde und Sinn für die Spuren des Feuers, an dem die mythischen Vorfahren während der Traumzeit lagerten. Rot ist Blut, Energie und Feuer. Gelb stellt Flüssigkeit, Wasser und die Male auf dem Rücken der Schlangengestalt dar. Weiß steht für den Himmel und die Luft und repräsentiert jene Ahnen, die nach getaner Arbeit in den Himmel aufstiegen, von wo sie als Sterne auf die Erde hinabblicken.

Wenn sich die Aborigines mit Erdfarben bemalen und ihre Tänze durchführen, versichern sie sich der Gunst und Unterstützung ihrer Urahnen. Sie erwarten dadurch Fruchtbarkeit und Wachstum. Während der Initiationsfeierlichkeiten werden junge Männer zusätzlich beschnitten. Ihnen wird ein Schneidezahn ausgeschlagen oder das Nasenseptum durchbohrt, damit sie dort später Schmuck tragen können. Auf dem Oberkörper tragen die Jungs geometrische Muster als Verbindung zu ihren Urahnen. Das gleiche Muster wird auch Verstorbenen aufgetragen, damit ihre Seele das Ahnenziel, den Himmel, erreicht.

AUTOKLAV
Heißluftsterilisator
Mit dem Autoklav werden Tätowiergeräte (z.B. Nadeln, Nadelstangen, Griffstücke etc.) und Piercingwerkzeuge gereinigt. Der Autoklav arbeitet mit gesättigtem Wasserdampf. Über die Funktionsfähigkeit kann sich jeder Kunde durch einen aktuellen Prüfbericht (Sporentest) informieren.

AZTEKEN
→ *Südamerika*

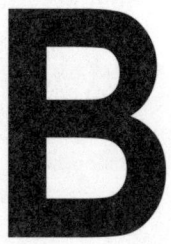

BACKCHEST
Engl: Hinterer Brustkorb
Ein »Backchest« ist eine den kompletten Rücken bedeckende Tätowierung.

BAMMER, RAIMUND
Österr. Tätowierer, geb. 1978
Bammer ist nicht nur der mit Abstand jüngste Tattoo-Sproß, sondern dazu auch noch der populärste unter den »jungen Wilden« → *Europas*. Lange Zeit quälte er sich in seinem Heimatort Bad Ischl mit der Maurerausbildung ab, bevor er sie im Alter von 18 Jahren schmiß. Wie's danach weitergehen sollte, stand erst einmal in den Sternen. Das einzige, was er wußte, war, daß er sich möglichst schnell möglichst viel tätowieren lassen wollte, denn die bunten Hautbildchen faszinierten ihn seit Kindheitsbeinen. Bei einem Tätowierer in der Nachbarschaft, wo er die meiste Zeit abhing, kam ihm schließlich auch die Idee, sich selbst als Tätowierer zu versuchen. Das Geld, das er sich für die eigenen Tattoos auf die hohe Kante gelegt hatte, investierte er deshalb stattdessen in eine

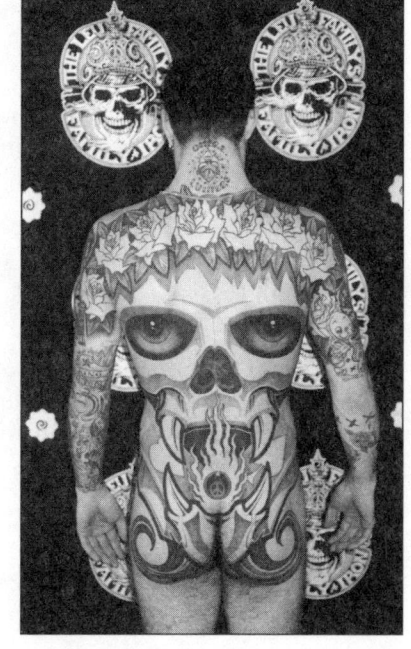

Ein Backchest bezeichnet eine den kompletten Rücken umfassende Tätowierung. Die glotzenden Augen und das dampfende Maul (diese Seite) stammen von Filip Leu (© The Leu Family's Family Iron), die wunderschöne Weiblichkeit (nächste Seite) von Berit Uhlhorn, Tatau Obscur Berlin (© Gregor von Glinski).

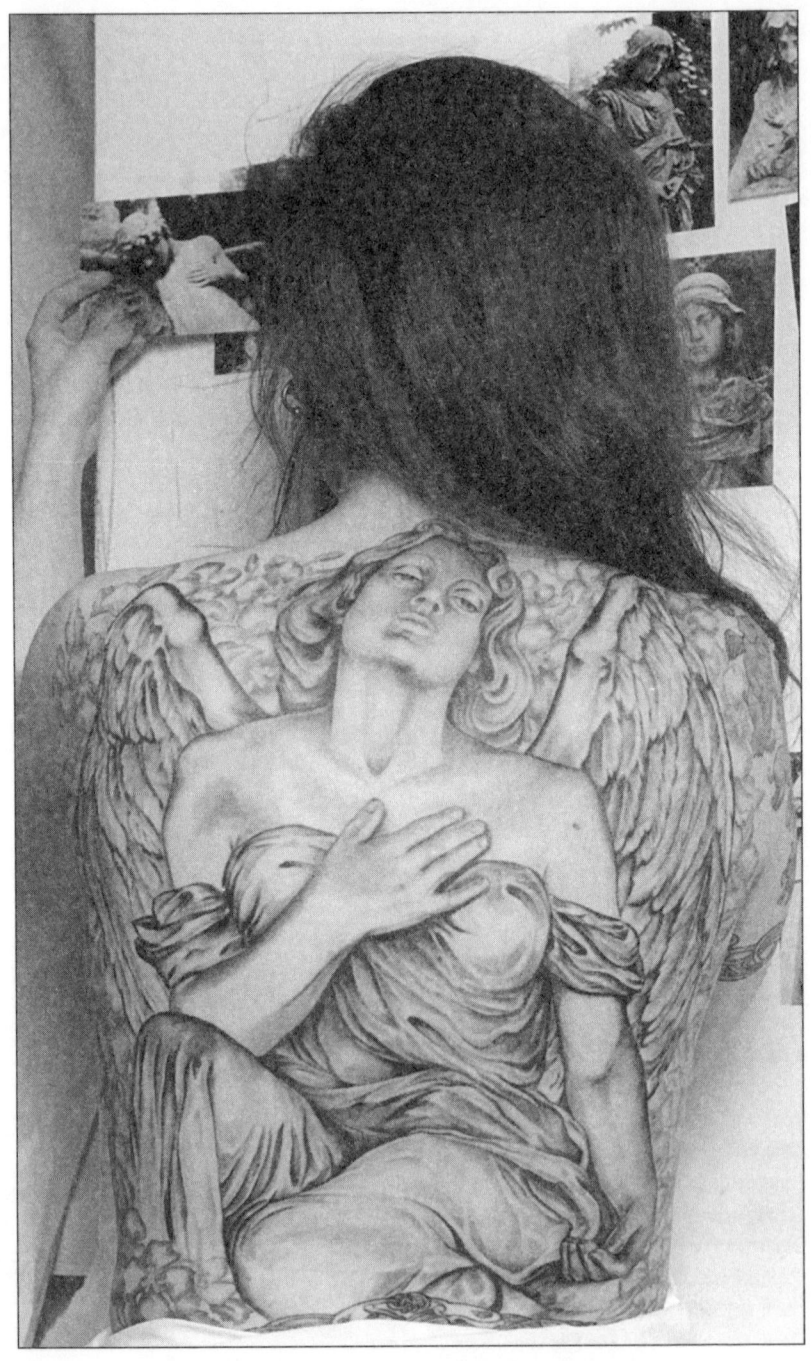

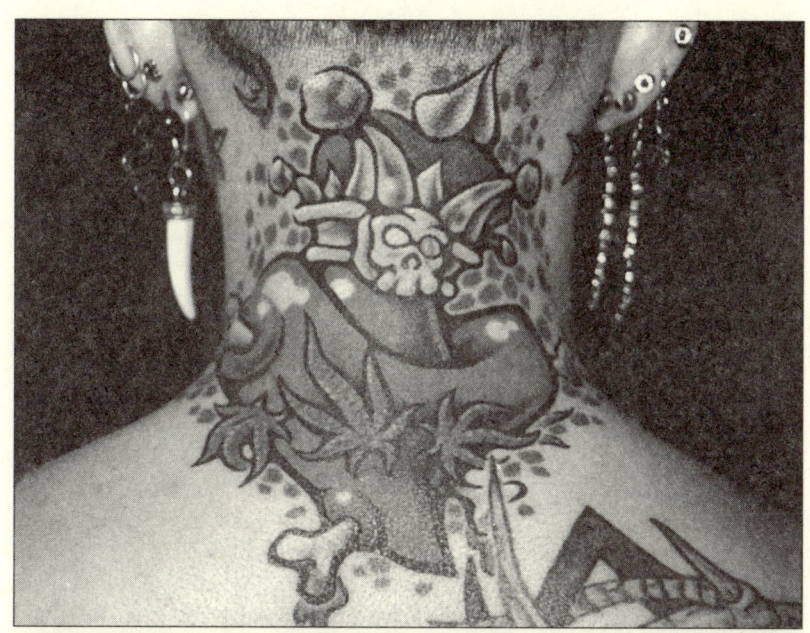

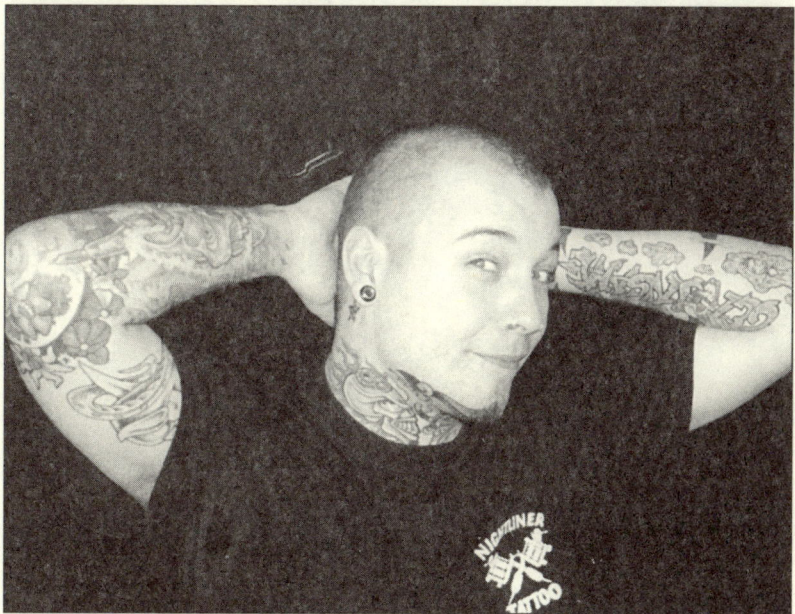

Oben: Comicesk ist der Stil von Raimund Bammer, dem jünsten Tattoo-Sproß Europas. •
Unten: Raimund Bammer hat vielleicht schon bald seinen Jugendtraum erfüllt:
bis zum 30. Lebensjahr tätowiert sein. © Raimund Bammer

erste Ausrüstung. Tätowieren, das weiß er jetzt, sei seine Bestimmung. Die notwendige → *Technik* brachte er sich autodidaktisch bei, wobei er sich anfangs an den → *Flashs* großer Meister orientiert, die in einschlägigen → *Zeitschriften* präsentiert wurden. Da ihn seine eigenen Ergebnisse aber nicht sonderlich überzeugten, begann er Arbeiten zu stechen, die seinem eigenen Anspruch an eine gute Tätowierung genügten. Schon nach kurzer Zeit hatte er seinen eigenen, unverwechselbaren Stil geschaffen. »Wobei Bammer die Kartoffel nicht neu erfunden hat«, befindet das → *Tätowiermagazin*. Doch Bammer geht es weniger um Spiritualität und fundamentalen Tiefsinn, sondern schlicht um Spaß und Unterhaltung. Seine → *Traditional Tattoos* tragen comiceske Züge. Selbst das → *Teufel*chen birgt bei ihm sympathische Züge. »Ich finde es einfach besser«, sagt Bammer, »ein positives Motiv zu stechen, mit dem man ein Leben lang herumlaufen muß.«

Diesen Spaß wollen inzwischen viele mit ihm teilen. Deshalb besitzt Bammer kein eigenes Studio, sondern ist das ganze Jahr über auf Tour. Wer wissen will, wo und wann er gerade Station macht, schaut unter http://www.sign-of-liberty.at, wo stets die aktuellen Tourdaten angegeben sind. PS: Bei allem Spaß hat Bammer seinen ursprünglichen Wunsch nicht vergessen. Bis zum 30. Lebensjahr will er komplett tätowiert sein. Die Chancen stehen sogar gut, daß es bis zum 25. klappt.

Kontakt: Tattoos to the Max, Stiegengasse 11, 4820 Bad Ischl, Österreich, Telefon 0043/6132/26999, http://www.sign-of-liberty.at

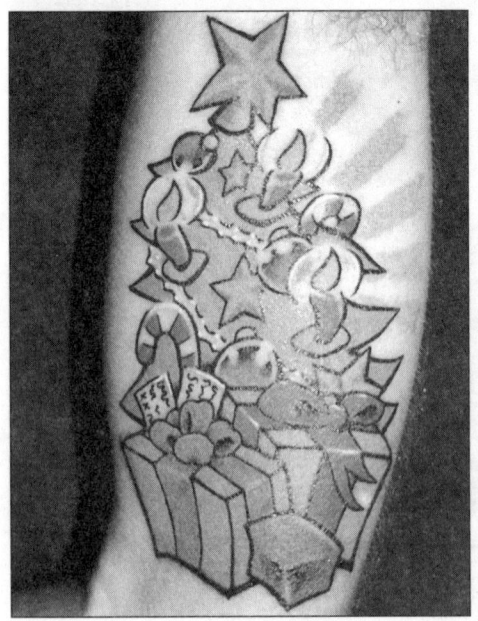

Diese und nächste Seite: Spaß und Unterhaltung stehen im Mittelpunkt der Tattoos von Raimund Bammer.
© Raimund Bammer

54

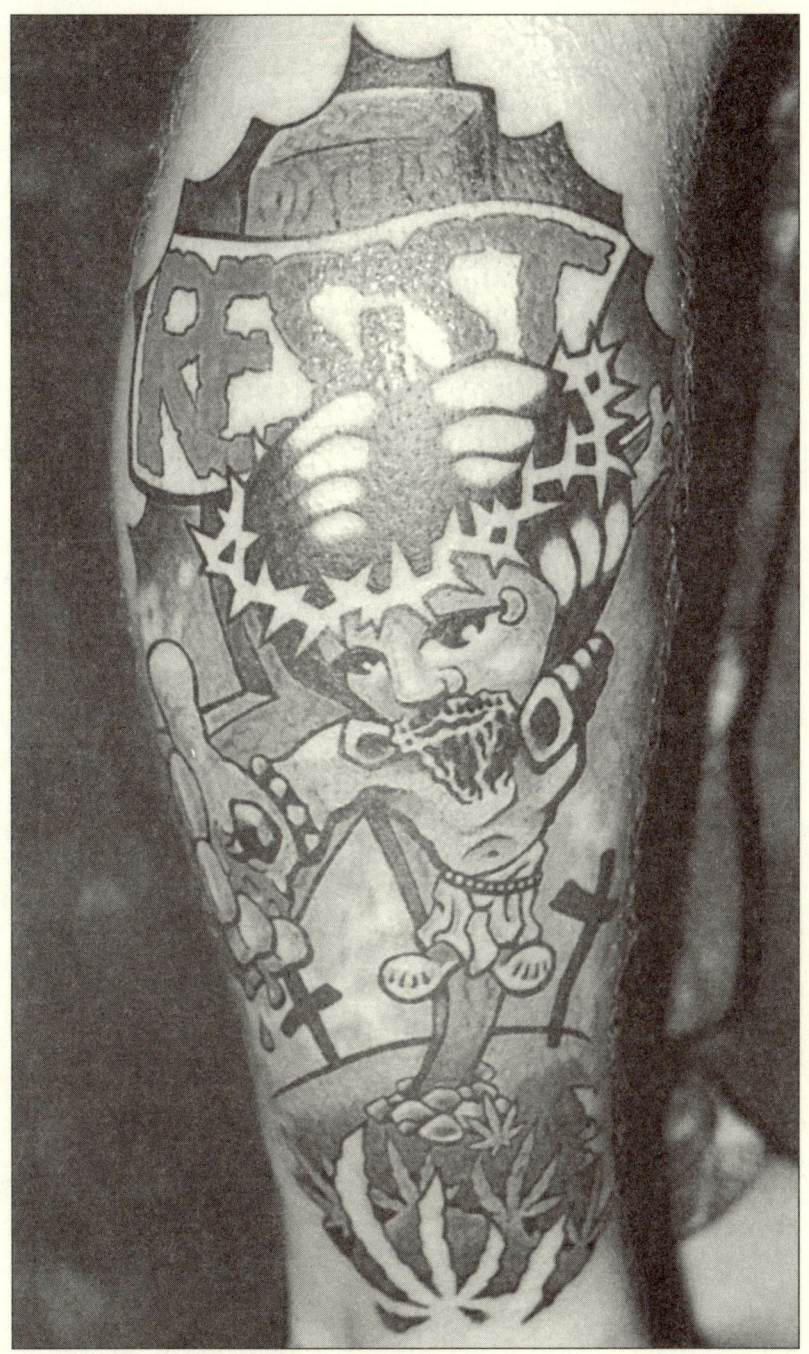

BANKS, SIR JOSEPH

Brit. Weltreisender u. Mäzen, geb. 1743, gest. 1820

Sir Joseph Banks, der Captain → *James Cook* auf dessen erster Reise in den Pazifik begleitete und sich als Erbe eines großen landwirtschaftlichen Besitzes und von 270 Pachtfarmen als Naturforscher verstand, nutzte die Möglichkeit, die Hautkunst → *Polynesiens* zu begutachten. Am 5. Juli 1769, acht Tage vor ihrer Abreise, schrieb Banks auf Tahiti einen handschriftlichen Bericht über die → *Tatauierung*. Er war damit der erste Mensch, der Namen und Bräuche der pazifischen Ureinwohner mit Hautzeichen schriftlich festhielt. Seine Beobachtungen garantierten der Tätowierung einen Platz in der Geschichte.

»Tahiti: August, 1769: I shall now mention their method of painting their bodies or ›tattow‹ as it is called in their language. This they do by inlaying the color black under their skins in such a manner as to be indelible; everyone is marked thus in different parts of his body according maybe to his humor or different circumstances of his life. Some have ill-designed figures of men, birds or dogs, but they more generally have this figure ›Z‹ either simply, as the women are generally marked with it, on every joint of their fingers and toes and often round the outside of their feet, or in different figures of it as square, circles, crescents, etc. which both sexes have on their arms and legs. In short they have an infinite diversity of figures in which they place this mark and some of them, we were told, had significations but this we never learnt to our satisfaction. Their faces are in general left without any marks. I did not see more than one instance to the contrary. Some few old men had the greatest part of their bodies covered with large patches of black which ended in deep indentations like coarse imitations of flame. These we were told were not natives of Otahite [Tahiti] but came there from a low island called Noouoora.

Though they are so various in the application of the figures I have mentioned that both the quantity and the situation of them seems to depend entirely upon the humor of each individual, yet all the islanders I have seen (except those of Ohiteroa) agree in having all their buttocks covered with a deep black; over this most have arches drawn one over another as high as their short ribs, which are often one quarter of an inch broad and neatly worked on their edges with indentations, etc. These arches are their great pride: both men and women show them with great pleasure whether as a beauty or a proof of their perseverance and resolution in bearing pain I cannot tell, as the pain of doing this is almost intolerable, especially the arches upon the loins which are so much more susceptible of pain than the fleshy buttocks.

Their method of doing it I will now describe. The color they use is lamp black which they prepare from the smoke of a kind of oily nuts used by them instead of candles [candlenut, Aleurites moluccana]. This is kept in coconut shells and mixed with water occasionally for use. Their instruments for pricking this under the skin are made of bone and shell, flat, the lower part of this is cut into sharp teeth from 3 to 20 according to the purpose it is to be used for and the upper fastened to a handle. These teeth are dipped into the black liquor and then driven by quick sharp blows struck upon the handle with a stick for that purpose into the skin so deep that every stroke is followed by a small quantity of blood, or serum at least, and the part so marked remains sore for many days before it heals.

I saw this operation performed on the fifth of July on the buttocks of a girl about 14 years of age. For some time she bore it with great resolution, but afterwards began to complain and in a little time grew so outrageous that all the threats and force her friends could use could hardly oblige her to endure it. I had occasion to remain in an adjoining house an hour at least after this operation began and yet went away before it was finished, though this was the blacking of only one side of her buttocks, the other having been done some weeks before.

It is done between the ages of 14 and 18 and so essential it is that I have never seen one single person of years of maturity without it. What can be a sufficient inducement to suffer so much pain is difficult to say; not one Indian (though I have asked hundreds) would ever give me the least reason for it; possibly superstition may have something to do with it, nothing else in my opinion could be a sufficient cause for so apparently absurd a custom. As for the smaller marks on the fingers, arms, etc. they may be intended only for beauty. Our European ladies have found the convenience of patches, and something of that kind is more useful here, where the best complexions are much inferior to theirs, and yet whiteness is esteemed the first essential in beauty.« *(Aus: J.C. Beaglehole (Hg.), The Endeavour Journal of Joseph Banks, Angus & Robertson, Sydney 1962)*

Am 6. Oktober 1769 entdeckte Cook auf der Suche nach dem südlichen Kontinent → *Neuseeland*, eine kleine Inselgruppe, die seit einem Jahrhundert keinen Besuch mehr von Europäern erhalten hatte. Bei einem Streit um Proviant töteten die Briten einen → *Maori*, einen Ureinwohner Neuseelands. Banks untersuchte die Leiche und verfaßte abermals als erster Europäer handschriftliche Notizen zur aufwendigen, bis heute vielbewunderten → *Moko*-Gesichtstätowierung Neuseelands. »Obwohl beunruhigt, bewunderte er die Eleganz dieser Zeichen«, weiß der Historiker → *Paul Sayce* zu berichten. »Er war derart fasziniert von dem, was er sah, daß er von seiner naturwissenschaftlichen Leidenschaft angetrieben am 20. Januar 1770 in Besitz eines perfekt erhaltenen, tätowierten Maorikopfes kam.« So begann er seinen Handel mit Mokoköpfen von enthaupteten Körpern.

Nach seiner Rückkehr nach England war Banks ein gerngesehener Gast auf den Dinner-Partys der Aristokraten. Dort schockte er die britische High Society mit spannenden Geschichten über stürmische Seen, exotische Inseln und tätowierte Kannibalen.

Info: J.C. Beaglehole (Hg.), The Endeavour Journal of Joseph Banks, Angus & Robertson, Sydney 1962

BARNUM, PHINEAS TAYLOR

Amerik. Freak-Präsentator, geb. 1810, gest. 1891

1842 eröffnete Phineas T. Barnum sein → *American Museum* in → *New York*. Mit der Präsentation von menschlichen Unförmigkeiten und → *Extremen* war er augenblicklich populär. Im »American Museum« stellte er mit → *James F. O'Connel* den ersten tätowierten Mann in Amerika zur Schau. 1871 zog die Wanderausstellung als »The Greatest Show on Earth« um die Welt, und war damit der erste → *Zirkus*, der ausschließlich nur körperliche Verkünstelungen präsentierte. »Es war Barnum, der das Geschäft mit der Tätowierung entdeckte, und eine Zeitlang waren damit die besten Geschäfte in der Branche zu machen«, schreibt W. L. Alden 1896 in seinem Buch *Among the Freaks*.

BAUCHNABELPIERCING

Piercingart

Gängigste Form des Bauchnabelpiercings ist der Ring oder Stab, der von oben durch die Haut am Nabelrand gestochen wird. Aber auch andere Piercingarten am Bauchnabel – z.B. quer durch den Nabel – sind möglich.

Die Wunde heilt in der Regel innerhalb von zwei bis vier Wochen ab, was abhängig ist von der Belastung des Trägers. Da der Bauchnabel an einer Körperstelle liegt, die viel und häufig bewegt bzw. im Sitzen stark beansprucht wird, kann der Heilungsprozeß sich verlängern bzw. der Schmuck seine Position verändern oder herauswachsen, so daß die Wunde problematischer verheilt. Was im übrigen auch für den Fall gilt, wenn am Nabel zu wenig Haut vorhanden ist.

BECHMANN, GUSTAV

Dän. Tätowierer, geb. 1873, gest. ?

Gustav Bechmann, der selbsternannte »Tätowierweltmeister«, fuhr fünf Jahre zur See, bevor er sich als Tätowierer verdingte. Sein Lehrer soll der ehemalige → *Seefahrer* Frederik Frederiksen alias »Stikke-Frederik« gewesen sein. Im Gefängnis, wo er später wegen Falschspiels saß, zeichnete Bechmann Vorlagen zu seinem Album, das heute als eines der ältesten Tätowieralben der Welt im Kriminalmuseum von Kopenhagen ausgestellt wird. Nach seiner Zeit im Knast bereiste Bechmann Antwerpen, London und San

Francisco. Dort entstand auch sein Titel »Tätowierweltmeister«, wenngleich Bechmanns Arbeit sich weitestgehend an den → *Traditional Tattoos* orientierte.

BERÜHMTESTE TÄTOWIERUNG
Rekord
Der gesamte Körper von → *Paul Lawrence* aka → *Enigma*, einem amerikanischen Zirkusstar aus dem → *Jim Rose's Circus*, ist mit einem Puzzle aus Tätowierungen bedeckt. Er hat Hörner, einen Schwanz und Stachelschweinstacheln, die in seinen Körper unter Anwendung von Korallen implantiert wurden (siehe dazu auch → *Implanting*). Der richtige Knochen wächst um die Implantate herum, und die Hörner auf seinem Kopf wachsen jährlich um 3,8 Zentimeter. Enigma wurde 1995 zum Fernsehstar, als er in einer Episode von »Akte X« an der Seite von David Duchovny und Gillian Anderson auftrat.

Bis zu seinem Tod 1996 war Michael Wilson der Mann mit der berühmtesten Tätowierung. Er besaß Hautbilder, die 90 Prozent seines Körpers bedeckten. In den achtziger Jahren verließ Wilson seine Heimat Kalifornien, nachdem sich Tätowierer geweigert hatten, sein Gesicht zu kolorieren. Er ging nach → *New York* und machte sich selbst zum lebenden Ausstellungsstück bei der → *Coney Island Circus Sideshow*, wo er eine der berühmtesten Attraktionen wurde. Wilson bedeckte nach und nach seinen ganzen Körper mit Tätowierungen.

BEYER, ROALD
Dt. Tätowierer, geb. 1971
Daß Roald Beyer, genannt Raul, sich für Tattoos zu interessieren begann, verdankte er eigentlich seiner Mutter. »Primäre Faszination war wohl unter anderem, daß meine Mutter meinte, als ich noch klein war, daß sie uns rauswerfen würde im Falle, daß einer jemals mit einem Tattoo heimkommen würde. Leider waren die Tattoos, die ich damals zu Augen bekam, nicht wirklich dazu bestimmt, mich dann doch so sehr zu diesem Schritt zu verleiten – die guten alten, wirklich schlechten, zu tief gestochenen und blau geränderten Teile, du weißt schon..«

Im Ernst: »Ich denke, die definitive Faszination für mich bestand dann halt doch darin, daß es etwas Permanentes war, etwas, zu dem man dann wohl oder übel auch stehen muß, sozusagen ein richtungweisender ›Ausspruch‹ fürs ganze Leben, wie ja im Endeffekt alle unsere Taten aufeinander aufbauen oder sich voneinander ableiten.« Die Schlußfolgerung daraus: Wenn man die guten Seiten genießt, sollte man nicht über die schlechten jammern.

Das erste Tattoo, das er sich selbst hatte stechen lassen, kam trotz aller Faszination erst spät (»Unter anderem aus dem Grund, weil die Leute um mich herum ab einem gewissen Alter alle mit einem Tattoo rumliefen, was ich in den meisten Fällen etwas albern, möchtegernmäßig fand.«), und zwar im Alter von 22 Jahren. Ausführender war → *Klaus Fuhrmann* in Wien. »Das Motiv war ein dreidimensionales Gewebe auf meinem Kopf, ähnlich dem Zeug, was ich mache, bloß nicht so tiefenwirksam (schließlich hat jeder seine Spezialität und Klaus' Arbeiten sind eher sehr graphisch, wie die der meisten Österreicher). Grund für diesen Platz war ein Traum, den ich hatte (sorry, aber den erzähle ich jetzt nicht) und die Wahl des Motivs war beeinflußt durch das Foto einer Arbeit von → *Guy Aitchinson*.«

Es war nur eine Frage der Zeit, bis auch das Interesse am Tätowieren keimte. Nach dem Abi hatte Raul vor zu studieren, wollte aber »nicht gleich nach der Schule mit dem Lernzeug weitermachen.« Er arbeitete auf Konzerten, im Gerüstbau und in Kneipen. Zum Tätowieren kam er durch eine Empfehlung von Klaus Fuhrmann, der ihn 1993 fragte, ob »ich das Motiv, das er mir tätowiert hatte, selbst auch tätowieren könne, woraufhin ich in maßloser Selbstüberschätzung sagte: ›Na klar!‹« Sieben Jahre sind seitdem vergangen und Raul hat sich als Tätowierer der besonderen Form hervorgetan. Er tätowiert ausschließlich nur → *Customs*. Vorlagenalben mit → *Rosen*, → *Herzen* und anderen → *Traditional* und *Tribal Tattoos* sucht man bei ihm vergeblich. Rauls Hautbilder entstehen ausschließlich im eingehenden Gespräch mit dem Kunden. »Es ist eine Art Brainstorming«, erläutert Raul, »bei dem ich erst einmal ein paar allgemeine Fragen stelle und man dann nach und nach durch gegenseitiges Zuspielen zu einem Ergebnis kommt. Das hört sich vielleicht blöd an, aber ich habe ein Gefühl dafür bekommen, ob das Motiv paßt oder nicht. Seltsamerweise sagen die Leute dann, wenn das Tattoo fertig ist, daß es genauso ausschaut, wie sie es sich vorgestellt haben, auch wenn sie diese Vorstellung nicht genau haben formulieren können.«

Rauls Bilder sind somit ein sichtbarer Ausdruck dessen, was seine Kunden in sich tragen. »In einer gewissen Weise eine Form von Psychoprojektion auf die Haut«, befindet Raul. »So wie ich im Endeffekt meinen Traum durch ein Symbol ausgedrückt habe als fast schon transzendente Übersetzung eines tieferen Inhaltes auf eine mehr oder weniger bewußtere Ebene.« Eines ist klar: »Es ist auf keinen Fall nur Schmuck«, stellt Raul fest, »dafür sind die Motive meist zu bizarr, nicht konform genug.« Im Gegenteil, sie sind erfrischend anders, ausdrucksstark und meist düster, nicht selten von den biomechanischen Komponenten eines → *H.R. Giger* durchdrungen. Raul mit einer → *Stilrichtung* zu schubladisieren, wird seiner Arbeit aber nicht gerecht.

»Beeinflusst bin ich eigentlich nur von Guy Aitchinson«, bekennt Raul. »Die Betrachtung seiner Arbeiten hat mir erst die Möglichkeit vor Augen geführt, die das Tätowieren als Kunstform beeinhaltet. Daß man nicht nur schöne Bilder auf der Haut fabrizieren, sondern auch Tiefe hineinbringen kann.« Rauls Technik ist ein dynamisch-bewegendes Konglomerat aus 3D- und → *Realistic Tattoos.* So oder so, Raul gehört mit seinem »Subcutan Shit for Life«, das ist auch der Name seines Münchner Shops, zu den jungen Wilden einer neuen, erfrischenden Tattoo-Generation in Deutschland. *Kontakt: Roald Beyer, Subcutan Shit for Life, Grafinger Straße 2, 80802 München, Telefon 089/49004240, http://www.shitforlife.de, vr_shit_for_life@hotmail.com*

BIG BROTHER
TV-Serie
Nicht nur für RTL II hat die Container-Sendung alle Rekorde gebrochen. Auch die heimischen Tattoo-Studios durften an dem immensen Erfolg der Knastshow partizipieren. Bereits die zu Superstars hochstilisierten Freunde-fürs-Leben Zlatko und Jürgen sorgten mit ihren »netten« Tattoo-Ringen am Oberarm für den typischen Nachahmungseffekt. Absoluter Renner, das wissen Tattoo-Studios landein, landauswärts zu berichten, waren die Hautbilder von Gewinner John. Ein deutlicher Beweis, welche Entscheiderrolle das Medium Fernsehen inzwischen unter Teenies spielt. Das »Big Brother Magazin«, die Print-Ausgabe, widmete denn auch den beiden Tattoo-Gesichtern von Meister John eine ganze Doppelseite, inklusive Psychoanalyse anhand der Tats.

Experten bescheinigen dem Berliner »richtig gute Tätowierungen. Bei John hat das auch nichts mit Mode zu tun. Das ist alles sehr persönlich. Sonst läßt man sich keine zwei Hunde tätowieren. Ebenso die Buchstaben ›Ache‹ auf dem Bauch.« Doch: Die Bedeutung kenne nur er. John, der Feinfühlige. Ganz tiefsinnig. Und damit ein symbolhaltiges Gesamtkunstwerk.

Was auch für die Damen im Container galt. Das kleine »XS« zwischen den Schulterblättern des »Mokkanäschens« Andrea ist da schon ein ganzes Stück klarer: »XS«, so befand Big-Brother-Autor Kai-Uwe Müller, »das heißt nicht extra-klein. XS steht für Exzess. Für Aussschweifungen. Für Party ohne Ende.« Und dabei kam Andrea in der WG immer so zurückhaltend rüber. Da sieht man es mal wieder: Stille Wasser sind tief. Still war auch Jona, die Süße. Die Harmoniebedürftige. Die beiden chinesischen Schriftzeichen auf ihrem Rücken bedeuteten zusammengenommen »Harmonie«. Das paßt! Was wir abschließend auch von Kollege Zlatko behaupten wollen. Dessen Indianerschmuck, Federn auf den Muckis, haben nach Ansicht von Experten keinerlei Aussagekraft. Jawohl, auch das paßt. Q.e.d.

BIKER

Engl. »Bike«: Motorrad

Wer kennt es nicht, das klassische Bild: Der langmähnige, struppigbärtige, verwegen durch seine Sonnenbrille grinsende Typ in enger Jeans und Lederjacke, der mit seiner Harley-Davidson über die Straße prescht, während im Radio »Born to be wild« dröhnt. Das Klischee kommt nicht von ungefähr: Die 1970er Jahre waren die Hightime des Rocker Clubs und des Heavy Metal. Als verbindendes Glied – und als wichtiger Ausdruck des Lebensgefühls – verstanden die Fans neben der Musik und ihrem Bike das Tattoo auf Armen, Beinen und Oberkörpern. Beliebte Motive waren → *Porträt Tattoos* der Rockstars und die → *Horror- und Tod Tattoos*. Nicht selten ließen die Biker sich und ihre Maschinen – selbstverständlich die Harley – → *pikern*. Die Biker waren maßgeblich für den langjährigen Ruf der Tattoos verantwortlich – Verwegenheit und Rauheit.

Als zu Beginn der 1980er Jahre der Musiksender MTV eine neue Form des Lifestyle begründete, gehörten Rock'n'Roll, Biker und Tattoos wie selbstverständlich dazu.

BINDIS

Ind.: Punkt, Mitte, Basis

Bindis werden als Zeichen ihrer Götterverehrung von den Indern aus Asche oder → *Henna*farbe auf verschiedenen Körperstellen getragen. Am bekanntesten ist der zinnoberrote Punkt, der auf der Stirnmitte zwischen den Augenbrauen hängt. Im Glauben der Hindus und Buddhisten steht diese Stelle als »das dritte Auge«, die Verbindung zwischen dem weltlichen Leben und dem göttlichen Jenseits.

Wie alles, was fremden Kulturriten entstammt, adaptierte der → *Europäer* auch das Bindi als Mode-Enblem. In jeder Modeschmuckabteilung eines Kaufhauses findet man inzwischen eine bunte Vielfalt an kleinen Bindis, die man sich auf die Stirn, den Hals, den Arm oder ins Dekollete kleben kann. Ist ja nur die Frage, was der Inder denkt, wenn er liest, wie europäische Modefuzzis sein klerikales Objekt verunglimpfen: »Ob Modell, Managerin oder Techno-Freak, der glamouröse Körperschmuck kommt in allen Schichten gut an. Immer häufiger entdeckt man Frauen mit einem Bindi. Seine unaufdringliche Exotik fängt die Blicke ein, verzaubert und entführt in eine fantasievolle Welt.« Vielleicht läuft der Inder ja bald mit dem katholischen Kreuz in der Pofalte herum, eben weil's ihn an ein phantasieloses Europa erinnert.

Info: Claudia Wengler, Guido Kanter: Bindis – Körperschmuck zum Aufkleben, Battenberg, München 1999

BINNIE, ALEX
Brit. Tätowierer, geb. 1957
Gemeinsam mit der Piercerin Teena Marie eröffnete Alex Binnie das Studio »Into You« im Oktober 1993 in der St. John Street im Londoner Stadtviertel Clerkenwell. Zu jener Zeit blickte er bereits auf eine vierjährige Tätigkeit als Tätowierer zurück; zwei Jahre davon hatte er in Los Angeles verbracht, wo er sich von den Meistern des → *Fineline* in die Technik hatte einführen lassen. Er besuchte anschließend → *Conventions*, stellte sein Talent unter Beweis, machte sich einen Namen und trug schließlich als erster Tätowierer Großbritanniens dem wachsenden Bedürfnis der Kunden nach individuellen Tattoos Rechnung: ein Shop, in dem ausschließlich nur → *Customs* angeboten werden. Einer besonderen → *Stilrichtung* hat sich Alex dabei nicht verpflichtet; er bevorzugt aber den → *Japan*-Style, → *Tribal Tattoos* und → *Old School* gestochene Motive.

»Die letzten fünf Jahre ist ›Into You‹ gehörig expandiert, und heute gibt es eine Vielzahl anderer Shops, die den gleichen Service anbieten«, so Alex, »aber wir sind stolz darauf, daß wir die ersten waren.« Offensichtlich auch die besten. Nicht nur, daß Alex' Arbeiten in verschiedenen Büchern und Magazinen weltweit zu bestaunen und sein Shop Inhalt diverser TV-Dokumentationen war, noch heute fliegen Kunden aus den Staaten ein, um sich mit den exklusiven Hautbildern Alex' verzieren zu lassen. Ein weiterer Bonus für »Into You«: Seit kurzem steht Alex der → *Meisterstecher* → *Xed LeHead* zur Seite. Für Freunde der Piercing-Kunst bietet Alex außerdem einen hauseigenen Goldschmied an. Wer's lieber traditionell mag, auch kein Problem: In seinem Shop informiert Alex über die Tribal-Piercings aus → *Asien*, → *Birma*, → *Borneo*, Laos, Philippinen etc.
Kontakt: Into You, 144 St. John Street, London EC1V 4Au, England, Telefon 0044/171/253-5085, Telefax 0044/171/253-5085, http://www.into-you.co.uk

BIOTATTOOS
Tattoos auf Zeit
Viele unseriöse Tätowierer (und Kosmetiker mit der »Lizenz«, besser: der Ausrüstung zum Tätowieren) bieten sogenannte »Biotattoos« an. Das sollen Tätowierungen sein, deren Farben angeblich nach drei, vier Jahren von selbst – also biologisch ganz abbaubar (sic!) – verschwinden, sogenannte → *Temptoos.* »So etwas gibt es nicht«, mokieren sich langjährige Tätowierer wie → *Tattoo Jimmy*, der Erfinder des → *Tattoo Remove*, das kostengünstig jenen Menschen hilft, die auf den Schmarrn sogenannter »Biotätowierer« hereingefallen sind. Tattoo Jimmy: »Alles was nach 28 Tagen, der üblichen Revisionzeit der Haut, nicht aus der Haut verschwunden ist, bleibt auf ewig drin!«

BIRMA
Asiatischer Staat

Der Wiener Ethnologe Dr. Dieter Rumpf schreibt: »Pagoden, deren vergoldete Spitzen sich in den blauen Tropenhimmel recken; Mönche in safranfarbenen Gewändern, die von Haus zu Haus pilgern und die Gunst der Speisenannahme gewähren; Büffelgespanne, die reich verzierte Karren über staubige Pisten ziehen; Mädchen und Frauen, die sich eine gelbe Paste ins Gesicht schmieren, die wie Lehm aussieht und gleichermaßen Schminke und Schutz ist – Birma, ein Land, in dem mancherorts das Asien vergangener Jahrhunderte lebendig wird.«

Birma, zwischen Indien, Thailand und China gelegen, hat das Erbe der → *englischen* Kolonisatoren 1989 abgestreift und sich, auf Traditionen besinnend, in »Union Myanmar« umbenannt. Wie in ihrer Infrastruktur hat sich die Bevölkerung – zu 79 Prozent Birmanen, die als Nomaden in der Wüste Gobi und im Tibet gelebt hatten und im achten Jahrhundert den Landstrich zwischen Indien, Thailand und China besiedelten – auch in der Kultur viele Traditionen bewahrt. So auch die → *Tatauierung*, die den Tai- und Shan-Einwanderern im 13. Jahrhundert entstammt. Die Shan gehörten über 250 Jahre zu den einflußreichsten Bevölkerungsgruppen, und im 19. Jahrhundert gehörten ihre schwarzblauen, kreisförmigen Tätowierungen von den Hüften bis zu den Knien zum männlichen Selbstverständnis Birmas. Heute sind die Shan eine ethnische Minderheit, aber ihre Tätowierungen nach wie vor unabdingbar mit der Bevölkerung verbunden. Ihre Hautbilder enthalten eine religiös-magische Symbolik: heilige Worte als Schutz vor Krankheiten und bösen Geistern, figürliche Motive wie die Fratzen mystischer und menschenfressender Ungeheuer, der Ogre, als Glücksbringer.

Einer der berühmtesten → *Sideshow*-Stars des späten 19. Jahrhunderts, → *Prinz Constantin*, hat seine sensationellen 388 Tätowierungen nach Ansicht damaliger Wissenschaftler alle in Birma stechen lassen. Deshalb ging er auch als der »Tätowierte von Birma« in die Annalen der Tattoo-Geschichte ein.

BLACK & GREY TATTOOS
Tattoo-Stil

Mitnichten sind Black & Grey Tattoos eine eigene → *Stilrichtung*. Sie bezeichnen jene Art → *Motive*, die, wie der schon Name sagt, mit schwarzer Farbe und erweiternd mit einer beliebigen bzw. notwendigen Anzahl von Grautönen zur Schattierung und Konturierung gestochen werden.

BLACKWORK TATTOOS

Tattoo-Stil

Mitnichten sind Blackwork Tattoos eine eigene → *Stilrichtung*. Sie bezeichnen jene Motive, die, wie der Name sagt, mit schwarzer Farbe gestochen werden. »Blackwork« hat seinen Ursprung in den schwarzen Stilrichtungen → *Tribal Tattoos* und → *Keltische Tattoos*.

BLACHNY, MARCUS

Dt. Tätowierer, geb. 1966

Zu einem anständigen Künstler gehört ein anständiger Künstlername: Marcus Blachny nennt sich Marcuse. Das klingt – richtig ausgesprochen – nicht nur edel und französisch, sondern ist inzwischen für Freunde der Hautkunst auch ein begehrter Name über die Grenze der badischen Hafenstadt Mannheim hinaus. Dabei hat Marcus sich eine solche Karriere noch vor sieben Jahren nicht einmal im Traum vorstellen können. Damals tummelte er sich in → *Punk*-Kreisen. Tattoos waren nur ein »stummer Protest« für ihn, mehr nicht. Deshalb, und aus keinem anderen Grund, → *pikerte* er bereits vor sieben Jahren auf Freunden herum.

Seine Zukunft sah er gleichwohl in der Kunst. Doch wie ernüchternd war das Urteil der Stuttgarter Kunstakademie. Frustriert begab Marcus sich, einer spontanen Idee folgend, mit seiner Mappe voller Zeichnungen ins Tätowierstudio von Crazy Greg im nahen Heidelberg, der nicht nur die Designs von Marcus für sich beanspruchte, sondern gleich das künstlerische Händchen von Marcus mit dazu. Zwei Jahre ging Marcus bei Greg in die Lehre, bevor er sich beim in der Szene weltweit anerkannten → *Luke Atkinson* in Stuttgart den letzten Feinschliff holte. 1998 eröffnete Marcus, inzwischen zu Marcuse geworden, in Mannheim seinen eigenen Shop: »Smilin' Demons Tattoo«. Der Laden fällt genauso wie Marcuse' Artwork gehörig aus dem gängigen Tattoo-Rahmen. Bilderalben und Vorlagenmuster findet man dort nicht. Das ist keine Reminiszenz an seine Punk-Vergangenheit, ein »stummer Protest« sozusagen, sondern lediglich ein »tiefes Verständnis für den menschlichen Körper«, erklärt Marcuse, der gerne ausgeklügelte Sujets auf die Haut seiner Kunden zaubert. Für jeden Kunden entwirft er ausschließlich → *Customs*. Die dürfen zwar jedweder → *Stilrichtung* angehören (»alles, außer politische Motive«), sind dafür aber stets exklusiv, direkt auf die Haut oder auf Papier. Er betont: »Fließbandarbeiten gibt es bei mir nicht.«

Das klingt wie wahre Leidenschaft. Ist es auch. Die Tätowierungen, zu denen Marcuse mehr durch Zufall gefunden hat (der Kunstakademie sei Dank!) sind eine gewaltige, lebensfüllende Passion geworden. Und daß er sich mit seiner rigiden Haltung innerhalb kürzester Zeit durchgesetzt hat und gemeinsam mit Ehefrau Maya davon leben kann, ist nur einmal mehr ein Zeichen für die herausragende Qualität seiner Arbeit.

Kontakt: Marcuse, Smilin' Demons Tattoo, Mollstraße 4, 68165 Mannheim, Telefon 0621/4314774, Telefax 0621/4314775

BLIGH, WILLIAM

Engl. Seefahrer, geb. 1754, gest. 1817

William Bligh begleitete → *James Cook* auf dessen dritter Reise in den Pazifik. 1787 segelte er mit der »Bounty« von → *England* nach → *Tahiti*, um von dort Pflänzlinge des Brotfruchtbaums nach Westindien zu bringen. Auf der Rückfahrt brach wegen seiner brutalen Strenge auf dem Schiff eine Meuterei aus, und Bligh wurde mit 19 → *Matrosen* in einem Boot ausgesetzt. Dank seiner seemännischen Fähigkeiten gelang ihm die Rückkehr nach England, wo er wegen des Verlusts des Schiffes verurteilt, aber anschließend in Ehren begnadigt wurde. Vor Gericht las er das Logbuch vor und beschrieb die Meuterer nach Gestalt, Alter, Augenfarbe und Tätowierungen, die sie sich auf Tahiti hatten anfertigen lassen. Von 25 Meuterern besaßen 21 Tätowierungen und jede einzelne war genau von Bligh in seinen Unterlagen beschrieben. Das offizielle Logbuch der »Bounty« befindet sich heute im Amt für Registrierungen in Kew, London. Es gilt neben denen

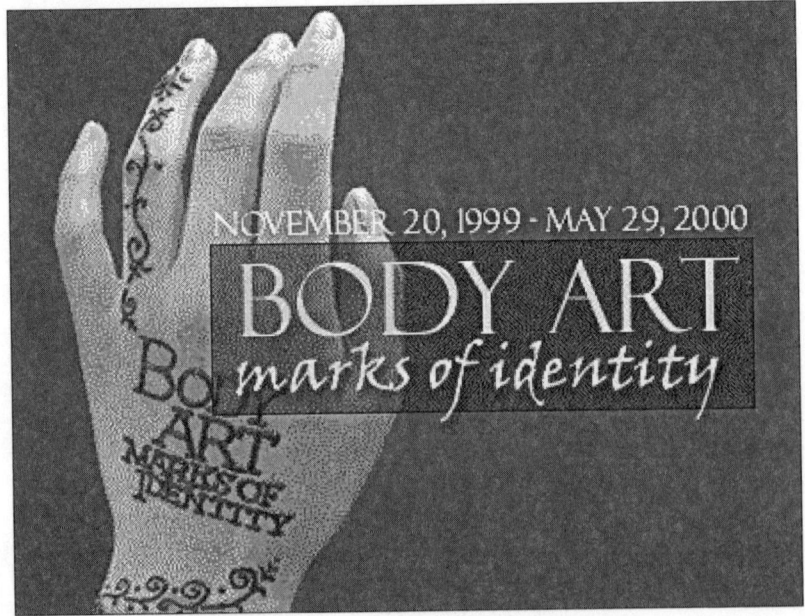

»Body Art – Marks of Identity« war eine für die Tattoo-Bewegung wichtige Ausstellung im American Museum of Natural History in New York.

von → *Sir Joseph Banks* als eine der ersten wichtigen Niederschriften »früher« Tätowierungen.

Info: William Bligh, George Hamilton, Meuterei auf der Bounty und Die Piratenjagd der Fregatte Pandora. 1787 – 1792, Edition Erdmann, Stuttgart 1983

BODDHISATTVA
Jap. Tattoo-Motiv
Boddhisattvas sind in → *Japan* beliebte Tattoo-Motive. Sie unterstützen im Mahanana-Buddhismus den Menschen auf ihrem Weg. Jeder Boddhisattva hat eine spezielle Aufgabe. Kannon beispielsweise, häufig eingebunden in einen japanischen → *Anzug*, ist die Boddhisattva des Mitgefühls und des Erbarmens. Sie reitet auf einem → *Drachen*.

BODY ART
Brit. Magazin
Monatliches Magazin, das über alle Facetten der Körperkunst berichtet.
Kontakt: Publications Limited, PO Box 32, Great Yarmouth, Norfolk, NR29 5RD, England

BODYART – MARKS OF IDENTITY
Ausstellung
Es hat schon viele Ausstellungen gegeben, die sich mit der Körperkunst auseinandersetzten. »Bodyart – Marks of Identity« ist die erste große Exposition, die, vom 20. November 1999 bis 29. Mai 2000 veranstaltet, in einem international als Kunstmuseum etablierten Gebäude stattfand, nämlich im American Museum of Natural History in New York, Ecke 79th Street und Central Park West.

Ein Großteil der Tattoo-Freunde und -anhänger nahmen die Ausstellung mit Genugtuung zur Kenntnis, wurde ihrer Arbeit doch einmal mehr jener Status verliehen, für den bereits die Urväter wie → *George Burchett* oder → *Franklin Paul Rogers* eintraten: Tattoos sind Kunst. Andere dagegen sind skeptisch: »Es scheint ein wenig entfremdend«, urteilt Michelle vom Dare Devil Tattoo Studio in → *New York.* »Dort wimmelt es von Yuppies und Leuten, zu denen du keinen Bezug hast, die Tattoos jetzt phantastisch finden, die dich aber vor zwei Jahren voll ignoriert haben.« Die Ausstellung präsentierte über 600 Exponate und eine Vielzahl an Bildern, die die kulturelle Entwicklung und individuelle Ausdrucksweise der Körperkunst vom Jahr 3.000 v. Chr. bis heute aufzeigten: Skulpturen, Malereien, zeitgenössische und historische Fotografien, seltene Bücher, Gravuren und Filme.
Info: http://www.amnh.org

BODY MODIFICATION ERADIO

Tattoos für die Ohren

Seit März 2000 gibt es eine internationale Radiosendung nur für Freunde der Körperkunst. Beim BMEradio (Body Modification Electronic Radio), einem Ableger des → *Body Modification Ezines*, kann man sich jeden Freitag eine neue Sendung als Realaudio-File oder MP3-Datei auf den heimischen Rechner herunterladen. In der Sendung gibt es jeweils Interviews mit den bekanntesten → *Stars* der globalen Körperkunstszene, Berichte über ausgefallene Spielarten der Hautzierde, Berichte über kommende und vergangene → *Conventions* und natürlich Neuigkeiten.

Wer die eine oder andere Sendung verpaßt hat, braucht nicht zu verzagen. Im umfangreichen Archiv finden sich alle Radiosendungen zum Download bereit.

Kontakt: www.bmeradio.com, info@bmeradio.com

BODY MODIFICATION EZINE

Amerik. Ezine

Körperkunst ganz schrill – das ist der Tenor des amerikanischen Internet-Magazins BME, dessen Seiten teilweise nur über ein Passwort einzusehen sind. Zu Recht! Denn was dort dem Freund der Hautkunst unterbreitet wird, beschreitet die dünne Grenze zwischen lustvoller Exzentrik und abartiger Perversion. Im Ernst: Gegen das BME sieht das Print-Magazin →

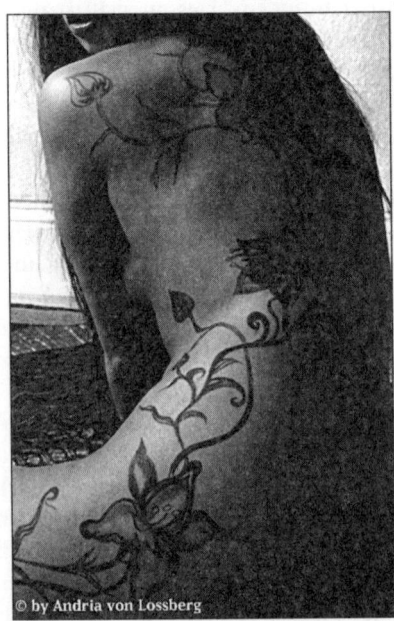

© by Andria von Lossberg

Savage, das mit dem Slogan »Kranke Flashkunst & Kranke Tattoos« wirbt, wie ein Bilderbuch aus dem Kindergarten aus. Die Tattoo-Motive beim BME sind dabei noch die harmlosesten; viel krasser sind die Bilder, die solch ausgefallene Spielarten wie → *Branding*, → *Implanting* oder → *Amputation* und → *Nullification* präsentieren.

Info: http://www.bme.freeq.com

BODYPAINTING

Moderner Begriff für → *Körperbemalung*

Bodypainting bezeichnet nichts anderes als Körperbemalung. Ideal für all jene, die sich einen temporären Hautschmuck wünschen.

BODYSUIT

Engl.: Anzug

Ein Bodysuit ist eine großflächige, meist wie ein → *Anzug* den ganzen Körper bedeckende Tätowierung, bei der nur die Hände, Füße und der Kopf ausgelassen werden. Über viele Jahre hinweg war das Bodysuit als sogenanntes → *Irezumi* nur in → *Japan* bekannt.

BOKASHI

Jap.: Füllungen

Zur Erstellung der aufwendigen Farbflächen und Schatteneffekte, genannt Bokashi, nutzen die → *japa-*nischen → *Tebori*-Meister ein zwanzig bis dreißig Nadeln umfassendes Nadelbündel, ein → *Hari*.

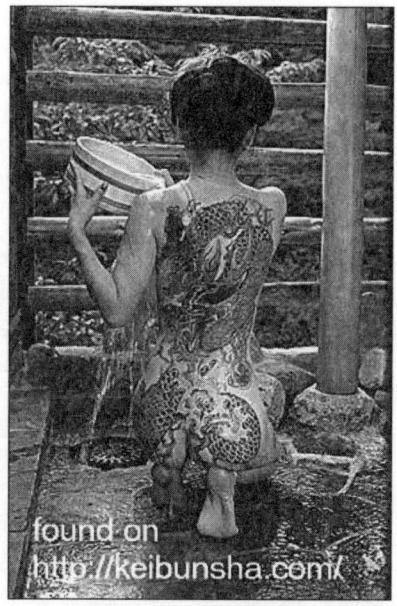

Ein Bodysuit ist ein Anzug, der ursprünglich als Irezumi in Japan gestochen wurde.

BOLLT, DAVID

Amerik. Tattoo-Künstler, geb. 1971

David Bollt ist Tätowierer und Künstler in einem. Das an sich ist nicht erschreckend. Furchterregend ist vielmehr die Kunst, die er darstellt, ob auf der Leinwand oder auf der → *Haut*. Er selbst bezeichnet seine Werke als »psychedelischen Comic Book Realismus«, doch trifft es mehr den Kern, wenn man ihn als surrealistische Inkarnation eines → *H.R. Giger* bezeichnet. David erklärt:

»Als Kind war ich das Opfer einer tiefgründigen und beängstigenden Phantasie. Durch das Zeichen der Dämonen und Monster, die mich plagten, konnte ich meine Träume besser verstehen, und diesen Teil meines Gehirns besser kontrollieren.« Diese Kontrolle hat er bis heute inne. Seine Kunst ist zwar nicht wirklichkeitsnah, aber trotzdem von beängstigendem Realismus geprägt. Der junge David gilt als hoffnungsvolles Tattoo-Talent für das angebrochene Jahrtausend.

Geboren wurde er in Far Rockaway, → *New York*. Er wuchs in Südflorida auf, wo er Kunst und Illustration an der Ringling School of Art and Design studierte. 1987 machte er sich selbständig. 1993 kehrte er nach New York zurück, wo er sich für das Tätowieren zu interessieren begann. »Es war eine Möglichkeit, meine Kunst mit anderen zu teilen. Wenn ich ein Bild male, tue ich es für mich, wenn ich tätowiere, dann ist es für den Kunden.« Bruce Bart, der seinerzeit vier Studios in New York besaß, war sein Lehrmeister. 1994 begann David dann selbst hauptberuflich als Tätowierer zu arbeiten. Seine Malereien sind auf CD-Covern sowie in Zeitschriften und Comics zu finden. Seine → *Flashs* schmücken nicht nur die Haut, sondern auch viele Tattoo-Studios weltweit.

Kontakt: David Bollt, Mind's Eye Inc. 23 Woodley Ave., Asheville, NC 28804, USA, Telefon 001/954/5085332; http://www.artspace.com, mindeye1@aol. com

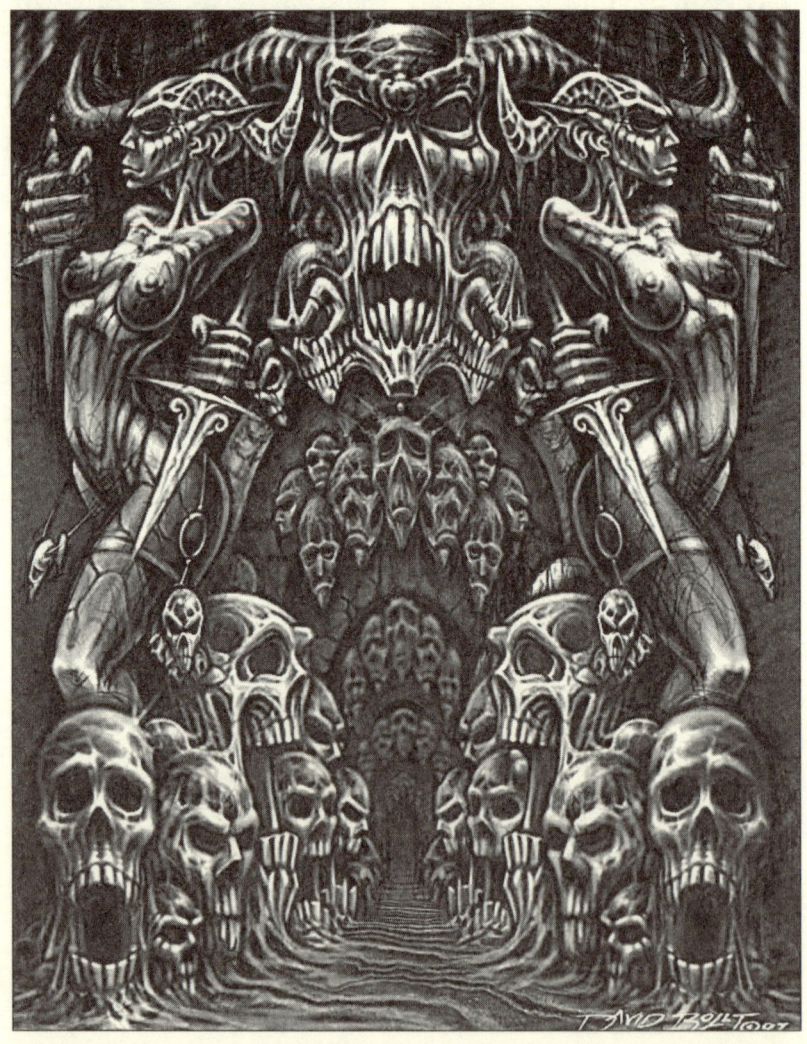

Als surrealistische Inkarnation eines H.R. Giger werden die Werke von David Bollt bezeichnet.
© David Bollt, www.artspace.com

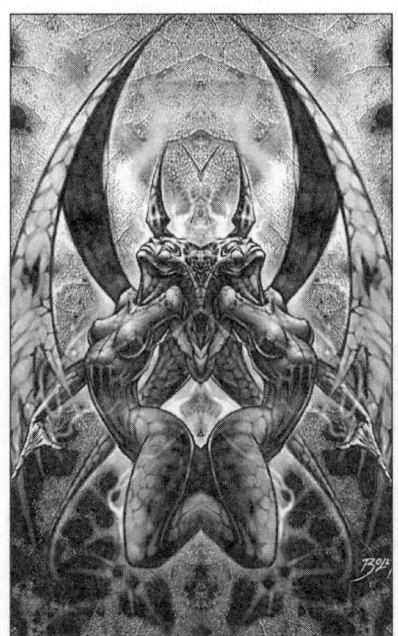
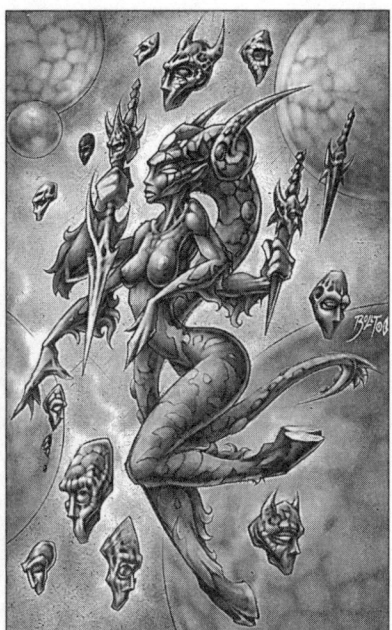
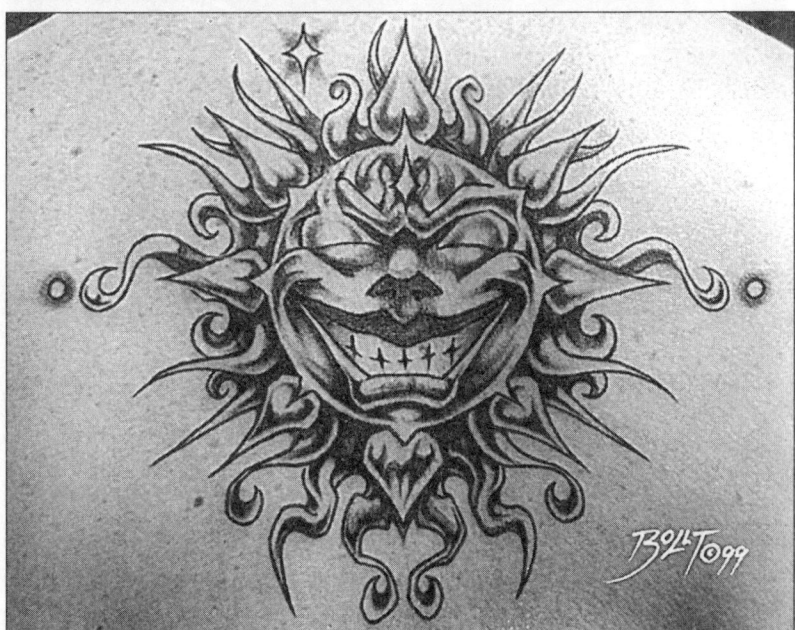

David Bollts Kunst ist nicht wirklichkeitsnah, aber trotzdem von ungeheurem Realismus geprägt. Artwork copyright David Bollt 2000• www.artspace.com

71

BOOTH, PAUL

Amerik. Tätowierer, geb. 1968

Angefangen hat Paul Booth mit Airbrushing, das er an Trucks, Autos und Motorrädern ausführte. Mit neunzehn Jahren entdeckte er das Tätowieren und ging in New Jersey in die Lehre. Seine ersten Motive waren → *Herzen, Rosen* und Panther – also → *Traditional Tattoos*. Doch das war ihm nicht genug. »Ich bevorzuge Abnormitäten«, sagt er. Er probierte, experimentierte und tätowierte Schädel, Henkersstricke, Maden und andere morbide Gegenstände. Nach eigenem Bekunden haben diese Monstervisionen ihren Ursprung in der dunklen Seite der menschlichen Natur. Paul glaubt ferner, daß seine »Dark Images« den verrückten Gedanken seiner Kindheit entstammen: »Ich war ein ganz schön abgefucktes Kind und hatte keine Freunde.«

Paul entwickelte eigenwillige → *Black & Grey Tattoos*, makabre SciFi-Symbiosen aus Mensch und Maschinen, unzweifelhaft von den Biomechanics des Schweizer Künstlers → *H.R. Giger* beeinflußt. Seine prägnanten → *Flashs*, die nicht selten die Grenze zum Horror überschreiten, sorgten 1991 dafür, daß er auf Conventions in den → *USA* mit Preisen überhäuft wurde: »Best@convention« und »Nachwuchsartist des Jahres« richteten die Aufmerksamkeit der Profiriege auf ihn. Der gute Ruf eilte ihm voraus. Heute ist Paul Booth einer der etabliertesten modernen Tätowierer Amerikas, und Fans, die ihn als »Meister des Makabren« huldigen, pilgern aus

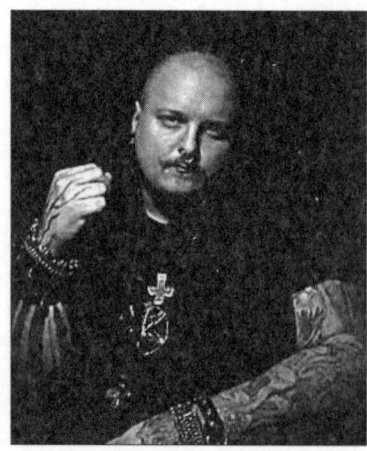

Paul Booth ist für Tattoo-Fans der Exorzist ihrer Alpträume.
© Archiv Marcel Feige

→ *Japan*, → *Australien* und Griechenland nach → *New York*, um sich in Pauls im Mai 1998 eröffnetem Studio »Last Rites Tattoos« ein → *Piece* stechen zu lassen; in der Regel dauert es jedoch zwei Jahre, bis man einen Termin erhält. Für Fans kein Problem: Sie warten gerne, denn sie sehen in Booth ihren ganz persönlichen Exorzisten, der ihnen ihre Alpträume an die Oberfläche des Bewußtseins spült.

Andere wiederum glauben in Booth die »vermittelnde Hand« ihres eigenen Seelendunkels entdeckt zu haben. Er selbst glaubt, daß die Leute verdreht seien, »und meine Aufgabe ist es, ihnen den Rest zu geben.« Wie, das verriet er dem → *Tätowiermagazin:* »Ich möchte gerne jemanden, der noch nicht tätowiert ist, am ganzen Körper tätowieren. Allerdings nicht mit einem bestimmten Thema. Ich würde die Hautstruktur verändern und ihn in eine völlig neue Lebensform transformieren. Jemand, der richtig dünn ist. Dann würde ich einen verfallenden Körper daraus machen, aus dem Maden hängen.« Sein Faible für schwerfällige Rockmusik sorgte dafür, daß Bands wie Pantera, Limp Bizkit, Coal Chamber, Deftones und Soulfly – Dark Metal Bands – sich von ihm verzieren ließen. Selbst »The Undertaker«, der finsterste aller Wrestler des WWF, trägt Booth's Motive auf der Haut. Gemeinsam mit dem Niederländer → *Hanky Panky* und dem Landsmann → *Sean Vasquez* initiierte Booth die Rock- und Tattoo-Welttournee → *Tattoo The Earth.*

Kontakt: Last Rites, P.O.Box 666, Montville, New York 07045, USA, www.darkimages.com, godless@darkimages.com

BORNEO

Indones. Kalimantan

Die größte der Großen Sundainseln → *Indonesiens* ist knapp fünf Mal größer als → *England* und Wales – und damit die drittgrößte Insel der Welt (nur Grönland und Neu Guinea sind größer). Das Inland birgt sumpfigen Urwald und Gebirge und ist bisher kaum erschlossen. Ein Großteil der eingeborenen Stämme und Sippen hat infolgedessen bis heute kaum Kontakt zur Außenwelt. Borneo ist einer der wenigen Orte dieser Erde, an denen sich die traditionelle Kultur der Eingeborenen, insbesondere die → *Tatauierung,* seit mehr als tausend Jahren gehalten hat. Stämme wie die Dayak, Ibans, Kayans oder Kenyahs, deren Vorfahren archäologischen Funden zufolge bereits vor 50.000 auf Borneo heimisch gewesen sein müssen, leben noch heute wie im Steinzeitalter. Ihre Tatau-Technik ist der in → *Polynesien*, mit nadelbewehrtem Stöckchen und Hammer, nicht unähnlich, was Forscher zu der Annahme verleitet, daß die Tatauierung auch auf Borneo durch Steinzeitreisende, die die Inseln des Pazifischen Ozeans bevölkerten, eingeführt wurde. Bis weit ins 19. Jahrhundert war Borneo der westlichen Welt gänzlich unbekannt. Erst die britischen Entdecker Charles Hose und

William MacDougall verzeichneten 1912 nach Dschungelquerungen in »The Pagan Tribes of Borneo« erstmals sehr detailliert das Leben und die Riten der Eingeborenen. In ihren Aufzeichnungen lassen sich erstmals auch eine Vielzahl an Tatauierungs-Motiven aus Borneo finden. In der Folgezeit versuchten britische Eroberer über zehn Jahre, den Eingeborenen ihre alten Sitten auszutreiben, was nicht gelang. Die Tatauierung ist im magischen, rituellen und sozialen Leben der Borneo-Stämme verwurzelt.

Die Iban bringen Tatauierungen beispielsweise in Verbindung mit Mut und Kampf. Tätowierungen der Nackenpartie zeugen von Mannhaftigkeit. Die Hand-Tätowierung ist für die Dayak zu Lebenszeiten ein Statussymbol, das sie sich durch erfolgreiche Kopfgeldjagd verdienten. Nach dem Tod vertreibt die Zierde die Dunkelheit, durch die die Seele zum Todesfluß Maligang wandern muß. Am Maligang angelangt, darf die Seele nur einen Baumstamm überqueren, wenn sie ihm eine tätowierte Hand zeigen kann. Ist die Hand nicht tätowiert, stürzt der Baumstamm mit der Seele in den Fluß, damit sich Maden an ihr gütlich tun können.

Zusätzlich zur Tätowierung piercen und erweitern die Stämme der Kayans ihre Ohrlöcher und andere Teile des Körpers. Ein Penis-Piercing ist weitverbreitet. Der Penis wird dazu in eine Schraubzwinge geklemmt und ein Nagel knapp unter der Eichel durchgeschlagen. Der Nagel wird später durch einen »Palang« genannten, kleinen Stab aus Knochen oder Holz ersetzt, der an beiden Enden mit Knöpfen versehen ist. Viele Männer haben sogar zwei solcher Speere. Vor allem das sexuelle Empfinden soll für beide Partner durch dieses Piercing gesteigert werden.

Info: Ch. Hose & W. McDougall, Pagan Tribes of Borneo, MacMillan & Co, London 1912.

BRANDING

Engl. »brand«: Brandmal
»Branding« ist eine neue Form der → *Skarifizierung*, bei der anstatt mit dem Messer geritzt mit einem 900 Grad heißen Stempel aus zumeist rostfreiem Edelstahl eine Narbe in die beiden obersten Schichten der → *Haut* gebrannt wird. Es entstehen Verbrennungen dritten Grades. Nach der Heilung, die rund sechs Monate andauert, ist das Branding als rötliche Zeichnung auf der Haut zu sehen; die Hautpartie ist allerdings auch nicht mehr empfindungsfähig.

Diese bizarre Form der Körperkunst hat eine lange Vorgeschichte. Schon in frühen Zeiten wurden nicht immer nur Tiere mit Eigentumsmarkierungen versehen. Bei vielen Urvölkern wurden junge Menschen zur Initiation mit einer Brandwunde versehen. Die Römer nannten das »Brandmarken« ihrer Gladiatoren »deforma stigmatum notis«. Im Mitteleuropa hat sich diese Art der Stigmatisierung zur Kennzeichnung von Dieben, Huren, Fälschern und Falschspielern bis weit ins 19. Jahrhundert gehalten. Anhand der verschiedenen Brandmarken, die die Scharfrichter »feinzeichnen« mußten, konnte das jeweilige Vorstrafenregister der Übeltäter erkannt werden. Später brandmarkten europäische Eroberer ihre → *afrika*nischen Sklaven wie Vieh. Auch in jüngster Vergangenheit hat das Brandmal seinen Dienst erfüllt: Den Nazis diente der »Kuß des Feuers« dazu, die Juden – mit einem Davidstern auf Stirn, Arm oder Hand gebrannt – aus der Gemeinschaft auszugrenzen.

BRIDGE
Piercing
Wem die Nasenflügel zu langweilig sind, kann sich auch am Nasenansatz zwischen den Augen piercen lassen. Das nennt man dann »Bridge«. Die Haut wird unproblematisch durchstochen und heilt innerhalb von fünf bis acht Wochen.

BRISTOL TATTOO CLUB
1. brit. Forum
Die britische Tattoo-Ikone → *Les Skuses* gründete 1953 den Bristol Tattoo Club als erstes professionelles Forum für Tattoo-Künstler *Großbritanniens*. Das Tätowieren fand nicht zuletzt dank der Initiative des Tattoo Clubs in der britischen Öffentlichkeit zunehmend mehr Freunde. Der Bristol Tattoo Club veranstaltete 1955 den weltweit ersten Tattoo-Wettbewerb. Als Sieger mit dem Titel »Britain's Champion Tattoo Artist« wurde übrigens Les Skuses gekürt; auf dem zweiten Platz landete → *Jessie Knight*, lange Zeit Großbritanniens einzige, weibliche Tattoo-Künstlerin.

Für die britische und amerikanische Presse war der Club ein gefundenes Fressen. Nachdem Zeitungsberichte dem Club internationale Publizität verschafft hatten, erreichten den Verein sogar Briefe aus den → *USA*, in denen Tätowierer in

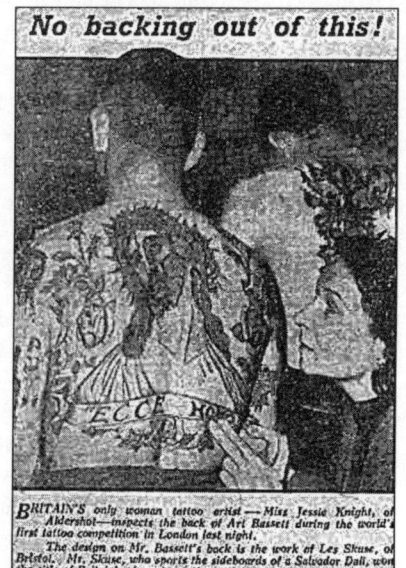

Der Bristol Tattoo Club veranstaltete 1955 den weltweit ersten Tattoo-Wettbewerb, der ein großes Medieninteresse fand.
© Archiv Marcel Feige

75

Ermangelung einer derartigen Initiative um eine Mitgliedschaft baten. Zwischen den Mitgliedern entwickelte sich in den Jahren darauf ein reger Austausch von Ideen, Methoden und auch Arbeitsmaterial.

BRITISH TATTOO ARTISTS FEDERATION
→ *B.T.A.F.*

BRITISH TATTOO HISTORY MUSEUM
Ständige Tattoo-Schau
Unter der Leitung von → *Paul Sayce*, einem der führenden Tattoo-Sachverständigen und Archivare in → *Großbritannien*, wird im British Tattoo History Museum die wechselhafte Geschichte der Hautkunst offeriert. Gegründet wurde das Museum 1983 vom → *Tattoo Club of Great Britain.*
Kontakt: British Tattoo History Museum,, 389 Cowley Road,Oxford, OX4 2BS, Telefon 0044/1865/715253, Telefax 0044/1865/775610, http://www.tattoo.co.uk, tcgb@tattoo.co.uk

BROADBENT, BETTY
Amerik. Tattoo-Attraktion, geb. 1909, gest. 1983
Betty Broadbent ist eines der berühmtesten weiblichen Tattoo-Starlets, die Anfang des 20. Jahrhunderts im → *Zirkus* Karriere machten. 1927 trat sie zum ersten Mal in der Öffentlichkeit auf, nachdem → *Charles Wagner* ihr ein Ganzkörper-Tattoo verpaßt hatte. Sie zog mit allen wichtigen Zirkus-Unternehmen durchs Land, bis sie sich 1967 – inzwischen als amerikanische Tattoo-Ikone stilisiert – in Florida aus der Arena zurückzog. 1981 war sie die erste Person, die in die von → *Lyle Tuttle* initiierte → *Tattoo Hall of Fame* aufgenommen wurde. Auf die Würdigung entgegnete sie: »Meine Herren, ich vermisse die Menschen und das Reisen!« Das → *Tattoo Archive* würdigte sie viele Jahre später mit dem Betty Broadbent Award.

BRUSTWARZENPIERCING
Piercingart
Beim Brustwarzenpiercing wird/werden ein oder mehrere Ringe oder Stäbe, sogenannte Barbell, waagerecht, senkrecht oder diagonal durch die Brustwarze oder durch das Fleisch hinter der Brustwarze, also den Warzenvorhof, gestochen. Das entscheidet sich je nach Ausprägung der Brustwarze. Der Piercer wählt für den Ersteinsatz bei einem Brustpiercing einen vergleichsweise dicken Ring oder Stift. Zu dünner Schmuck kann Probleme während des Heilungsprozesses verursachen, der mit rund zwölf Monaten überdurchschnittlich lange andauert.

Brustwarzen wachsen nach dem Piercing, so daß beim Piercen nur einer Brustwarze beim späteren Entfernen des Piercings eine Asymmetrie sichtbar bleibt. Brustwarzenpiercings bei Frauen stellen für das Stillen kein Problem dar, da nur wenige der zahlreichen Milchkanäle zerstört werden. Allerdings sollte das Piercing im sechsten Monat der Schwangerschaft herausgenommen und nach Monaten der Abstillzeit wieder eingesetzt werden. Möglicherweise muß dann erneut gestochen werden.

B.T.A.F.

British Tattoo Artists Federation
Gegründet Anfang 1975 von Jim Mager, entwarf die Vereinigung der Tätowierer in Zusammenarbeit mit Ärzten eine Liste von Verhaltensregeln und Richtlinien für Tätowierer in → *Großbritannien*. Als die britische Regierung 1982 neue Tattoo-Gesetze verabschiedete, bildeten die Richtlinien des B.T.A.F. die Grundlage.

BUDDHA, MIKE DE

Franz. Tätowierer, geb. 1939
Schwergewichtig hockt er auf → *Conventions* an seinem Stand. Die Arme hat er resolut vor der Brust verschränkt. Darunter wölbt sich der Bauch ausufernd hervor. Nur der wuchtige Rauschebart und die langen, grauweißen Haare stören ein wenig beim Vergleich mit der fernöstlichen Gott-

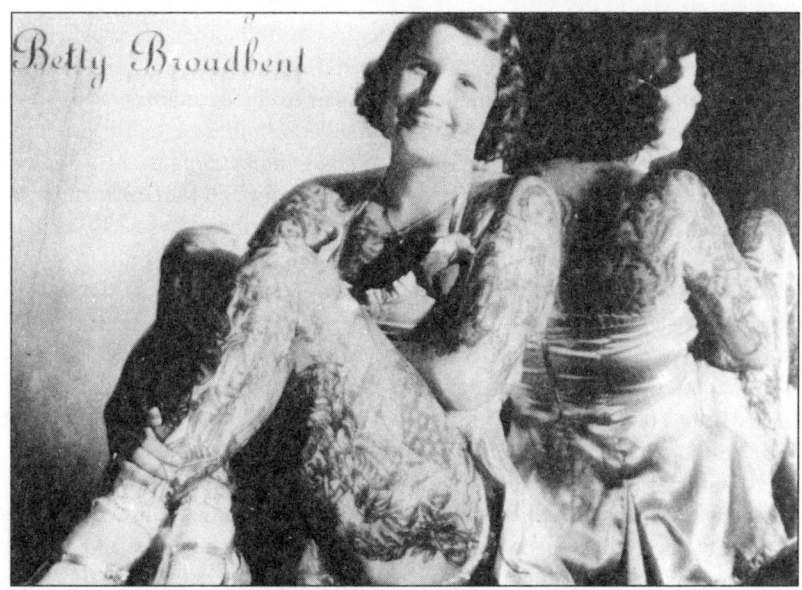

1927 tritt Betty Broadbent als Tattoo-Starlet in der Öffentlichkeit auf. © Archiv Theodor Vetter

heit. Trotzdem: Mike de Buddha gibt den Leuten ebensoviel Futter für ihren Glauben – an die Kunst.

Mit 18 machte er sein Abitur, arbeitete als Deutschlehrer, ging zur Fremdenlegion und kämpfte 1962 als Söldner des berüchtigten OAS beim Algerienaufstand. Im Anschluß daran war er lange Zeit vogelfrei, und erst 1974 wurden die Söldner vom französischen Staatspräsidenten rehabilitiert. Er heiratete, seine Frau bekam zwei Söhne. Er ließ sich wieder scheiden. Zuletzt leitete er eine Druckerei, bis ihm der Arzt 1979 Darmkrebs bescheinigte. Mike beschloß sich auf das zu konzentrieren, was ihm gefällt, und das war die Tätowierung. Denn Zeit seines Lebens hatten ihn Tätowierungen fasziniert. Im Alter von 15 trug er bereits einen → Drachen auf dem Arm. Zu jener Zeit begann er auch zu tätowieren:»Mit drei Nadeln, Bindfaden, einem Stückchen Holz und Tusche«, erinnert er sich.

Professionell tätowiert er nun seit zehn Jahren, und ist nicht nur optisch zu einem Schwergewicht der Szene in → Europa geworden. Seine Arbeit ist vom → Irezumi aus → Japan beeinflußt, seine Spezialität sind → Horror- und Tod Tattoos, mit beeindruckender → Realistic-Technik gestochen. Seit acht Jahren ist er außerdem Präsident des französischen Tätowiererverbandes »France Europe Tattoo«. Ferner veranstaltet er jährlich zwei große, französische Conventions in Bordeaux und in Belfort.

Kontakt: Mike de Buddha, Tattoo Spirit, 8, Rue Julio-Curie, 90000 Belfort, Frankreich, Telefax 0033/384/289044

BURCHETT, GEORGE

König der brit. Tätowierer, geb. 1872, gest. 1953
Der Wegbereiter der heutigen Tattoo-Szene Großbritanniens war George Burchett, der seine professionelle Arbeit 1900 aufnahm, zu einer Zeit also, als die Karriere der britischen Tattoo-Väter → Tom Riley und → Sutherland MacDonald gerade ihren Zenit erreichte. In jungen Jahren wurde Burchetts Phantasie durch die Reise- und Abenteuergeschichten beflügelt, die die → Seefahrer ihm im Hafen seiner Heimatstadt Brighton erzählten. Noch mehr faszinierten ihn aber deren Tätowierungen. Er ließ sich erklären, wie ein Tattoo gestochen wurde, und im zarten Alter von elf probierte er mit Ruß und Nadeln die ersten Motive auf den Armen seiner Schulfreunde aus. Diese zeigten sich begeistert von seiner Arbeit, ihre Eltern dagegen weniger. Als Burchett sich weigerte, mit seiner »Kunst« aufzuhören, flog er von der Schule. Mit 13 Jahren trug er sich bei der Royal Navy ein. Ein alter Matrose, der selbst die Kunst des Tätowierens beherrschte, schulte den jungen George. Als das Schiff 1889 in Yokohama anlegte, ließ sich George von → Hori Chiyo tätowieren, dem gleichen → Meisterstecher, der bereits 1882 den Herzog von Clarence und den Herzog von York tätowiert hatte.

Nach 12 Jahren auf See kehrte Burchett nach England zurück. Mit 28 Jahren eröffnete er in London sein erstes Studio für die Stammkundschaft, die → *Seefahrer*. Wenig später sollte ein zweites Studio folgen, diesmal in der Bondstreet, dem eleganten Viertel Londons. Dort begann seine eigentliche, große Karriere. In dem Studio in der Bondstreet ging der Hochadel ein und aus, genauso wie die Mitglieder der königlichen Familie. Es war auch George Burchett, der von 1927 bis 1934 das Tattoo-Extrem → *The Great Omi* verzierte.

Burchett ist einer der wenigen frühen Tattoo-Helden, die der Nachwelt eine Biographie hinterlassen haben und somit einen Blick in die Geschichte der Tätowierkunst der ersten fünfzig Jahre des 20. Jahrhunderts ermöglichten. »Memoirs of a Tattoist« erschien 1958: Darin zeigt sich, daß Burchett ein Tätowierer mit Haut und Haaren war. Sein Einfluß auf → *Ron Ackers* oder → *Les Skuses,* die in den späten 1940er und 1950er Jahren zu Erfolg kamen, ist unbestreitbar. Burchett selbst tätowierte bis ins hohe Alter von 81 Jahren und starb auf dem Weg zur Arbeit.

Info: George Burchett, Memoirs of a Tattooist, Oldbourne, London 1958

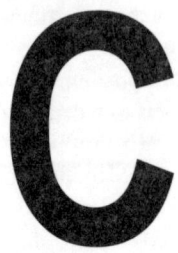

CABRI, JEAN BAPTISTE
Franz. Tattoo-Exponat, geb. ca. 1780, gest. 1822
Auf einem englischen Walfänger gelangte Jean Baptiste Cabri nach Nukaiva, der größten der → *Marquesas*-Inseln, wo das Schiff auf Grund lief. Cabri wurde von den Eingeborenen aufgenommen, nahm deren Lebensweisen an, ließ sich tätowieren und durfte die Tochter eines Häuptlings heiraten. Als eine europäische Expedition auf ihn stieß, fungierte Cabri als Reiseleiter durch die Südsee. Stürme machten seine Rückkehr zur Insel unmöglich, und Cabri kehrte nach Europa zurück, wo er 1811 eine Anstellung als Schwimmlehrer bei den Seekadetten in Kronstadt fand und ab 1817 als »Wilder« über die Jahrmärkte tingelte. Cabri war damit der erste der am ganzen Körper tätowierten Europäer, die sich in sogenannten → *Sideshows* zur Schau stellten.

CARTWRIGHT, GOODTIME CHARLIE
Amerik. Tätowierer, geb. 1939
Charlie Cartwright, Sohn eines Pfingstpredigers, Enkel eines Farmers, Ur-Urenkel des ersten, berühmten Wanderpredigers westlich der Appalachen, begann bereits im Alter von 15 Jahren zu tätowieren. Mit schlichten Handnadeln mußte nahezu jeder in seinem Heimatort Wichita, Kansas dran glauben, sogar sein fünf Jahre jüngerer Bruder... Nicht viel später zog Charlie nach East L.A. und eröffnete auf dem Whittier Boulevard den heute legendären Shop »Good Time Charlie's«. Viele der altvorderen Tätowierer der → *USA* nahmen Charlies Eröffnung in L.A. eher kopfschüttelnd zur Kenntnis: »Niemand hat in dieser Gegend gearbeitet seit dem Zweiten Weltkrieg.« Charlie antwortete ungetrübt: »Meint ihr nicht, daß es an der Zeit ist, daß es jemand tut?«

Und überhaupt: »Seit ich ein kleiner Junge bin, steche ich Löcher in Mexikaner und ich weiß, welche Art Tattoos sie mögen und wie sie sie gestochen mögen.« L.A. war (und ist) aufgrund der unmittelbaren Nähe Kaliforniens zu Mexiko eine Multikulti-Metropole. Charlie war sich gewiß: »Ich wußte, daß es funktionieren würde.« Und es funktionierte, vom ersten

Tag an! Aus gutem Grund. Charlie kam nicht nur dem Wunsch seiner Kunden entgegen, er verschaffte der Tattoo-Szene auch ihren ersten, künstlerisch entscheidenden Höhepunkt. In den vielen Jahren zuvor arbeiteten die meisten Tätowierer nämlich mit drei oder mehr Nadeln. Die Hautbilder waren daher stets Motive mit fetten → *Outlines*, stilisierte Symbole und Personen. Doch die Menschen forderten die aus dem Gefängnis bekannten, feinen Hautbilder – und zwar ohne selbst immer wieder in den Knast gehen zu müssen.

Charlie friemelte und reduzierte das Bündel seiner → *Tätowiermaschine* auf eine einzige Nadel und entwickelte die → *Fineline*-Technik, und fortan waren fotorealistische Tätowierungen Charlies unverkennbares Markenzeichen. »Wir begannen damals mit dem → *Single Needle*-Stuff, natürlich strikt exklusiv«, erinnert sich Charlie. »Es öffnete den Leuten die Augen für das, was beim Tätowieren alles möglich war. Ich schätze, ich war am richtigen Ort zur richtigen Zeit.«

Fürwahr, Charlie entwickelte sich zum → *Meisterstecher*; viele halten ihn für den Vater der feinen Linien. Die Kunden rannten ihm die Bude ein. Ihm zur Seite stand schon bald → *Jack Rudy*. Rudy tätowierte meist nachts, während Charlie tagsüber arbeitete. Trotzdem: Es gab Zeiten, da mußten die beiden schweren Herzens Kunden ablehnen, was diese nicht gerade freundlich stimmte. »Immerhin waren sie den ganzen Weg von Fresno oder sonstwoher gekommen... Aber was sollten wir machen? Der Tag hat nun mal nur 24 Stunden.« Nach drei Jahren, inzwischen bekannt wie ein bunter Hund, nicht zuletzt wegen seiner 70 eigenen Hautzierden, u.a. von → *Bert Grimm*, → *Bob Roberts*, Jack Rudy, → *Don Ed Hardy* und den weniger bekannten Local-Artists Bob Heyman, Jimbo Leport und Johnny Anderson, verkaufte er den Laden am Whittier Boulevard an Don Ed Hardy, der Jahre später selbst die Tattoo-Szene revolutionieren sollte. Don Ed Hardy fühlte sich geschmeichelt: »Wenn ich an die großen Tattoo-Künstler der letzten zwanzig Jahre denke, dann waren Goodtime Charlie und Jack Rudy sehr wichtig.«

Charlie kehrte unterdessen nach Kansas zurück, wo er zehn Jahre lang den Shop »End of the Trail« betrieb. »End of the Trail« sollte seinerzeit Assoziationen zum Schicksal der Indianer wecken. »Das Ende des Pfades« hat nach seiner Ansicht auch das Tattoo-Biz erreicht. Nachdem Charlie seinen Shop nach Modesto, Kalifornien verlegt hat, wo sein Sohn Tony und Tochter Reyna in seine Fußstapfen treten, sieht er düstere Zeiten heranbrechen: »Heute geht es nur noch ums Kohlemachen«, bedauert er die gegenwärtige Entwicklung. »Heute möchte jeder seine Ausrüstung haben und morgen schon tätowieren – ohne eine Ausbildung. Ich habe meinen Shop jetzt seit zehn Jahren in dieser Stadt, und als ich ihn eröffnete, war es der einzige Shop im Umkreis von 50 Meilen. Jedem wurde ein einzigartiges Tattoo garantiert. Heute gibt es zwölf oder 14 Shops im Umkreis von 50 Meilen und es ist sehr selten, daß ich ein akzeptables Tattoo gesehen habe.« Charlie schließt seine Ausführungen: »Es sind sehr viel mehr als je zuvor, die ins Geschäft einsteigen, aber es sind nur wenige, die es auf anständige Weise beherrschen. Erinnert Euch: ›Töpfe und Pfannen machen noch keinen guten Koch aus!‹«

Kontakt: Goodtime Charlie Cartwright, End Of The Trail Tattoo, 520 Mchenry Avenue, Modesto, Kalifornien 95354, Telefon 001/209/524-9937

CAT

Amerik. Katze, geb. 1958
»Cat« ist kein Wunder der Natur, sondern ein Wunder menschlicher Willenskraft. »Cat«, das ist ein kalifornisches Kätzchen.

Dennis Avner fühlte sich schon von Kindheitsbeinen wie ein kleiner, schnurriger Tiger, aber begann sich erst 1980 in einen »echten« Kater zu

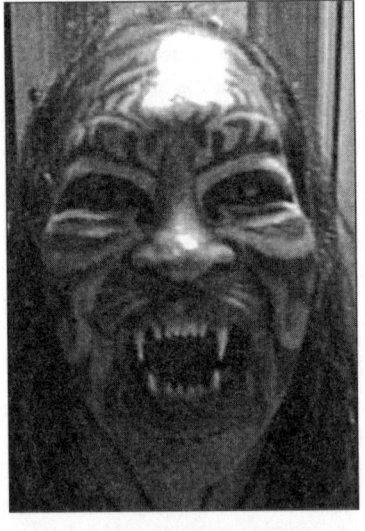
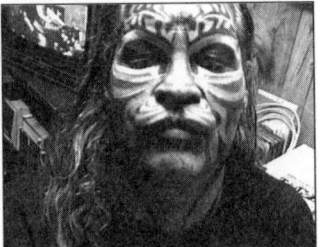
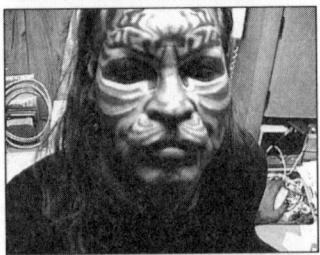
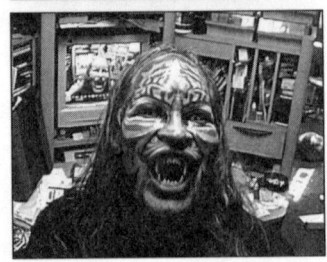

»Cat«, das ist Dennis Avner, der sich seit 1980 mit Implantaten, Injektionen und Tätowierungen versehen läßt.
© Dennis Avner

verwandeln – »und ich mache seitdem alles, was ich kann, um mich in eine Katze zu verwandeln«, erklärt er. Implantate, Injektionen und Silikoneinpflanzungen sowie Chirurgen, Tätowierer und Hautkünstler – alles und jeder soll ihm bei der Vollendung seines »großen Tricks« behilflich sein. Das ist nicht immer einfach, vor allem nicht billig. Er bittet daher: »Jeder, der an meiner Verwandlung teilhaben möchte in Form von Chirurgie, schlichter Information, einer Geldspende oder irgend etwas, das mir bei meiner Queste behilflich ist, der soll es mich bitte wissen lassen.«
Kontakt: tiger@sciti.com

CD-ROM
Multimedia-Tattoos
»DOGONDOGO« nennt sich das Multimedia-Infocenter für Windows 95/98 und Windows NT mit rund 900 Tattoo-Fotos aufgeteilt in diverse Kategorien, 250 exklusive Künstler-Vorlagen zum Ausdrucken, 11 Studioporträts aus Deutschland und Österreich, Piercing-Fotos sowie umfangreiche Informationen zum Ablauf einer Tattoo-Session, Hinweise zur Hygiene, Nachbehandlung und einer möglichen Tattoo-Entfernung. Preis: DM 29,95. Die CD-ROM gibt's in einigen Tattoostudios zu kaufen oder man kann sie online unter http://www.dogondogo.de, media@dogondogo.com bestellen. Auch die »TATTOO DRUCKEREI« ist eine Multimedia-CD, und zwar aus dem renommierten Hause Data Becker – Goldene Serie. Über Windows 95/98 lassen sich 333 Tattoo-Motive inklusive 25 aufregender Ring-Tattoos für den Oberarm bestaunen. Mit Hilfe der Scanneranbindung lassen sich sogar eigene Designs importieren. Mit umfangreichen Editiermöglichkeiten der Vorlagen und der eingescannten Bilder, Texteditierung, Einbindung weiterer grafischer Elemente, z.B. Hintergründe und Strukturen und anderem Schnickschnack, entsteht so im Handumdrehen ein Tattoo-Motiv. Frage: Wer braucht da noch den teuren → *Custom* des Tätowierers? Nicht zu vergessen: Verteiltes Drucken sorgt für sparsamen Verbrauch der Tattoofolie. So lassen sich für alle die, die den Hals beim ersten Mal nicht voll bekommen können, praktischerweise verschiedene Tattoos auf einer Seite ausdrucken. Preis: DM 29,95. Die CD-ROM gibt's im Buchhandel oder direkt bei Data Becker unter *http://www.databecker.de.*

CHAUDESAIGUES, STÉPHANE
Franz. Tätowierer, geb. 1968
Wir leben in einem düsteren Zeitalter. Stéphane Chaudesaigues ist ein Künstler, der die Stimmungen unserer Zeit auf den Punkt, pardon, auf die Haut bringt. Stéphanes Weltsicht ist eine düstere; fast immer sind seine → *Motive* Gesichter, aus denen die Verzweiflung spricht. Tun sie es einmal

nicht, dann sind es Gestalten, die dafür sorgen, daß anderen Menschen die Verzweiflung ins Gesicht geschrieben steht: Fast immer halten sie dann eine Knarre in den Händen, oder sie drohen, sie knebeln oder sie würgen. Es ist die auf die Haut gebannte »Pulp Fiction«; Sixties treffen das neue Jahrtausend. Das → *Tätowiermagazin* verglich Stéphane mit Oliver Stones Roadmovie »Natural Born Killers«.

Menschliches Elend ist Stéphanes bevorzugtes Thema. »Ich kann meinen Stil nicht definieren«, urteilt er selbst über seine Arbeit. »Es sieht jedoch so aus, als ob man meine Arbeit leicht erkennen kann.« Wohl wahr: Auffällig sind die Intensität und die erstaunliche Plastizität seiner Charaktere. »Das wichtigste ist der Ausdruck, das Gefühl«, sagt Stéphane, der heute zu der Gruppe junger Tätowierer zählt, der »nouvelle vogue«, für die die Haut mehr ist als nur Profession. Sie ist Kunst. Kunst spielte wiederum immer eine Rolle in seinem Leben. Er ist Verehrer Edward Munchs (was wiederum seine dystopische Weltanschauung erklärt), tummelte sich als kleiner Junge im Louvre, im Park von Versailles, war selbst Maler – und Tätowierer. Schon in jungen Jahren stichelte er an sich herum, 1987 eröffnete er sein Studio Graphicaderme in Avignon. 1992 reiste er in die → *USA*, wo man voller Neid sein Talent honorierte: Bester Tätowierer, Bester auf dem Gebiet schwarz-weiß, Best of Show, Best of Convention, bester Rücken, beste Detailarbeit – das waren nur ein paar der Auszeichnungen, die er von einer (!) → *Convention* mit heim brachte. Fortan pendelt Stéphane zwischen Frankreich und USA, ist einer der wenigen → *Europäer*, die auch in Übersee einen ganz großen Namen haben.

CHRISTINA
→ *Intimpiercing für Frauen*
Das Christina-Piercing wird vertikal am vorderen Treffpunkt der äußeren Schamlippen gesetzt. Notwendig dazu ist ein tiefes »Grübchen« unter großen und alles bedeckenden Schamlippen. Die Heilungszeit liegt zwischen vier und sechs Monaten.

CIRCUS OF THE SCARS
Sideshow-Buch
Interessantes Buch von Jan T. Gregor, der als Manager die → *Jim Rose Circus Sideshow* betreute, über die Geschichte und die Freaks vergangener und gegenwärtiger → *Sideshows* und → *Zirkusse*. Das Buch ist nicht über den Buchhandel zu erwerben, sondern nur über den Verlag bzw. im Anschluß an Auftritte des Mitherausgebers Tim Zamora, the Torture King. Im Internet finden sich unter *http://www.circusofthescars.com* Text- und Fotoauszüge aus dem Buch.

Kontakt: Brennan Dalsgard Publishers, P.O. Box 363, Astoria, Oregon 97103, USA, http://www.circusofthescars.com

CLAYTON, ROB & CHRISTIAN
Amerik. Künstler, geb. 1963 & 1967

Rob, der in Dayton, Ohio geboren wurde, besuchte 1988, sein Bruder Christian, der in Aurora, Colorado geboren wurde, 1991 das Art Center College of Design in New York. Ihre Bilder zeichnen sich durch jene bunte Verspieltheit aus, die viele →

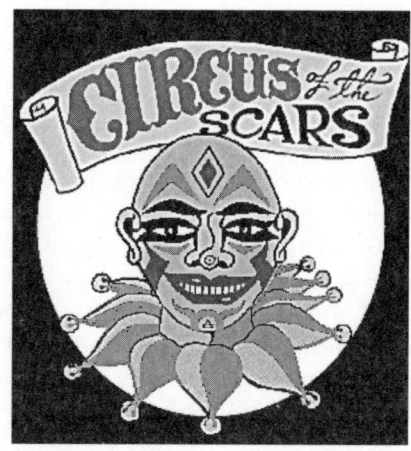

Circus of the Scars

Traditional Tattoos prägen. Christian Clayton, der selbst tätowiert ist, macht keinen Hehl aus seiner Passion. Viele seiner Figuren tragen klassische Tattoos, weswegen auch die Tattoo-Szene sich seit geraumer Zeit mit den beiden Künstlern beschäftigt. »Die Einflüsse von Christian und Rob Claytons sehr bunten lebhaften Werken kommen zu einem beachtlichen Teil wohl aus der Tattoo-Welt. Gesich-

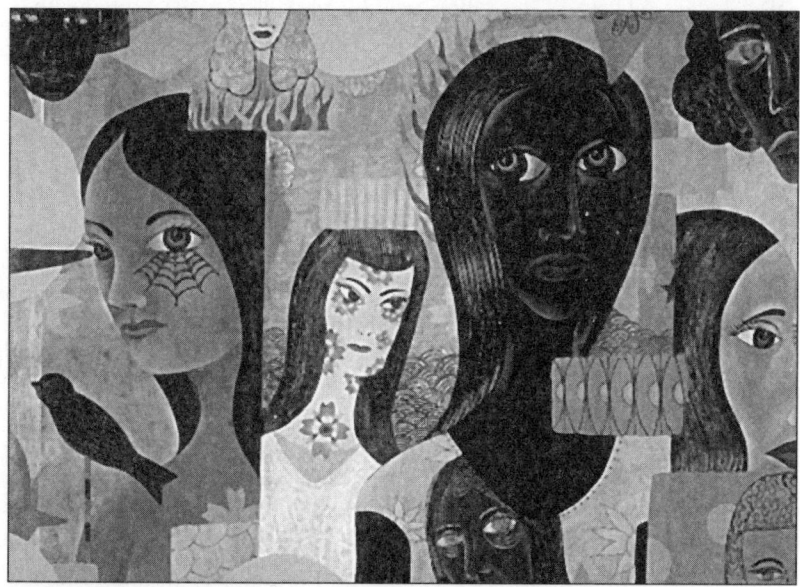

Die Figuren der Künstler und Geschwister Rob und Christian Clayton tragen häufig Tätowierungen. © R. & C. Clayton

ter, Tiere (die Schwalben könnten aus einem → *Sailor Jerry Collins* Flash stammen), abgedrehte Pflanzen, Sacred Hearts und Typographie bestimmen die Szenarien des Bruderpaares«, befand das → *Tätowiermagazin.*
Die Brüder leben und arbeiten noch heute gemeinsam. Sie blicken trotz ihrer jungen Jahre auf eine Vielzahl von Ausstellungen – solo und gemeinsam – zurück, unter anderem in Galerien in New York, Los Angeles, Santa Monica, Chicago, Denver. Christian arbeitet seit 1995 als Lehrer und Gastdozent am Art Center College of Design, spielte in diversen Werbespots für die Biermarke Miller und war Art Director für das Musikvideo zu Oasis' »All Around the World«. Rob arbeitet seit 1996 als Lehrer und Dozent am Art Center College of Design und entwickelte die Werbekampagne für die Biermarke Miller Genuine. Seine Bilder hängen unter anderem in den Wohnungen berühmter Schauspieler wie Leonardo DiCaprio, Nicolas Cage und Frank Harris.
Kontakt: http://www.claytonbrothers.com, Rob Clayton, Telefon 001/323/ 478-0210, Telefax 001/323/478-0800, rob@claytonbrothers. com, Christian Clayton, Telefon 001/323/478-0200, Telefax 001/323/478-0800, christian@ claytonbrothers.com

COLEMAN, CAPTAIN
Amerik. Tätowierer
Als wandelndes Kunstwerk wurde Captain Coleman in den 1940er Jahren zur Tattoo-Legende in Los Angeles. Er war über und über tätowiert, selbst die Augenbrauen hatte er sich verzieren lassen. Als Tätowierer erlebte er seine Blütezeit erst im Alter von 60 Jahren. »Jetzt mache ich meine schönsten Tätowierungen«, pflegte er zu sagen.

COLLINS, SAILOR JERRY
Amerik. Tattoo-Ikone, geb. 1911, gest. 1973
Norman Kieth Collins erhielt bereits in jungen Jahren den Spitznamen Jerry. Es war der Name eines störrischen, sturen Esels seines Vaters. Collins war selbst zeit seines Lebens ein störrischer Bock. Er liebte die → *USA* über alles und verabscheute antiamerikanische Strömungen. Aber obwohl er den → *Japan*ern nie den Angriff auf Pearl Harbour verzeihen konnte – und den bedeutenden japanischen → *Meisterstecher* → *Horihide* 1972 anläßlich einer Convention auf Hawai kräftig gegen den Kopf stieß, indem er ihn zur Gedenkstätte der bei Pearl Harbour versenkten U.S.S. Arizona karrte, war er sich der Qualität japanischer Tätowierungen durchaus bewußt. Und trotz der unfreundlichen Geste verband ihn viele Jahre eine tiefe Freundschaft mit Horihide. Dessen Wirken ist es auch zu verdanken, daß Collins' Arbeit durch japanische und asiatische Kunstfertigkeiten geprägt wurde. Collins war einer der ersten, der das typisch japanische Stil-

mittel eines dunklen Hintergrunds – stilisierte Wolken- und Wellenwirbel – zu den farbigen Motiven der westlichen Tattoos anwandte. Vielleicht war das sogar eine wesentliche Grundlage zur Etablierung der Tätowierung als Kunst. So glaubt → *Don Ed Hardy*: »Ich glaube, der eigentliche Durchbruch (des Tätowierens) kam in den späten Sechzigern und frühen Siebzigern mit Sailor Jerry. Er war der Cézanne des modernen Tätowierens.«

Hochgestochene Worte und überschwengliche Publicity, die Don Ed Hardy und → *Lyle Tuttle* für sich und ihre Zwecke zu nutzen wußten, lehnte Collins, der den größten Teil seines Lebens auf Hawai verbrachte, strikt ab. Er glaubte, daß die gesteigerte Aufmerksamkeit dem Tätowieren gegenüber gesetzliche Auflagen und Beschränkungen mit sich bringen würde. »Er war der Meinung, die beste Publicity seien qualitativ hochwertige Tätowierungen«, so das → *Tätowiermagazin*. Die Abneigung gegenüber Konkurrenten wie → *Lyle Tuttle*, den Collins in Briefen abschätzig als »Turtle« (Schildkröte) schmähte, ließ ihn ständig an der Qualität seiner eigenen Arbeiten feilen. Collins' Motto war: »Gute Tattoos sind nicht billig, und billige nicht gut.«

Info: Sailor Jerry Collins, American Tattoo Master, Hardy Marks Publications, Honolulu 1994

COMIC TATTOOS
Tattoo-Stil
Ob Superman, Mickey Mouse, Fred Feuerstein, Asterix, Popeye oder Pennywise – der Phantastie sind keine Grenzen gesetzt, wenn es um die humorvollen Comic-Tattoos geht. Eine tiefere Symbolik besitzen Comic-Tattoos selten, hier geht es mehr um den Unterhaltungswert. Erlaubt ist deshalb, was gefällt. Ihren Anfang hat diese comiceske Stilrichtung möglicherweise mit den → *Pin-up*-Girls früherer Zeiten gefunden, die bei → *Seefahrern* sehr beliebt waren.

CONCH
Piercingart
Als »Conch« wird ein Piercing durch den Ohrknorpel, → *Tragus,* bezeichnet. Diese Piercingart ist nicht ganz unproblematisch, denn der Ohrknorpel ist sehr empfindlich. Häufig entzündet sich der Knorpel und es führt zu schmerzhaften Krankheiten.

CONEY ISLAND CIRCUS SIDESHOW
Amerik. Freakshow
»Sie sind hier, sie sind wirklich und sie leben! Freaks, Wunder und menschliche Kuriositäten!« – Ganz in der Tradition der amerikanischen → *Sideshows* bietet der Coney Island Circus seit 1985 im Coney Island Vergnü-

gungspark im Frühjahr und Sommer menschliche Absurditäten wie Tyler Fleet, der Glas und Metall ißt, der Große Fredini, der weltschlechtester Magier und eine große Dumpfbacke ist, die Flammendompteuse Combustible Kiva, die schmerzgeprüften Lack-und-Leder-Siamesischen-Zwillinge Ula und Sarka, die Schlangenbeschwörerin Stephanie Torres und natürlich »Eak, the Geek, der illustrierte Mann«, der sein Gesicht mit Sternen, Sonnen und anderen Weltraumbildchen tätowieren ließ. Neben seiner Ganzkörpertätowierung ist er ferner ein Entfesslungskünstler. Im Herbst und Winter geht diese muntere Clique stets auf Tour.

Sie arbeitete für Unternehmen wie Levi's und die *New York Times,* ist in allen wichtigen Nachtclubs Amerikas – Tunnel, Expo, Spy Bar, Palladium, Supper Club und Pyramid – sowie in renommierten Museen und in allen bekannten Fernsehshows – Jay Leno, David Lettermann, Jerry Springer – Stammgast.

Info: Coney Island Cirus Sideshow, 1208 Surf Ave. Brooklyn NY 11224-2816, Telefon 001/718/3725159, Telefax 001/718/3725101 http://www. coneyislandusa.com, info@coneyislandusa.de

CONSTANTIN, GEORGE
→ *Prinz Constantin*

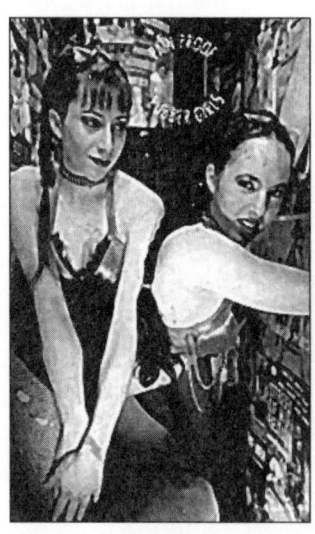
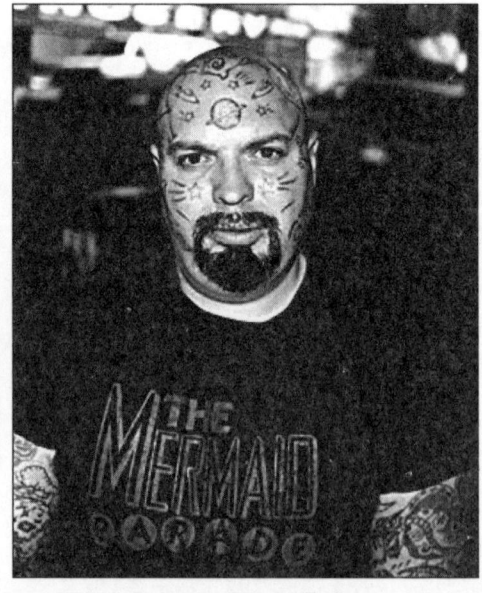

**Die Lack-und-Leder-Siamesischen Zwillinge Ula und Sarka und »Eak, the Geak«
gehören zum amerikanischen Coney Island Circus Sideshow.**

CONVENTION
Tattoo-Messe
Die erste Tattoo Convention, ein für die Öffentlichkeit zugängliches Treffen der Tätowierer, wurde im Januar 1976 in Houston, Texas veranstaltet. Die Convention war ein Meilenstein in der Geschichte der Hautkunst. Zum ersten Mal waren so viele Tätowierer auf einem Fleck versammelt wie noch niemals zuvor.

Inzwischen vergeht kein Monat, in dem nicht eine oder mehrere Tattoo-Convention(s) durchgeführt wird/werden. Auf den Messen treffen sich die Tätowierer aus dem In- und Ausland, lassen sich bei ihrer Arbeit über die Schulter schauen und regen neue Ideen an. Wer wissen will, wo wann welche Messen stattfinden, kann sich in den einschlägigen → *Zeitschriften* oder unter http://www.tattoo-convention.de oder http://www.tattoo-guide-europa.de oder http://www.tattoonet.de informieren.

Inzwischen gibt es sogar Tattoo-Messen für Spezialpublikum: → *Marked for Life* ist die weltweit einzige Convention nur für Frauen.

COOK, JAMES
Engl. Weltumsegler, geb. 1728, gest. 1779
Zwar ist er nicht der Erfinder der Tätowierung als solcher in Europa, aber höchstwahrscheinlich ist James Cook, der auf drei Fahrten die Südsee erforschte, derjenige, der der einzigartigen Kunst des Körperschmucks ihren bis heute bekannten Namen brachte. Am 11. April 1769, 77 Jahre nachdem William Dampier den von Kopf bis Fuß tätowierten → *Prinz Giolo* in die Gesellschaft → *Englands* eingeführt hatte, aber schnell wieder vergessen wurde, entdeckte Cook die Inselgruppe → *Tahiti* und mit ihr die Kunst der → *Tatauierung*. Der mitreisende Naturforscher → *Sir Joseph Banks* war der erste Europäer, der die Bräuche der → *Polynesen* schriftlich festhielt. Auf dieser Reise entdeckten die beiden am 6. Oktober 1769 auf der Suche nach dem südlichen Kontinent → *Neuseeland*, eine kleine Inselgruppe, die seit einem Jahrhundert keinen Besuch mehr von Europäern erhalten hatte. Diese Reise entfachte die Leidenschaft zahlreicher → *Matrosen* weltweit für die Hautbilder.

Als Cook 1774 von seiner zweiten Entdeckungsreise in die Südsee den → *tahiti*anischen Eingeborenen → *Omai* in die Teestuben Londons brachte, weckte er die Begeisterung des Hochadels für Hautzierden. Der Begriff → *Tätowierung* entstand.

COOPER, CHARLIE »CASH«
Brit. Tätowierer, geb. 1927, gest. 1979
Charlie Cooper war der Gründer des London Tattoo Clubs und hatte seit 1947 einen Stand in einer Spielhalle am Piccadilly Circus. Sein Laden war

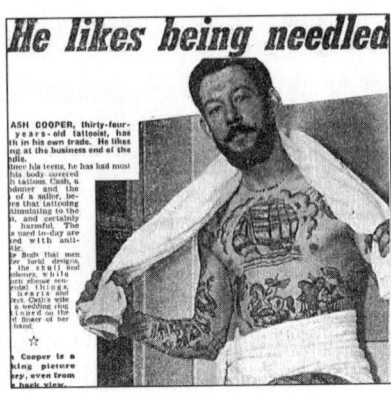

He likes being needled

ASH COOPER, thirty-four-years-old tattooist, has ith in his own trade. He likes ng at the business end of the dle.
hm: his teens, he has had most his body covered in tattoos. Cash, a ndoner and the of a sailor, the es that tattooing timulating to the n, and certainly harmful. The s ned to-day are ted with anti-tic.
r Bush that designs, the s k u l l and olours, while r chose sen-onal things, h e a r t s and rest. Cash's wife tioned on the floor of her hand.
☆
s Cooper is a king picture ery, even from a back view.

Cash Cooper machte stets durch außergewöhnliche Aktionen von sich Reden.
© Archiv Marcel Feige

damit wohl einer der kleinsten Tattoo-Shops → *Großbritanniens.* Charlie, der sich selbst als »Showman« bezeichnete, besaß die besondere Begabung, sich mit außergewöhnlichen Aktionen immer wieder ins Gespräch zu bringen. Sei's, weil er in seinem Tattoo-Studio publikumswirksam einen Adler mit einer Flügelspannweite von neun Fuß sitzen hatte. Weil seine Mutter aushilfsweise im Laden mittätowierte. Oder weil er sich selbst im betrunkenen Zustand einen gekrümmten Schnurrbart tätowierte, um in einem Wettbewerb den ersten Preis für die beste Selbsttätowierung zu gewinnen. Tatsächlich gewann er den Wettbewerb, doch statt wie erwartet eine Flasche Scotch gab's für den Sieger nur einen Blumenstrauß. So ein Pech aber auch.

Charlie »Cash« Cooper war für jeden Spaß, mehr aber noch für jeden guten Schluck zu haben. Er war aber kein Mann der Fäuste. Deshalb mochte ihm auch niemand so recht glauben, als er Jack Zeek, mit dem er zeitweise zusammenarbeitete, verließ, um zur Fremdenlegion zu gehen. Nach sechs Wochen war Charlie wieder daheim. »Angeblich hatte es ihm dort nicht gefallen«, erinnert sich sein Freund → *Ron Ackers.* Die Wahrheit war: Wenn Charlie in einen Kampf verwickelt wurde, nahm er Reißaus und ließ seinen Kompagnon Jack den heiklen Rest für ihn erledigen. Charlie war dagegen äußerst wortgewandt. »In god we trust, all others pay cash«. So oder so ähnlich war sein Lebensmotto. Und doch bot er seinen Kunden immer wieder an: Sollte ihr Arm nach der Tätowierung abfallen, würde er ihnen den verbliebenen Arm doch tatsächlich kostenlos stechen.

Doch all das sollte nicht darüber hinwegtäuschen, daß Cash Cooper in den 1950er, 1960er Jahren dank seiner expressionistischen → *Farben* und → *Motive* einer der wichtigsten, britischen Künstler seines Fachs war. Nicht umsonst trugen sein Kollege Jack und er den klangvollen Beinamen »Van Gogh und Gauguin der Tattoo-Welt«.

CORNELISSEN, ALBERT
Niederl. Tätowierer, geb. 1913
Tattoos lagen »Rauschebart« Albert Cornelissen von Anfang an im Blut. Bereits sein Großvater und seine Mutter waren tätowiert (sein Vater nicht, denn der konnte den → *Schmerz* nicht ertragen). Als er 1933 zur nieder-

ländischen Armee eingezogen wurde und in allen großen Hafenstädte der Welt vor Anker lag, ließ Albert sich sein erstes → *Piece* stechen: ein → *Anker* auf der linken Hand. Das Tätowieren war eine logische Konseqenz: 1937 war er stolzer Besitzer einer eigenen Handnadel und von Tätowierfarbe, und als Matrose auf Handelsschiffen sorgte er für die Hautzierde seiner Kameraden.

1941 machte Albert in Norfolk, Virginia Station und lernte den berühmten → *Captain Coleman* kennen. Der vervollständigte Cornelissens → *Tats* an Brust, Rücken, Armen und Beinen zu einem eindrucksvollen Ganzkörpertattoo. Cornelissen arbeitete im Gegenzug als Bodyguard für Coleman. Von Coleman erwarb Cornelissen auch eine elektrische Tätowierausrüstung, die er auf der Heimfahrt nach Europa gleich an den → *Matrosen* ausprobierte. In den 1950er Jahren hatte er den einzigen Tätowierladen in Rotterdam, wo er auch → *Peter de Haan* in die Kunst des Tätowierens einwies. De Haan machte sich später international einen Namen als → *Tattoo Peter*. In den 1960er Jahren tourte Albert mit seinem mobilen Tattoo-Studio, einem typisch holländischen Caravan mit entsprechender Ausrüstung, durch → *Europa* und versorgte all jene Landstriche, in denen es an Tätowierern mangelte. Cornelissen wurde damit zum Prototyp des europäischen Tätowierers zur Mitte des 20. Jahrhunderts. Auf seinen Reisen traf er auf bekannte Namen wie → *Ron Ackers* oder → *Herbert Hoffmann*. Letzterer tätowierte ihm ein großflächiges Schuppenmuster um die Hüfte.

Heute lebt der 86jährige rauschbärtige, tätowierte Seebär mit seiner an Alzheimer erkrankten chilenischen Frau Moe in Hamburg.

COVER-UP
Engl.: Vertuschung
Cover-up bedeutet das Überstechen einer älteren Tätowierung, was nicht immer ganz einfach ist, da die alte Tätowierung meist in das neue Tattoo mit ihrer Form »eingebaut« werden muß. Das neue Tattoo ist deshalb meist dunkler als das darunterliegende, da man eine dunkle → *Farbe* nur ungenügend mit einer helleren Farbe überstechen kann. Nicht alle Tätowierer machen Cover-ups, einige haben dies allerdings als ihre Spezialität im Angebot. Erkundigungen in → *Studios* geben Aufschluß über die Experten der Cover-ups.

CUSTOM
Tattoo-Stil
»Custom« ist mitnichten eine richtige → *Stilrichtung.* »Custom« nennt sich das → *Motiv*, das der Tätowierer exklusiv auf Wunsch des und für den Kunden anfertigt. »Custom« ist also stets eine Originalarbeit. Viele Tätowierer, vor allem zeitgenössische, bieten ausschließlich nur noch »Customs«

an, weil sie mit ihrer Hautkunst der individuellen Persönlichkeit eines jeden Menschen Rechnung tragen wollen.

CUTTING

Engl. »cut«: Schnitt

»Cutting« gehört zu den → *Extremen* der Hautkunst. Mit einer Rasierklinge oder anderen, sehr scharfen Instrumenten werden dabei → *Motive* in die Haut geritzt. Wer es wünscht, bekommt zusätzlich Tinte in die Wunde gegossen, damit die Narbe → *Farbe* bekommt. Das Ganze besitzt ein hohes, gesundheitliches Risiko. Jeder, der weiß, wie lange eine mittelprächtige Schnittwunde mit dem Küchenmesser braucht, um zu heilen, kann sich ausrechnen, wie lange er nach einem »Cutting« kränkeln wird.

CYBERTATTOO

Virtuelle Tätowiermaschine

Es gibt nichts, was es im Zeitalter der neuen Medien nicht gibt. Wie wäre es also mit der virtuellen → *Tätowiermaschine?* Mit dem »Parlour Maid«, einer Erfindung der beiden Berliner Internetkünstler Micz Flor und Florian Clauß, die dafür 1996 den ersten Preis eines vom *Spiegel* und der Hamburger Kunsthalle ausgelobten Internetkunstwettbewerbs erhielten, ist

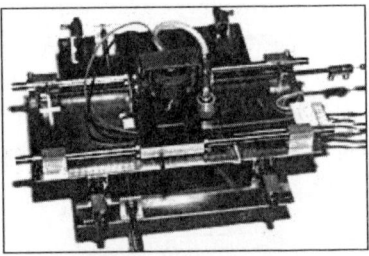

Tattoos direkt aus dem Cyberspace – das bietet der »Parlour Maid«. © Archiv M. Feige

der Weg zum Tätowierer um die Ecke zukünftig hinfällig. »Online under your skin«! Doch gänzlich virtuell ist das Cybertattoo nicht, denn nur das Administrative wird über den Cyberspace gehändelt.

Auf http://www.art-bag.net/CyberTattoo erhält der tattoointeressierte Couchpotato die Anleitung zum Bau einer Tätowiermaschine. Diese wird, nachdem mit → *Farbe* aufgefüllt, wie ein Drucker an den heimischen PC angeschlossen, mit dem man sich aus dem Netz die Software herunterlädt und Motive auswählt. Dann legt man die Hand, das Bein, den Arm oder den Fuß unter die Tätowiermaschine, drückt die »Start«-Taste und das → *Pikern* beginnt. Leider sind bisher noch keinerlei Erfahrungsberichte bekannt.

Info: http://www.art-bag.net/cybertattoo

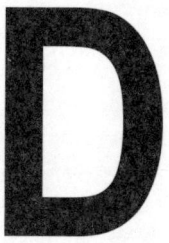

DAMPIER, WILLIAM
Engl. Pirat, geb. 1652, gest. 1715
William Dampier lebte im goldenen Zeitalter der Piraterie. Er selbst gehörte aber nicht zu den Größten dieser Zunft. Aus Abenteuerlust ging er zur See und schiffte über zwölf Jahre die Küste → *Südamerikas* hoch und runter, die Fronten wechselnd je nach dem, wer ihm größeren Profit versprach. 1691 dann dümpelte Dampier in Richtung Philippinen, wo er auf der Insel Meangis auf einen Stamm → *tatauierter* Eingeborener stieß. Er kaufte einen von ihnen mit dem Versprechen, ihn reich zu machen und anschließend heimzubringen, und nahm ihn als Sklaven mit nach London, wo er ihn in der Hoffnung, viel Geld mit ihm zu verdienen, als → *Prinz Giolo* als den ersten ganzkörpertätowierten Ureinwohner der Südsee in die westliche Gesellschaft einführte. Doch Giolo erkrankte an einer der vorherrschenden Zivilisationskrankheiten und starb.

D'ASTRA, CELLY
Dt. Tattoo-Dame des 19. Jh.
Was und wer Celly d'Astra wirklich war, ist heute kaum noch nachzuvollziehen. Klar ist, daß sie sich in der Hightime deutscher »Schaubudenmenschen«, der Zeit vor dem ersten Weltkrieg, auf Jahrmärkten unter dem vielversprechenden Namen »Die besttätowierte Dame der Welt« verdingte. In ihrem fabulösen Lebenslauf schrieb sie bewegend und werbewirksam: »Wurde als Kind ehrbarer Eltern in Berlin geboren. Mit 16 Jahren lernte ich einen Mann kennen. Er hat seine Befriedigung darin gefunden, mich durch Suggestion seines Willens gefügig zu machen, um sich dann an meinen Schmerzen zu berauschen. Jahre qualvollen Martertums waren für mich notwendig, um den furchtbaren Schmerzen standzuhalten. Unter Aufbietung großer Willenskraft entstand nach und nach ein Bild nach dem andern auf meinem Körper. Millionen von Nadelstichen waren dafür notwendig, um meinen Körper in ein lebendes Gemälde zu verwandeln. Nunmehr brauchte er mich nicht mehr. Als nun mein Körper vollständig mit Bildern bedeckt war, faßte ich den Mut, mich der Öffentlichkeit zur Schau zu stel-

len. So begann meine Tournee zuerst in Deutschland. Da ich großen Erfolg hatte und als beste tätowierte Dame anerkannt bin, erhielt ich viele Angebote aus dem Ausland. So bereiste ich Amerika, England, Italien, Schweiz, Dänemark, Schweden, Holland, Belgien usw. Auf meinem Körper sind 165 Bilder eingestochen, dadurch gleiche ich einem bunten Schmetterling. Auf meinem Rücken befindet sich eine Wüstenlandschaft-Elefantenjagd, auf meinem verlängerten Rückgrat ein Schreckensmotiv → *Zirkus* Busch, auf der Magengegend Anbetung der Venus. Meine Brüste umrankt ein Spinngewebe. Erst war ich in meinem Leben unglücklich, habe mich aber mit den Jahren mit meinem Schicksal abgefunden.«

DATEBORI
Jap.: Geckentätowierung
Zur → *Edo*-Zeit in Japan dienten Tätowierungen zur Kennzeichnung der Verbrecher. Gelegentlich ließen sich herumstreunende Soldaten und Straßenkämpfer mit → *Totenköpfen*, → *Drachen* und Schriftzeichen auf Rücken und Armen verzieren. Die Bevölkerung nannte diese Tätowierungen abfällig »Datebori«: Geckentätowierung.

DAZZLER
Engl.»dazzle«: Blenden
Kleine, funkelnde Bildchen auf dem Zahn sind bei Fans des Körperschmucks äußerst beliebt. Zahnärzte indes sehen Dazzler eher skeptisch, denn sie müssen, um den Schmuck mit einem Spezialkleber auf den Zahn aufbringen zu können, erst einmal den gesunden Zahnschmelz mit hochprozentiger Phosphorsäure anätzen. Es gibt vereinzelt Zahnärzte, die die Anbringung durchführen, die Mehrheit lehnt es hierzulande aber ab.

DDR
Aufgelöster Staat
In der Deutschen Demokratischen Republik war das Tätowieren, das sogenannte »Bilder machen« verboten. Wer beim Tätowieren erwischt wurde, fand sich bisweilen im → *Knast* wieder. Dort wurde mittels eines Formblattes die »Belehrung über das Verbot des Tätowierens« ausgesprochen:

»a.) Nach Feststellungen von Fachärzten für Dermatologie (Hautkrankheiten) kann eine Tätowierung gesundheitsschädigend sein. Zur Vorbeugung gesundheitlicher Schäden ist deshalb in Untersuchungshaft und im Strafvollzug untersagt, sich selbst oder andere zu tätowieren, sich tätowieren zu lassen bzw. andere anzustiften oder in irgendeiner Form zu unterstützen. Zuwiderhandlungen werden disziplinarisch geahndet.
b.) Tätowierungen, die geeignet sind

- die staatliche Ordnung oder staatliche Organe, Einrichtungen oder gesellschaftliche Organisationen bzw. deren Tätigkeit oder Maßnahmen herabzuwürdigen,
- staatliche Tätigkeit zu beeinträchtigen oder in einer die öffentliche Ordnung gefährdenden Weise die Gesetze zu mißachten bzw. militaristischen oder faschistischen Charakter tragen begründen strafrechtliche Verantwortlichkeit.«

Es wurde nachfolgend genauestens dokumentiert, wo der als »asozial« verunglimpfte Träger seine Tattoos besaß, um eine etwaige Ergänzung sofort (härter) bestrafen zu können. Paradoxerweise ist dadurch eine der wohl umfassendsten Dokumentationen über Tätowierte entstanden. Aber das »Dokumente über Menschen anfertigen« war ja sowieso eine Spezialität der DDR. Trotz aller Restriktionen ließen sich einige Bürger tätowieren.

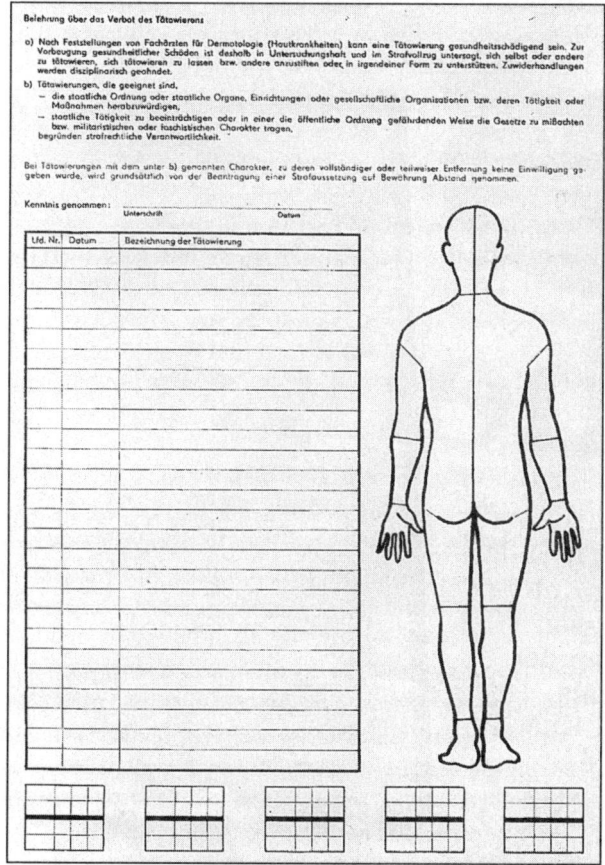

Mit dem Schreiben zur »Belehrung über das Verbot des Tätowierens« wurde in der DDR auch genauestens vermerkt, wo und wann der betreffende »Staatsfeind« sich seine Hautbilder hatte zufügen lassen. © Archiv Marcel Feige

Wer sich öffentlich zeigte, wurde wie die Pest gemieden, oder zumindest mit den Worten: »Das gehört sich nicht. Der kommt doch aus dem Knast.« Am häufigsten wurde tatsächlich – und wohlgemerkt heimlich – im Knast gestochen. Das geschah in Ermangelung technischer Geräte mit → *Nadeln,* die meist von der Spitze eines Metallkugelschreibers geführt wurden, und schwarzer Tusche, die durch Verbrennen der Schuhsohlen gewonnen wurde. Der Ruß wurde mit Rasierwasser angerührt. Farbe bot die Universalabtönpaste aus der volkseigenen Produktion für Malerbedarf.

Nach der Wiedervereinigung 1990 boomte der Tätowierer-Markt im Osten Deutschlands. Heute hat auch jede Kleinstadt der ehemaligen DDR mindestens ein, manchmal sogar mehrere Tattoo-Studios.

DEHNUNG
Piercingart
Von den Urvölkern → *Afrikas* stammt die Dehnung des Ohrläppchens. Aber anders als bei den Eingeborenen, die sich das Ohrläppchen aufschneiden, besteht das Dehnen in der westlichen Zivilisation aus einem langwierigen Vorgang. Zu Anfang wird das Ohr mit einem Ring gepierct, der eine Größe von 2 bis 2,4 Millimeter besitzt. Nach der Heilung beginnt der eigentliche Dehnungsvorgang, bei dem spezielle, konisch zulaufende Nadeln verwendet werden. Sie werden durch das Ohrloch geschoben. Am Ende der Nadel ist eine Öffnung, in die der neue Schmuck – Hülsen, schraubbare Kanäle, Holzpflöcke, Stäbe – eingesetzt wird. Damit das Ohrgewebe nicht reißt, wird der Schmuckradius von Mal zu Mal um 1 Millimeter vergrößert.

Nach der Entfernung des Schmucks zieht sich das erweiterte Ohrloch nur noch begrenzt wieder zusammen. Das ist abhängig von der Größe der Dehnung.

DER ILLUSTRIERTE MANN (THE ILLUSTRATED MAN, 1951)
Tattoo-Roman von Ray Bradbury
»Der illustrierte Mann« ist eine durch eine Rahmenhandlung verbundene Kurzgeschichtensammlung. Sie erzählt von einem jungen Mann, der sich tätowieren läßt und seither keine Ruhe mehr findet. Die Illustrationen scheinen zu leben, sie kribbeln und krabbeln auf ihm herum und erzählen Geschichten von Leuten, die diese erst noch erleben werden. Der Erzähler trifft auf den illustrierten Mann; gemeinsam verbringen sie eine Nacht im Freien, und während der Tätowierte schläft, betrachtet der Erzähler jede Geschichte: die vom Kinderzimmer und die vom langen Regen, von der Landstraße und vom Verbannten. Nur die letzte, die sieht er sich nicht mehr an. Zuvor flieht er entsetzt. Der Roman von Ray Bradbury (→ *Literatur*) kam auch als → *Film* auf die Kinoleinwand.

DERMABRASION

→ *Entfernung*

Die Dermabrasion ist das Abschleifen der Haut, um Tattoos zu entfernen. Die Prozedur ist nicht nur sehr schmerzhaft, sondern hinterläßt unschöne Narben.

DESINFEKTIONSMITTEL

A & O beim Tätowieren

Mit einem Desinfektionsmittel wird vor dem Tätowiervorgang die Haut eingesprüht, um Infektionen vorzubeugen und die zu tätowierenden Stellen zu säubern. Auch der Arbeitsplatz wird vor und nach dem Tätowiervorgang mit Desinfektionsmittel gereinigt. Auch das Arbeitsmaterial wird, bevor es in das → *Ultraschallbad* kommt, desinfiziert. Siehe dazu auch → *Hygiene*.

DEUTSCHE ORGANISIERTE TÄTOWIERER E.V.

→ *D.O.T. e.V.*

DEUTSCHLAND

Im Land der Dichter und Denker war die »Unkultur« der Tätowierung lange Zeit verpönt. Wenn sich jemand tätowiert zeigte, dann im Rahmen eines aufsehenerregenden Spektakels in den sogenannten → *Sideshows*, kleine Schaubuden am Rand der Jahrmärkte, in denen Freaks ihre Körperabsurditäten dem zahlenden Publikum präsentierten. Im ersten Viertel des 18. Jahrhunderts, so weiß der Historiker Dr. Stephan Oettermann zu berichten, »reiste ein englischer Kapitän mit zwei indianischen Prinzen durch England, Frankreich, Italien und Deutschland (bis August der Starke sie 1722 kaufte, taufen und seinem Hofstaat einverleiben ließ).«

Geworben wurde so: »Allen *Cavaliers, Dames,* und *curieusen* Liebhabern dienet zur Nachricht: Es seyn die zween berühmt-wilde Indianische Printzen, *Sauase Oke Charinga,* und *Tuskee Stanagae,* aus der neuen Welt *America* allhier in Breßlau angelanget, welche wegen derer auf ihren Leibern befindlichen Zierrathen überall höchlich bewundert worden. Ihre Leiber seyn mit *Hieroglyphischen* Figuren und Indianischen Charactern überstreuet, welche so überaus wohl gezeichnet seynd, daß nichts darüber seyn kann...«

Das war für lange Zeit die einzig populäre Erfahrung der Deutschen mit der Hautkunst. Großartige → *Sideshows*, wie es sie in → *England* und den → *USA* zuhauf gab, waren in den elitären Zirkeln um Goethe, Schiller und Konsorten kaum denkbar. Vereinzelt präsentierten sich sogenannte »Schaubudenmenschen« (Hugo Ernest Luedecke, 1907) auf Jahrmärkten, wie etwa Hugo Schmidt, der sich aber gleichzeitig auch als Fakir betätigte, Anetta

Nerona, die mit Berühmtheiten wie Goethe, Schiller und Bismarck verziert war und zusätzlich als Zauberin, Musikerin und Schlangenbändigerin arbeitete, sowie → *Celly d'Astra*. Da die örtlichen Sittlichkeitsvereine mit Argusaugen über das Leben auf ihren Jahrmärkten wachten, war es meist auch nicht sonderlich ertragreich, so daß viele der tätowierten Frauen als Animierdamen und Prostituierte in einschlägigen Kneipen arbeiten mußten.

1911 wurde schließlich das Verbot »vollständig tätowierter Damen« ausgesprochen, 1932 mit dem »Brachtschen Erlaß« das öffentliche Auftreten tätowierter Menschen generell untersagt. Deren Existenz war damit ruiniert. Ein Jahr später mußten sie sogar flüchten, als die Nazis alles unterbanden, was den Bestrebungen des nationalsozialistischen Staates für ein gesundes Volksempfinden widersprach. Tausende von Tätowierten verschwanden in den KZs, wo die KZ-Aufseher sich indes nicht daran hindern ließen, tätowierte Haut als Lampenschirme zu konservieren.

Anders verhielt es sich mit den → *Seefahrern*. Auch für die deutschen Matrosen war die Tätowierung von Anfang an eine Pflichtübung. 1885 notierte der Generalarzt Dr. Wenzel: »Statistisches Material über die Anzahl von tätowierten Leuten in der Marine existiert nicht. Die Sitte des Tätowierens ist in der Marine sehr verbreitet. Man muß da unterscheiden zwischen Einstellung von Rekruten und Entlassung von Reserven. Bei der Einstellung findet sich unter den für die Matrosen-Division bestimmten Leuten, soweit es Seeleute, See-, Fluß- oder Haff-Fischer sind, eine überwiegend große Mehrzahl von Tätowierten; dagegen ist bei den zu vier-

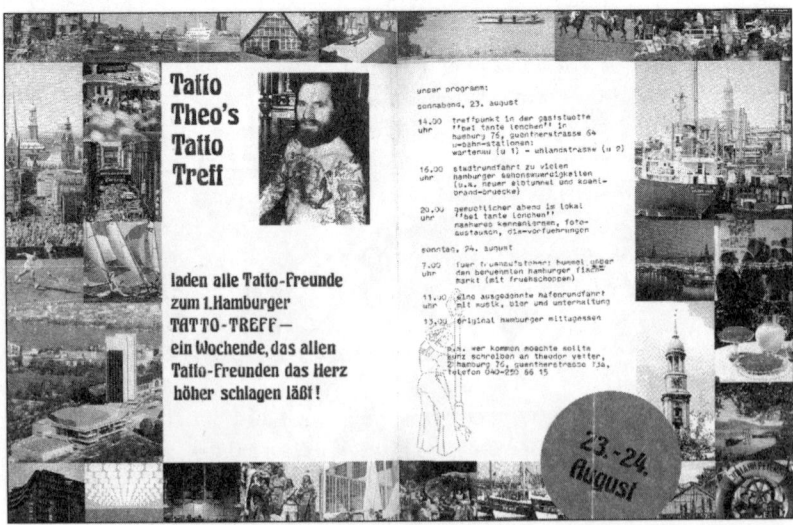

»Tatto-Theo's Tatto Treff« war Anfang der 1970er eine der ersten Tattoo-Conventions in Deutschland. © Archiv Theodor Vetter

jährigem Dienst in die Matrosen-Division eingestellten, der Landbevölkerung angehörigen Leuten die Tätowierung selten. Bei der Entlassung sind die Marine-Mannschaften in der Mehrzahl tätowiert; meist schließen sich die aus der Landbevölkerung hergekommenen Leute sehr rasch der Sitte an, um ihre Eigenschaft als Seebären damit vollgültig zu beweisen.«

Zwar gab es in jeder Hafenstadt, in Königsberg, Danzig, Stettin, Rostock, Lübeck, Kiel, Bremen, Bremerhaven, Cuxhaven, Wilhelmshaven, Emden und natürlich Hamburg mindestens einen, meist sogar mehrere Tätowierer, und in Gegenden, wo sich keine Tätowierer niederließen, zogen Wandertätowierer umher. Trotzdem genossen die deutschen Tätowierer lange Zeit international keinen erwähnenswerten Ruf. Sie warben mit Sprüchen wie »Wer untätowiert ist, ist nackt. Schämst du dich nicht, nackt herumzulaufen. Schmücke Deinen Körper«, doch waren Ende des 19. Jahrhunderts eindeutig die Tätowierer → *Englands* führend. 1930, kurz bevor die Nazis eingangs erwähnte Restriktionen auferlegten, gab es 30 Berufstätowierer deutschlandweit. Eine gewisse Berühmtheit genossen dabei der ehemalige Seemann und Wandertätowierer Kurt Krause in Mecklenburg, Karl Rodemich, der in Hamburg bis 1919 tätowiert hatte, Willy Blumberg in Kiel, Hans Kuchenbäcker in Emden, → *Karl Finke* in Altona, der sich dank eines großzügig organisierten Kundenfängerdienstes über Zulauf nicht beklagen konnte.

Es war der ehemalige Seemann → *Christian Warlich*, der nach dem Krieg zu Popularität gelangte. Nicht nur, daß er regen Kontakt nach Übersee

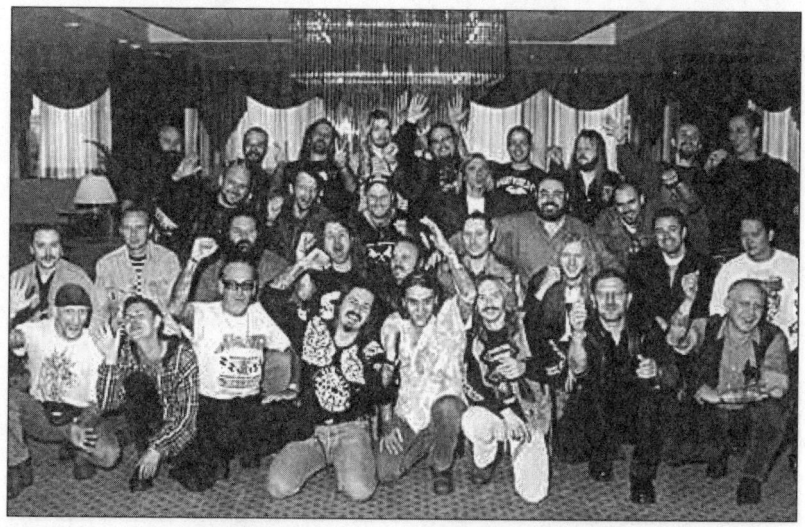

Die Deutschen Organisierten Tätowierer, D.O.T. e.V., setzen sich für mehr Hygiene in den hiesigen Studios ein. Auch der künstlerische Aspekt soll gefördert werden. © D.O.T. e.V.

pflegte, sondern er war der erste, der die dort patentierte → *Tätowierma-schine* nach Deutschland brachte. Dank seiner Kontakte besaß Warlich fortan so etwas wie ein Monopol auf Tätowiermaschinen, was seinem baldigen Ruf als »König der Tätowierer« sehr dienlich war. Tätowierer wie Willi Spiegel und Martin Ahlers, die einen alten Zirkuswagen aus Holz auf der Reeperbahn postierten und ganz primitiv mit dem Schild »Hier wird tätowiert« warben, oder Paul Holzhaus am Hamburger Berg blieben jahrzehntelang im übermächtigen Schatten Warlichs. Mit dessen Tod 1964 schien die Tätowierung in Westdeutschland deshalb auch gänzlich ausgestorben. Ein ideales Geschäft für den Briten → *Ron Ackers* und den Niederländer → *Albert Cornelissen*, die mit mobilen Tattoostudios quer durchs Ländle reisten.

In der → *DDR* war die Tattoo-Zunft derweil schon lange als »Staatsfeind« verboten und in Ermangelung spezifischer Utensilien seit den 1950er Jahren ausgestorben (und sollte auch erst mit der Wiedervereinigung neu erblühen). Im Westen tätowierten → *Albert Heinze* in Hamburg und Bremen und → *Samy Streckenbach* in Frankfurt, die lange Zeit auch die einzigen Tätowierer Deutschlands waren. Sie konnten aber nie die immense Popularität eines Warlich erlangen. Richtig bekannt wurde erst wieder → *Herbert Hoffmann*, der erklärte »Kronprinz Warlichs«. Hoffmanns »Tätowierstube« auf St. Pauli sollte später als »älteste Tätowierstube Deutschlands« in die Geschichtsbücher eingehen. Hoffmanns Bestreben bis zu seinem Ruhestand Anfang der 80er Jahre galt »der Etablierung des Tätowiertseins«. Ein schwieriges Unterfangen, zumal Behörden sich nicht selten querstellten, wenn es darum ging, ein Gewerbe als Tätowierer anzumelden.

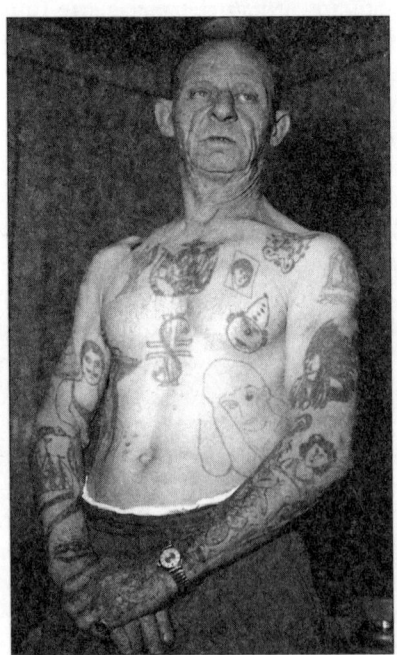

Auch wenn zu seinen Kunden inzwischen Adademiker und Ärzte gehörten, und Herbert Hoffmann in den 60ern in Robert Lembkes TV-Quiz »Was bin ich?« den Berufsstand der Tätowierer vertreten durfte, und

Paul Holzhaus gehörte zu den Vätern der deutschen Tattoo-Szene, auch wenn er nie den Bekanntheitsgrad seiner Hamburger Kollegen Christian Warlich und Herbert Hoffmann erlangte. © Archiv Theodor Vetter

der »rasende Reporter« → *Egon Erwin Kisch* die Tätowierung in literarischen Essays (»Das tätowierte Porträt«) beschrieb, so waren im Land der Dichter und Denker die Hautbilder im Spiegel der Öffentlichkeit nachwievor Zeichen für Knast, Milieu und andere Unsittlichkeiten – ein Signal dafür, daß der Betreffende ein Leben als Bürgerschreck und Außenseiter führen wollte. Die → *Biker* in den 1970er und die → *Punks* in den 1980er Jahren unterstrichen zumeist dieses (Vor-) Urteil.

Während sich die Tattoo-Zunft in den → *USA* Anfang der 80er anschickte, Kunststatus zu erlangen, steckte sie in Deutschland noch in den Kinderschuhen. Gerade einmal 14 Tattoo-Studios waren 1980 registriert. Im Ersten Verband Professioneller Tätowierer Deutschlands, gegründet vom Berliner → *Hängo*, schloßen sich 1981 zwölf Tätowierer zusammen.

Die explosionsartige Verbreitung der Club-Kultur und mit ihr der exaltierte Lifestyle in den 90ern hat vieles verändert. Mehr noch: Deutschland hat sich als Impulsgeber für jugendkulturelle Strömungen hervorgetan, und die Jugend nutzt alle Möglichkeiten, um ihrem generösen Körpergefühl Ausdruck zu verleihen. Tätowierungen und zunehmend auch → *Piercings* sind ein Mittel, die »Andersartigkeit« auszudrücken, wenngleich es heute weniger ein stummer Protest denn mehr ein modisch-flippiges Accessoire ist. 3.000 Tätowierer soll es nach vorsichtigen Schätzungen gegenwärtig allein in Deutschland geben. Jede mittelständische Kleinstadt hat mindestens ein, meist zwei oder drei Tattoo-Studios. 1995 riefen engagierte Tätowierer den → *D.O.T. e.V.* ins Leben, der seitdem über Hygiene und Sicherheit in den deutschen Studios wacht.

Als deutscher → »*Star*«-Export gilt der 68jährige → *Tattoo-Theo* in Hamburg, ein Kind und Schüler Warlichs, der auf → *Conventions* nicht nur seinen Körper, sondern auch sein bewegtes Leben als »lebendes Kunstwerk« zum Besten gibt. Womit wir beim eigentlichen Thema wären. Denn was die eigentliche Kunst in Deutschland betrifft, konzentrieren sich die Tätowierer hierzulande weitestgehend auf die angloamerikanischen Meister und feiern sie mit viel Tamtam auf den Conventions, von denen nahezu jedes Wochenende eine stattfindet. Die Pflege der eigenen Künstler wird dabei vernachlässigt. Dabei hat die deutsche Szene gewiß künstlerisches Potential: → *Ralf Guttermann* von Fineline aus Düsseldorf, der gleichzeitig Vorsitzender des D.O.T. e.V. ist, ist erklärter Anhänger der → *Japani*schen Tattoos. → *Hängo*, der in Berlin seit 20 Jahren ein Studio unterhält und damit zu den »Oldtimern« gehört. → *Yvonne Ziegler*, die es mit gewagten → *Tribal Tattoos* auf die Cover einschlägiger → *Zeitschriften* schafft. → *René Mannich*, dessen → *Realistic Tattoos* sich vor denen eines → *Robert Hernandez* gewiß nicht zu verstecken brauchen. Oder → *Berrit Uhlhorn* von Tatau Obscure in Berlin, die von Experten als eine der besten → *Free-hand*-Künstlerinnen Deutschlands gehandelt wird.

DIATHERMIE

Tattoo-Entfernung

Zur → *Entfernung* einer mißliebigen Tätowierung wird seit zwei Jahren auch die Diathermie angeboten, die der deutsche Tätowierer → *Tattoo Jimmy* und der Arzt Burkhard Masurath mehr oder weniger zufällig erfunden haben. Ihre Technik samt Gerät und Behandlungsverfahren nannten sie »Tattoo Remove« und revolutionierten damit die Tattoo-Szene. Die Technik wurde inzwischen in aller Herren Länder verkauft.

Mittels speziell abgestimmter Stromimpulse wird die elektrische Energie der → *Haut* in Wärmeenergie umgewandelt. Das führt zum langsamen Verkochen bzw. Verdampfen der Zellflüssigkeit. Die Zellen gehen zugrunde und werden mit den in ihr eingelagerten Farbpigmenten abgestoßen. Durch spezielle Nachbehandlungsmittel werden die Mutterzellen des darunter liegenden Gewebes zur Mythose (Zellteilung) angeregt. Dieser natürliche Regenerationsprozeß dauert rund 28 Tage an. Dabei bildet sich auf der Haut auch eine Kruste. Wie beim Tätowieren darf sie aber nicht abgekratzt werden, sondern muß von selbst abfallen. Tattoo Jimmy verspricht: »Ein sicheres und wirkungsvolles Arbeiten, unblutig und aseptisch, ist mit Tattoo Remove möglich.« Die Gefahr von Narben, Kratern, Gräben und Pigmentstörungen sei nahezu ausgeschlossen. Das Schönste daran: Noch nicht einmal eine Lokalanästhesie sei notwendig. Und: Die Haut kann nach dem Abheilen wieder neu tätowiert werden, ohne daß störende Farbrückstände der alten Tätowierung vorhanden sind. Je nach Größe und Aufwand eines Tattoos geht die Diathermie-Behandlung über zwei bis sechs Sitzungen. Eine Sitzung kostet um die DM 150,- und ist damit weitaus billiger als eine Entfernung mit dem → *Laser*.

Kontakt: Tattoo Remove, Tattoo Jimmy, Friedhelm van Genabith, Hauptstr. 41, 79804 Dogern, Telefon 07751/3455, Telefax 07751/800 532, http://www.tattoomove.de, info@tattooremove.de

DIE TÄTOWIERTE ROSE

Drama von Tennessee Williams

Seit dem gewaltsamen Tod ihres Mannes lebt Serafina delle Rose mit ihrer Tochter zurückgezogen, jeden Kontakt mit der Außenwelt ablehnend, in einer Welt verklärender Erinnerungen und Phantasmen. Als ihr von Nachbarinnen erklärt wird, ihr Mann habe sie mit einer anderen Frau betrogen, glaubt sie dies nicht. Zufällig sucht ein Mann nach einem Unfall bei ihr Hilfe. Auch er ist Lastwagenfahrer, duftet nach Rosenöl, hat eine → *Rose* auf der Brust tätowiert, eine ähnliche Statur wie ihr verstorbener Mann, jedoch einen Clownskopf... Für Serafina geht ein Traum in Erfüllung. »Romantizismus ist lebensnotwendig. Ohne ihn können wir nicht leben. Die tätowierte Rose ist meine Liebeserklärung an die Welt«, erklärte Autor

Tennessee Williams. Der 1914 in Mississippi geborene Williams schlug sich nach seinem Studium mit Gelegenheitsarbeiten durch, bis er 1944 seinen ersten Erfolg landete, »Die Glasmenagerie«. Es folgten weitere Welterfolge wie »Endstation Sehnsucht«, »Die Katze auf dem heißen Blechdach« und »Plötzlich letzten Sommer«. Williams starb 1983 in New York. »Die tätowierte Rose« war sein einziger → *literarischer* Ausflug ins Tattoo-Fach (siehe dazu auch → *Film*).

D.O.T. E.V.
Deutsche Organisierte Tätowierer e.V.
Im September 1995 unter anderem von den »alten Hasen« der deutschen Szene, → *Hängo* und → *Ralf Guttermann,* gegründeter Profi-Verein. »Ich habe damals einen Rundbrief geschrieben und darin die Dinge aufgeführt, die im Argen lagen und die es zu verbessern galt. Anschließend habe ich ein Treffen organisiert und so ist das Ganze dann entstanden«, berichtet Ralf Guttermann, der heute auch Vorsitzender des D.O.T. e.V. ist. Der Verein hat heute 43 Mitglieder aus ganz → *Deutschland,* die es sich zum vorrangigen Ziel gemacht haben, dem Tätowierkunden besten Service in ausgesuchten, qualifizierten Tattoo-Studios zu bieten: Groß geschrieben wird dabei die → *Hygiene.* Dazu hat der D.O.T. e.V. die Aktion → *Safer Tattoo* ins Leben gerufen. Ferner veranstaltet der Verein für die ihm angeschlossenen Studios Hygiene-Seminare. Er klärt rechtliche Probleme, übernimmt Öffentlichkeitsarbeit und veranstaltet → *Conventions,* um der Tätowierkunst ein noch höheres Renommé zu verschaffen. Last not least soll deshalb auch das künstlerische Handwerk der D.O.T.-Mitglieder gefördert werden. Weitere Mitglieder sind jederzeit erwünscht, sie müssen sich allerdings den Statuten des D.O.T. e.V. anschließen.
Kontakt: D.O.T. e.V., Deutsche Organisierte Tätowierer e.V., Postfach 100 309, 10563 Berlin/Charlottenburg, Telefax: 030/3447016, http://www. dot-ev.de

DRACHE
Trad. Tattoo-Motiv
Der Drache, insbesondere der lange, flexible Drache, der der Tätowierkunst → *Japan*s entstammt, ist eines der belieb-

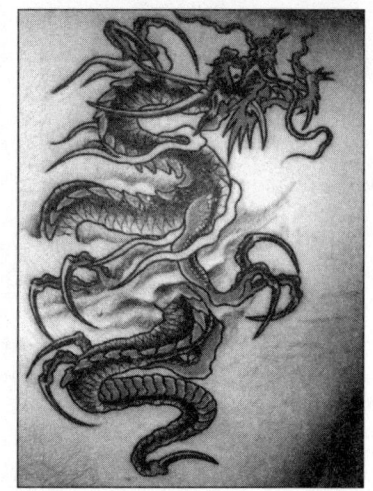

Der Drache gehört zu den beliebtesten Tattoo-Motiven; gestochen von Ralf Guttermann, Fineline Düsseldorf. © Ralf Guttermann

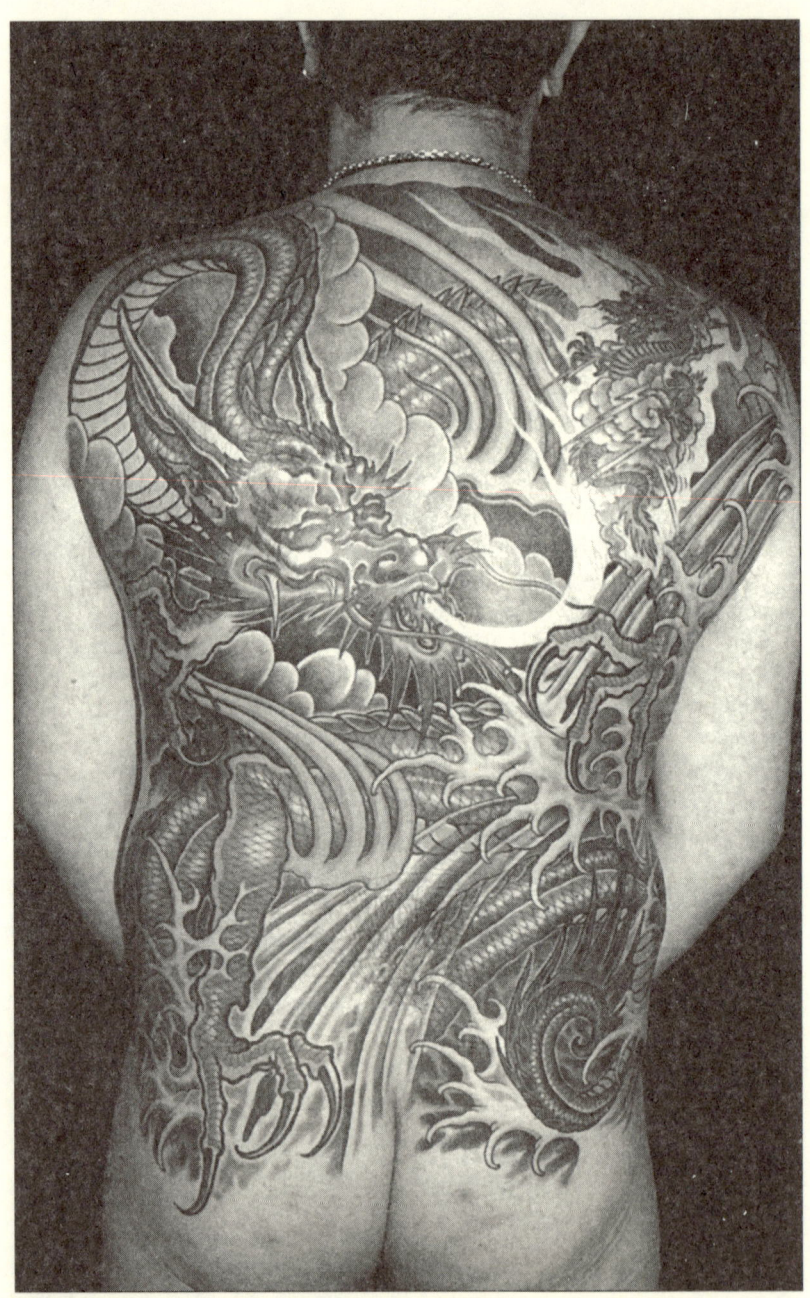

Dem japanischen Drachen, Oni, wird eine glücksbringende Symbolik zugeschrieben; gestochen von Luke Atkinson, Checker Demon Stuttgart. © Luke Atkinson.

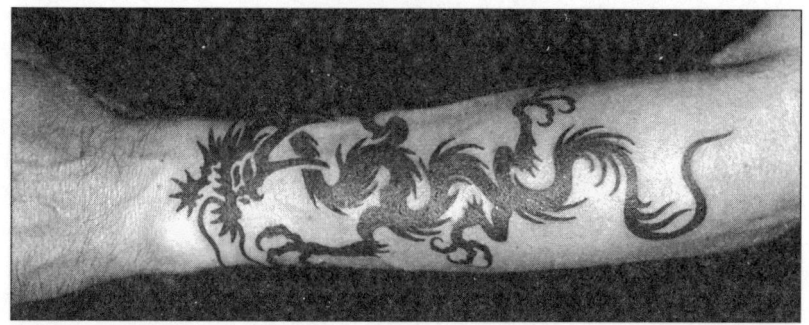

Dieser Drachen ist unverkennbar im tribalen Tattoo-Style entworfen; gestochen von Aija S.F. Leu. © The Leu Family's Family Iron

testen → *Motive*. Er kann praktisch jeder Körperstelle optimal angepaßt werden: flächendeckend auf dem Rücken, sich um einen Arm windend oder zusammengerollt auf der Brust des Trägers. Anders als bei uns, wo der Drache, in der Entsprechung der → *Schlange*, das Böse symbolisiert und deshalb bekämpft werden muß, wird dem japanischen Drachen, → *Oni*, eine glücksbringende Symbolik zugeschrieben. Der japanische Drache entstammt ursprünglich der chinesischen Mythologie, wo man ihm als Himmelsbewohner die Fähigkeit zuschrieb, Regen herbeizuführen, was im von Dürre und Überschwemmungen bedrohten Reisanbau von enormer Wichtigkeit war. Aufgrund der engen kulturellen Verwandtschaft zwischen China und Japan gelangte der Drachen, als lebensspendendes Wassersymbol auch nach Nippon, wo er hochgeachtet und verehrt wird, denn schließlich gilt es ihn, der bei Wut mal eben ein Seebeben verursachen kann, gütlich zu stimmen. Eine der bekanntesten und in Japan meistgestochensten Drachen-Legenden ist – neben den Darstellungen buddhistischer Götter von Wind und Donner (Fu-jin und Rai-jin), die auf Drachen reiten – die von → *Tamatori Hime*.

DYDOE
→ *Intimpiercing für Männer*
Als »Dydoe« wird das meist paarweise Piercing durch den Rand der Eichel bezeichnet. Bis zu einem halben Jahr dauert die Heilung an.

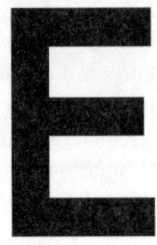

EASYRIDERS, INC.
Amerikanischer Verlag
Neben Biker-Magazinen wie *Easyriders, VQ, V-Twin, Biker* und *In the Wind*
publiziert der Verlag die szenespezifischen Tattoo-Magazine → *Tattoo,* →
Savage, → *Tattoo Flash* und → *Inked.*
*Kontakt: Easyriders, Inc., 28210 Dorothy Dr., Agoura Hills, CA 91301, USA,
Telefon 001/818/889-8740, http://www.easyriders.com*

EDO
Heute: Tokio
Heute steht Edo, der frühere Name der → *japan*ischen Hauptstadt Tokio,
für eine bestimmte Zeitepoche (1603–1868), in der es gang und gäbe war,
Straftäter mit Tätowierungen zu kennzeichnen. Für Delikte wie Diebstahl,
Hehlerei oder Betrug wurden überführte Straftäter mit Streifen an Armen
oder im Gesicht gekennzeichnet, wobei sich die Zahl, Anordnung und Plazierung der tätowierten Streifen nach der Stadt, in der sie verurteilt wurden, unterschied. Auf diese Weise konnte sichergestellt werden, daß die
Verbannung, die mit einer solchen Verurteilung einherging, eingehalten
wurde. Doch Tattoos waren in der Edo-Zeit nicht nur Brandmarkung für
Straftäter. Die → *Suikoden*, chinesische Räuber- und Rebellengeschichten
aus dem 14. Jahrhundert, wurden Mitte des 18. Jahrhunderts ins Japanische übertragen und lösten den eigentlichen Tattoo-Boom aus. Die Suikoden begründeten die uns heute aus dem fernöstlichen Raum bekannten,
diffizilen Tätowierformen, die sogenannten → *Horimono.*
   Im → *Tattoo Museum Tokio* finden sich zahlreiche Originalschriftstücke
aus der Edo-Zeit.

EINFLUSSREICHSTER KÖRPERKÜNSTLER
Rekord
Der Körperkünstler → *Fakir Mustafar* aus Aberdeen, South Dakota, USA
ist laut → *Guinness Buch der Rekorde* international anerkannt für seine

Forschung über primitive Körperdekoration und moderne Körperveränderungen. Seine Arbeit, die er seit 50 Jahren betreibe, so das Guinness-Buch, wurde in mehreren Filmen, Fernsehprogrammen und Büchern vorgestellt und wirke als Katalysator bei der jüngsten Wiederbelebung des → *Piercings*, → *Brandings* und Körpergestaltens. Mustafar sei Mitentwickler der heute benutzten Piercingtechniken und Direktor der »Fakir Body → Piercing & Branding Intensives« in Kalifornien, USA, der einzigen zugelassenen Kurse dieser Art in der Welt.

EINWEGKANÜLE
A & O beim Piercen
Die Einwegkanüle, auch Braunnüle genannt, wird beim → *Piercing* zum Durchstoßen der zu piercenden Stellen verwendet. Wie der Name bereits sagt, sollte diese nur einmal verwendet werden. Sie ist steril verpackt und wird z.B. auch beim Blutspenden verwendet.

EINWEGHANDSCHUHE
→ *Handschuhe*

ELDRIDGE, CHUCK W.
Amerik. Tattoo-Sammler, geb. 1947
Wie so viele andere Tattoo-Künstler verbrachte Chuck W. Eldridge die Kindheits- und Jugendjahre inmitten tätowierter Soldaten. Vielleicht war deshalb sein weiterer Lebensweg vorgezeichnet. 1965 schmiß er die High School und ging zur Navy, um dort eine »richtige Ausbildung« zu genießen. Nach 13 Wochen im Ausbildungslager in San Diego bekam er zum ersten Mal Ausgang gewährt und erfüllte sich in den darauffolgenden zwölf Stunden einen Kindheitstraum – und das gleich vierfach. Mit

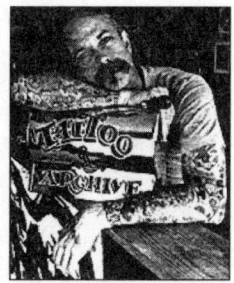

Chuck W. Eldridge

vier Tattoos kehrte er zurück ins Lager. Im Verlauf der folgenden Jahre sollten viele weitere → *Pieces* u.a. auf den Philippinen, Hong Kong, → *Hawaii* und → *Japan* sein ganz »persönliches Sammelalbum« vervollständigen.

1969 schließlich kehrte er der Armee den Rücken und schlug sich mit einer Vielzahl Jobs durchs Leben, bis er 1974 auf → *Don Ed Hardy* traf, der ihn nicht nur tätowierte, sondern zu seiner größten Freude auch den Vorschlag unterbreitete, ihn in die Kunst des Tätowierens einzuweihen. 1980 gründete er das von Fans hoch geschätzte → *Tattoo Archive*, eröffnete 1984 ein Studio in Berkeley, wo er gleichzeitig begann, sich mit der Geschichte der Tattoo-Kunst zu befassen. Nebenher veröffentlichte er den vierteljährlichen Newsletter → *The Archive File*, der an Abonnenten auf der ganzen Welt verschickt wurde.

In Erinnerung an die Legende → *Franklin Paul Rogers* gründete Eldridge im Januar 1993 gemeinsam mit → *Don Ed Hardy* und → *Henk Schiffmacher* die Stiftung → *The Paul Rogers Tattoo Research*, die inzwischen im → *Guinness Buch der Rekorde* steht.

Kontakt: C.W. Eldridge, 2804 San Pablo Aveneu, Berkeley, CA 94702 USA, Telefon 001/510/548-5895, http://www.tattooarchive.com, tattoo@tattooarchive.com

ENGEL
Tattoo-Motiv
Engel als Tattoo-Motiv symbolisierten zu Beginn dieses Jahrhunderts die Hoffnung.

ENGLAND
→ *Großbritannien*

ENIGMA
Amerik. Körperkünstler
Der gesamte Körper von Paul Lawrence ist mit einem Puzzle aus Tätowierungen bedeckt. Am 20. Dezember 1992 hat diese aufwendige Arbeit seine Ehefrau Katzen begonnen, die selbst am ganzen Körper inklusive Gesicht mit stilisierten Fledermäusen tätowiert ist. Fortan arbeitete sie einen Monat lang sechs Stunden pro Tag an den Puzzlekonturen, die sie, der Schnelligkeit wegen, mit → *Tätowiermaschinen* stach. Nur die sensiblen Bereiche rund um die Augen, die Ohren und die Genitalien wurden per Hand gestochen. Seit drei Jahren ist Katzen nun dabei, die einzelnen Puzzleteile mit einem blauen Farbton auszufüllen. Über 100 andere Tattoo-Artisten standen und stehen ihr bisher zur Seite, denn schon jetzt ist man parallel damit beschäftigt, das menschliche Puzzle mit sogenannten → *Touch Ups* zu versehen, die die verblassenden Hautpartien farblich auffrischen.

Der Puzzle-Man, der 1999 hierzulande von zahlreichen Plakatsäulen aus zu mehr Toleranz aufrief, schaffte es mit seinem aufwendigen Körperbild in das National Geographic Magazine und hatte 1995 als Monster einen Gastauftritt in der TV-Serie »Akte X«.

Er steht seit Jahren als → *berühmtester Körperkünstler* im → *Guinness Buch der Rekorde*, denn er hat Hörner, einen Schwanz und Stachelschweinstacheln, die in seinen Körper unter Anwendung von Korallen implantiert wurden. Der richtige Knochen wächst um die Implantate herum, und die Hörner auf seinem Kopf wachsen jährlich um 3,8 Zentimeter. Am 9. Mai 1996 fügte er den Rekord → *Meiste Künstler, die gleich-zeitig tätowierten* hinzu, als er sich auf der Amsterdam Tattoo Convention von 22 Künstlern gleichzeitig tätowieren ließ.

Bis Juli 1999 tourte Enigma mit → *Jim Rose's Circus* durch die Welt, malträtierte dabei seinen Körper und schluckte diverses Metallzeugs hin-unter. Inzwischen hat er eine eigene Show, »ThEnigma-Show«, bei der er mit seiner Frau Katzen bevorzugt auf → *Conventions* auftritt. Dabei über-rascht das wohl bizarrste Ehepaar der Welt nicht mit gewohnten Piercing-Skurrilitäten, sondern mit Musik und Comedy.

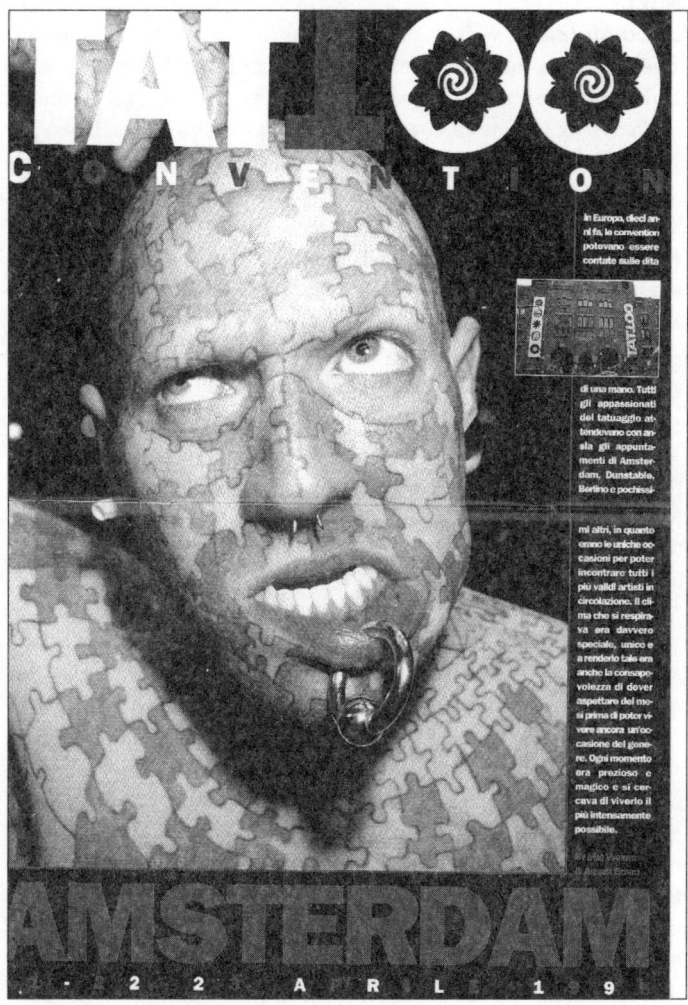

Enigma in seiner lieb-sten Rolle: als Clown.

ENTFERNUNG

Fort & Weg

Es gibt verschiedene Möglichkeiten für all jene, die ihrer Tattoos überdrüssig geworden sind oder ihr Tattoo aus beruflichen Gründen entfernen müssen. Ein griechischer Arzt, so hat das → *Tätowiermagazin* 1996 herausgefunden, beschrieb im Jahre 54 n. Chr. die Zusammensetzung einer Paste aus Knoblauchzwiebeln und Kantharidin (Drüsensekret der Spanischen Fliege), die auf die betreffende Hautstelle aufgetragen zum Absterben des Hautgewebes führte. Das war offenbar eine der ersten chemischen Methoden zur Entfernung der Hautbilder. Eine andere war die des Königs der Tätowierer, → *Christian Warlich*, doch der hat die Rezeptur seiner geheimnis-, aber wirkungsvollen Tinktur mit ins Grab genommen. So gibt es die letzten Jahrzehnte nur die mechanische Methode: der Hobel, mit dem die Hautschicht abgeschliffen wurde und wird, die sogenannte → *Dermabrasion*. Zurück blieben und bleiben unschöne Narben.

Inzwischen hat aber die Wissenschaft ihren hochwertigen Teil zur Tattoo-Entfernung beitragen. In einer Vielzahl renommierter Haut- und Laserkliniken bundesweit beamt der → *Laser* die Hautbilder unproblematisch – aber sehr teuer – weg. Als kostengünstigere Alternative wird seit wenigen Jahren die → *Diathermie* angeboten. Das → *Waterjet-Cutting* befindet sich noch in der Probephase.

AUSGEWÄHLTE ADRESSEN FÜR DIE ENTFERNUNG VON TÄTOWIERUNGEN SIND:

- **Deutsche Dermatologische Laser Gesellschaft**
  Karlsplatz 4, 80335 München
- **Berufsverband der Deutschen Dermatologen**
  Brackeler Hellweg 133, 44309 Dortmund, Telefon 0231/200342
- **Medizinische Laser Kosmetik**
  Königstr. 33-37, 90402 Nürnberg, Telefon 0911/222888
- **Laserzentrum Braunschweig**
  Friedrich-Wilhelm-Str. 43/44, 38100 Braunschweig,
  Telefon 0531/2404911
- **Cosmetisches Laserzentrum Köln**
  An Groß St. Marien 8, 50667 Köln, Telefon 0221/2582850
- **Laserklinik Karlsruhe**
  Kaiserstraße 104, 76133 Karlsruhe, Telefon 0721/9211230
- **CLC Lasercosmetik GmbH**
  Backnanger Str. 74, 71546 Aspach, Telefon 07191/23384
- **Laserzentrum Duisburg**
  Sonnenwall 37, 47051 Duisburg, Telefon 0203/20999

ERL

Piercingart

Ein Piercing durch das Fleisch auf dem Nasenrücken nennt man »Erl« und ist in der Regel völlig unproblematisch. Es heilt nach spätestens zwei bis vier Wochen ab.

ERSTE ORGANISATION PROFESSIONELLER PIERCER E.V.

1. O.P.P. e.v.

Wenn's um → *Hygiene* und Sicherheit geht, stehen die deutschen Piercer den Tätowierern in nichts nach. 1997 hat sich die Organisation professioneller Piercer gegründet. Sie hat die Aktion → *Safer Piercing* ins Leben gerufen, nach der ein Gütezeichen jene Studios kennzeichnet, in denen professionell und unter Berücksichtigung der geltenden Hygiene- und Materialvorschriften sowie eines soliden medizinischen Grundwissens gestochen wird.»Wir möchten weiterhin unsere Interessen gegenüber Behörden sowie staatlichen Organisationen vertreten, um langfristig eine Anerkennung des Piercens als Berufsstand zu erreichen.«

Der Verein bietet seinen Mitgliedern eine Reihe von Dienstleistungen an wie medizinische Beratung, Seminare, Arzneimittel- und Hygienematerial-Empfehlungen, Informationsaustausch unter den Mitgliedern, Informationsmaterial, Mitgliederzertifikate. Um dem Verein beizutreten, muß ein fünfseitiger Fragebogen ausgefüllt werden.

Kontakt: 1. O.P.P. e.V., Neusser Str. 112, 50670 Köln

ESKIMOS

Nordländer

Der nördliche Teil des amerikanischen Kontinents, die gesamte arktische Küste von Westalaska bis Ostgrönland und die meisten Inseln des arktischen Archipels – die sogenannte arktische Tundra – wurden und werden bis heute von den Eskimo (Inuit) bewohnt. Darüber hinaus gibt es eine kleine Gruppe asiatischer Eskimo, die Yuit, die an der Küste der Tschuktschen-Halbinsel und auf den Inseln des Beringstraßengebietes zwischen Alaska und Sibirien leben. Trotz der riesigen Entfernung von über 5.000 Kilometern Luftlinie zwischen Sibirien und Ostgrönland besitzen die Eskimo eine relativ einheitliche Sprache und Kultur. Zur Kultur gehörte viele Jahrhunderte lang auch das → *Tatauieren*, vor allem bei den Frauen. Sie bearbeiteten ihre Haut mit rußigen Fäden, die narbenähnliche Markierungen hinterließen. Weiterer Körperschmuck waren, und darin äußert sich unter anderem der Einfluß der → *nordamerika*nischen → *Indianer*, Lippenpflöcke sowie Ohr- und Nasenschmuck.

Der Körperschmuck konzentrierte sich aus klimatischen Gründen weitestgehend auf den Gesichtsbereich.

EUROPA

Die erst 1991 entdeckte Mumie vom Hauslabjoch, Ötzi, beweist, daß bereits in der Bronzezeit, also vor gut 5.000 Jahren, auch in Europa Ornamente in die Haut gestochen wurden. Die meist einfarbigen Linienbilder entstanden aus rituellen Beweggründen. Die → *keltischen* Pikten in → *Kaledonien*, dem heutigen Nordschottland, trugen sich Bilder auf die Haut. Auch die Kreuzritter ließen sich Kreuze oder ähnliche Enbleme in die Haut stechen, um sich im Todesfall ein christliches Begräbnis zu sichern. Die Hautbilder hatten damals also eine identifikatorische Funktion, darüber hinaus aber nur wenig mehr. Es finden sich kaum Zeugnisse einer ausgeprägten Körperkunst im mitteleuropäischen Raum. Der Europäer, so vermutet der Historiker Stephan Oettermann in seinem Buch »Zeichen der Haut«, war offenbar ganz außerstande sich eine andere Funktion der Tätowierung als die der Identifizierung vorzustellen. Ein Schaustellerzettel aus dem Jahr 1566 macht das deutlich. Ein Holzschnitt zeigt eine → *Eskimo*frau mit Kind, die von → *Sir Martin Frobisher* in Neufundland gefangen worden war und nun auf europäischen Messen zur Schau gestellt wurde. Über die Narbentypische Tätowierung im Gesicht der Eskimofrau heißt es: »Die Zeichen, die sie im Gesicht hat, sind ganz blau. Sie werden vom Ehemann gemacht, damit er sein Weib wiedererkennen kann; sonst würden sie durcheinander laufen wie das Vieh.« Die ablehnende Einstellung der Europäer kam nicht von ungefähr. Künstlerische Hautzierden waren näm-

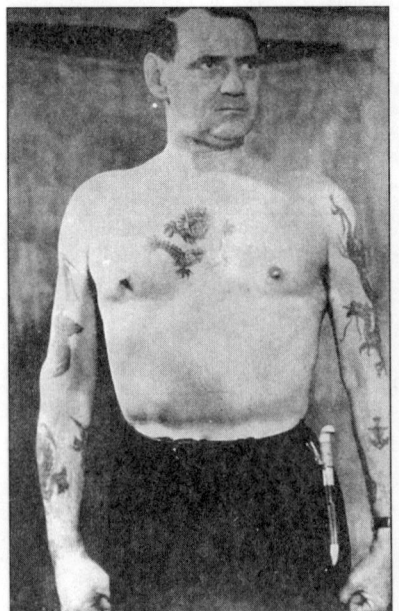

lich seit dem vierten Jahrhundert europaweit geächtet: Der römische Kaiser → *Konstantin der Große* untersagte 313 die Gesichtsgravuren der Sklaven und Sträflinge, weil sie angeblich das Abbild Gottes verschandelten. 787, nachdem inzwischen die christliche Kultur ganz Europa überschwemmt hatte, war es Papst → *Hadrian I.*, der die Hautzierde auf jeglichem Körperteil verbot, weil er es mit Aberglaube und Heidentum assoziierte. Seine Nachfolger hielten das Verbot aufrecht.

Was nur die wenigsten wußten: zur ersten Hightime der Tattoo-Zunft in den 1920er Jahren war sogar der König von Dänemark tätowiert. © Archiv Theodor Vetter

112

An Bedeutung gewann die Hautkunst in Europa erst mit der Rückkehr des Weltumseglers → *James Cook*, der 1774 mit → *Omai*, einem Eingeborenen aus → *Tahiti*, einen verzierten Menschen in die zivilisierte Gesellschaft → *Englands* einführte. → *Seefahrer* unterdessen ließen sich von den Völkern in der Südsee mit deren → *Tribal*-Motiven → *tatau*ieren, später, als die Eingeborenen sich den Wünschen der Matrosen anpaßten, Palmen und Mädchen, Synonyme für die Südsee. Bezahlt wurden die Eingeborenen dafür mit Messer, Spiegel und Nadeln. Manche Matrosen quittierten den Dienst und ließen sich auf den Südseeinseln nieder: Der Franzose → *Jean Baptiste Cabri* war der erste, der sich dort auch am ganzen Körper verzieren ließ. Nach seiner Rückkehr war er der erste Europäer, der sich auf → *Jahrmärkten* hierzulande gegen Eintrittsgeld zur Schau stellte und den Wilden mimte.

Durch Nachahmungsdrang, Langeweile und den Willen, einer bestimmten Gruppe anzugehören, nämlich der der Seeleute, verbreitete sich der Brauch des Tätowierens auch beim einfachen Volk. Andere Seefahrer ließen sich deshalb das Tatauieren, das dank Anglizismen zu »Tattooing« (dt.: »Tätowieren«) mutierte, von den Eingeborenen lehren und praktizierten das Tätowieren fortan selbst. Sie waren es auch, die dem Wunsch der Seemänner nach eigenen Motiven entsprachen. Die Tribal-Motive der Polynesen wurden mit den Bildwünschen der Europäer zu einer neuen Symbolsprache verknüpft, die wir heute als → *Traditional Tattoo* bezeichnen: gekreuzte Schwerter, Kanonen, Spruchbänder,

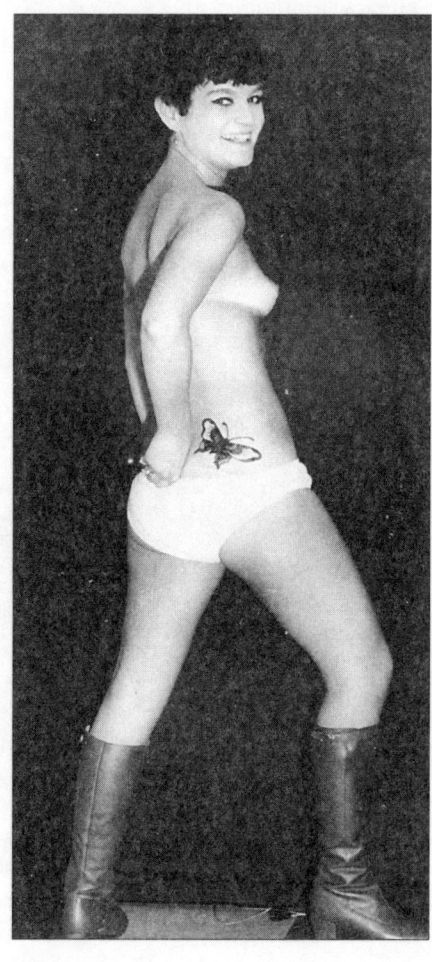

Mit den Hippies kamen in den 60er Jahren die kleinen, bunten, atmosphärischen Pieces. Diese junge Dame ist sichtlich stolz auf ihren kleinen Schmetterling. © Archiv Theodor Vetter

Jahreszahlen, → *Herzen* mit Initialien, → *Sacred Hearts,* → *Rosen,* → *Schlangen.* Neben diesen reinen Enblemen tauchten ab 1814 auch vereinzelt bildliche Darstellungen auf: kleine Soldaten oder ein Gesicht, später die → *Pin-ups.* Wahre Meister der maritimen Motive waren die englischen Tätowierer wie → *Sutherland MacDonald* und → *Tom Riley.* Sie fertigten die Matrosen bisweilen wie am Fließband ab. Eine Viertelstunde pro Kunde – nicht mehr.

Nach Berichten von Anfang des 19. Jahrhunderts waren die französischen Matrosen gleich nach den Engländern die Meister der Tätowierung, wenngleich es kaum französische Tätowierer gab, die bereits ein eigenes Studio hatten. Was mit den Restriktionen seitens der Behörden zu tun hatte, die das Tätowieren in Armee und Marine verboten. Doch kaum einer beachtete diese Einschränkungen; in den 1830er Jahren warteten die professionellen Tätowierer in Frankreich in den Bars der Hafenstädte Tolouse und Brest. In Kopenhagen hatte dagegen → *Tattoo Jack,* genannt der Seemann, bereits einen Laden in der Nähe des Hafens, eingerichtet in einem Keller unter dem Café Texas. Auch in der türkischen Marine waren Tätowierungen sehr beliebt. Der Schriftsteller Theopile Gautier (geb. 1811, gest. 1872) berichtete in der Zeitschrift *Constantinople,* »...fast alle Seeleute hatten die Arme mit Blau oder Rot tätowiert... Ich sah auf diesen Armen mit den hervortretenden Adern, den athletischen Muskeln zuerst das talisman-

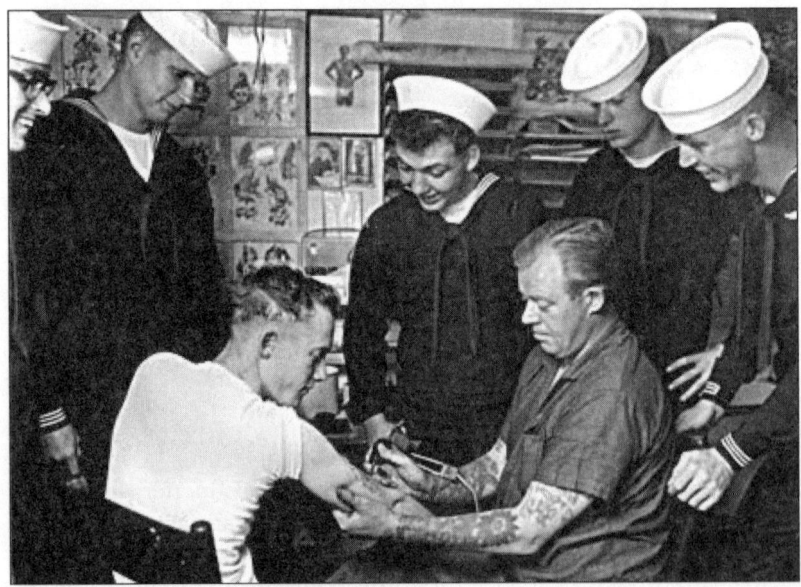

Zum Ende des 19. Jahrhunderts eine typische Szene:
Seefahrer unter sich, beim Tätowierer. © Archiv Theodor Vetter

artige ›machíallah‹, das im Orient vor dem bösen Blick schützt, außerdem sah ich entflammte → *Herzen*, die ein Pfeil durchbohrte, genau wie auf den Armen französischer Trommler, oder wie auf dem Briefpapier einer verliebten Köchin; es gab Suren aus dem Koran, gottesfürchtige Andenken einer Pilgerfahrt nach Mekka, mit Blumen und Zweigen durchsetzt, Anker, Dampfschiffe mit ihren Rädern und ihrem Rauch in Form eines Korkenziehers.«

Wesentliche Impulse erfuhr die europäische Motivauswahl, als → *Japan* sich Mitte des 19. Jahrhunderts dem Westen öffnete. Die Gestalten und Wesen, die den → *Suikoden* entstammten, veränderten den menschlichen Körper mit der Vielzahl kleinster und diversester Motive zu einem in sich geschlossenen, aufwendigen Gemälde. Mit den Geschichten aus der »Neuen Welt«, farbenprächtig von Karl May oder Fenimoore Cooper in Szene gesetzt, hielten schließlich auch die → *Indianischen Tattoos* Einzug unter die europäische Haut. → *George Burchett,* der u.a. → *The Great Omi* »erschuf«, griff in den 1920er, 1930er und 1940er Jahren die Einflüsse der Amerikaner auf, bei denen die maritimen Motive des Westens mit den asiatischen Formen verschmolzen. Es waren der Brite → *Ron Ackers* oder der Niederländer → *Albert Cornelissen*, die »Prototypen des europäischen Tätowierers zur Mitte des 20. Jahrhunderts«, die mit Caravan und mobiler Ausrüstung durch Europa reisten und überall dort → *piker*ten, wo ein Mangel an Tätowierern herrschte. → *Les Skuses* und → *Cash Cooper* aus Großbritannien, → *Ole Hansen* aus Norwegen oder → *Herbert Hoffmann* und → *Christian Warlich* aus Deutschland waren in den 1950er und 1960er Jahren so etwas wie die ersten → *Stars* der frühen Euro-Szene.

Zum Ende des 20. Jahrhunderts war die Präsenz der → *Meisterstecher* aus Amerika fast erdrückend. Doch Obacht! Die Saat sprießt inzwischen auch wieder in Europa. Die expressionistische Fun-Generation, die ihren Ausgangspunkt in Europa hatte, hat einen Nährboden für junge Tattoo-Meister geschaffen, wie → *Filip Leu*, → *Ralf Guttermann*, → *Robert Hernandez*, → *Luke Atkinson* oder → *Stéphane Chaudesaigues*. Und der Däne → *Erik Reime* ist einer der wenigen, der als Tätowierer gleichzeitig auch einem Künstlerverband angeschlossen ist.

EVERETT, BRIAN
Amerik. Tätowierer, geb. 1961
Brian Everett war schon von Kindesbeinen an ein talentierter Künstler. In seiner Jugend verkaufte er Bilder an wichtige Galerien in den → *USA*. Ende der 1980er Jahre war es → *Jack Rudy*, der Brian empfahl, sein außerordentliches Porträt-Talent auch für Tätowierungen zu nutzen. Jack Rudy, nach seiner Zusammenarbeit mit → *Goodtime Charlie Cartwright* selbst ein vielbewunderter → *Fineline*-Tätowierer, demonstrierte Brian, wie man

eine Blondine tätowiert, indem er Brian eine Blondine auf den Oberarm tätowierte. Anschließend demonstrierte er Brian, wie man eine Brünette tätowiert, in dem er Brian eine Brünette auf den anderen Arm tätowierte. Auf diesem Wege lernten bereits in der Vergangenheit zahllose Tätowierer ihren Job – indem der Meister die Haut seines Lehrlings als »Leinwand« benutzte. Auch Brian sah aufmerksam zu. Harte Arbeit und unermüdlicher Fleiß, die Brian in den Jahren darauf in die Hautkunst investierte, machten ihn über die Szene hinaus als Meister der → *Realistic Tattoos* bekannt. Heute genießt Brian einen Lebensstil, von dem viele Tätowierer nur träumen: eine bezaubernde Ehefrau, ein Haus voller Kinder, ein beispielgebender Tattoo-Shop »Route 66 Fineline« in Albuquerque, New Mexiko, in dem jeder seiner angestellten Tätowierer einen eigenen Raum zum Arbeiten zur Verfügung hat, und – das wichtigste – weltweiter Respekt.

Der »anerkannte Meister der → *Porträt Tattoos*«, so das US-Magazin »Skin & Ink«, ist viel unterwegs, um diesen Ruf zu untermauern. Manche nennen ihn auch rastlos. »Wenn du den ganzen Tag in deinem Shop sitzt, bekommst du von draußen in der Welt nichts mehr mit. Die Leute neigen dazu, dich zu vergessen, wenn du dich eine Weile nicht blicken läßt.« Also tingelt Brian von → *Convention* zu Convention rund um den Globus und zeigt auf jeder Veranstaltung auf ein Neues, was es bedeutet, ein guter Tätowierer zu sein, der noch dazu in der hohen Fineline-Tradition eines Jack Rudy steht. Bevor Brian überhaupt zu einer Convention anreist, läßt er sich alle Informationen schicken über das, was die Leute auf der Veranstaltung von ihm tätowiert haben wollen. Wenn er dann ankommt, nimmt er gleich

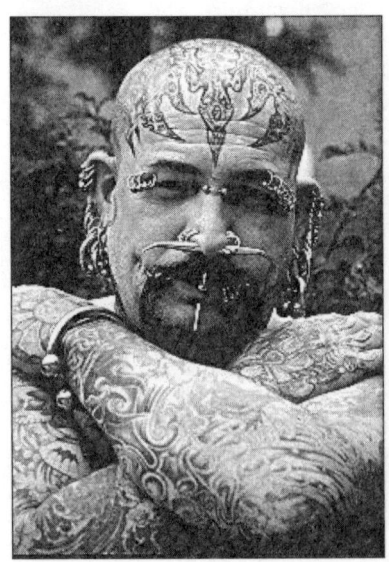

seinen Platz ein, stöpselt sein Equipment ein und beginnt zu arbeiten. Er läßt sich nicht bei der Arbeit stören, schaut nicht ein einziges Mal auf. Er tätowiert jeden Tag, jede Stunde, sogar noch, wenn das Aufräumkommando bereits den Boden wischt und den Müll einsammelt. »A kind of a tattoo road warrior«, befinden seine Fans. Tatsächlich: Auf der Straße fühlt er sich daheim. Nicht von ungefähr kommt daher seine Leidenschaft für Oldtimer aus den 60er und 70er

Extreme I: Wo eine Szene durch Extravaganz von sich reden macht, sind der Schrillheit meist keine Grenzen gesetzt. © Archiv Theodor Vetter

116

Jahren. »Ich habe keine Ahnung, wie viele es sind«, erzählt er über seine Autosammlung, »American Classics halt, um die 20, vielleicht 30. Alle mehr oder weniger in Schuß...«

Kontakt: Brian Everett, Route 66 Tattoo and Art Gallery, 3409 Central Avenue, NE Albuquerque, NM 87106, Telefon 001/505/2550792, http://route66 tattoo.com

EXTREME
Extravaganzen
Wo eine Szene durch Extravaganz von sich reden macht, sind der Schrillheit meist keine Grenzen gesetzt. Letztendlich ist erlaubt, was gefällt – und, ganz wichtig, das eigene → *Schmerzempfinden* zuläßt. Das amerikanische Print-Magazin → *Savage*, das auch in einer deutschen Übersetzung im Zeitschriftenhandel erhältlich ist, präsentiert kranke Tattoos und Piercings. Weitaus extremer ist aber das amerikanische Internet-Magazin → *BME*, dessen Seiten teilweise nur über ein Passwort einzusehen sind. Neben ausgefallenen Spielarten wie → *Branding,* → *Implanting* oder → *Amputation* und → *Nullification,* gibt es dort, nicht zuletzt aufgrund der thematischen Nähe zur S/M-Szene, auch atypische Tätowierungen zu entdecken, z.B. Vorhaut-, Eichel- oder Zungentattoos. Wie gesagt: Erlaubt ist, was gefällt.

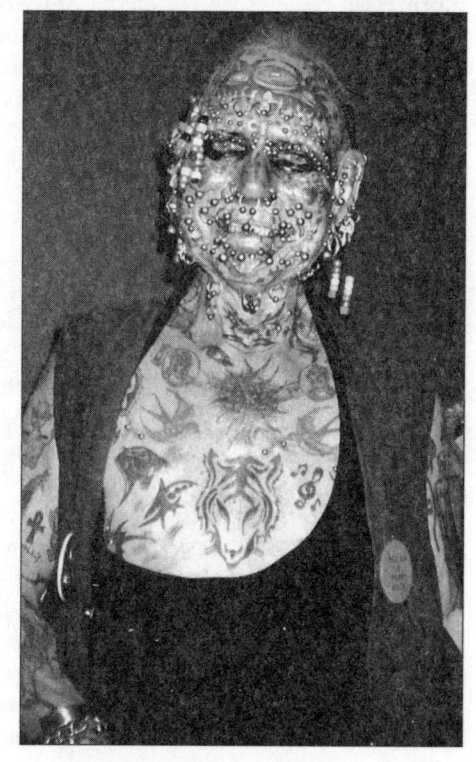

EYELINER
Engl.: flüssiges Kosmetikum zum Ziehen des Lidstriches
Nur der Vollständigkeit halber aufgeführt. Auch der Eyeliner, der den oberen und unteren Lidrand des Auges betont, gehört mit seinem Pinselchen zur modernen → *Körperbemalung*.

Extreme II: Jedem wie es gefällt, und für manche ganz extrem. Wie dieser werte Herr des nachts aber schlafen geht, wird wohl auf ewig sein kleines Geheimnis bleiben...
© Archiv Theodor Vetter

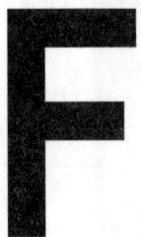

F

FAKIR MUSAFAR
Amerik. Körperkünstler, geb. 1930
Schamane, Künstler, Piercer und Lehrmeister – jeder dieser Titel trifft auf den amerikanischen Fakir Musafar zu. Das → *Guinness Buch der Rekorde* sieht in ihm sogar den → *Einflußreichsten Körperkünstler* der Welt. Von den Medien wird er als »Vater der → *Modern Primitives* bezeichnet. Ein Ruf, den er sich in nunmehr über 50 Jahren der Forschung über primitive Körperdekorationen und moderne Körperveränderungen erworben hat.

Fakir Musafar, geboren in einem Indianerreservat in Aberdeen, South Dakota studierte Elektrotechnik und machte sein Examen an der Northern State University (South Dakota) sowie seinen Magister im Creative Writing an der San Francisco State University. Bei der US Army zeigte er sich von 1952 bis 1954 als Sprengungsexperte verantwortlich, arbeitete im Anschluß daran als Tanzschullehrer, bevor er für viele Jahre in entscheidenden Positionen großer Werbeagenturen San Franciscos arbeitete und

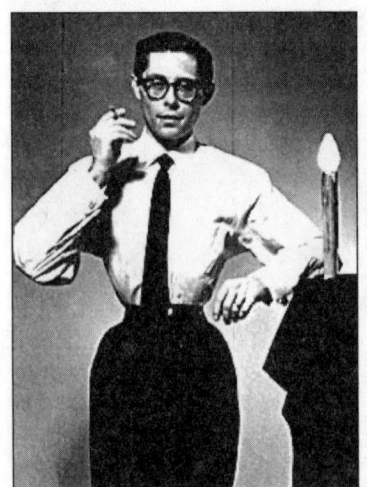

eine eigene Anzeigenagentur in Silicon Valley gründete. Musafar hatte über die Jahre hinweg eine bewegte Karriere.

Was die wenigsten aber wußten: Privat strebte er seit seinem 14. Lebensjahr, als er sich mit einer Sicherheitsnadel ein Piercing durch die Vorhaut setzte, die »Erhöhung meines Geistes durch die körperliche Modifikation an«, wie er dem → *BMEzine* in einem Interview berichtet. Weitere Piercings durch → *Brustwarzen*, → *Vorhaut* und andere Körperstellen sollten über die Jahre fol-

1956 verkleinert Fakir Musafar seine Hüfte auf einen Minimalumfang © Archiv Marcel Feige

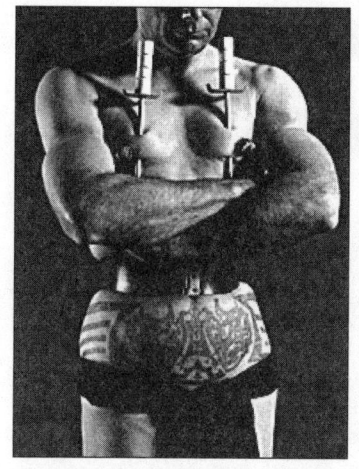

gen; 1956 verkleinerte er seine Hüfte auf einen Minimalumfang; 1963 dehnte er die Löcher durch seine Brustwarzen auf Daumengröße; 1982 ließ er sich im Rahmen eines alten Indianer-Rituals für den Film »Dances Sacred and Profane« an den Brustwarzen aufhängen; und immer wieder versah er seinen Körper mit Nadeln en masse. »Wenn du deinen Körper gebrauchst, wenn du deinen Körper modifizierst, kannst du ein höheres Bewußtsein erlangen und die wahre Natur deines Lebens entdecken«, so seine Begründung für die Torturen.

1979 hatte Fakir Musafar auf der International Tattoo → *Convention* in Reno, Nevada, sein öffentliches »Coming Out«. Seitdem sieht er es als seine Lebensaufgabe, über das »Body Play« zu schreiben, sprechen und es andere zu lehren. In den 1990er Jahren wurde Fakirs Arbeit in diversen Filmen und Büchern vorgestellt, war er Gast in Fernsehshows, sprach er als Gastdozent an Universitäten und Hochschulen, vor New Age- und anderen Gruppierungen. Regelmäßig steuerte er Text- und Fotomaterial zu amerikanischen Fachpublikationen wie »Theater Journal« (Performance Art), John Willie's »Bizarre«-Magazine (Fetish & SM), »Skin Two« von → *Chris Wroblewski* bei. Seine Performance zeigte er auf internationalen Kunstfestivals in London, Kopenhagen und in Lissabon.

Seine Arbeit wirkte, so befindet das Guinness-Buch, als Katalysator bei der jüngsten Wiederbelebung des → *Piercings*, → *Brandings* und Körpergestaltens. Musafar war Mitentwickler der heute weltweit gängigen Piercingtechniken und ist Direktor der »Fakir Body Piercing & Branding Intensives« in Kalifornien, USA, der einzigen zugelassenen

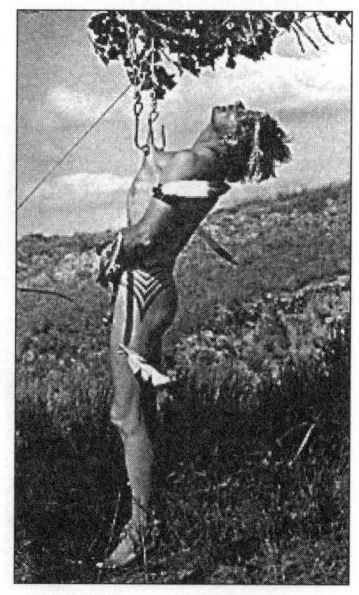

Körpererhöhung durch Körpertorturen –
Fakir Musafar ist der Vater des
Modern Primitiives © Archiv Marcel Feige

119

Kurse dieser Art in der Welt. Seit fünf Jahren publiziert er außerdem sein eigenes Magazin »Body Play & Modern Primitives Quarterly«.
Kontakt: Fakir Musafar, P.O. Box 2575, Menlo Park, Ca 94026, Telefon 001/650/324-0543, http://www.bodyplay.com, fakir@bodyplay.com

FANTASY TATTOOS
Tattoo-Stil
Fantasy hat die Literatur revolutioniert. Lange bevor J.R.R. Tolkien in die Welt der Hobbits entführte, flüchteten sich Menschen in dem ihnen eigenen Eskapismuswunsch in andere, schönere Welten: Tarzan, Quatermain oder Conan waren Ende des 19., Anfang des 20. Jahrhunderts die ersten Helden eines Genres, das sich Heroic Fantasy nannte. Futter für all die, die sich unter die Tätowiernadel begaben und sich selbst mit Motiven, der Fantasy-Literatur entliehen, einen Hauch Heroismus verliehen.

Die Märchen, Märchen-Epen und last not least Tolkiens Hobbit-Welt eröffneten den Tattoo-Künstlern die schöngeistige Seite der Fantasy: Prinzessinnen, Elfen, Zwerge, Zauberer und Kobolde, manchmal aber auch verwunschene, trutzhaftige Burgen auf bizarren Felsformationen, die Fantasy-Literatur bot eine wahre Fundgrube für Tätowierer. Für den Tätowierten stellten sie unterdessen einen Dialog mit seiner Phantasie, seinen Wünschen, seinen Hoffnungen, seinem inneren Leben dar. Seit Ende der 1970er und Anfang der 80er Jahre, seit »Die Nebel von Avalon« von Marion Zimmer Bradley den Keltenlegenden zu magischer Popularität verhalf, wurden Fantasy-Motive auch mit → *Keltischen Tattoos* kombiniert, was nahe liegt, denn beides verbindet der Hauch der Magie: Zwerge, Helden, Zauberer und Einhörner.

Zu Beginn des 21. Jahrhunderts vermengt sich die Fantasy zunehmend mit der SF; Cyber- und Robotermotive, nicht selten durch → *H.R. Gigers* Biomechanical beflügelt, halten Einzug. Tattoo-Künstler wie → *Paul Booth*, → *David Bollt* oder → *Waldi* sind deren wichtigste Vertreter.

FARBEN
A & O beim Tätowieren
Ende des 19. Jahrhunderts waren Rot, Blau, Schwarz und Gelb häufig verwendete Farben für die Tätowierung. Grundstoffe für die Farben waren Rötel, Kohle, Kreide, Gips, Safran, Waid, Purpur und Kermes (gewonnen aus den getrockneten Weibchen der Kermesschildlaus), ferner schwarzer Ton, Ochsengalle, Kienruß des Sesamöls, Ruß der Lichtnuß, des Holzes der Kaurifichte und von anderen Sträuchern, besonders von Nußhölzern. Blau gewann man aus chinesischer Tusche, pulverisierte Kohle, Schießpulver, Tier- und Pflanzenasche, Graphit, Tabaksud. Rot erzeugte man durch Zinnober oder Ziegenmehl, Eisenoxyd, aus Karmin und roter

Tusche. Violett stellte man mit Zinnober und Ruß her, Gelb mit Curcuma (Gelbwurz, gelber Ingwer und indischer Safran). Eine Mischung von Curcuma und Indigo brachte Grün hervor.

Das Erstaunliche war: Trotz der abenteuerlichen Mischung lebten die tätowierten Männer und Frauen bis ins hohe Alter. Umso seltsamer mutet daher ein Bericht im ÖKO-*Magazin* im August 1998 an, in dem moderne Tattoo- und Permanent-Make-up-Farben getestet wurden. Von den ausgewählten Farben (getestet wurden nur Rot- und Gelbtöne, da von diesen angeblich → *Gefahren* ausgingen) erhielten zwei ein »eingeschränkt empfehlenswert«, nur eine, ein »empfehlenswert« und der ganze Rest ein »nicht empfehlenswert«.

Untersucht wurden in dem Test der Anteil an »bedenklichen aromatischen Aminen«, die »erhöhte Schwermetallbelastung« und die »Halogenorganischen Verbindungen«. Die gefundenen aromatischen Amine haben sich laut dem Test im Tierversuch als krebserzeugend erwiesen, die halogenorganischen Verbindungen sind eine Gruppe von Stoffen, die Brom, Jod und meistens Chlor enthalten. Viele dieser Verbindungen gelten als krebserzeugend oder zumindest allergieauslösend.

Erwähnt wurde nicht, daß es Unterschiede gibt zwischen eintätowierten Farben, die in der obersten Hautschicht eingelagert und von Hautzellen umschlossen werden und (wie im Test) intravenös verabreichten Proben. Natürlich spielt auch die Menge der verabreichten Farbe eine Rolle.

Grundsätzlich unterliegen Tätowierfarben noch heute keiner einheitlichen Regelung und werden weder als kosmetisches noch als medizinisches Produkt eingeordnet.

Sie werden meist auf organischer Basis hergestellt und in Pulverform oder fertig angemischt geliefert. Die Farbstärke wird mit der Mischung mit Isopropanol gesteuert. Manche Farben (z.B. Grau) werden auch mit destilliertem Wasser gemischt. In vielen Farben sind auch Eisenoxide enthalten, die aber selbst in den strengen USA von der FDA, der Federal Food & Drug Administration (vergleichbar mit dem Bundesgesundheitsamt) genehmigt werden. Die im → *D.O.T. e.V.* vereinten Tätowierer arbeiten mit zwei großen Farbherstellern zusammen, deren Farben europäische Prüfnummern besitzen. Die Farbanalysen dieser Farben wurden von den Gesundheitsämtern als unbedenklich eingestuft.

Wer dennoch Zweifel hat, sollte sich vergewissern, daß der Tätowierer Farben verwendet, die in der Colour-Index-Nomenklatur (C.I. Generic name) als »inert«, als stabil und grundsätzlich nicht Reaktionen auslösend gekennzeichnet sind. In der Regel geben Tätowierfarbenhersteller auch die Inhaltsstoffe ihrer Farben und die Klassifizierung bekannt.

Als Sonderfall gilt unterdessen die Farbe → *Weiß*.

FARBKAPPEN
A & O beim Tätowieren
Die Farbkappen sind ein kleiner Behälter, in den der Tätowierer die →
Farben einfüllt. Die Farbkappen müssen nach jedem Kunden – das gehört
zur → *Hygiene* – entsorgt werden.

FÄUSTE
Trad. Tattoo-Motiv
Fäuste als Tattoo-Motiv verdeutlichten den Rachedurst, den der Träger
des Körperschmucks verspürte. Fäuste gehören heute zu den → *Traditional Tattoos*.

FAVELA, MARK
→ *Hollywood Mark*

FELLOWES, C. H.
1. amerik. Tattoo-Profi
Einer der ersten professionellen Tattoo-Künstler der → *USA* ist C. H. Fellowes, dessen Motivbuch und Gerätschaften 1966 bei einem Antiquitätenhändler in Rhode Island entdeckt wurden. Heute befinden sich die Unterlagen, die einzigen, die noch Aufschluß über Fellowes' Leben und Arbeit geben, im Mystic Seaport Museum in Mystic, Connecticut. Die Suche nach seinem Namen in entsprechenden Branchenverzeichnissen des 19. Jahrhunderts schlug bisher fehl. Experten gehen davon aus, daß Fellowes nur an Bord der Marineschiffe und in diversen Hafenstädten arbeitete, was seinen Hang für religiöse, patriotische und maritime Motive, meist in den → *Farben* Rot und Schwarz gezeichnet, erklärt. Ganz besonders die nautischen Motive dürften von besonderem Interesse sein, stellen sie doch historische Momente auf See dar, u.a. Ereignisse während des Bürgerkrieges (1861–1865) und des Spanisch-Amerikanischen Krieges im Jahr 1898. Eine der großen Meeresschlachten des Bürgerkrieges, ausgefochten am 19. Juni 1863, dokumentierte C.H. Fellowes mit der aufwendigen Darstellung des Nordstaatenschiffes »Kearsage«, dessen Kanonen funkeln, während die »Alabama«, die Fregatte der Südstaaten, langsam sinkt. Auf Fellowes' Bild tragen die Crew und Offiziere der »Kearsage« tätowierte Sterne auf ihrer Stirn, die nach heutigem Kenntnisstand den Sieg über die »Alabama« verdeutlichen sollen.

FILM
Tattoos im Kino und auf der Mattscheibe
Die Disqualifizierung der Tätowierung als »anrüchig« und »verdorben«
machte – und macht teilweise noch immer – dem Regisseur die Aufteilung

der Protagonisten in »Gut« und »Böse« auf der Kinoleinwand einfach. Tätowierte Männer sind ausgestoßen, darben meist am Rande der Gesellschaft. Ein einfaches Strickmuster, so einfach wie meist auch die Handlung des betreffenden Films. Wohl jeder kennt die drittklassigen B-Movies, in denen → Biker ihre tätowierten Muskeln glänzen lassen, bevor sie das kleine Dörfchen mit ihrer Harley und Rock'n'Roll-Musik terrorisieren. Auch im Horrorfilm kommt das Element Tattoo bei den Bösewichtern stets ganz gut... Doch Ausnahmen bestätigen bekanntlich die Regel. So gibt es durchaus Filme, in denen Tätowierungen nicht nur dazu dienen, die Protagonisten als »asozial« oder »Bösewicht« abzustempeln. Häufig geben sie eindeutigen Aufschluß über den Charakter einer Person. In »Die Nacht des Jägers« beispielsweise, einem frühen Beispiel aus dem Jahr 1955, macht Reverend Harry Powell (Robert Mitchum) Jagd auf die 10.000 Dollar, die der hingerichtete Knastbruder Ben Harper versteckt hat. Himmel und Hölle. »Love« (Liebe) und »Hate« (Hass) hat Powell sich auf seine Fäuste tätowieren lassen. Mit Liebe schmeichelt er sich in die Herzen der Angehörigen, mit Hass begegnet er ihnen, als sie sich ihm in den Weg stellen. Der Evangelist kennt wie weiland Gott keine Gnade... In »Papillon« (1973) trägt Henry Charriere (Steve McQueen), ein zu Unrecht wegen Mordes in eine Strafkolonie verurteilter Kleinganove, einen Schmetterling (frz.: Papillon) auf der Brust. Henrys Spitzname ist »Papillon«. Wie ein Schmetterling seinem Kokon entflieht »Papillon« dem Knast.

In »Santa Sangre« (1989) muß ein kleiner Junge, der im Zirkus arbeitet, mit ansehen, wie seine Mutter, das Inbild der bösartigen Versuchung, in rasender Eifersucht ihren Liebhaber kastriert und dann von ihm die Arme abgetrennt bekommt. Dieses Trauma wird er sein Leben lang nicht mehr los und wird in eine Irrenanstalt eingeliefert. Als junger Mann kann er aber flüchten und kehrt zu seiner Mutter zurück, für die er nun zu ihren »Armen« wird. Wann immer seine Mutter es will, begeht er für sie Morde... Der surrealistische Film von Alejandro Jodorowski gilt »als der erste wahre Freakfilm« der 90er Jahre. Die Mutter ist tätowiert; die Schlange, die sich über ihren Körper windet, das Symbol für ihre Versuchung und Sünde.

In »Kap der Angst« (1991) von Martin Scorsese agiert Robert de Niro als frisch entlassener Häftling Max Cady. Er ist über und über mit religiösen Zitaten tätowiert. Diese wiederum geben Aufschluß über sein weiteres Handeln, denn »Meine Zeit ist nahe« und »Der Herr ist mein Rächer« künden davon, daß Max seinem ehemaligen Strafverteidiger an die Gurgel will. Dieser hat einst – angewidert von Cadys Tat, sexueller Mißbrauch einer 14jährigen – wichtiges Entlastungsmaterial unterschlagen.

Ganz anderer Stoff behandelt »Die letzte Kriegerin« (1995). Regisseurin Lee Tamahori erzählt die Geschichte der jungen → Maori Beth Heke, deren Leben mit der stolzen Krieger- und Tätowiertradition der Maori nicht mehr viel gemein hat. Entwurzelt lebt ihre Familie in einer heruntergekommenen Vorstadt → *Neuseelands* von der Sozialhilfe. Seit ihr Mann Jeff seinen Job verloren hat, hängt er mit seinen Kumpeln in der Kneipe und übt sich in Kraftprotzerei und Machogehabe. Abwechslung im öden Alltag bringen nur Parties und wilde Besäufnisse. Dann kann Jeff sehr charmant sein. Beth liebt ihren Mann. Doch wenig später prügelt er auf Frau und Kinder ein. Etwas Kampfeskraft ist in Beth noch übrig geblieben. So versucht sie ihre Familie zusammenzuhalten. Doch der älteste Sohn lebt schon mit einer Gang. Den zweitältesten will das Jugendamt in ein Heim einweisen. Nur die 13jährige Grace bietet Anlaß zur Hoffnung. Sie kümmert sich um die beiden Kleinsten, wenn die Mutter – durch Schläge oder Alkohol – zu blau dafür ist. Und sie ist eine begnadete Geschichtenerzählerin, in der die Tradition der Maoris fortlebt.

Nicht selten werden Tätowierungen auch als Mittel der Spannung eingesetzt. »Der Tätowierte« (1968) mit Rod Steiger ist die Verfilmung des Romans → *Der illustrierte Mann* von Ray Bradbury: Der Tramp Willie trifft den Vagabunden Carl, der sich aus Liebe zu einer Frau von ihr vom Hals bis zum Fuß tätowieren ließ. Jetzt allerdings will er sie umbringen, weil er dadurch zum Ausgestoßenen wurde. Die Hautbilder üben eine geradezu magische Anziehungskraft auf Willie aus: Sie erzählen Geschichten, Szenen aus Carls Vergangenheit, für Willie aber alptraumhafte Zukunftsvisionen. Voller Panik beschließt er, Carl zu töten.

Selten dagegen ist die Tätowierung, der eine Schlüsselrolle zukommt. In »Die tätowierte Rose« (1955), der Verfilmung zum gleichnamigen Buch → *Die tätowierte Rose* von Tennessee Williams, lebt Serafina delle Rose (Anna Magnani) mit ihrer Tochter seit dem gewaltsamen Tod ihres Mann zurückgezogen in einer Welt verklärender Erinnerungen und Phantasmen und wartet auf ein Zeichen der Heiligen Mutter. Eines Tages sucht ein Mann (Burt Lancaster) nach einen Unfall bei ihr Hilfe. Auch er ist Lastwagenfahrer, duftet nach Rosenöl, hat eine Rose auf der Brust tätowiert, eine ähnliche Statur wie ihr verstorbener Mann, jedoch einen Clownskopf. Aber das ist egal, denn Serafina hat ihr langerwartetes Zeichen...

Ebenso selten ist das Tattoo als komisches Element. Unvergessen ist »Balduin, das Nachtgespenst« (1968) mit Louis de Funès, der den Kunstgaleristen Felicien Mezeray spielt, der auf der Jagd nach einem echten Picasso ist. Nur findet der sich als Tattoo auf dem Rücken von Legrain (Jean Gabin). Mezereay will nun nicht auf das Ableben von Legrain warten, und rückt mit dem Skalpell an. Wer de Funès kennt, ahnt, welch wibbelige Komplikationen das alles schafft.

Als Gedankenstütze fungieren Tätowierungen dagegen weitaus häufiger. Zum Beispiel in »Die Piratenbraut« (1995) von Renny Harlin. Darin ist Black Harry der König der Piraten, doch als er stirbt, weiht er seine wilde

Tochter Morgan (Geena Davis) in ein Geheimnis ein: In seine Kopfhaut ist ein Drittel einer Schatzkarte eintätowiert. Nun müssen sich Morgan und die Männer ihres Vaters, dessen Schiff sie nun befehligt, auf die Suche nach den anderen zwei Teilen machen. In »Waterworld« (1995) hat dagegen die Zukunft begonnen. Die Pole sind geschmolzen und die ganze Welt ist überschwemmt. Es gibt kein Land mehr, sondern nur noch einen einzigen, riesigen Ozean, auf dem die Menschen in kleinen Booten und auf künstlichen Atollen leben. Irgendwo soll es angeblich noch ein wenig Land geben, doch dieses Dryland ist wohl nur ein Mythos. Haste gedacht! Der Wassermensch und Mariner (Kevin Costner) fischt das kleine Mädchen Enola auf. Das Mädchen hat auf ihrem Rücken eine Art verschlüsselte Landkarte tätowiert, die den Weg nach Dryland zeigt. Kein Wunder, daß das Mädchen begehrt ist und von den bösen Smokers entführt wird...

FINELINE
Tattoo-Technik
»Fineline« bezeichnet die Tätowiertechnik, bei der die Konturen mit einer einzigen Nadel – → *Single Needle* – gestochen werden. »Fineline«-Motive zeichnen sich daher durch hohen Detailreichtum mit schwieriger Linienführung und leichter Schattierung aus. Ihren Ursprung hatte die »Fineline«-Technik Anfang der 1980er Jahre in L.A.: Nachdem meist mexikanische Knastbrüder viele Jahre in Ermangelung technischer Mittel nur mit einzelnen (Haar-)Nadeln oder ähnlich spitzen Gegenständen plastische Bilder in die Haut zupfen bzw. ritzen konnten, machte sich kurze Zeit später draußen auf der Straße ebenfalls der Wunsch nach diesen feinen Linien breit – und zwar ohne daß man sich dafür in den Knast begeben mußte.

Erster professioneller Tätowierer, der sich auf die Fineline spezialisierte, war → *Goodtime Charlie Cartwright* in seinem gleichnamigen Tattoo-Shop in Los Angeles, der wiederum nachfolgende Tätowierer wie → *Jack Rudy,* → *Bob Roberts,* → *Cap Coleman* und → *Brian Everett* inspirierte.

Zeitgenössische Künstler wie → *Filip Leu,* → *Paul Booth* oder → *Robert Hernandez* bringen die feinen Linien in Verbindung mit aufregenden → *Motiven* zur wahren Formvollendung. Ihre Hautbilder zeugen von hoher Plastizität. Man nennt sie auch → *Realistic Tattoos.*

FINKE, KARL
Dt. Tätowierer, geb. 1865, gest. 1941
Er war zwar zeit seines Lebens nie auf hoher See und hatte stattdessen seine Erfahrungen neben Ringkämpfern und tätowierten Frauen im Schaustellerbetrieb gemacht, doch genau wie der König der Tätowierer, → *Christian Warlich,* hatte auch Karl Finke sein Studio auf St. Pauli. Finke, der selbst mit zahlreichen Motiven am ganzen Körper verziert war, konnte sich dank

eines großzügig organisierten Kundenfängerdienstes über Zulauf nicht beklagen. Finke hatte zeitweise ein Dutzend → *Schlepper*, die ihm so viele Kunden beschafften, daß er die Nachfrage oft nicht befriedigen konnte. Alles in allem soll er etwa 30.000 → *Seefahrer* tätowiert haben. Als Vierundsechzigjähriger inkte er sogar noch seine zweite Ehefrau zu Schaustellungszwecken am ganzen Körper.

FISCH
Trad. Tattoo-Motiv
Ein Fisch in seiner Form als → *Traditional Tattoo* symbolisiert Gesundheit, Glück und gutes Auskommen. Der → *japan*ische → *Koikakarpfen* steht dagegen für Kraft, Mut und Ausdauer.

FLASH
Andere Bez. f. Motiv
Ein kleines Tattoo-Motiv wird – im Gegensatz zu einem großen → *Tat* – allgemein »Flash« genannt. Abgesehen davon, dass es bereits tausende von Flashs gibt, kommen laufend neue dazu.

Häufig kommen Kunden mit einem Bild ins Tattoo-Studio, das sie irgendwo gefunden haben; Plattencover, Plakate, Briefmarken – grafische Arbeiten, die ihnen gefallen. Viele Leute möchten ein Flash, das sonst niemand hat. In solchen Fällen wird das Motiv meist von den Tätowierern exklusiv als → *Custom* gezeichnet. Das kostet manchmal etwas mehr, weil es mit viel Arbeit verbunden ist. Aber wie sagte einst ein → *Meisterstecher:* »Ein gutes Tattoo schmerzt einmal, ein schlechtes das ganze Leben lang. Und das gilt nicht nur für das Stechen.« Siehe dazu übrigens auch → *Schmerzen.*

FLAT TATS
Nordamerik. Tattoo-Motiv
Drei- bis vierfarbige, stilisierte Tiermotive, die auf die Tätowierungen der → *nordamerika*nischen → *Indianer* zurückgehen, sind heute sehr beliebt.

FLATT
Auch genannt: → *Kamm*
Flatt nennt man die Gruppe aneinandergelöteter, flach angeordneter → *Nadeln*, mit denen der Tätowierer vor allem Schattierungen und Flächen ausfüllt.

FLÜSSIG LATEX
Kautschuk-Schmuck

Flüssig Latex ist eine Kautschukverbindung, die unter Einwirkung von Luft vulkanisiert, also in dauerhaften gummiartigen Zustand übergeht. Es wird in verschiedenen Farbtönen schichtweise auf die Haut aufgetragen. So entsteht ein Oberteil auf blanker Haut. Unter Einbindung eines Reißverschlusses kann dieses dann von der Haut gelöst und mehrmals verwendet werden. Flüssig Latex ist atmungsaktiv und dank des geringen Ammoniakanteils auch für empfindliche Haut geeignet. Die Pflege des fertigen Oberteils ist relativ einfach. Ab und zu sollte man das Oberteil mit etwas Silikonöl pflegen, um ein Austrocknen zu verhindern.
Infos: Tattoo's by Hannes, Westbahnstraße 35, A-1070 Wien, Telefon 0043/1/ 5228687, www.freakcity.de, hannes-tattoos@aon.at

FOURCHETTE
→ *Intimpiercing für Frauen*
Beim »Fourchette« wird das Piercing, in der Regel ein Ring oder ein gebogener Stift, senkrecht durch den Treffpunkt der inneren Schamlippen hinter der Vaginalöffnung angebracht. Da die Stelle aus zartem Schleimhautgewebe besteht, heilt die Wunde innerhalb von vier bis sechs Wochen. Da das Piercing beim Sex in die Vagina gezogen wird und das Gewebe schmerzhaft verletzen kann, sollte auf regelmäßigen Vaginalsex verzichtet werden.

FRAZETTA, FRANK
Amerik. Zeichner, geb. 1928
Der opulente, dynamische Style des amerikanischen Zeichners Frank Frazetta hat nicht selten Tätowierer zu ihren Momentaufnahmen kühnen Heroismus verleitet. Wer kennt sie nicht, die mit einem knappen Lendenschurz bekleideten, mit einer Axt, einem Schwert oder einem Dolch bewaffneten Helden, die schützend ihre muskelbepackten Arme um das nackte, teuflisch gut ausschauende Mädel legen? »Was Frazetta für die Tattoo-Szene interessant macht, sind zweifellos die Fantasy-Bilder«, weiß das → *Tätowiermagazin.* »Neben dem hervorragenden Verständnis für Anatomie begeistern seine Darstellungen von Wikingern, Amazonen und Barbaren durch unbändige Dynamik.«
Mit acht Jahren beginnt Frank Frazetta eine künstlerische Ausbildung an der Academy of Fine Arts. Bis Mitte der 50er Jahre entstehen einige der besten Arbeiten Frazettas, u.a. die »Tagesstrips« (in Zeitungen), »Tiga« und der Rennsportcomic »Johnny Comet« sowie einige Beiträge für EC-Comics und vier »Thun'da«-Episoden (1952) für Magazine Enterprises. »Thun'da« (laut Frazetta abgeleitet von dem amerikanischen Wort »Thunder«; dt.: Donner) ist stilistisch wie inhaltlich inspiriert von Edgar Rice Burroughs »Tarzan«. 1965 gelangte der Künstler zum internationalen Durchbruch, als er zu Kinofilmen wie »What's new, Pussycat« und »Tanz der Vampire« die

Filmplakate entwirft und kurz darauf die weltberühmten Coverillustrationen zu Robert E. Howards »Conan, der Abenteurer« entwickelt.

Info: Frank Frazetta, Master of Fantasy Art, Benedikt Taschen Verlag, Köln 1999

FREEHAND
Engl.: freihändig
Im Freehand-Stil wird ein Tattoo ohne → *Schablone* oder → *Vorzeichnung* der Konturen tätowiert. Da aber kaum jemand das Risiko des »Verzeichnens« eingehen möchte, sind Freehand-Tattoos eher selten. Andererseits gibt es inzwischen eine Reihe von ausgesprochenen Freehand-Künstlern.

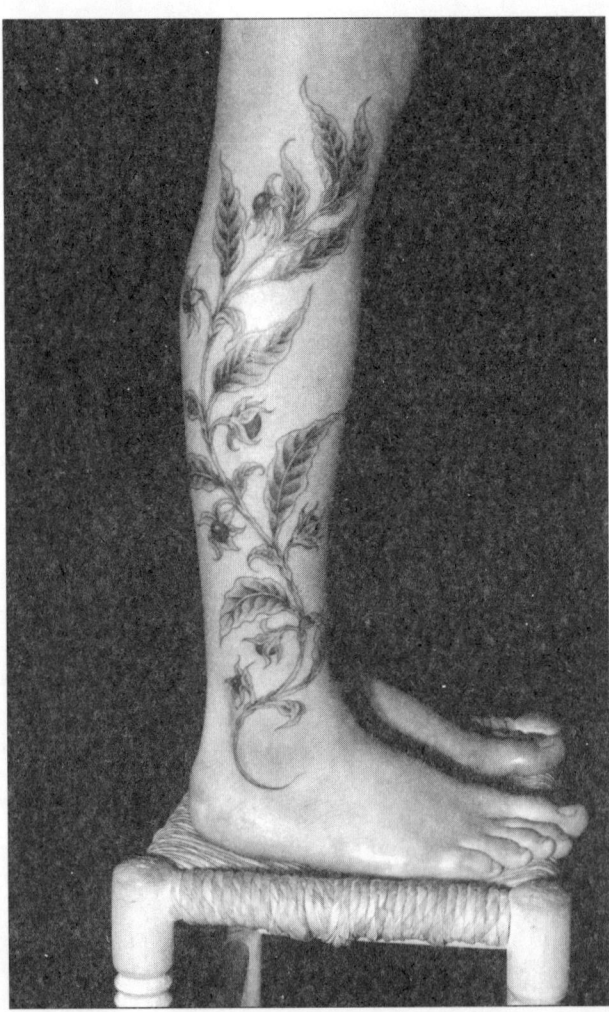

Der Tätowierung sieht man es nachher nicht mehr an. Aber diese Tätowierung wurde von Felix Leu, Freehand, also ohne Vorlage, gestochen.
© The Leu Family's Family Iron

Die Berlinerin → *Berit Uhlhorn* beispielsweise gilt unter Fans als beste Free-hand-Tätowiererin Deutschlands.

FRENULUM
Piercingart
Beim »Frenulum« wird das Piercing waagerecht durch den Hautlappen gestoßen, der den Gaumen mit den Lippen verbindet. Die Heilungszeit liegt bei ein bis zwei Monaten.

FRENUM
→ *Intimpiercing für Männer*
Beim »Frenum« wird das Piercing waagerecht durch die Haut knapp unter dem dünnen Vorhautbändchen – also zwischen Vorhaut und Eichel – angebracht. Es können auch mehrere Piercings entlang der Unterseite des Penis angebracht werden, das nennt sich dann Frenum Ladder.

Das Piercing, das in der dünnen Haut wenig schmerzt, heilt nach vier bis sechs Wochen ab. Allerdings besteht jederzeit, auch nach dem Abheilen, die Gefahr des Ausreißens. Auch sollte auf vaginalen oder analen Sex verzichtet werden, weil es dem Partner schmerzhafte Wunden zufügen kann.

FROBISHER, SIR MARTIN
Engl. Seefahrer, geb. 1535, gest. 1595
Sir Martin Frobisher gilt neben → *Englands* großen Korsaren und Weltumseglern als faszinierendste Gestalt der elisabethanischen Seefahrt. Mit großem Mut, unerschütterlicher Zähigkeit und einem Tatsachensinn für die frühneuzeitliche Geographie wird er zu drei Reisen getrieben, bei denen er die Nordwestpassage nach China zu entdecken hofft – vergeblich. Trotzdem gelangte er zu einer gewissen Berühmtheit, als er von einer seiner Reisen eine → *Eskimo*frau aus Neufundland heimbrachte, die auf Stirn und Kinn Tätowierungen trug und Mitte des 16. Jahrhunderts in → *Europa* kurzzeitig für Furore sorgte.

FRONTCHEST
Engl: vorderer Brustkorb
Den kompletten Bauch bedeckende Tätowierung.

FRÜHLING
Wer sich im Frühjahr die erste Sommerbräune einholen möchte, sollte sich in dieser Zeit keine Tattoos stechen lassen. Denn ein frischgestochenes Piece sollte im Rahmen der → *Nachbehandlung* für einen Monat nicht der → *Sonne* ausgesetzt werden. Besser geeignet sind → *Herbst* oder → *Winter*.

FUHRMANN, CLAUS

Österr. Tätowierer, geb. 1969

Claus Fuhrmann entstammt wie → *Bernie Luther* der → *Punk*-Rock-Szene Österreichs. Gemeinsam eröffneten sie 1984 das Studio »Tattoo Demon«, das heute als zweitältestes Studio Österreichs von Bernie geführt wird. Hier bastelten die beiden auch eigene → *Tätowiermaschinen*. Claus selbst hat Mitte 2000 sein neues Studio in Wien eröffnet. Die wilden Punkrock-Tage hat er hinter sich gelassen, aber nach wie vor gilt er mit seinem ganz eigenen Style (»Einen Fuhrmann erkennt man schon aus 100 Metern Entfernung«) – plastischen Symbiosen aus → *Traditional Tattoos* und → *Fantasy Tattoos*, die er mit Anleihen aus orientalischen Kulturkreisen würzt – zu den hochdotierten Tätowierern des Alpenlandes.

Kontakt: Claus Fuhrmann, Otto-Bauer-Gasse 8-10, 1060 Wien, Telefon 0043/ 19417094

FUNDOSHI

Jap.: Lendenschurz

Wer immer einen → *Horishi*, einen Tätowiermeister aus → *Japan*, live auf einer europäischen → *Convention* hat stechen sehen, wird sich an den → *Fundoshi*, den Lendenschurz, erinnern, den die Künstler während der Arbeit tragen. Das Kleidungsstück ist vergleichbar mit dem Stringtanga, der die Sumo-Ringer »schmückt«.

FUN PIERCINGS

Pseudo-Schmuck

Fun-Piercing ist die Alternative für alle, die sich aus privaten, beruflichen oder gesundheitlichen Gründen kein Piercing setzen lassen können. Fun-Piercings werden nur gesteckt oder geklebt, so daß auch Gegner körperlicher → *Schmerzen* auf ihre Piercing-Freude kommen können.

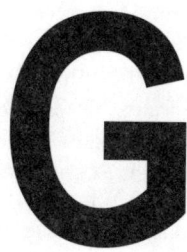

GEFAHREN
Gerüchte & Wahrheiten
Gefahren bestehen, wenn das Tattoo- → *Studio* in Sachen → *Hygiene* schlampt.

Dann drohen dem Kunden möglicherweise Infektionen. Damit das nicht der Fall ist, haben die → *Vereine* in Deutschland, Österreich und der Schweiz, in denen sich die Berufstätowierer zusammengeschlossen haben, spezielle Grundvoraussetzungen für Hygiene in ihren Mitgliedsstudios ausgeschrieben.

Ab und zu wird ferner das Gerücht laut, daß die → *Farben*, mit denen die Tätowierer arbeiten, Risiken für die Gesundheit darstellen. Da keine einheitliche Regelung existiert, die Farben weder kosmetischen noch medizinischen Status besitzen, die Gesundheitsämter die Farbanalysen bisher aber als unbedenklich eingestuft haben, bleibt es nur ein Gerücht. Wichtig: Man sollte sich nicht tätowieren lassen, wenn man schwanger oder betrunken ist, unter Drogen oder Einfluß von Medikamenten steht, an Hepatitis, Epilepsi, Haemophilie, Infektionen oder anderen Hautkrankheiten leidet. Entzündungen drohen, wenn die → *Nachbehandlung* einer frischen Tätowierung nicht ordnungsgemäß ausgeführt wird.

GEISHA
Jap. Unterhaltungsdame
Das bemalte Gesicht, das seit Urzeiten Menschen schmückte oder mit magischem Zauber versah, reifte in Japan zum ästhetischen Grundmuster eines über Jahrhunderte gültigen Schönheitsideals. Schon während der ersten kulturellen Blüte Nippons, der Heian-Periode (794–1185 n. Chr.), war ein schablonenhaft weiß geschminktes Gesicht Schönheitsattribut der Aristokratinnen.

Als die Macht der Adelsschicht zerfiel und im 17. Jahrhundert Japans neue Hauptstadt → *Edo*, das heutige Tokio, aufblühte, wurde das weiße

Gesicht der Adeligen zum Standesattribut kultivierter Unterhaltungsdamen im Teehaus und bei Festlichkeiten – der Geishas. Ihre weißen Gesichter löschten alle individuelle Ausstrahlung aus und hoben sie wie eine Bühnengestalt aus dem Alltag heraus. Die Geishas waren die vornehmen Damen der damals entstehenden Vergnügungsviertel. Sie verkauften – und verkaufen noch heute – nicht ihren Körper, sondern sind kostbare Luxusblumen. In jahrelanger Ausbildung in den musischen Künsten und strengen Etiketten unterrichtet, sind sie für ihre Gäste Meisterinnen der geistvollen Unterhaltung

GELD
→ *Preis*

GIGER, H(ANS) R(UEDI)
Schweiz. Künstler, geb. 1940
Populär wurde der Schweizer Künstler durch sein Alien-Monster für den gleichnamigen Film.

Fortan konzentrierte er sich auf abartige Wesenheiten und krasse Mensch-Maschinen-Symbiosen, die sogenannten Biomechanicals. Diese wiederum beeinflußten Tätowierer wie den Surrealisten → *Filip Leu,* den »Industrie«-Tätowierer → *Waldi,* den Tattoo-Künstler → *David Bollt* oder den Meister der »Dark Images«, → *Paul Booth.*

GOLD
Luxus-Farbe
Die → *Farbe* Gold ist beim Tätowieren nur sehr schwer darzustellen. Gerade bei samtener Hautbräune nach einem → *Sonnen*bad ist Gold kaum zu erkennen.

GRENZEN
Richtlinien
Jeder Tätowierer hat seine persönliche Grenze. Die sollte man auch als Kunde haben. So sollte man sich nicht tätowieren lassen, wenn man unter 18 Jahren, schwanger oder betrunken ist, unter Drogen oder Einfluß von Medikamenten steht, an Hepatitis, Epilepsi, Haemophilie, Infektionen oder anderen Hautkrankheiten leidet.

Ferner gibt es Motive, die man tunlichst vermeiden sollte, weil sie die Grenzen des guten Geschmacks verletzen: Hitlerkreuze und alles, was nach Adolf und seinen braunen Mannen stinkt. Das gilt auch für allgemein diskriminierende oder rassistische Motive und Sprüche sowie Motive an den Händen oder im Gesicht. Auch Namen sollte man sich grundsätzlich nicht tätowieren lassen. Wer weiß, ob der Partner noch in zwei Jahren aktuell ist? Das Tattoo jedenfalls ist es...

GRIMM, BERT

Amerik. Tätowierer

Für die Fortschreibung der Tätowierung als Kunstform war Bert Grimm wohl eher eine Randfigur. Fakt ist aber, daß der chronische Vieltätowierer aus Long Beach, Kalifornien, der sich anfangs mit den → *Traditional Tattoos* beschäftigte, Ende der 1950er, Anfang der 1960er einer der wenigen war, die die Zunft, als sie kurzzeitig stagnierte, am Leben hielt und daher als maßgeblicher »Vater« und »Förderer« für viele Hautkünstler galt, die zu jener Zeit den Einstieg in die Szene schafften und später immensen Erfolg feierten, u.a. → *Bob Roberts,* → *Lyle Tuttle* und → *Don Ed Hardy.*

GROSSBRITANNIEN

Aus den Schriften Cäsars geht hervor, daß die Bretonen ihre Haut mit Färberwaid, einer Farbe aus der gleichnamigen Pflanze, bemalten, während Herodes aus Antiochien sich über einige Bretonen wunderte, die auf ihren Körpern Tiermotive trugen. Es gibt dagegen nur wenige Belege, die darauf hindeuten, daß die Briten sich tätowierten, um zu verschönern. Bekannt ist, daß die Skoten und Pikten in → *Kaledonien,* dem heutigen Nordschottland, ihre Gegner schockierten, weil es ihre Sitte war, nackt zu kämpfen. Dabei trugen sie mit Tinte ausgeführte Tätowierungen zur Schau, einfache, dunkle Motive meist stilisierter Pflanzen oder Tiere. Mit dem Sieg der abendländischen Hochkultur über das von König Artus → *europa*weit erkämpfte britische Reich ging die → *keltische* Kultur jedoch verloren. Wie überall in → *Europa* herrschte auch in Britannien die christliche Kultur mit ihren von → *Papst Hadrian I.* durchgesetzten Vorbehalten gegen die Hautbilder vor. Vereinzelt tauchten Hautbilder auf, wie bei König HaroldII. (1022– 1066), dessen Zeichen bei der Schlacht von Hastings bemerkt und als Glücksbringer betrachtet wurden, oder beim britischen Seefahrer → *Sir Martin Frobisher* (1535–1595), der von einer seiner Reisen eine Eskimofrau heimbrachte, die auf Stirn und Kinn tätowiert war. Ansonsten waren die »Stechmalereien« fast vollständig verschwunden, allenfalls heimlich praktiziert.

An Bedeutung gewann die Hautkunst in England erst mit der Rückkehr des Weltumseglers → *James Cook,* der 1774 mit → *Omai,* einem Eingeborenen aus → *Tahiti,* einen am ganzen Körper verzierten Menschen in die zivilisierte Gesellschaft einführte. Ein Großteil von Cooks → *Matrosen* hatte sich ebenfalls von den aufwendigen → *Tatauierungen* der → *Polynesen* begeistern lassen und zum Andenken an die Reise »tatauieren« lassen. Begründung: weil's gut aussah. Endlich war auch ein Name für diese Art von Kunst geboren: »Tätowierung«, eine Verballhornung des polynesischen Ausdrucks »Tatauierung«. Die englischen → *Seefahrer* gerieten sogar so sehr in den Bann der Hautbilder, daß manche desertierten und die Südseeinseln bevölkerten. Sie ließen sich, um sich in die Stämme zu integrieren, am ganzen Körper tätowieren. Erstes britisches Tattoo-Wunder war der Seemann → *John Rutherford*, der seit 1828 auf den → *Jahrmärkten* Großbritanniens zu bestaunen war. Als der Prinz von Wales, der spätere König Edward VII., 1862 das Heilige Land besuchte und sich – als 18jähriger Adeliger – von einem gewissen François Souwan ein Kreuz auf den Arm tätowieren ließ, war das Tätowieren hoffähig geworden. Später ließ Edward sich auch von → *Tom Riley* und → *Sutherland MacDonald* tätowieren. Der britische Hochadel folgte Edwards Beispiel. Feldmarschall Earl Roberts, ebenfalls tätowiert, schlug vor, daß jeder Offizier der britischen Armee mit seinen Regimentswappen tätowiert werden müsse. Das werde nicht nur den Mut der Truppe beflügeln, sondern auch die Identifikation im Todesfall erleichtern. Britische Seefahrer, die inzwischen auch das Tattoo-Handwerk perfekt beherrschten, ließen sich in den Hafenstädten nieder. → *D.W. Purdy* war 1879 der erste Tätowierer, der in London ein professionelles Tattoo-Studio eröffnete. Ein neuer Berufszweig entstand. Die ersten → *Motive*, die diese Tätowiermeister stachen, waren den → *Tribal Tattoos* der Polynesen nicht unähnlich. Doch nach und nach wuchs der Wunsch nach eigenen Motiven. Die tribalen Motive wurden mit den Bildwünschen der Europäer zu einer neuen Symbolsprache verknüpft, die wir heute als → *Traditional Tattoo* bezeichnen: gekreuzte Schwerter, Kanonen, Spruchbänder, Jahreszahlen, Herzen mit Initialen, → *Rosen*, → *Schlangen*. Neben diesen reinen Enblemen tauchten ab 1814 auch vereinzelt bildliche Darstellungen auf: kleine Soldaten oder ein Gesicht. Nicht unwesentlich war auch der Einfluß der frühen → *keltischen Motive*, auf die man sich zurückbesann. Weitere Einflüsse gelangten aus → *Japan*, das sich Mitte des 19. Jahrhunderts dem Westen öffnete, nach Großbritannien. Als die Prinzen Albert Victor und George Frederick Ernest Albert, der spätere König Georg V., 1882 Japan besuchten, schickte König Edward die beiden in das Studio des → *Meisterstechers* → *Hori Chiyo*, der → *Drachen* auf ihre Arme tätowierte. Auf dem Heimweg besuchten die beiden Herzoge Jerusalem, wo sie sich ebenfalls → *pikern* ließen. In einem offiziellen Brief an seine Mutter schreibt Prinz George: »Wir sind vom selben alten Mann tätowiert worden, der auch unseren Vater tätowierte und wir haben das gleiche Motiv der 5 Kreuze gewählt. Laß dir von unserem Vater den Arm zeigen.«

Die zwei tätowierten Prinzen sorgten dafür, daß die Tätowierung in Mode kam; auf der anderen Seite war es für die britische Oberschicht nicht selten, sich mit frisch tätowierten Zeichen sehen zu lassen. Sutherland Mac-Donald und Tom Riley sorgten infolgedessen Ende des 19. Jahrhunderts für den ersten Tattoo-Höhepunkt auf der Insel. Als schönste Tätowierung jener Zeit war die Reproduktion des letzten Abendmahls von Leonardo da Vinci auf dem Rücken einer gewissen Emma de Burgh, die sich gemeinsam mit ihrem Ehemann auf den Bühnen Englands zur Schau stellte. Zum ersten Mal tauchte der Begriff »Body Art« auf.

Rileys Cousin in New York, → *Samuel O'Reilly*, erfand die erste → *Tätowiermaschine,* mit der später zu Beginn des 20. Jahrhunderts auch → *George Burchett* arbeitete.

George Burchett gilt als Urvater der heutigen britischen Tätowierer; sein Einfluß war bis in die Nachkriegszeit bei Tattoo-Stars wie → *Les Skuses,* → *Cash Cooper* und → *Ron Ackers* bemerkbar. In den 1960er Jahren erlebte die UK-Szene allerdings einen künstlerischen Tiefpunkt. Es war Ron Ackers, der den amerikanischen Innovator → *Don Ed Hardy* mehrfach auf die Insel einlud, damit dieser den britischen Tätowierern die in den Staaten längst praktizierten → *Stilrichtungen* unterbreitete. »Im Laufe der nächsten Jahre eröffneten immer mehr Tattoo-Shops in England, und die Qualität der Arbeiten stieg beständig«, erinnert sich Ron Ackers. Dazu trug auch bei, daß der Staat in das Tätowieren eingriff, und zwar 1969 mit dem »Tattooing of Minors Act«, der es Tätowierern verbot, Personen unter 18 Jahren zu tätowieren. Entsprechende Warnschilder hingen ab da in den Studios, und als Hygieneanforderungen an ein Studio definiert wurden, warben die Tätowierer – gezwungenermaßen – mit ihren Gesundheitszertifikaten. Diese Aktionen waren gewissermaßen die Grundlage für das »Moderne Tätowieren«. In jener Zeit entstand auch der → *Tattoo Club of Great Britain*, der bis heute für die Einhaltung dieser Richtlinien eintritt. In den späten 80ern begannen ein paar Tätowierer ihren persönlichen Stil zu etablieren, und Tattoo-Magazine wurden alltäglicher. Diese griffen das Thema ›Besseres Tätowieren‹ auf und halfen dem Image dieser Kunst beträchtlich.

GRÖSSTES TÄTOWIERUNGSARCHIV
Rekord
Nach Ansicht des → *Guinness Buches der Rekorde* besitzt → *The Paul Rogers Tattoo Research Center,* die Paul-Rogers-Stiftung in Berkeley, Kalifornien, USA, das größte Tattoo-Archiv mit Zehntausenden von Stücken über die Geschichte und Gegenwart des Tätowierens. Es sei, so das Guinness Buch, das erste Forschungs- und Ressourcenzentrum der Welt für Tätowierungen.

GRÖSSTES TÄTOWIERUNGSMUSEUM
Rekord
Das 1995 in Amsterdam von → *Hanky Panky* eröffnete → *Tattoo Museum* besitzt laut → *Guinness Buch der Rekorde* die weltgrößte, der Öffentlich-

keit zugängliche Sammlung von Tätowierungen. »Dort«, so heißt es in dem Rekorde-Buch, »finden Vorführungen statt, es gibt eine Bibliothek und eine ständige Ausstellung über das Tätowieren und seine ethnographische Geschichte. Jährlich kommen ca. 23.000 Besucher in das Museum.«

GRUND
A & O für ein Tattoo
Sich ein Tattoo stechen zu lassen, sollte gut überlegt werden. Der Grund, nur »in« zu sein, ist der wohl denkbar dümmste, denn ein Tattoo ist keine Markenhose, die man nach Belieben an- und ausziehen kann. Eine → *Entfernung* des Hautschmucks kann ziemlich teuer werden.

GUICHE
→ *Intimpiercing*
Als »Guiche« bezeichnet man das waagerechte, stimulierende Piercing im Dammbereich zwischen Anus und Hodensack bzw. Vulva. Die Heilungszeit liegt bei vier bis sechs Monaten, kann sich aber verlängern, wenn man viel sitzt oder Fahrrad fährt.

GUINNESS BUCH DER REKORDE
Höchstleistungen
Zum Thema Bodyart hat das Guinness Buch der → *Rekorde* eine große Anzahl interessanter Rekorde zu verzeichnen. Im einzelnen:

→ *Berühmteste Tätowierung*
→ *Meiste Künstler, die gleichzeitig tätowierten*
→ *Längste Tätowierungssitzung*
→ *Dichteste Tätowierung*
→ *Individuellste Einzeltätowierungen*
→ *Meiste Tätowierungen einer Frau*
→ *Meiste Tätowierungen eines Mannes*
→ *Größtes Tätowierungsarchiv*
→ *Größtes Tätowierungsmuseum*
→ *Älteste Tätowierungen*
→ *Einflußreichster Körperkünstler*
→ *Meiste Körperteile als Kunstwerk*
→ *Meistgepiercter Mann*

GUN
→ *Tätowiermaschine*

GUTTERMANN, RALF

Dt. Tätowierer, geb. 1961

Ralf Guttermann ist gelernter Bäcker, doch bereits in frühen Jahren entdeckte er sein künstlerisches Talent: Er zeichnete gerne. Darüber hinaus hatten es ihm die → *Biker* angetan, der Zirkel klassisch Tätowierter. Mit 18 Jahren läßt er sich zum ersten Mal tätowieren, einen Sensenmann von Arno Schweikhardt in Bergisch-Gladbach. Das Fieber packte ihn. Die ersten Tricks und Kniffe lernte er von Phil Bond aus → *England* und Klaus Zimmer. Nicht selten war Ralf auf → *Conventions* in den → *USA* zu finden, wo er sich schließlich auch von → *Jack Rudy*, erklärtem Meister der → *Fineline*-Technik, mehr als einmal tätowieren ließ. Diesem Umstand war es wohl auch zu verdanken, daß Ralf 1984 ein Studio im Herzen von Düsseldorf ins Leben rief, das den verheißenden Namen trug: »Fineline Tattooing«. Er erinnert sich: »Als ich damals mit dem professionellen Tätowieren angefangen habe, war noch ›Single Needle‹ angesagt. Die Konturen wurden mit einer einzigen Nadel gestochen.«

Während seine drei Kollegen Arne, Carlos und Hennes die komplette Bandbreite der Tattoo-→ *Stilrichtungen* abdecken, konzentriert sich Ralf vornehmlich auf → *japan*isches Design. Er selbst ist Träger eines beeindruckenden japanischen → *Backchest* von → *Filip Leu*. Weil in der in → *Deutschland* explodierenden Szene über Jahre einiges im Argen lag, rief Ralf mit einigen anderen Alt-Aktivisten 1995 den → *D.O.T. e.V.* ins Leben,

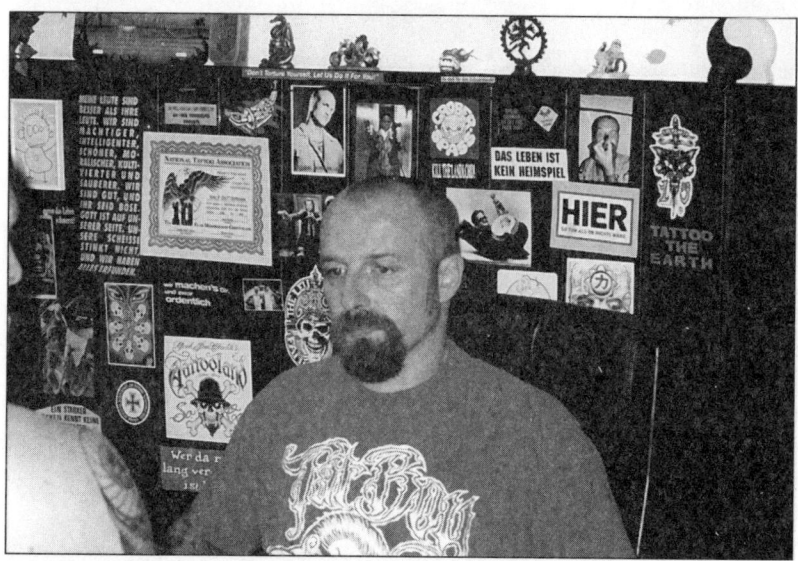

Ralf Guttermann ist Vorsitzender des D.O.T. e.V. und Experte in Sachen Fineline-Tattooing. © Kai-Uwe Müller

den Verband professioneller Tätowierer. Als Vorsitzender des Vereins setzt er sich seitdem für eine Optimierung und Verbesserung der Hygiene und Sauberkeit in Deutschlands Tattoostuben ein. Aber nicht nur als Vereinsvorsitzender, sondern – und vor allem – als Tätowierer ist Ralf mit seinen → *Realistic Tattoos* weit über die Grenzen Nordrhein-Westfalens bekannt: »Ralf ist der Beste, Größte, Außergewöhnlichste seiner Art«, lobt → *Berit Uhlhorn*, selbst anerkannte → *Freehand*-Meisterin.

Kontakt: Ralf Guttermann, Fineline Tattooing, Corneliusstr. 102, 40215 Düsseldorf, Telefon 0211/312899

GÜLDNER, UWE

Dt. Tätowierer, geb. 1956

Zehn Jahre lang arbeitete Uwe Güldner als Fernfahrer. In jener Zeit ließ er sich – beinahe zwangsläufig – auch sein erstes eigenes Tattoo stechen: ein LKW auf dem Unterarm. Das war im Alter von 24 Jahren. Es folgte die Tätigkeit als Lackierer, schließlich als städtischer Hausmeister. Nicht unbedingt alles Jobs, die ein Leben lang Erfüllung versprechen. Vor allem nicht dann, wenn die heimliche Liebe der Hautkunst gilt. »Ich fand es immer schon interessant, einen Körper zu sehen, der tätowiert ist«, bekennt Uwe. »Irgendwie lebt man dann anders, wenn man tätowiert ist.«

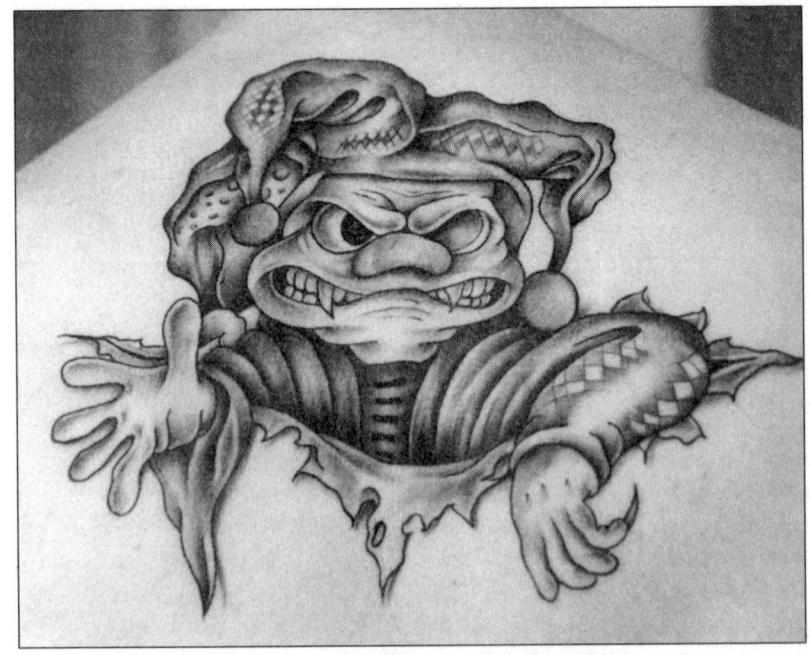

Uwe Güldner versteht sich auf Tattoos jedweder Stilrichtung. © Uwe Güldner

Weitere → *Tats* begannen also Uwes Haut zu zieren. Doch was andere können, konnte Uwe auch. Nebenbei entstanden erste kleine → *Pieces* auf der Haut seiner Freunde. »Aus Freunden wurden dann Kunden«, erinnert Uwe sich. Am Ende waren es so viele Kunden, daß sie in der Freizeit nicht mehr zu bewältigen waren. 1993 machte er sich mit einem Tattoo-Studio selbständig.

Hier ist der Kunde zwar König, doch bevorzugt → *pikert* Uwe aufwendige → *Tribal Tattoos*. »Ich mag die Schwarz-Weißen-Tattoos, die sich dem Körper und seinen Formen anschmiegen, unheimlich gerne«, erklärt er. Politische Tats dagegen überhaupt nicht. »Tattoos sind Kunst, keine Provokation«, stellt er fest. Er weiß, wovon er spricht, hat er inzwischen doch selbst viele Jahre konsequente Überzeugungsarbeit im stockkonservativen Siegerland leisten müssen.

Mit Erfolg. Wenn es um das Abräumen von Pokalen auf deutschen → *Conventions* geht, dann ist Uwe unübertroffen. Oder wie meinte unlängst das → *Tätowiermagazin*: »Na klar; Uwe Güldner fuhr seine Preise mal wieder im Tieflader heim. Irgendwann muß ich mal nachschauen, wo er die eigentlich alle unterbringt!«

Kontakt: Uwe Güldner, Tattoo Studio, Frankfurter Str. 75, 57074 Siegen, Telefon 0271/56184, Telefax 0271/64073

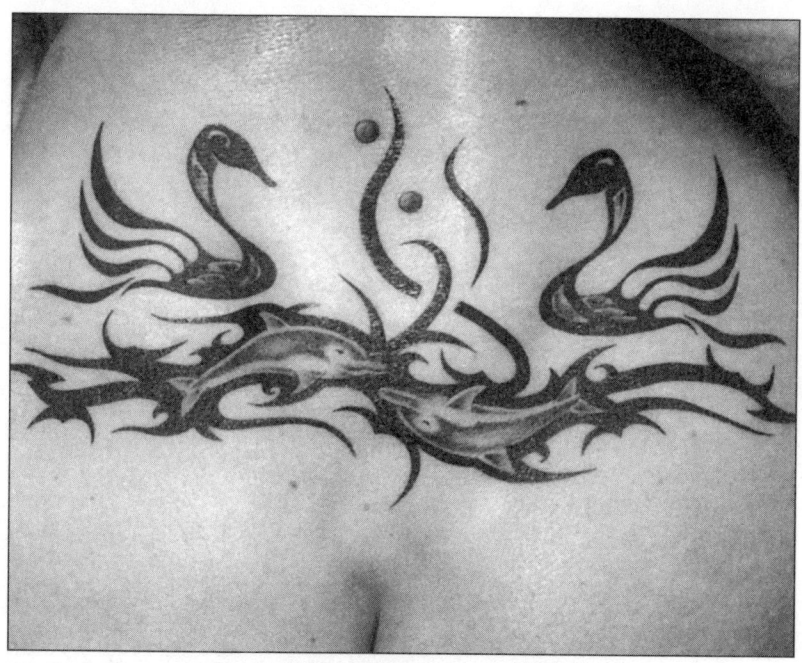

Tribal Tattoos mit unverkennbar westlichem Einfluß. © Uwe Güldner

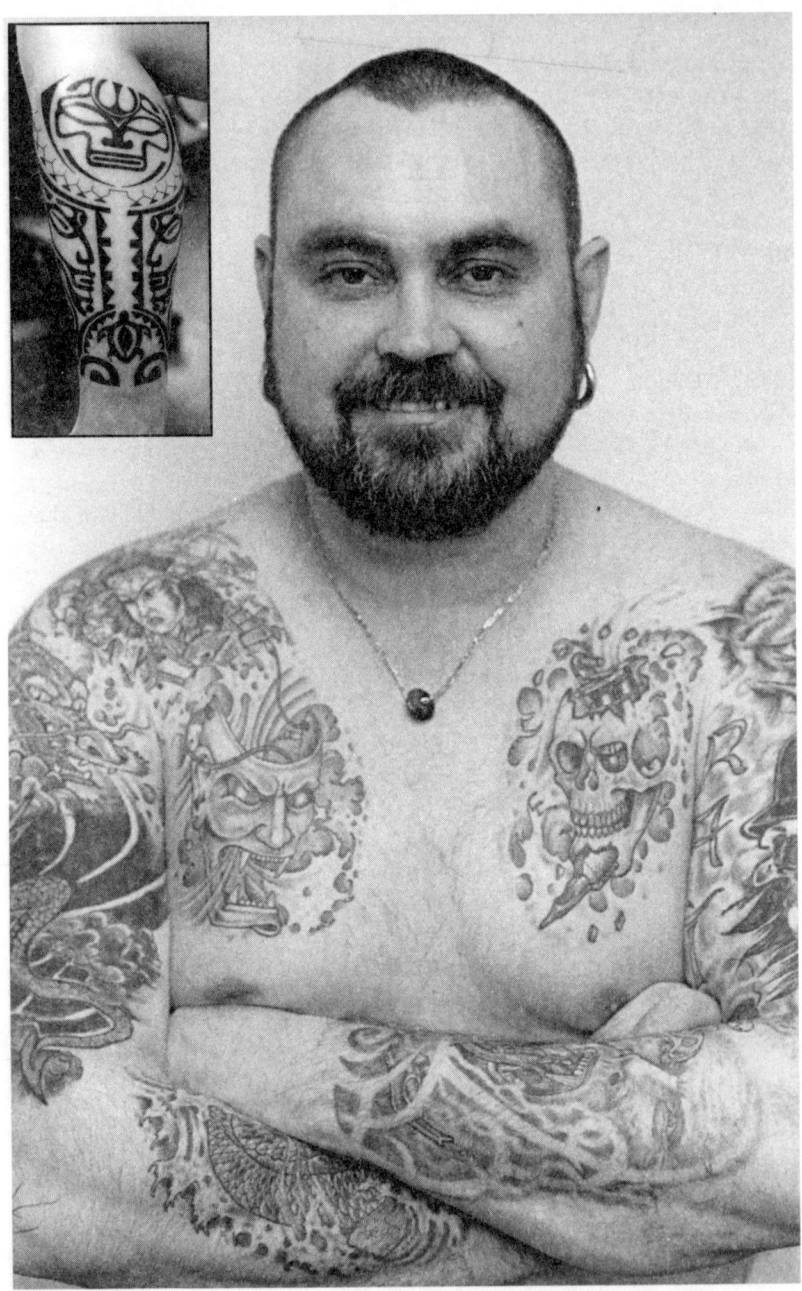

Der Abräumer: Uwe Güldner sieht Tattoos nicht als Provokation, sondern als Kunst.
Links oben: Bevorzugte Tribal-Arbeit von Uwe Güldner. © Uwe Güldner

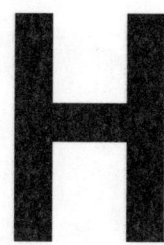

HAAN, PETER DE
→ *Tattoo-Peter*

HAARE
An jener Körperstelle, die tätowiert werden soll, werden die Haare abrasiert, da diese ansonsten durch die → *Nadel* in die Haut gestoßen werden könnten, was zu Entzündungen führen würde (siehe auch → *Hygiene*).

HAFADA
→ *Intimpiercing für Männer*
Ein »Hafada« ist das Piercing entlang der Naht oder an den Seiten des Hodensacks. Es hat keinerlei stimulierende Wirkung, weil es lediglich die Oberfläche der Haut berührt. Es vergehen zwischen drei und fünf Monate, bis das Piercing komplett geheilt ist.

HAKUTUK
Südamerik. Ohrdurchbohrung
Die → *Indianer* → *Südamerikas* durchbohrten ihre Ohrläppchen im Rahmen der Initiationsriten. Diese Zeremonie war so etwas wie der Vorläufer heutiger → *Piercings*.

HÄNDE
Tattoo-Motiv
Zwei verschlungene Hände signalisieren »Freundschaft«; zwei verschlungene Hände mit aufgehender Sonne symbolisieren »Ewige Liebe«.

HANDSCHUHE
A & O beim Tätowieren
Der Handschuh trägt maßgeblich zur → *Hygiene* beim Tätowieren bei. Der Tätowierer benutzt ausschließlich Einweghandschuhe.

HÄNGO

Dt. Tätowierer, geb. 1954

Hängo alias Hans-Joachim Monien, geboren in West-Berlin, gehört mit zu den dienstältesten Tätowierern, sein Studio zu den ältesten in → *Deutschland*. Bereits als kleiner Junge entdeckte Hängo seine Leidenschaft für die Kunst. Während andere in der Schule Aufsätze verfaßten, malte er lieber Berge, Häuser und Landschaften und konnte damit sogar Preise einheimsen. Mit 14 Jahren begann er, seine Freunde mit → *Nadeln* per Hand zu tätowieren. Ursprünglich lernte er Maler und → *pikerte* nebenher in den eigenen vier Wänden. 1977 sattelte er um und eröffnete sein Studio in Berlin, zu einer Zeit also, als die Tattoo-Kunst hierzulande noch in den Kinderschuhen steckte. »Mich hat damals schon fasziniert, daß man mit der Tätowierung etwas Endgültiges schaffen kann«, erklärt er. »Ein Bild kann man wieder wegschmeißen, eine Tätowierung bleibt.«

Seine Kenntnisse und Fertigkeiten auf dem Gebiet der Tätowierkunst erwarb er sich unter anderem in den → *USA*, Dänemark, → *Großbritannien*, der Schweiz und in Schweden. Er unterhielt regen Kontakt zu den bekannten Künstlern im Ausland. Er führte als einer der ersten die → *Fineline*-Technik in Deutschland ein. 1983, als die Tätowierzunft sich in den USA bereits anschickte, Kunststatus zu erlangen, war es Hängos Initiative, zu verdanken daß der Erste Verband Professioneller Tätowierer Deutsch-

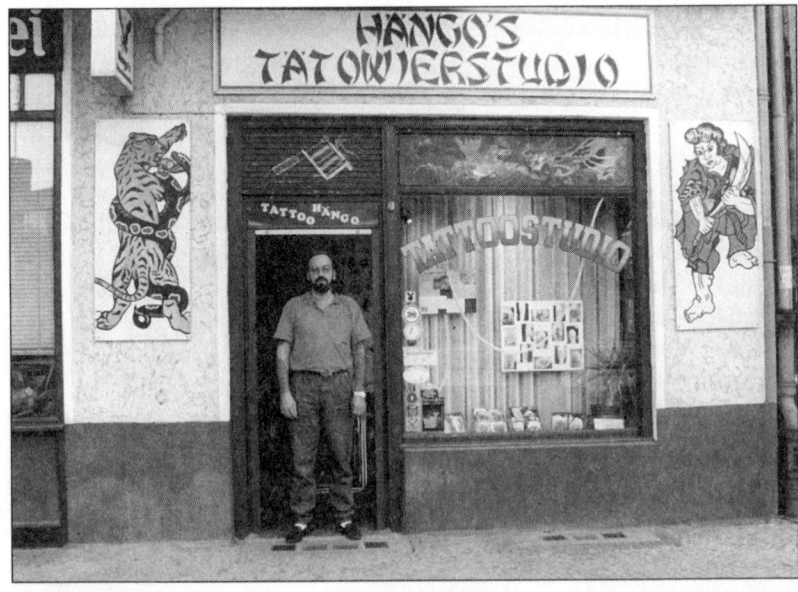

Hängos Tätowierstube in Berlin war einer der ersten Shops in der heutigen Bundeshauptstadt. © H.J. Monien

lands gegründet wurde. Der Verein zählte zwölf Mitglieder. Lange Zeit war Hängo der erste Vorsitzende. Nach der Auflösung des Verbandes wurde er Gründungs- und Vorstandsmitglied des → *D.O.T. e.V.*
Seit drei Jahren tätowiert Hängo nicht mehr. Er kümmert sich um die administrativen Belange seines Tattoo Studios in Berlin und wirbt mit seinen mehr als 24 Jahren Erfahrung für eine hygienisch einwandfreie, künstlerische und wertvolle Arbeit in der Szene.
Kontakt: Hängo's Tattoo- & Piercing-Studio, Mierendorfstraße 23, 10589 Berlin, Telefon 030/3444112, Telefax 030/3447016, http:// www.haengos-tattoo.de, haengo@ ddb.net

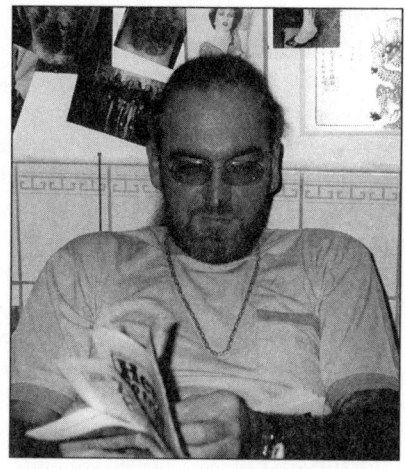

Hängo aus Berlin gehört in Deutschland zu den dienstältesten Tätowierern. Er hat auch den D.O.T. e.V. ins Leben gerufen. © Hängo

HANKY PANKY
Niederl. Tätowierer, geb. 1952
Henk Schiffmacher, der Sohn eines katholischen Metzgers, war Meßdiener, Fleischerjunge, Schuster, Hausmeister und sogar Koch in einer Pommesklitsche, bis er als Siebdrucker im bekannten niederländischen Kaufhaus »The Beehive« (De Bijenkorf) Anstellung fand. Schon damals neigte er der Bodyart zu, und schrieb für das niederländische Magazin *Nieuwe Revue* einen Bericht über das Tätowieren. Auf den Philippinen versuchte er später sein Glück als Goldsucher, Fischer und Maler, und kehrte über Malaisia und Thailand zurück in die Niederlanden, wo er unter Eindruck seiner Erlebnisse in Asien einen Tattoo Shop eröffnete. Außerdem nahm er den Künstlernamen Hanky Panky an. Zu seinen Kunden gehörten internationale Pop- und Rockgrößen, unter anderem Red Hot Chili Peppers, Pearl Jam, Van Halen, The Ramones und The Foo Fighters. Für einige von ihnen (Red Hot Chili Peppers, Golden Earring) entwarf er zusätzlich Bandlogos und Albumcover. Hanky Panky engagiert sich in der Aufarbeitung der Tattoo-Geschichte und gehört mit zu den Gründern des → *Paul Rogers Tattoo Research Centers*. Für das niederländische Fernsehen drehte Hanky Panky Dokumentationen zum Thema Tattoo, gab ein eigenes Fachmagazin heraus und schrieb die Bücher »Heet van de Naald« und »De Grote Borneo Expeditie«. Das Buch »1000 Tattoos«, 1996 vom Taschen Verlag in Köln verlegt, gilt als Meilenstein der Tattoo-Literatur. Im gleichen Jahr

eröffnete Schiffmacher im Rotlichtviertel das → *Tattoo Museum & Library Amsterdam*. Dort ist noch bis zum 30. September 2000 die Sonderausstellung zur → *Irezumi*, der traditionellen Tattookunst aus → *Japan*, zu sehen.

Für seine publizistischen Verdienste wurde Hanky Panky Anfang 2000 mit dem »Harry Frank Preis« ausgezeichnet, den der Tattoo Club Holland regelmäßig verleiht. Hanky Pankys aktuelle Aktion ist → *Tattoo The Earth*, in dem er mit anderen → *Meisterstechern* und berühmten Rock- und Popgrößen auf US-Tour geht.

Kontakt: Hanky Panky Tattooing, Oudezijds Voorburgwal 141, 1012 ES Amsterdam, Niederlande, Telefon 0031/20/6274848, Telefax: 0031/20/ 6204634, http://www.tattoomuseum.com, info@tattoomuseum.com

HANNYA
Jap. Tattoo-Motiv

Die Hannya, so will es die → *japan*ische Legende, sind Frauen, die sich durch Leidenschaft, Eifersucht oder Haß in furchteinflößende Monster verwandeln. Auch wenn sie dann aussehen wie Satan höchstpersönlich, bleiben sie nur irdische Ungeheuer, die auf dem Weg zu Buddha ihre Erlösung finden. Die bekannteste Hannya-Dämonin ist → *Kiyo Hime*, die sich als meistgestochenes Motiv der buddhistischen Mythologie im → *Irezumi* wiederfindet.

HANSEN, OLE
Dän. Tätowierer

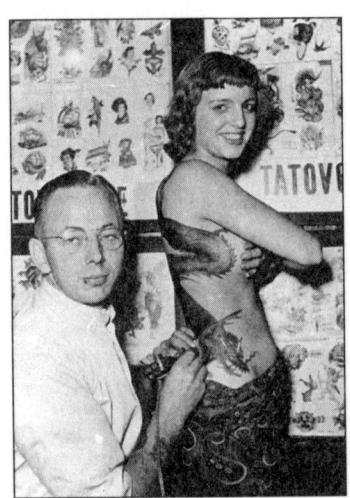

Seine erste Ausrüstung mitsamt Motiven und Maschinen übernahm Ole Hansen in den 1950er Jahren von Deutschlands König → *Christian Warlich*, der ihn im übrigen auch in die Zunft einführte. Seitdem war Ole Tätowierer mit Leib und Seele, machte sich mit seinem Studio »Tatovar Ole« in Kopenhagen → *europa*weit einen Namen als Verfechter der → *Traditional Tattoos*, die er mit meisterlich-rasanter → *Freehand*-Technik stach. Ein Segelschiff auf der Brust → *pikerte* er beispielsweise in

Ole Hansen aus Kopenhagen besaß bis weit in die Siebziger »das älteste Studio Dänemarks«. Als Tätowierer war er bei Seefahrern und bei Frauen gleichermaßen beliebt © Archiv Theodor Vetter

144

knapp zwei Stunden. Dementsprechend heißbegehrt war Ole unter den →
Seefahrern Kopenhagens, eine der wichtigen, internationalen Kriegs- und
Handelshafenstädte. Ole arbeitet in der Metropole bis weit in die Siebziger und besaß »das älteste Studio Dänemarks« – und das nicht nur zeitlich
gesehen. »Der Laden wurde«, so erinnert sich der deutsche Tätowierer →
Hängo, der Ole in Kopenhagen besuchte, »nie gestrichen, die Vorlagen
waren gelb und sind von der Wand gefallen. Abends hat er dort geschla-
fen.«

HARDY, DONALD ED
Amerik. Tattoo-Künstler, geb. 1939

Im Alter von zehn Jahren schenkten die Eltern Don Ed Hardy ein Kinder-
Tattoo-Studio, mit dem er seine Freunde bemalte. Doch die Jugend kam
irgendwann, und die Begeisterung für Hautmalereien schwand erst einmal.
1967 beendete er sein Studium am San Francisco Art Institute in Druck-
technik und Schöne Künste, arbeitete einige Jahre als Künstler und bereiste die USA und Kanada. Durch Phil Sparrow, Universitätslektor und Tätowierer, kehrte die Hautkunst zurück in sein Leben. »Für mich ging vom
Tätowieren eine magnetische Anziehungskraft aus, es war einfach so prä-
sent.« Ed Hardy tauchte ab in die Tattoo-Welt. Eine verborgene Welt, eine
Gegenkultur. Er lernte → *Bert Grimm* in Long Beach, Kalifornien kennen,
arbeitete einige Zeit mit ihm zusammen. Durch → *Sailor Jerry Collins* lernte
Ed Hardy → *Horihide* kennen und zeigte sich fasziniert von der einzigartigen Komplexität der → *japan*ischen Hautkunst. Ende 1973 zog Ed Hardy
selbst nach Japan mit dem Ziel, dort für einige Jahre nicht nur die eigene
Tattootechnik zu verbessern, sondern auch die asiatische Kunst zu verin-
nerlichen. »Aber ich fand heraus, daß meine Vorstellungen mit der Rea-
lität nicht übereinstimmten«, erklärte er und kehrte bereits nach sechs
Monaten zurück. Trotzdem sollte er seinen Teil zur Vereinigung beider
Kulturen beitragen... Es waren insbesondere folgende fünf Initiativen, die
die die Tattoo-Szene maßgeblich prägten, und heute mehr denn je ihre Gül-
tigkeit haben:

1. Realistic Tattooing. 1974 eröffnete Ed Hardy in San Francisco seinen ersten Shop. Der Name – »Realistic Tattooing« – war Begriff. Gewiß
war die Hautkunst zu jener Zeit alles andere als realistisch, und Hardy weist
heute jedes Lob von sich, er wäre der beste Tätowierer der Welt gewesen.
Sein Shop »Realistic Tattooing« ist trotzdem legendär, denn es war der
erste Laden, in dem nicht mehr → *Traditional Tattoos* von der Stange, sondern individuelle → *Customs* angeboten wurden. »Trage Deine Träume
auf der Haut«, warb Ed Hardy. Jedem seiner Kunden wurde ein originä-
res Design verpaßt, seinem Charakter, seiner Seele, seinem Wunsch entsprechend. Das machte Furore. »Was er in seinem Studio produzierte, war

echte Kunst«, begeisterte sich der britische Tattoo-Oldtimer → *Ron Ackers.* Wie er wollten auch andere Tätowierer unter die Maschine von Ed Hardy. Sie wollten sehen, wer dieser »moderne« Tätowierer war, und als sie hörten, daß er sogar in Japan gewesen war, wollten sie am eigenen Leib erleben, was er an Ideen aus Nippon importiert hatte.

2. Tattoos sind Kunst. Eine der wesentlichen Ideen, die Ed Hardy aus Japan mitbrachte, war wohl die des Meister-Lehrling-Gefüges. Ed Hardys Urteil: Tattoos sind Kunst, und Kunst will erlernt sein. Bereits mit »Realistic Tattooing« galt sein Bemühen vorrangig dem künstlerischen Aspekt der Tätowierung. Mit viel Energie und Innovationsgeist, einer eloquenten Experimentierfreude, arbeitete er jetzt daran, seinen Beruf aus der anrüchigen Schmuddelecke zu zerren, ihm eine kulturelle Glaubwürdigkeit zu verschaffen. Das → *Tätowiermagazin* erinnert: »Sein Ziel war es, den Berufszweig wachzurütteln, den künstlerischen Standard anzuheben und die Komplexität der verwendeten Symbole zu erhöhen.« Ed Hardy rekrutierte vermehrt studierte Künstler für den Job als Tätowierer. Aus der originellen Mode der → *Hippies* und → *Biker* wurde Kunst, die auch im Ausland bewundert wurde. In den 1980er Jahren reiste Don Ed Hardy wiederholt nach Japan, hatte eine Stammkundschaft von japanischen Rockabillies, die scharf auf amerikanische Tattoos waren. Die Leute in Amerika verlangten nach seiner Rückkehr wiederum nach traditionell japanischen Arbeiten. Ed Hardy brachte auf diese Weise wie kein anderer die Traditionen der japanischen und der amerikanischen Tätowierung zusammen und vereinte – nicht ohne Humor – Motive beider Kulturen. Er stellte das Konzept der Ganzkörpertätowierung in einen amerikanischen Kontext.

3. Tattoo Time. Mit dem Magazin → *Tattoo Time* sorgte Ed Hardy 1982 ein weiteres Mal für einen fulminanten Wandel in der Tattoo-Szene. »New Tribalism« war das Thema der ersten Ausgabe. Heute ist sie Kult, denn die in ihr präsentierten → *Tribal Tattoos* aus → *Samoa* und → *Borneo* sorgten für einen neuen Trend. Was im Grunde paradox war: Denn die neue war gleichzeitig die alte Kultur, und zwar die der Urvölker. Doch Kultur ist Kunst, und deren Etablierung galt Ed Hardys ganzes Bestreben. Schon nach einem halben Jahr nach Erscheinen von »Tattoo Time« waren Tribal-Motive aus der Szene und darüber hinaus nicht mehr wegzudenken. Den nachfolgenden vier Ausgaben gelang zwar nicht mehr ein solch durchschlagender Erfolg, da »Tattoo Time« aber damals das einzige Magazin war, besitzen auch sie heute Kultstatus.

4. Pierced Hearts and True Love. Vielleicht eine Hommage an ein Stück populärer → *Literatur*, vielleicht eine Liebeserklärung, vielleicht aber auch nur Understatement. Die Ausstellung »Pierced Hearts and True Love« 1996 in der New Yorker Kunstgalerie, mit der Ed Hardy → *Flashs* zeigte, war die erste ihrer Art. Mehr noch, sie ließ die Geschichte der Hautkunst über den Zeitraum der letzten 100 Jahre Revue passieren. Trotz anfänglicher Bedenken war sie ein voller Erfolg und ein weiterer, entscheidender Schritt zur Imageverbesserung des Tätowierens. *5. Tattooing the Invisible Man.* Die internationale Szene verdankt Ed Hardy sehr viel. Es war also nur eine Frage der Zeit, bis diesem Ausnahme-Tätowierer eine eigene Ausstellung gewidmet wurde: Anfang 2000 eröffnete in Santa Monica »Tattoing the Invisible Man, Bodies of Work 1955–1999« ihre Pforten. Sie zeigte Flashs, die Don Ed Hardy als Zehnjähriger skizzierte, Airbrush-Arbeiten, die er als 18jähriger erstellte, Kupferstiche aus den 60ern, Stilleben und Stadtansichten aus seiner Studienzeit, Gemälde, Tätowierungen und Malereien, die er in den letzten Jahren angefertigt hatte. Heute lebt Don Ed Hardy, der auf insgesamt 19 Buchpublikationen zum Thema zurückblicken kann, mit seiner Frau Francesca abwechselnd auf Honolulu und in San Francisco, wo er in seinem Studio »Tattoo City«, 700 Lombard Street, immer noch gerne zu den → Nadeln greift. Doch er läßt auch durchblicken, daß er nach 55 Jahren im Dienste der Tätowierung in Zukunft vermehrt Kunst schaffen möchte, die »länger als ein Menschenleben« hält.

HARI
Jap.: Nadelbündel
Das Hari wird während des traditionellen → Tebori aus → Japan an einem Bambusstab, dem → Tebori Stick, befestigt. Die → Sumi, die → Farbe, wird dann unter die Haut gezupft, was – im Gegensatz zur modernen → Gun – mitunter → schmerzhafter sein kann. Ein Nadelbündel kann unterschiedlichen Umfang haben: Zwei, drei oder vier Nadeln für die feinen Konturen, zehn bis zwölf Nadeln für dickere Linien. Zwanzig bis dreißig Nadeln, angeordnet in drei Reihen, werden zur Kolorierung von Flächen und Schatteneffekten benutzt, bekannt als → Bokashi.

HAUT
Die Haut ist mit rund zwei Quadratmetern Fläche nicht nur das größte Organ des Körpers, sie ist für die Körperkunst – die → Tätowierung und das → Piercing – der unabdinglichste Bestandteil. Die Haut besteht aus drei Schichten: die regenerierbare Oberhaut (die an manchen Körperstellen noch durch die Hornhaut überdeckt wird), Lederhaut und Unterhaut. Beim Piercing werden alle drei Hautschichten durchdrungen und die Funktion der Haut dadurch unterbrochen bzw. gestört. Ähnlicher Effekt tritt beim Tätowieren auf, bei dem die gebündelten → Farbpigmente mit einer → Stichtiefe von 0,5 bis 1,5 Millimeter bis in das Unterhautgewebe gestochen werden. Da die Zellschichten in dem Unterhautgewebe durch die → Nadeln der → Tätowiermaschine absterben, ist das menschliche Abwehrsystem

nicht mehr in der Lage, diese Stoffe abzutransportieren. Die Farbpigmente werden in die intakten, unverletzten Zellen mittels des chemischen Prozesses der Osmose eingelagert – und damit kommt dann die lebenslange Tätowierung zustande. Dadurch, daß wir den Körper, also die Oberhaut, gerne der → *Sonne* aussetzen, tritt der Effekt des Verblassens ein.

HAWAII
Inselgruppe in → Polynesien

HEINZE, ALBERT
Dt. Tätowierer, geb. 1898, gest. 1972
Zwar entstammte Albert Heinze einer gutbürgerlichen Berliner Familie, doch zog es ihn schon in jungen Jahren in das Arbeitermilieu. Dort machte er sich schnell einen Namen, nicht nur, weil er selbst an Händen und Gesicht tätowiert war (was er bei öffentlichen Auftritten nicht selten mit Schminke und Puder verdeckte), sondern konzentrierte sich auch auf das Tätowieren jener Körperstellen, die andere Tätowierer, z.b. → *Christian Warlich*, rigoros ablehnten.

Albert Heinze hatte zeit seines Lebens viel Ärger, weil er in seinem kleinen Shop in Berlin jugendliche Kunden an Händen, Ohrläppchen, am Hals und im Gesicht unentgeltlich tätowierte. 1933 verschleppten ihn die Nationalsozialisten in ein Konzentrationslager, aus dem er erst 1945 entkam. Er

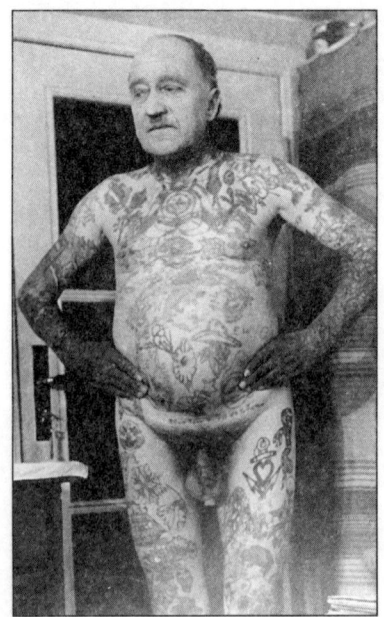

ließ sich in St. Pauli nieder und war erneut die gute Seele. Aus Begeisterung machte er die meisten Tätowierungen, ohne Geld dafür zu bekommen. Besonders gerne, wenn die Kunden sich die Hände oder das Gesicht tätowiert wünschten. Er bot obdachlosen Jugendlichen in seinem Studio ein Dach über dem Kopf. Andere versorgte er freizügig mit Bier. 1954/55 erstattete die Mutter eines 20jährigen, dem er die Stirn tätowiert hatte, in

Albert Heinze war nach dem zweiten Weltkrieg die gute Tätowiererseele in Hamburg. Hier präsentiert er sich und seinen Körper dem Fotografen. Heinze war auch im Gesicht tätowiert, doch das wußte er bei öffentlichen Auftritten stets durch Schminke und Puder zu verdecken. – © Archiv Theodor Vetter

Hamburg Anzeige gegen ihn, worauf er in der Hansestadt Berufsverbot erhielt. Er zog mit seinem Studio nach Bremen. »Wieder ließ er sich von jungen Kunden ausnutzen, trank mit ihnen, wurde Alkoholiker«, erinnert sich → *Herbert Hoffmann*.

HENNA

Arab. »*Alhenna*«: *dorniger Strauch; Farbstoff*
Die Hennapflanze, botanisch Lawsonia inermis, wächst vornehmlich in → *Afrika*, Südasien und → *Australien*, aber auch in Arabien, China und Indonesien. Die Blüten des Hennastrauchs werden für die Parfümherstellung verwendet, während die getrockneten Blätter zu Pulver gemahlen werden, das sich dank seiner starken Färbekraft zum Färben von Haut, Nägeln und Haaren eignet. In den letzten Jahren erlangt die orientalische Kunst des → *Mehndi*, der → *Körperbemalung* mit Henna, in unseren Breitengraden Popularität. Sie stellt eine temporäre, schmerzfreie Alternative zum lebenslangen Tattoo dar. Henna findet darüber hinaus auch medizinische Verwendung; mit Henna gefärbte Hautpartien sind geschützt vor starker Sonneneinstrahlung und vor Überhitzung. Hennapaste wirkt lindernd bei Verbrennungen, beschleunigt die Heilung von Wunden und hilft bei Hautekzemen.
Info: Cornelia Emilian, Karin Kampwerth: Bodyart mit Henna und Co., Südwest Verlag, München 1998

HERBST

Ein frischgestochenes Tattoo sollte im Rahmen der → *Nachbehandlung* für einen Monat nicht der → *Sonne* ausgesetzt werden. Wer also plant, den → *Sommer*urlaub knackigbraun am Strand zu verbringen, der sollte sich sein Tattoo tunlichst im Herbst oder → *Winter* stechen lassen.

HERNANDEZ, ROBERT

Span. Tattoo-Künstler, geb. 1968
»Robert Hernandez versteht es, Emotionen mit erschreckendem Realismus einzufangen«, lobte zu Beginn 2000 das → *Tätowiermagazin*. Das, was der aus Spanien stammende, in Polen aufgewachsene Robert auf die Haut zaubert, ist von ungewöhnlicher Intensität und findet schon jetzt in der globalen Tattoo-Community Nachahmer. Dabei ist es noch gar nicht so lange her, daß der junge Spanier die → *Gun* in die Hände nahm. Und: Er ist praktisch zum Tätowieren gekommen wie die Jungfrau zum Kind. Als Kunststudent begleitete er 1993 einen Freund in ein Madrider Tattoo-Studio, wo der Tätowierer die selbstbemalte Jacke Roberts bemerkte und ihm – beeindruckt von der Plastizität des Bildes – unvermittelt einen Job als Tätowierer anbot.

Robert entdeckte auf diesem Weg seine wahre Bestimmung, auch wenn er sich gelegentliche Exkursionen in andere Bereiche der darstellenden Kunst vorbehält. Gesichter, die vom Leben gezeichnet sind, eine tiefe Verzweiflung ausdrücken, dargestellt mit verschiedensten Farbabstufungen, detaillierten Schattierungen und feinen Reflexionen – mit seinen eindrucksvollen → *Realistic Tattoos* gehört Robert zu der jungen Garde der internationalen Tätowierer, für die das Medium Haut wahre Kunst ist. Natürlich verschließt er sich auch nicht den → *Traditional Tattoos* → *Europas* und Asiens, doch selbst die bekommen den typisch Hernandez'schen Feinschliff.

HERZ
Tradit. Tattoo-Motiv

Das Herz ist eines der ersten und heute wieder eines der am häufigsten tätowierten Symbole in der westlichen Hemisphäre. Das kommt nicht von ungefähr, schließlich ist das Herz lebensnotwendiger Mittelpunkt unseres Daseins. Es pumpt das Blut durch unsere Bahnen. Sobald das Herz nicht mehr schlägt, gibt es kein Leben mehr. Ohne Herz gibt es aber auch keine Liebe. Denn wir lassen unser Herz sprechen, folgen, hüpfen, brechen, zerreißen, bluten.

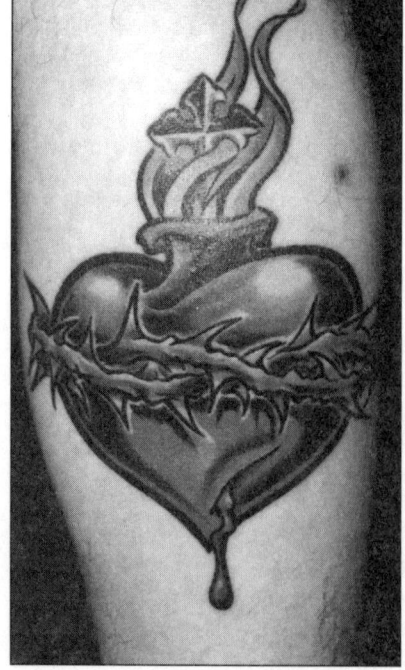

Die → *Seefahrer* ließen sich zu Anfang ein Herz mit Schriftrolle und Namen der »Liebsten« stechen. Ein mit einem Dolch durchstoßenes Herz kennzeichnete früher den Schwur der Rache. Herzen, an denen Flammen nach oben züngelten, symbolisierten das Leben und die Kraft der Liebe; an denen die Flammen nach unten brannten, Tod und Vernichtung. Das traditionelle »flammende Herz« – eingebürgert als → *Sacred Heart* – war und ist das beliebteste Motiv. Viele Jahre war es Inbegriff für die maritime Tattoo-Kunst. Mit seinen energetischen Flammen, die aus der Herzöffnung, die einem Fla-

Das »flammend Herz« – Sacred Heart – ist das beliebteste Motiv; gestochen von Hennes, Fineline Düsseldorf. © Ralf Guttermann

schenhals ähnelt, nach oben lodern, symbolisierte es zu Anfang die »ewigwährende« Seemannsliebe. Mit einem Schriftzug versehen ist es die individuelle Liebeserklärung an eine Person oder ein Idol.

HEXEN
→ Horror- & Tod Tattoos

HIDEO, UCHIYAMA
Japan. Tätowierer, geb. 1963
Mitte der 1980er Jahre begann Uchiyama Hideo sich für westliche Tätowierungen zu interessieren, eine Zeit, als in → *Japan* zwar Interesse an westlichen → *Motiven* bestand, kaum jemand sie aber stach. Also folgte Uchiyama dem Ruf nach Amerika und ließ sich vom → *Fineline*-Tätowierer → *Bob Roberts* in Los Angeles sein erstes → *Tat* verpassen. Von → *Don Ed Hardy* ließ er sich 1989 in die Technik der → *Tätowiermaschine* einweisen. Im Stuttgarter Studio des Weltenbummlers → *Luke Atkinson* bekam Uchiyama Anfang der 90er die große Vielfalt der westlichen Hautzierde, von → *Filip Leu* aus Lausanne den besonderen Hang zum Gore-Style mit auf den Weg. Zurück in Japan eröffnete Uchiyama das »Magical Tattoo Studio« im ersten Stock eines unauffälligen Geschäftshauses in Shibuya, einem Stadtteil Tokios. »Magical Tattoo« ist eines der ersten Studios Japans, das sich ganz der westlichen Tätowierung verpflichtet hat; Uchiyama ist damit so etwas wie ein Pionier. Gelegentlich macht Uchiyama als Gasttätowierer im »Checker Demon Tattoo Studio« von Luke Atkinson in Stuttgart Halt.
Kontakt: Uchiyama Hideo, Magical Tattoo Studio, Telefon 0081/3/3476-6838

HILDEBRANDT, MARTIN
Gründer des 1. US-Studios
Während des Bürgerkrieges war Washington D.C. die Hochburg der amerikanischen Tätowierer. Auch den deutschen Immigranten Martin Hildebrandt, der seit 1846 tätowierte, zog es nach Washingon. Dafür reiste er unerschrocken quer durchs Bürgerkriegsgebiet und schaffte sich Freunde auf Seiten der Union und der Konföderation. Er tätowierte hier wie dort militärische Insignien und die Namen der Liebsten. Jahre später sollte Hildebrandt resümieren: »Ich glaube, ich habe tausende von Seefahrrern und Soldaten tätowiert.« 1870 eröffnet er ein, wie er es nannte, »Atelier« in der Oak Street von → *New York*. Nach heutigem Erkenntnisstand war das »Atelier« das erste Tattoo-Studio der → *USA*. Hier arbeitete Hildebrandt über 20 Jahre, und stach einige der bekanntesten → *Zirkus*-Attraktionen. Sein Erfolg gab anderen Künstlern wiederum den Mut, eigene Studios zu eröffnen. Hildebrandts größter Rivale war → *Samuel O'Reilly,* der

1875 ein Tattoo-Studio im Big Apple eröffnete und 1891 schließlich durch seine → *Tätowiermaschine* zu Weltruhm kam.

HIPPIES
Woodstock-Generation

Die 1960er Jahre waren das Jahrzehnt von »Love, Peace und Happiness«, LSD und sphärische Musik, Woodstock und die Andersartigkeit des Seins. Abgehoben und wunderbar. Der Tattoo-Oldtimer → *Lyle Tuttle* erinnert sich: Die Popularität der Tätowierungen zu jener Zeit sei »wohl zum großen Teil auf zwei wichtige gesellschaftliche Prozesse zurückzuführen: Einer davon war die riesige Flower-Power-Szene der 60er.« Mit den Tätowierungen drückte die Hippie-Bewegung ihre Verbundenheit untereinander aus, und grenzte sich von der Mainstream-Gesellschaft ab. Die plötzlich populär gewordenen Mini-Tattoo-Motive wie → *Sonnen*, Blumen oder Schmetterlinge bezeichnete Tuttle als »kosmische Tröpfchen«. Da paßte es nur wie die Faust aufs Auge, daß J.R.R. Tolkien mit »Der Herr der Ringe« eine neuartige Literatur-Gattung vorstellte: Fantasy, die dem rudimentären Hippie-Bedürfnis nach anderen, geistigen Sphären entsprach. Das hatte natürlich auch Auswirkungen auf die Tätowierung. Als → *Sailor Jerry Collins* als einer der ersten in den 70ern die in → *Japan* typischen dunklen Hintergründe – stilisierte Wolken- und Wellenwirbel – in die westliche Tattoo-Kunst einbrachte, war der Weg geebnet für die mystischen → *Fantasy Tattoos*.

HOFFMANN, HERBERT
Dt. Tattoo-Künstler, geb. 1919

Geboren in einer pommerschen Kleinstadt als Sohn einer Handwerkerfamilie hatte Herbert Hoffmann seit seiner Kindheit nur einen Wunsch: »Wenn ich größer bin, laß ich mich auch tätowieren.« Doch bis es dazu kam, sollte noch eine lange Zeit vergehen. Während seiner Lehre als Einzelhandelskaufmann kam er nach Stettin und verehrte die → *Seefahrer*. »Jeden einzelnen habe ich bewundert, besonders den alten Kohlentrimmer in Stettin mit dem offenen Arbeitshemd und dem großen Segelschiff auf seiner Brust, sowie den Bauarbeiter in durchsichtigem Netzhemd; er hatte nicht nur seine Arme und Hände, sondern auch Brust, Bauch und Rücken voll tätowiert. Bei solchen Anblicken schlug mir das Herz bis zum Halse vor Aufregung, aber ich getraute mich nicht, sie zu fragen.«

Dann kamen die Nazis, und aufwendig Tätowierte standen in einer Reihe mit Verbrechern und Kommunisten. Herbert zog in den Krieg, landete in russischer Gefangenschaft. 1949 kehrte er aus der Kriegsgefangenschaft zurück, arbeitete in Bad Kissingen als Anzeigenvertreter für einen Verlag. Er kam nach Hof, Karlsruhe, Düsseldorf – und egal wo er war, fotogra-

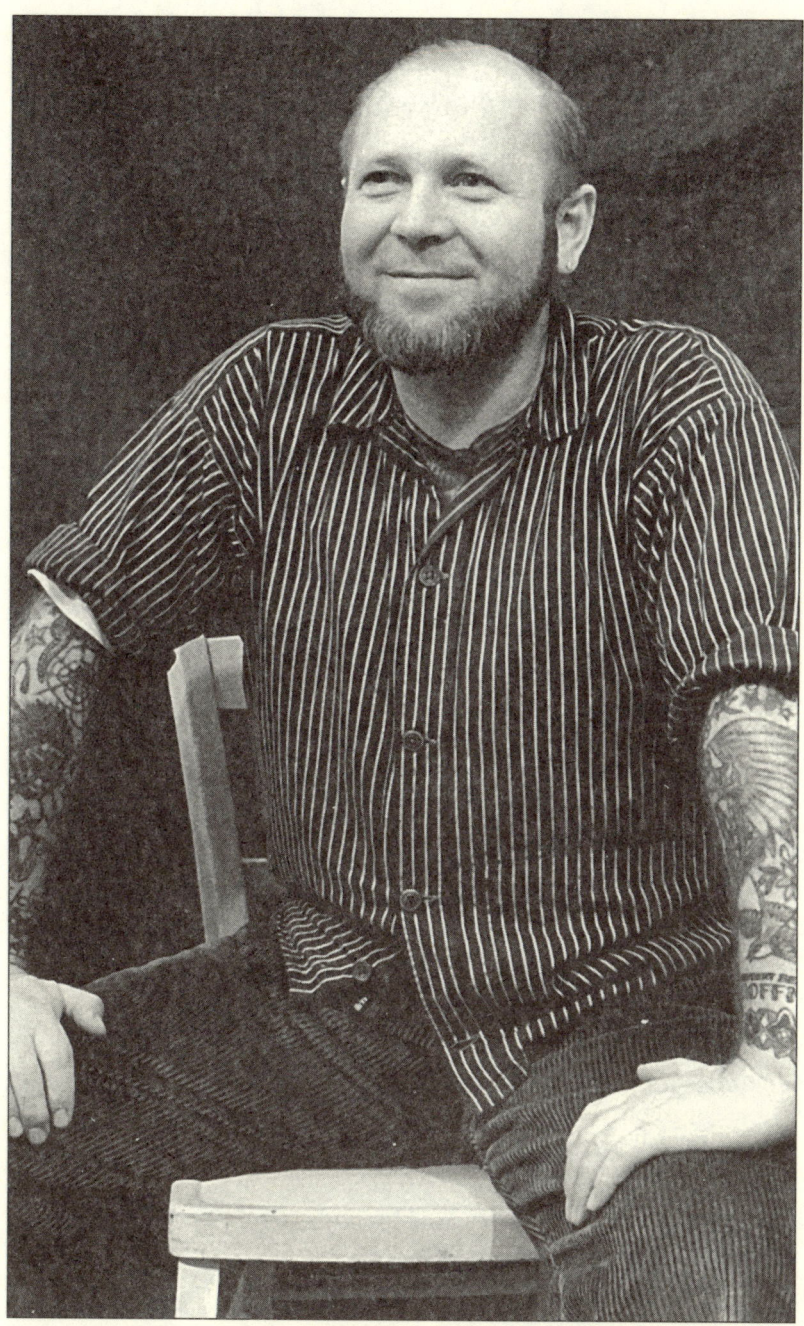

Herbert Hoffmann war in Hamburg der »Kronprinz« Christian Warlichs. © Archiv T. Vetter

fierte er nicht nur Tätowierte, sondern fragte sie, ob er sie nicht weiter-
tätowieren dürfe. Über zehn Jahre lernte er als »Hobby-Tätowierer« das
Handwerk. Mit 32 sollte endlich sein Kindheitstraum in Erfüllung gehen:
Er ließ sich selbst tätowieren.

1961 machte er sich als Tätowierer selbständig und übernahm mit seinem Lebensgefährten und Assistenten Jakob Acker das Studio von Paul
Holzhaus. In seinem Bestreben, die zuvor verbreiteten Urteile »Nur Verbrecher und Seeleute sind tätowiert« abzubauen und das Tätowiertsein
gesellschaftsfähig zu machen, wählte er für das Studio den Namen »Tätowierstube«, weil »eine Stube viel Wohnlichkeit, Gemütlichkeit, Behaglichkeit, Nähe, Vertrautheit und Gleichheit zwischen Tätowierern und Tätowierten ausdrückt«, so Hoffmann. Schon zu Lebzeiten von → *Christian
Warlich*, dem König der Tätowierer, wurde Hoffmann als »Kronprinz Warlichs« gehandelt. Nicht selten schickte Warlich seine Kunden zu Hoffmann
mit den Worten. »Geh zu meinem Kronprinzen um die Ecke, der tätowiert
dich ebenso gut wie ich!«

Nach Warlichs Tod 1964 war Hoffmanns Stube lange Zeit das einzige
Studio vor Ort. Mit viel Leidenschaft und Engagement lebte er für die Tätowierung und die Etablierung derselbigen als Kunst. Erst kamen Seeleute
und Arbeiter, Hafen- und Bauarbeiter zu ihm, später die ersten Akademiker, Ärzte und Firmenchefs. Gegen Ende der 60er erfuhr die bürgerliche
Welt von Hoffmann, als er in dem ARD-Ratespiel »Was bin ich?« mit Robert
Lembke auftrat. Lembke »hatte die Hamburger Stadtverwaltung ange-
schrieben, Vorschläge für Leute aus markanten oder seltenen Berufen zu
unterbreiten. Da dachte man, Tätowieren ist so etwas Spezielles für Hamburg.« Hoffmanns Stil war ebenfalls speziell, sehr eigen, sehr grob. Und
natürlich der Lokalität seines Studios – Hamburg, St. Pauli – entsprechend
traditionell. 1982 setzte Hoffmann sich in der Schweiz zur Ruhe. Seitdem
betätigt er sich ausschließlich als Amateurhistoriker, der mit vielen Foto-
dokumenten die Geschichte der deutschen Tätowierung aufarbeitet.

HOLLYWOOD MARK
Amerik. Tätowierer, geb. 1968
Mark Favela, in den Straßen L.A.s aufgewachsen, ging ab 1990 bei → *Bob
& Charlie Roberts* in deren Spotlight Studio Hollywood in die → *Fineline*-
Lehre; bald darauf lernte er → *Henk Schiffmacher* kennen, der das Talent
des jungen Favela erkannte und in seinem Studio in Amsterdam förderte.
Favela arbeitete fortan mit den Wichtigsten seiner Zunft zusammen, unter
anderem → *Paulo Sulu'ape*, → *Filip Leu*, → *Jack Rudy*, → *Goodtime Charlie*, → *TinTin* und → *Bernie Luther*. Infolgedessen hat Mark eine Menge
verschiedenster → *Stilrichtungen* und → *Techniken* erfahren, und die Kombination aus → *Old School* und eigener, nunmehr zehnjähriger Erfahrung

machen Favela, der sich inzwischen Hollywood Mark nennt, zu einem meisterlichen Tätowierer: Er sticht das aufwendige → *Irezumi* aus → *Japan* ebenso gut wie das Micky Mouse-Motiv auf dem Po (→ *Comic Tattoos*) oder das → *Traditional Tattoo*. Er setzt auch die individuellen Wünsche seiner Kunden für ein → *Custom* perfekt um. Nicht umsonst haben daher Film- und Rockgrößen wie David Arquette, Cypress Hill und Robbie Williams bei ihm Hof gehalten. Sein zeichnerisches Talent lassen ihn ferner T-Shirts, Logos, Poster, Sticker und CD-ROMs entwerfen. 1994 eröffnet er sein eigenes Geschäft, Hollywood Hardwear. Hollywood Mark, der nebenher auch unter den Pseudonymen MF, Peanut,

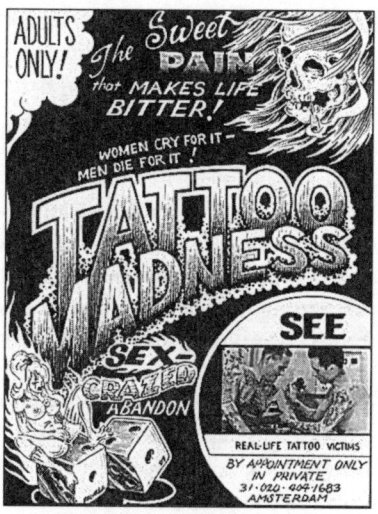

Hollywood Mark alias Mark Favela steht für absolute »Tattoo-Madness«. Seine Visitenkarte sagt alles! © Archiv Marcel Feige

La Famila Favela und Alevaf Kram in Erscheinung tritt, arbeitet in Amsterdam nur nach Vereinbarung.
Kontakt: Hollywoodmark13@hotmail.com, Telefon 0031/20/4041683

HOLZSPATEL
A & O beim Tätowieren
Mit dem Holzspatel wird vor dem Tätowieren Creme oder → *Vaseline* auf die betreffende Hautstelle aufgetragen.

HORI
Jap.: »Tätowierer« bzw. »Schnitzer«
»Hori« ist in → *Japan* die für zusammengesetzte Substantive verwendete Ableitung des Verbs »Horu«, das soviel wie »schnitzen« oder »gravieren« bedeutet. Ursprünglich wurde sie von Kunsthandwerkern für ihre Holzschnitte verwendet. Diese Holzschnitte dienten zur → *Edo*-Zeit wiederum als Vorlage für Tätowierer, die die Farbe mit dem traditionellen → *Tebori* unter die Haut zupfen bzw. ritzen.
   In Verbindung mit einem Schriftzeichen aus dem Familiennamen ergibt sich aus »Hori« für Tätowiermeister der Künstlername. Aus Kami Unosuke wird dann beispielsweise → *Horiuno*, aus Nakano Yoshihito → *Horiyoshi III*. Diese Meistertitel werden in der Familie weitervererbt. In Sonderfäl-

len kann der Lehrling eines Tätowierers den Titel fortführen. Dazu muß er ihn sich aber verdienen und durch eine harte Schule gehen. Der Beruf des Tätowiermeisters heißt in Japan → *Horishi.*

HORI CHIYO
Jap. Großmeister
Hori Chiyo war im 19. Jahrhundert der anerkannte Erbe und Hüter der → *Tebori*-Tradition und deren Geheimnisse, die die japanischen → *Horishi* von Generation zu Generation weitergereicht hatten. Hori Chiyo galt unter den »Königen der Tätowierer« jener Zeit als Kaiser. Ab 1860 stach er in Tokio in einem großen Studio mit zahlreichen Schülern und Helfern. »Unter den Offizieren der britischen Navy galt der Kamerad nichts, der nicht wenigstens ein Hautbild des japanischen Tätowierkünstlers aufweisen konnte«, weiß der Historiker Stephan Oettermann zu berichten. Ein indirekter Schüler Hori Chiyos war → *Sutherland MacDonald*
1882 tätowierte Hori Chiyo nicht nur den Herzog von Clarence und den Herzog von York, sondern auch → *George Burchett,* der wiederum zu Beginn des 20. Jahrhunderts zum berühmtesten Tattoo-Künstler → *Großbritanniens* aufsteigen sollte. Hori Chiyo war zeit seines Lebens populär und schwelgte im Luxus. So machte die britische Zeitschrift »Strand« nicht nur Sherlock Holmes bekannt, sondern veröffentlichte auch Artikel über Hori Chiyo, der die riesige Summe von 2.400 Pfund jährlich verdiente und als erster die → *Farbe* Braun verwendete.

HORIHIDE
Jap. Tattoo-Pionier, geb. 1933
Neben Horitoshi I, dem Oberhaupt der → *Horitoshi Family,* ist Horihide (richtiger Name: Oguri Kazuo) einer der bedeutendsten Tätowiermeister, wenn nicht sogar *der* Tattoo-Pionier aus dem → *Japan* der Nachkriegszeit. Wenngleich Kazuo seinen Weg zur Tätowierung eher aus der Not heraus suchte: Bereits als Teenager war er Anführer einer Straßengang in Gifu. Bei einer Auseinandersetzung verletzte er seinen Gegner mit einem Messer und flüchtete nach Tokio, wo er keine Arbeit fand, kein Geld hatte und auf der Straße übernachten mußte. Arbeitsplätze waren zu jener Zeit dünn gesät, und als ein Tätowierer einen Lehrling suchte, lernte Kazuo das traditionelle → *Tebori,* um sich die Schale Reis für den nächsten Tag zu verdienen. Begeisterung für seine Arbeit fand er zu Anfang nicht, bestand das Verhältnis zwischen Lehrer und Schüler aus dem traditionellen Meister-Jünger-Spiel. Kazuo erledigte Hausarbeiten wie Putzen, Geschirr spülen und Holz hacken, und wenn er Fehler machte, gab es nicht selten Prügel. Erst später, als er selbst zeichnen, später »zupfen« durfte, begannen ihn die Hautbilder zu faszinieren, und aus der einstigen Notlösung wurde jetzt Lei-

denschaft. »Ich bin sehr glücklich mit meiner Arbeit und liebe meinen Beruf«, erklärt er heute.

Seit 1952 ist er unter dem Künstlernamen Horihide als Tätowiermeister in Gifu tätig. Er ist der erste, der den Kontakt zur westlichen Hemisphäre aufgenommen hat, und zwar zum → US-Meister → *Sailor Jerry Collins*, den er 1972 besuchte. Er traf auch → *Don Ed Hardy*, mit dem ihn seither eine Freundschaft verbindet. Mit dessen Hilfe schuf er ein Bewußtsein sowie Wertschätzung für japanische Tätowierungen.

Der Name Horihide steht stellvertretend für die japanische Tattoo-Tradition. In Nippon selbst bemüht er sich, der nachwachsenden Generation Sinn und Bedeutung der alten Motive zu vermitteln.

Kontakt: Kazuo Oguri, P.O. Box 157, Gifu City, 500 – 8691 Japan
Info: Choyukai: Japanese Tattoo Artist Horihide's World, Keibunsha 1989

HORIHIRO

Jap. Tätowierer, geb. 1972
Gegen Ende der 80er Jahre noch arbeitete Horihiro in → *Japan* als Barkeeper, bis eines Abends eine Schar → *Yakuzas* prügelnd den Laden stürmte. »Aber genau diese Typen waren es, bei denen ich zum ersten Mal die großen Tattoos im japanischen Stil sah. Diese Hautkunst«, so berichtet er, »faszinierte mich schlichtweg und inspirierte mich zur näheren Beschäftigung mit den Tattoos.« In den Folgejahren brachte er sich vieles selbst bei, und arbeitete am liebsten → *Freehand*. Horihiro gilt heute als einer der jungen, talentierten Tätowiermeister, die dafür sorgen, daß die Tradition des → *Tebori* im Sinne eines → *Horihide* nicht ausstirbt. Horihiro ist häufig auf Conventions in Deutschland anzutreffen, wo er ganz ohne elektrische Hilfe – traditionsgemäß im Schneidersitz auf der Empore seines Standes – von Hand tätowiert. Gemeinsam mit dem Niederländer → *Hanky Panky* und dem Amerikaner → *Sean Vasquez* initiierte Hori Hiro auch die Rock- und Tattoo-Welttournee → *Tattoo The Earth*.

Kontakt: Hori-Hiro-Japan, World-Wide-Tattooing, 3-Takita – 20 Ensho, Arai Asakamachi, Kriyama-Shi, Fukusima, Japan # 963-0111, Telefon 0081/24/ 9454747, Telefax 0081/24/9455151

HORIHITO

Jap. Tätowierer, geb. 1961
Horihito, ehemaliger Lehrling von → *Horiyoshi III* und damit ein Nebenzweig der Horiyoshi-Sippe, gehört zu jenem neuen Typus Tätowierer in → *Japan*, die sich einerseits auf das traditionelle → *Irezumi* verstehen, andererseits die westlichen Einflüsse aber nicht rigoros ablehnen, wie es die konservativen → *Horishi* machen. Während nämlich die alteingesessenen Tätowiermeister die → *Tebori*-Arbeit pflegen, also das seit der → *Edo*-Zeit ein-

gebürgerte Zupfen mit den Bambusstäben, an denen haarfeine Nadeln befestigt sind, arbeitet Horihito fast ausschließlich mit der → *Tätowiermaschine*, die bekanntermaßen ein Produkt amerikanischen Erfindungsreichtums ist. Mit ihnen zaubert er die klassischen Motive, die → *Horimono*, auf die Haut seiner Kunden. »Ich bin in Japan geboren, in bin in Japan aufgewachsen, da ist es für mich ganz selbstverständlich, daß ich mich für den traditionellen japanischen Stil interessiere«, erklärt er seine Arbeit.

Doch seit von Seiten der Kundschaft, insbesondere den jungen Leuten, auch das dringende Bedürfnis nach westlichen Hautzierden besteht, bietet Horihito die → *Tribal Tattoos* und die → *Traditional Tattoos* in seinem Studio an. Für die alten Horishi fast schon ein Frevel!
Kontakt: Horihito, Tattoo Studio Baku, 3-3 Ogawa-cho, Kawasaki-ku, Kanagawa, 210-0023, Japan, 0081/44/2459998

HORIMONO

Tradit. Tattoo-Motive
»Horimono« ist die Bezeichnung für traditionelle Motive aus → *Japan*, die die → *Meisterstecher*, die → *Horishi*, in die Haut zupfen. Dazu gehören die Chrysanthemenblüten, Sanskrit-Schriftzeichen sowie die Gestalten und Helden aus der chinesischen Novelle → *Suikoden*, die im 18. Jahrhundert die heute als → *Irezumi* bekannte Tätowierkunst begründete. Ferner gehören Motive hinzu, die mit dem Wasser assoziiert werden. Am weitverbreitetsten ist dabei der rotorange, einen Wasserfall hinaufspringende → *Kokaikarpfen*, der für Kraft, Mut und Ausdauer steht. Weitere beliebte Motive sind die japanischen → *Drachen*, → *Schlangen*, → *Tiger*, die Legendengestalt → *Tamatori Hime*, die Dämoninnen der → *Hannya*, insbesondere die → *Kiyo Hime*, sowie die Wesen → *Boddhisattvas* und → *Myôô*, allesamt buddhistische Heilige.

HORISHI

Jap.: »Tätowiermeister«
Horishi ist in → *Japan* die Bezeichnung für einen »Tätowiermeister«, der das kunstvolle → *Irezumi* mit dem traditionellen → *Tebori* beherrscht. Damit ein Tätowierer zum Horishi wird, beginnt er in jungen Jahren üblicherweise am eigenen Körper, vornehmlich an den Beinen, mit Tusche und → *Nadeln* zu experimentieren, bevor er sich über Jahre in die Lehre eines Meisters begibt. Wenn er arbeitet, trägt er den → *Fundoshi*, den japanischen Lendenschurz. Nach langer und anspruchsvoller Ausbildung wird ein Teil seines Namens in Verbindung mit dem Begriff → *Hori* zu einem Künstlernamen versponnen. Er ist dann der → *Shodaime*, der erste Vertreter einer Künstlerfamilie. Ist der Lehrling der Sohn des Meisters, wird er den Künstlernamen seines Vaters fortführen. Diese Titel sind eine große

Ehre und stellen – anders als ein Orden oder eine Auszeichnung, die man für besondere Leistungen erhält – eine Verpflichtung für die Zukunft dar; sie binden die nächste Generation an die Familientradition und halten die Nachfolger dazu an, das Ansehen der Familie hochzuhalten. Schlamperei und schlechte Arbeit schaden nicht nur dem Künstler, sondern auch dem Ansehen seines Lehrmeisters.

HORITOSHI FAMILY
Jap. Meisterstecher-Familie
Horitoshi I. aus → *Japan* kam durch eine Verkettung unglücklicher Umstände zum Tätowieren. Weil er im Alter von 15 Jahren mit Freunden das verbotene Würfelspiel spielte, verlor er noch am Abend vor dem ersten Arbeitstag seinen Job. Er verdingte sich als Buchbinder, geriet in schlechte Gesellschaft und landete in der Besserungsanstalt. Mit 20 trat er der → *Yakuza*-Bande seines Onkels bei und ließ sich Rücken und Arme tätowieren. Nicht sehr viel später, 1969, begann er selbst zu tätowieren. Dank der Yakuza war ständig für Kundschaft gesorgt. Mit 40 Jahren lernte er → *Don Ed Hardy* kennen, der sich wiederum seit langem für neue Impulse in der Tattoo-Szene der → *USA* einsetzte. Hardy lud Horitoshi auf amerikanische → *Conventions* ein, wo es diesem gelang, sich neben → *Horihide* als einer der wichtigsten Vertreter japanischer Tattoo-Traditionen zu etablieren und den US-Tätowierern neue Ideen zu verleihen.

Horitoshi I. darf sich heute stolzer → *Shodaime* – Gründer einer traditionellen Tätowierfamilie – nennen. Die 18 Personen, die in seinem Studio in Tokio arbeiten, maßregelt er ebenso nach strenger Tradition. Zum Tätowieren – bevorzugt der → *Outlines* – benutzt er allerdings die → elektromechanische *Tätowiermaschine,* die er seinerzeit durch Don Ed Hardy und → *Filip Leu* zum ersten Mal kennenlernte. Horitoshi I. glaubt:»Ob mit Hand oder mit Maschine tätowiert wird, ist nicht entscheidend; auch mit maschinellen Tätowierungen kann man die Tradition fortsetzen.« Wichtig sei, daß die Formen, Regeln und → *Horimono* eines klassischen → *Irezumi* beachtet werden. In Horitoshis Studio »Horitoshi Family's Tattoo Soul« arbeiten neben seinem Nachfolger Horitoshi II und Horitaku I, das ist sein Lehrling und Oberhaupt der Zweigfamilie, ferner zehn weitere Tätowierer, drei Lehrlinge und zwei Berater.
Kontakt: Horitoshi Famiy's Tattoo Soul, RM. 406, Nishiyama Bldg., 16-36, Ikebukuro 1Chome, Toshima-Ku, Tokio, Telefon 0081/3/39837562

HORIUNO
Jap. Tattoo-Ikone, geb. 1843, gest. ?
Als Kami Unosuke geboren wurde, erlebte die Tattoo-Kunst im → *Japan* der → *Edo*-Dynastie gerade einen Boom. Kami selbst wurde Tätowierer

im Alter von 20 Jahren, reiste aber jahrelang durch das Land der aufgehenden Sonne, bevor er sich im Alter von 40 Jahren in Kanda niederließ und als Horiuno über die Grenzen von Japan hinaus als talentiertester Tätowierer bekannt wurde. Bis ins hohe Alter von 70 Jahren arbeitete er erfolgreich als → *Tebori*-Meister; noch heute sind viele seiner Kunstwerke zu sehen. 1912 gründete er mit anderen Künstlern die »Choyu-kai«, einen Verein der Tattoo-Freunde von Kanda, zehn Jahre später die »Edo Choyukai«. Die Mitglieder treffen sich noch heute, nach Unosukes Tod, jedes Jahr auf Conventions und Festivals, wo sie stolz ihren aufwendigen Körperschmuck präsentieren.

HORIYOSHI III

Jap. → Meisterstecher, geb. 1947
Horiyoshi III (richtiger Name: Yoshihito Nakano), neben → *Horihiro* einer der zeitgenössischen, im Westen hochangesehenen Tätowiermeister, die dafür sorgen, daß die 200 Jahre alte Kunst des → *Irezumi* und das → *Tebori*-Handwerk in → *Japan* weiterleben, arbeitet bereits in der dritten Generation als → *Horishi*. 1979, nach acht Jahren der Schülerschaft, verlieh ihm sein Meister Horiyoshi I, mit bürgerlichem Namen Muramatsu Yoshitsugu, kurz vor seinem Tod den Meistertitel (Muramatsus Sohn war Horiyoshi

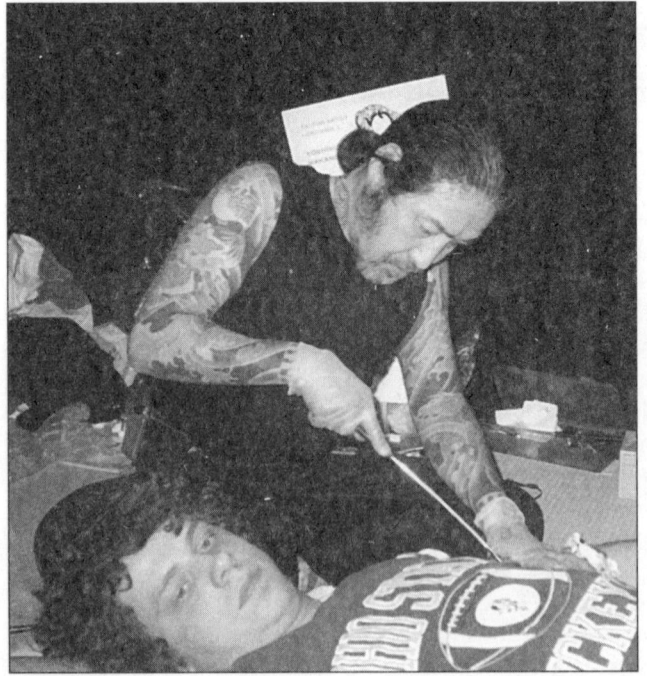

Horiyoshi III ist einer der zeitgenössischen, im Westen hochangesehenen Tätowiermeister, die dafür sorgen, daß die 200 Jahre alte Kunst des Tebori, des Hautzupfens, in → Japan weiter lebt.
© Archiv
Theodor Vetter

II). Seitdem übt Yoshihito Nakano seinen Beruf mit unermüdlicher Leidenschaft in seinem Tattoo-Studio in Yokohama aus. Außerdem betreibt er mit großem Interesse Forschung zur Geschichte und den Ursprüngen der japanischen Tätowierkunst. Gemeinsam mit → *Don Ed Hardy* hat er 1987 das Buch »Tattoo Designs of Japan« herausgegeben. 1999 hat er das → *Tattoo Museum Tokio* eröffnet, wo er historische Dokumente, Tätowiervorlagen und Gerätschaften ausstellt. Nakano sieht sich aber nicht nur der Vergangenheit verpflichtet. Mit seinem Vorlagealbum »Hyakkizu – 100 Demons of Horiyoshi« hat er 1998 die alten Legenden buddhistischer Erzählungen und japanischer Mythen um neue Designs bereichert. Er sieht es als seine Aufgabe, die Tradition durch die Integration neuer Einflüsse vor der Verknöcherung zu bewahren und zu einer Weiterentwicklung, die ein Fortbestehen garantiert, beizutragen. Er erklärt: »Die Motive der traditionellen japanischen Tätowierung gehen zurück auf die Bilder der Farbholzschnittkünstler des 19. Jahrhunderts wie Kuniyoshi, Hokusai, Yoshitoshi und Kyouzai. Es gibt keine neuen Bilder im japanischen Irezumi, die Tätowierer kopieren lediglich die Motive der Farbholzdrucke. Damit war ich unzufrieden, ich wünschte mir neue Motive. Deshalb habe ich diese Bilder entworfen, die allesamt → *Oni* zum Thema haben.« Während die alte, zumeist konservative Garde Horiyoshis Äußerungen mit Mißfallen begegnet, fühlen sich viele junge Tätowierer von diesen Bildern inspiriert. Horiyoshis 16jähriger Sohn Kazuyoshi hat inzwischen die Schule beendet und geht bei Horiyoshi III in die Lehre, um der Horiyoshi IV zu werden.

Das skurrilste Erlebnis in Nakanos Laufbahn ist sicherlich der anhaltende Briefkontakt zum lebenslang inhaftierten US-Mörder Charles Manson. Dieser wurde vor einigen Jahren auf den Tätowierer in Yokohama aufmerksam und schreibt ihm fortan Briefe

Kontakt: Nakano Yoshihito, 3-123 Ise-cho, Nishi-ku, Yokohama, Japan

HORROR & TOD TATTOOS
Tattoo-Stil
In den Anfängen der Tätowierung waren die Horror- und Tod-Motive eher selten; einzig die Soldaten der beiden Weltkriege ließen sich, tagtäglich mit dem Tod konfrontiert, eben diesen auf die Haut stechen, vielleicht, um sich so vor dem wirklichen Tod zu schützen. Die 1970er Jahre waren schließlich die Hightime der → *Biker* und ihrer Harley Davidson, des schwermütigen, allesvernichtenden Heavy Metals, der lärmenden Rockmusiker und der genialen Horrorfilme (Halloween, Freitag, der 13.). Fürwahr ein unheilschwangeres Konglomerat, das Tattoo-Fans aber zu düsteren Motiven inspirierte, auf denen → *Teufel*, Vampire, Skelette, Zombies, Hexen und der allzeit grinsende, vom Grauen dieser Welt kündende → *Totenkopf* zu sehen waren. Heute, indem Mord und Totschlag uns tag-

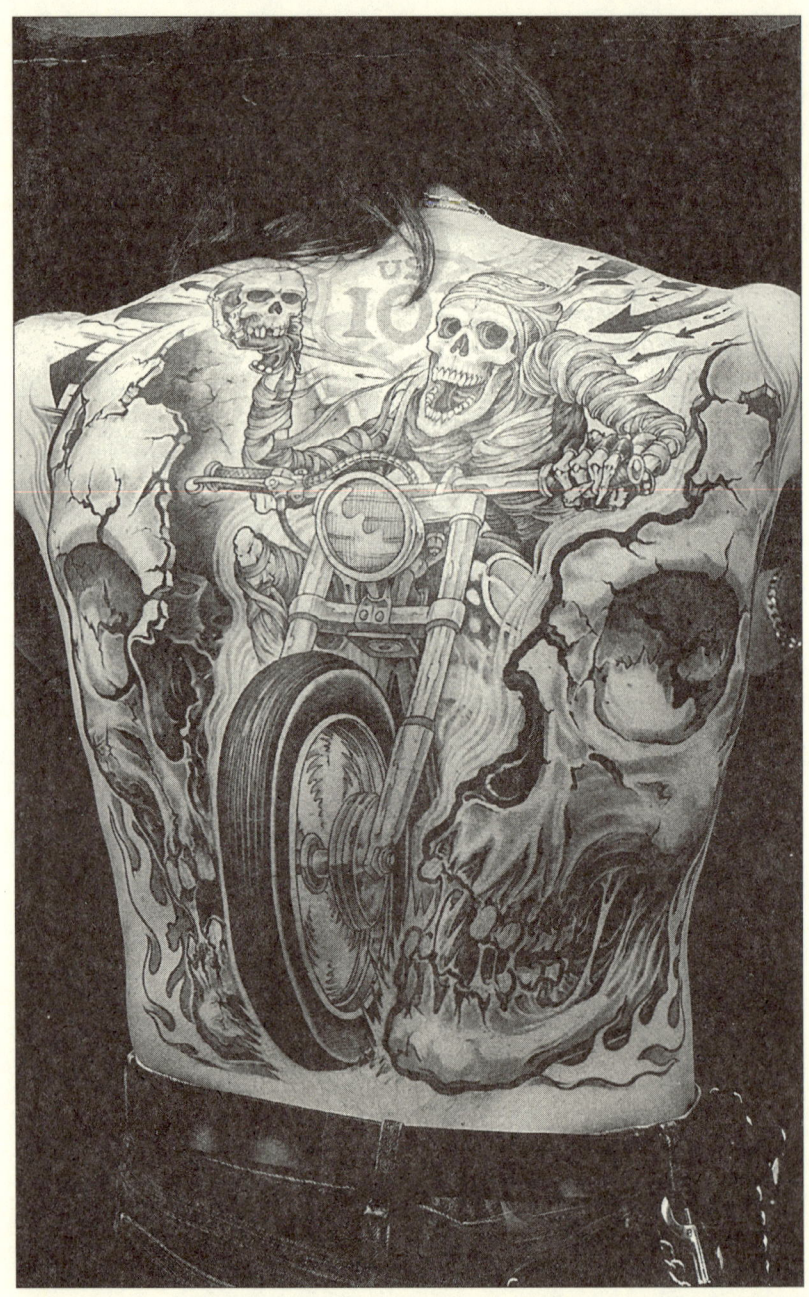

Horror- und Tod-Motive drücken die Angst vor der Zukunft aus. Mit einer Prise Komik versehen, geht es uns direkt viel besser; gestochen von Filip Leu. © The Leu Family's Family Iron

täglich umgeben und das moderne Leben sowieso ein unebener Weg ist, drücken solche Motive unsere Angst vor der Zukunft aus.

HYGIENE

A & O beim Tätowieren

Hygiene ist unabdingbar beim Tätowieren, denn ansonsten kann es zu Infektionen kommen. Bei der Wahl seines Tätowierers sollte man deshalb unbedingt auf Hygiene achten. Der → *D.O.T. e.V.* hat die Aktion → *Safer Tattoo* ins Leben gerufen, die für seine Mitglieder einen Grundsatz an Hygiene vorschreibt:

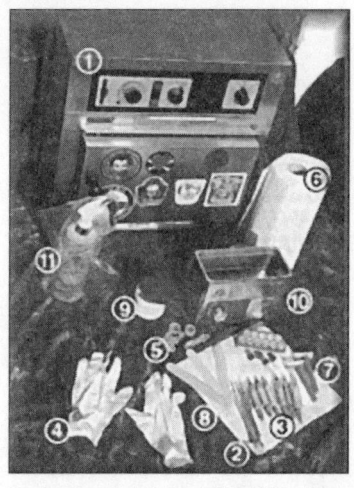

Der Hygiene-Leitfaden. – © D.O.T. e.V.

Zum Sterilisieren verwendet der Tätowierer einen → *Sterilisator* (1) oder → *Autoklaven*, die mittels Heißluft oder unter gespanntem Wasserdampf die Krankheitserreger vernichten (sowohl Bakterien als auch Viren werden abgetötet). So sterilisierte → *Nadeln* (2) und Griffstücke (3) werden zwischen den Kunden immer gewechselt. Bevor der Tätowierer mit der Arbeit beginnt, zieht er ein frisches Paar → *Einweghandschuhe* (4) an, die er immer dann wechselt, wenn er andere Dinge anfaßt als das vorbereitete (Einweg- oder sterilisierte) Arbeitsmaterial. Die Farbe/n wird/werden in Einwegnäpfchen (5) gefüllt und eventuell in eine zu sterilisierende Halterung gestellt. Eine Anzahl Papiertücher wird von der Küchenrolle (6) abgerissen und liegt griffbereit auf der Ablage. Bevor der Tätowierer mit der eigentlichen Arbeit beginnt, wird die betreffende Stelle mit einem → *Rasierer* (7) von Haaren befreit und gesäubert. Mit einem → *Holzspatel* (8) oder frischen Einweghandschuhen wird → *Vaseline* (9) auf die Haut auftragen. Die mit Nadeln (2) und Griffstücken (3) versehene → *Tätowiermaschine* wird mit einem Clipcord verbunden, das in Plastik eingepackt ist. Bei Farbwechsel und nach Gebrauch werden Nadeln und Griffstück in einem Plastikbecher gereinigt, der in einem → *Ultraschallgerät* (10) steht. Der Ultraschall »klopft« die Nadeln mittels Wellen sauber. Das zugegebene → *Desinfektionsmittel* ist ein zusätzlicher Schutz, ersetzt aber nicht den Sterilisator.

Während des Tätowiervorgangs reinigt der Künstler immer wieder die Hautfläche. Dabei wird eine Sprühflasche (11) benutzt, die zur Sicherheit in einer Plastikhülle steckt. Das die Flasche umhüllende Plastik wird der Tätowierer nach Gebrauch wegschmeißen, genauso wie die Farbnäpfchen.

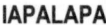

IAPALAPA
Tahit.: Tatauierstock
Mit dem Iapalapa wird der tuschegetränkte → *Au* im Rahmen des traditionellen → *Tatau* auf → *Polynesien* in die Haut geschlagen.

IMPLANTATSTAHL
Piercingschmuck
Dieser Stahl wird für Piercingschmuck verwendet. Er ist absolut hautverträglich und enthält keine allergiefördernden Stoffe wie z. B. Nickel.

IMPLANTING
Engl. »implant«: einpflanzen
Der US-Künstler Steve Haworth gilt als Wiederentdecker eines Kults, der neben der klassischen → *Irezumi* bei der japanischen Mafia, der → *Yakuza*, durchgeführt worden sein soll: »Implanting«, oder zu deutsch »Einpflanzungen.« Mutigen Menschen wird dabei nach örtlicher Betäubung mit dem Skalpell die Haut geöffnet, ein Metallgegenstand oder eine Eisenkugel eingelegt und die Wunde wieder vernäht. Etwa 14 Tage nach dem Eingriff zeichnet sich die Form des eingesetzten Schmucks ab. Das ist nicht ganz schmerzfrei, trägt aber zur eigentlichen Attraktion des »Implanting« bei. Die Narbe indes braucht etwa vier bis sechs Wochen und viel spezielle Pflege, bis sie ganz verheilt ist. Neuester Schrei sind die Kopfhautimplantante, kleine mit Gewinde versehene Metallstäbchen, die in die Kopfhaut implantiert werden, um Spieße oder Stecker je nach Belieben draufzuschrauben. Der → *Rekord*halter → *Enigma* hat sogar Kopfhautimplantate, die zu Hörnern wachsen.

INDIANISCHE TATTOOS
Tattoo-Stil
Mit den Tätowierungen der Indianer hat dieser Motiv-Stil nichts zu tun. Abgesehen davon, daß bei den Indianerstämmen → *Nordamerikas* die →

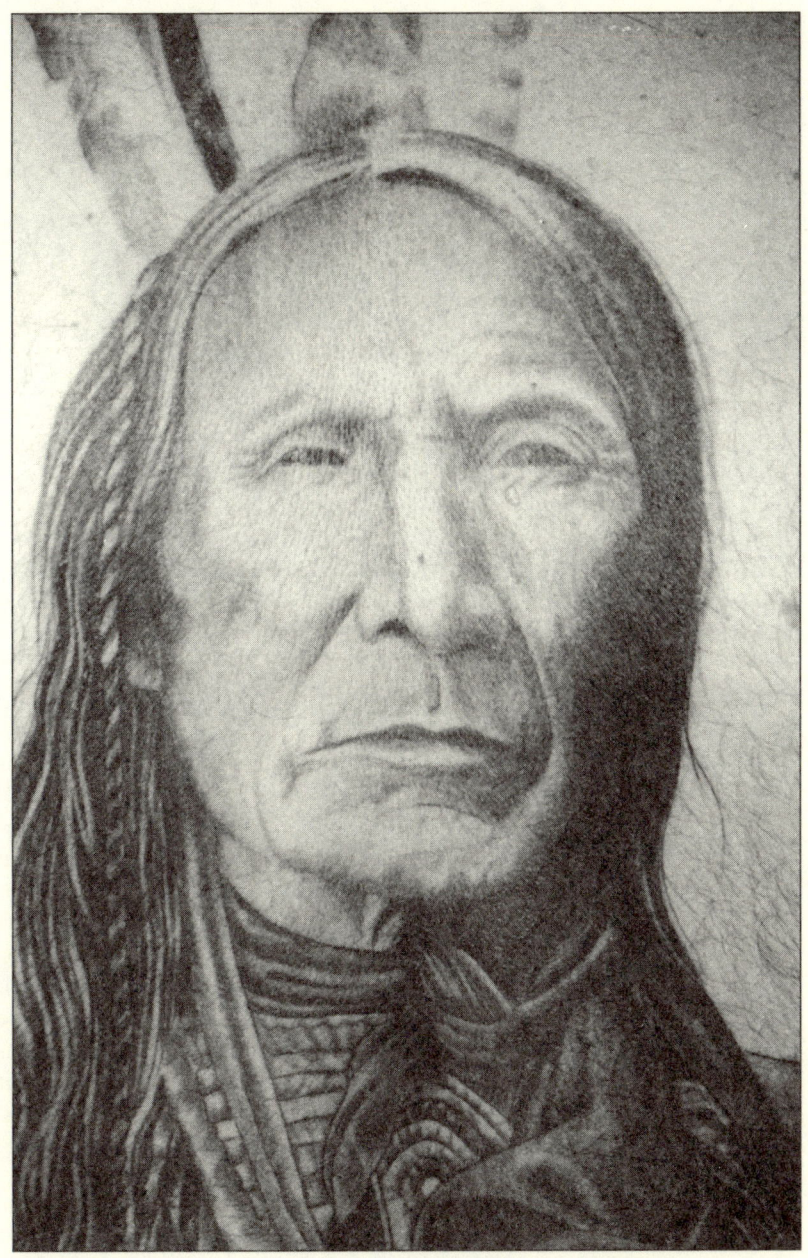

Indianische Tattoos haben wenig mit der Kultur der Ureinwohner Nordamerikas zu tun. Sie stellen Stimmungsbilder aus dem Indianer- und Wildwestleben dar. Der stolze Indianer-häuptling wurden gestochen von Ralf Guttermann, Fineline Düsseldorf. © Ralf Guttermann

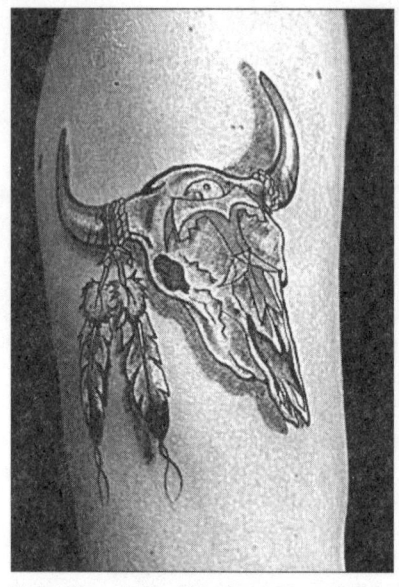
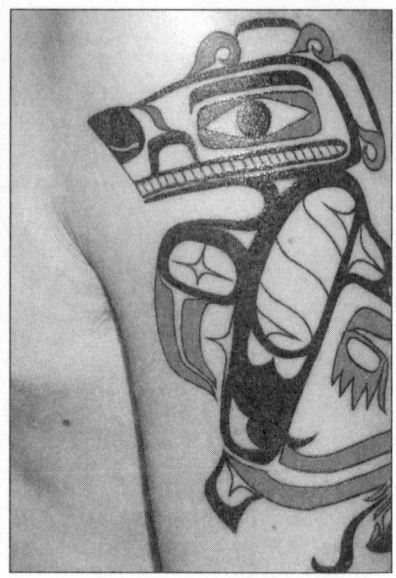

Links: Eines der traditionellen Indianer Tattoos.
Rechts: Modernes, an die Indianer-Kultur angelehntes Flat Tat.

Körperbemalung ausgeprägter war, haben die Ureinwohner sich meist Ornamente auf die Haut geritzt.

Erstmals tauchten die Stimmungsbilder aus dem Indianer- und Wildwestleben Mitte des 19. Jahrhunderts auf, als die »Neue Welt« erschlossen wurde. Ihr übriges taten Schriftsteller wie Fenimore Cooper (Lederstrumpf) und Karl May (Winnetou). Die Hautbilder bekundeten und bekunden noch heute die Sympathie des Tätowierten mit dem nahezu ausgerotteten Volk, seinen Eigenschaften und Fähigkeiten: mutig, tapfer, ehrenhaft. Häufig werden die in vollem Kriegsschmuck stehenden Köpfe stolzer Indianerhäuptlinge, Tomahawk und Friedenspfeife, Cowboys mit Lasso und zu Pferd gestochen. Ein anderes, beliebtes Motiv ist der auf einer entfernten Bergkuppe als Silhouette erkennbare Indianer, der auf seinem Pferd mit einem mit Federn verzierten Speer in der Hand sitzt. Beliebt sind auch Motive, die in enger Verbindung mit Indianern stehen, z.B. der Adler oder Falke, doppelköpfige Vögel, stilisierte Bären oder Federn.

INDIEN
Asiat. Staat

Die Journalistin Luise Crome findet: »Indien – eine tausendköpfige Schlange, uralt und träge, unendlich widerstandsfähig – und scheinbar unsterblich: ein Körper, der mit aufreizender Langsamkeit, in zähem Ringen mit sich selbst, seine Hülle wechselt, eine schillernde neue zeigt, wenn er die alte abstreift – und doch immer derselbe bleibt.« Trotz allen Fortschritts – Indien ist eines der zehn höchstindustrialisierten Länder der Erde, und bringt in der Kernenergie, Raumfahrt und Informationstechnologie weltweit die begehrtesten Wissenschaftler hervor – gehört das Land im Süden Asiens zu den wenigen Kulturen dieser Welt, die sich bis heute auch ihre traditionellen Riten bewahrt haben. Der Grund dafür ist, und das birgt gewiß ein Paradoxon in sich: Indien ist eines der bevölkerungsreichsten (Experten schätzen über eine Milliarde Einwohner, das sind 16 Prozent der Weltbevölkerung), wirtschaftlich aber schwächsten Länder (drei Viertel der Bevölkerung leben auf dem Land). Die Leute hängen deshalb mehr der traditionellen Kultur denn dem zivilisatorischen Fortschritt an, der in wenigen Ballungszentren vorangetrieben wird. Die traditionelle Kultur ist deshalb für viele auch der einzige Luxus, den sie besitzen.

Die indische Kultur ist durchdrungen von klerikalem Symbolismus: Farben, Zahlen und konstruierte oder der Natur abgeschaute Formen werden sowohl in kultischen Zusammenhängen als auch im Alltag als Symbole verwendet. »Farben machen aus einem Bettler einen Gott«, befand das → *Tätowiermagazin*. Völkerkundler haben festgestellt: »Je höher die Kaste und die soziale Position der Frau, desto kleiner und sparsamer sind die Designs.«

Als Verehrer von Vishnu und Shiva, den beiden großen Hindugottheiten, oder Anhänger einer Lehre, die das weibliche Energieprinzip Shakti über alles stellt, tragen Inder auf der Stirn, der einzigen Stelle, die von keiner Ausscheidung beschmutzt wird, einen gemalten oder – heute seltener – eingebrannten bzw. tätowierten Punkt, anhand dessen Farbe man den Träger als Angehörigen einer der verschiedenen hinduistischen Religionsgemeinschaften erkennen kann. Der Punkt, auch → *Bindi* genannt, steht als »das dritte Auge«, die Verbindung zwischen dem weltlichen Leben und dem göttlichen Jenseits. Der Träger dieses Mals erhofft sich von ihm den Segen der von ihm verehrten Gottheit.

Eine große Rolle spielt in Indien auch das Schminken des Gesichts. Die Augen der Säuglinge werden von ihren Müttern mit Lampenruß umrandet. Das soll vor dem bösen Blick schützen. Vielerorts färben sich Frauen ihre Scheitel rot ein. Sie zeigen damit an, daß sie verheiratet sind. Nicht zu vergessen ist die mystisch-verklärte → *Henna*-Verzierung indischer Bräute: Ihr Gesicht erhält ein Make-up aus roter und schwarzer Farbe, und sowohl die Fußsohlen als auch die Handflächen werden mit Henna eingefärbt. Ebenfalls mit Henna bringt man auf Hand- und Fußrücken komplizierte Muster an, die sogenannten → *Mehndi*. Diese → *temporäre* → *Körperbemalung* hat in der westlichen Zivilisation mit dem Bodyart-Boom viele Anhänger gefunden, wobei hierzulande wenig auf die Symbolkraft der Farben – Orange, Gelb oder Ocker – geachtet wird. Die Farben werden vom

Inder bestimmten Zahlen, Tönen, ganzen Melodien und auch Stimmungen zugeordnet. Rot, die Farbe des Bluts und des Feuers, steht für Wärme, Energie, geistige und körperliche Aktivität und Vitalität. Blau ist mit dem mythischen Helden Rama, mit Spiritualität und Erotik verknüpft. Für viele Inder ist erst der bemalte Körper stark, gesund und schön. Der unbemalte Körper ist schutzlos den Krankheiten ausgeliefert.

Nicht minder bedeutsam waren tätowierte Ornamente, die bereits von Marco Polo, der Indien im 13. Jahrhundert durchreiste, beschrieben wurden. Selbst indische Gottheiten tragen Tattoos. Vishnu hat, so weiß eine Legende zu berichten, seiner Frau Laskhmi zum Schutz ein Tattoo auf die Hand gezeichnet. Überhaupt waren Tätowierungen häufig nur eine Frauensache. Nicht selten war es eine Schande für Mädchen, nicht tätowiert zu sein. In Zentralindien, bei den Gruppen der Muria und Maria, wurden die Mädchen zu Beginn ihrer Pubertät von ihren Müttern mithilfe scharfer Eisennadeln und schwarzen Holzkohlestaubs am ganzen Körper tätowiert. Häufig schmückten traditionelle Muster auch das Gesicht der jungen Mädchen.

An der Nordwestküste waren es ebenfalls Frauen, die sich gegenseitig sichtbare Körperteile – das Gesicht, den Hals, den Ansatz der Brüste, Arme, Hände und Füße – »menschlich schön« machten. Bevor die Ornamente, die auch als Zeichen eines Wohlstandes galten, in mühsamer Feinarbeit mit einer Nadel in die Haut punktiert wurden, wurden sie mit Tusche aufgezeichnet. Diese Tusche wurde gewonnen durch Petroleumruß, der mit gerbstoffhaltigem Absud aus der Rinde des Kinobaums verrührt und mit Milch oder Urin verschmischt wurde. Das → *Tatauieren* war sehr schmerzhaft, wurde aber von den Mädchen und Frauen tapfer ertragen.

In ländlichen Bereichen, im Norden Indiens und in Nepal, haben sich derartige Körperzierden mitsamt der traditionellen Zusammenhänge bis heute gehalten, wenngleich nicht mehr jede Familie ihre Kinder selbstverständlich tätowieren läßt. In den indischen Städten werden dagegen die tradierten Darstellungsmuster – abgezählte Punkte, Striche, Mondformen, Blüten-, Blatt- und Rankenmuster im Gesicht – zusehends als altmodisch empfunden. Gleichzeitig werden aber die modernen, westlich beeinflußten, in kommerziellen Studios vorgenommenen Tattoos – Armbanduhren, Flugzeuge und Radios – bei den Männern immer beliebter. Religiöse und mythische Abbildungen sind für junge Inder in erster Linie nur noch schick und dekorativ, der Glaube spielt für sie keine Rolle mehr.

INDIVIDUELLSTE TÄTOWIERUNG
Rekord

Bernie Moeller aus Pennsylvania, → *USA,* hatte bis zum 3. April 1997 seinen Körper mit der Rekordanzahl von 14.006 Einzeltätowierungen verziert. Seine Tätowierungen, so weiß das → *Guinness Buch der Rekorde* zu berichten, machten Moeller zu einem populären Gast bei verschiedenen Freiluftveranstaltungen und Fernsehshows. Im Jahr 1996 wurde er von Ron Reagan jr., dem Sohn des ehemaligen amerikanischen Präsidenten Ronald Reagan, interviewt, und er war Gast beim größten Tätowierungs- und Piercingwettbewerb im Astroland Amusement Park, New York.

INDONESIEN
Inselgruppe

Ab etwa 2.500 v. Chr. besiedelten altmalaiische Völker vom asiatischen Festland aus den indonesischen Archipel. In der zweiten Hälfte des ersten Jahrtausends v. Chr. setzte die Einwanderung aus Südchina ein. Um die Zeitenwende begann die Kolonisation durch die Völker → *Indiens*; sie brachten buddhistisches und hinduistisches Gedankengut mit. Dazu gehörte auch die Kunst der religiösen Tätowierung, die die Inder betrieben. Die Menschen Indonesiens glaubten, daß sich die Seele eines Menschen in ihrem Körper erst dann heimisch fühlen konnte, wenn dieser durch kunstvollen Schmuck auf der Haut »vervollständigt« wurde. Dazu wurden die »Titi« genannten Spiralzeichnungen auf Händen und an Unterarm und -schenkel im ausgewachsenen Alter tätowiert. Männer erhielten zusätzlich meist noch ein kurviges Brustschild, das bis hinauf zu den Wangen führte. Das Tätowierwerkzeug bestand aus einem Holzschlegel und einem Hirschhorngriff mit einer Messingnadel, auf die man die aus Petroleumruß bestehende Farbe strich. Das Muster wurde entlang vorgezeichneter Linien in die Haut gerieben.

Während der Zeit der Kolonialisierung durch die → *Europäer*, beflügelt 1498 durch die Endeckung des Seewegs nach Indien, hielt sich die Hautkunst. Es war – und ist zum Teil noch heute – schier unmöglich zu sagen, wieviele der 20.000 indonesischen Inseln (u.a. Java, Sumatra, Madura oder Bali) zwischen Asien und Australien, die den größten Archipel der Erde bilden, überhaupt bevölkert sind.

Gegenwärtig liegt die Schätzung bei 6.000. Erst nach der indonesischen Unabhängigkeitserklärung 1954 wurde den Eingeborenen das Tätowieren ebenso wie das traditionelle Spitzmeißeln der Zähne verboten. Nur auf einigen wenigen der Inseln herrscht die Körperkunst seitdem noch vor. Insbesondere auf der Insel → *Borneo* hat sich die Tradition der → *Tatauierung* als eigenständige und weltweit vielbeachtete Kunstform bis heute gehalten.

INKA
→ *Südamerika*

INKEN

Engl. »ink«: Tinte

»Inken« wird ähnlich wie → *Pikern* umgangssprachlich als Bezeichnung für das Tätowieren herangezogen und spielt auf die ursprüngliche Art des Tätowierens an, bei der mit Haarnadeln oder ähnlich spitzen Gegenständen Tinte unter die Haut gestochen wurde.

INTERNET

Tattoos online

Die Tattoo-Szene hat längst das Internet als Medium entdeckt. Wichtiges Ezine (Electronic Fanzine) ist das → *Body Modification Ezine*. Viele prominente Stecher der Szene stellen sich auf eigenen Homepages der interessierten Fangemeinde, z.B. → *Vyvyn Lazonga*, → *Stevie Moon* oder → *Lyle Tuttle*. In Deutschland nutzen viele Tattoo-Shops das Internet als Werbefläche; darüber hinaus sind alle wichtigen Vereinigungen, die → *D.O.T.* (Deutschlands Organisierte Tätowierer, http://www.dot-ev.de), → *V.S.T.* (Verband Schweizerischer Berufstätowierer, http://www.tattoo-association.ch) und → *P.A.T.* (Vereinigung Österreichischer Tätowierer, http://tattoo-world.net/pat) mit Präsentationsseiten im Netz vertreten. Mit dem → *TattooNet* gibt es einen umfangreichen wie informativen Servicedienst aus Deutschland. Unter http://www.tattoospa.com gibt es täglich 100 aktualisierte Tattoo-Links, und unter http://tattoos.com die Internet-Site schlechthin inklusive internationaler Suchmaschine zum Thema.

WEITERE NÜTZLICHE TATTOO-SEITEN (AUSWAHL):

- *http://www.tattoo-germany.de (Links & mehr aus Deutschland)*
- *http://www.tattoos.ch (Links & mehr aus der Schweiz)*
- *http://www.tattoo-convention.de (Veranstaltungskalender)*
- *http://www.tattoo-guide-europa.de (Europäischer Studioführer)*
- *http://www.tattoostudios.com (Internat. Studioführer)*
- *http://www.vanishingtattoo.com (Weltreise in Sachen Tattoos)*
- *http://www.tattoogoo.com (Motive zum Selbermachen)*
- *http://www.tattoofind.org (Tattoo-Suchmaschine)*
- *http://www.tattooworld.com (Die bunte Welt der Tattoos)*

WEITERE NÜTZLICHE BODYART-SEITEN:

- *http://www.bodyart.com (Alles zur Bodyart)*
- *http://www.bme.freeq.com (Body Modification für ganz Harte)*
- *http://www.bodyartweb.com (Alles zur Bodyart)*
- *http://www.piercing.com (Alles in Sachen Piercing)*

INTIMPIERCINGS

Das besondere Etwas

Intimpiercings haben vor allem bei Männern eine lange Tradition. Sie entstammen den exotischen Ländern, was die ebenso exotischen Namen erklärt, und wurden zum Teil schon im Kamasutra erwähnt, z.b. der → *Apadravya*, die Penis-Durchbohrung. Und damit ist auch der eigentliche Beweggrund erklärt, der zu einem solchen → *Piercing* führt: die sexuelle Stimulanz. Nicht zuletzt aus diesem Grund erlebten die Intimpiercings in der westlichen Zivilisation zu Beginn ihre Renaissance in der schwulen und heterosexuellen S/M- bzw. Fetischszene. Auch heute, im Zeitalter der exaltierten Bodyart, werden Intimpiercings meist aus sexuellen Gründen getragen. Für Männer gibt es → *Prince Albert,* → *Pubic,* → *Ampallang,* → *Dydoe,* → *Guiche,* → *Hafada,* → *Umgekehrter Prinz Albert,* → *Vorhautpiercing.*

Für Frauen gibt es → *Isabella,* → *Klitorispiercing,* → *Prinzessin Albertina,* → *Schambeinpiercing,* → *Schamlippenpiercing,* → *Triangel,* → *Christina,* → *Fourchette.*

Egal was und egal wo, wichtig ist, daß der interessierte Piercing-Kunde sich einen erfahrenen Piercer aussucht. Unsachgemäßes Durchbohren der empfindlichen Stellen bringt keine Lust, sondern Frust. Die → *Erste Organisation Professioneller Piercer e.V.* ist bei der Suche nach dem richtigen Piercer behilflich.

IREBOKURO

Jap.: »Schönheit einführen«

Der Begriff »Irebokuro« steht für die in Japan tätowierten Schönheitsflecken oder Muttermale.

IREZUMI

Jap.: »Tinte einführen«

Die → japanische Kunst des Tätowierens hat verschiedene Namen. → *Tebori* ist einer von ihnen: Er beschreibt im Grunde aber die eigentliche Arbeit des Tätowierens, die traditionelle Form des »Hautzupfens«, den die → *Horishi,* die Tätowiermeister, ausüben.

»Irezumi« bedeutet im Grunde das Gleiche, wird aber meist als Synonym für die japanische Ganzkörpertätowierung verwendet, die sich zu Beginn des 19. Jahrhunderts entwickelte. Irezumi ist abgeleitet von »Ire« (jap.: einführen) und »Zumi« (jap.: Tinte). Kennzeichnend für das japanische »Nihon Irezumi« (die schmückende Tätowierung) sind die Helden aus der Novelle → *Suikoden,* die vor einem stilisierten Wellen- und Wolkenhintergrund agieren. Wobei heutzutage aber auch häufig Motive aus dem Buddhismus eine Aufnahme in das »Nihon Irezum« finden. Wichtig dabei ist, daß sämtliche Motive auf Armen, Beinen und Brust in logischem Zusammenhang

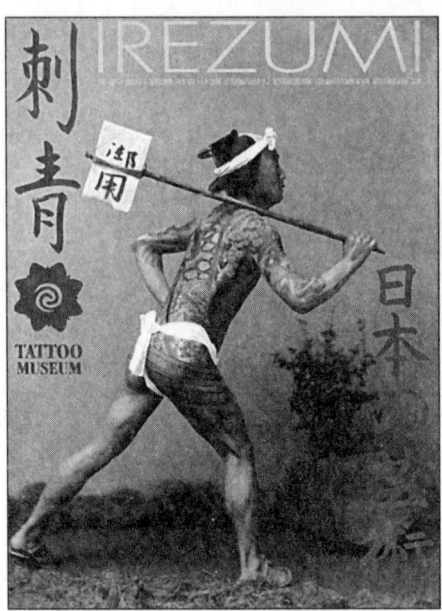

Irezumi steht für die traditionelle Tätowierung aus Japan. Bis zum 30. September 2000 zeigt das Tattoo Museum Amsterdam eine Ausstellung zum Thema »Irezumi«.

stehen, damit ein für Japaner ganzheitlicher, in sich schlüssiger Eindruck der Tätowierung entsteht. Wintermotive dürfen also nicht zu Sommersymbolen, und ein → *Drache* nicht zu einem → *Karpfen*. Viele europäische und amerikanische Tätowierer, die sich auf den »japanischen Stil« spezialisiert haben, übersehen diesen Aspekt und tätowieren ein Kuddelmuddel aus verschiedensten Motiven zu einem → *Anzug*.

Der → *Meisterstecher* → *Horiyoshi III* erläutert: »Für einen guten Tätowierer reicht es nicht aus, nur die Irezumi-Technik zu beherrschen. Er muß sich sehr gut auskennen in japanischer Geschichte, in Mythologie, Buddhismus und Kunst, anders ist es nicht möglich, die Bedeutung und Symbolik der vielen Bestandteile und Motive einer japanischen Tätowierung zu verstehen.« Wer einmal mit Irezumi-Tätowierungen begonnen hat, ist auf ein Thema festgelegt. Aber das macht dessen Reiz aus. Die Tätowier-Prozedur schreitet über Jahre konzentriert voran: »Man muß sich vorstellen, man könnte die Haut abziehen und die ganze Tätowierung komplett betrachten. Dann muß das aussehen wie ein Bild, wie eine Ansicht. Alles muß zusammenpassen.« Daher rührt auch eine andere Tradition: Ein Irezumi wird in Japan von einem Tätowierer angefangen und beendet und zum Schluß signiert. Es ist Ehrensache, den Tätowierer nicht zu wechseln. Wenn ein Tätowierer mittendrin stirbt, muß der Träger zeit seines Lebens mit einer unfertigen Tätowierung herumlaufen. Und: Irezumi ist nicht gleich Irezumi. Es gibt zwei wesentliche Stile: → *Kanto* und → *Kansai*.

ISABELLA
→ *Intimpiercing für Frauen*
Als »Isabella« wird das Piercing durch den Klitorisschaft bezeichnet.

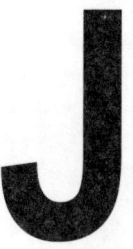

JAHRMARKT
→ *Zirkus*

JACK RUDY
Amerik. Tätowierer, geb. 1948
Jack Rudy gilt nach → *Goodtime Charlie Cartwright* als bedeutendster Vertreter, ja sogar als Begründer der → *Fineline*-Technik. Zum ersten Mal kam Jack in Kontakt mit dem hauchdünnen → *Single Needle*-Style im Alter von 13 Jahren. Einige der Jungs, mit denen er spielte, hatten ältere Brüder, die diese Sorte Tattoos besaßen. Die meisten dieser Hautbilder waren mit hausgemachten Maschinen gestochen; Gitarrensaiten dienten dabei als Nadeln. Angetrieben wurden sie vom Motor eines Tapedecks. Seine erste eigene → *Tätowiermaschine* bastelte Jack sich aus einem elektrischen Rasierapparat. »Sie arbeitete vorzüglich«, erinnert er sich.

Im Alter von 19 Jahren begegnete er Goodtime Charlie. Die gemeinsame Leidenschaft für die Hautkunst machte sie zu Freunden; Charlie nahm Jack nach dessen Ausscheiden aus der Marine im August 1975 in die Lehre. Damals benutzte Charlie noch ein Bündel mit vier Nadeln. »Ich machte es ihm nach, weil ich Charlie bewunderte und mich glücklich schätzte, daß ausgerechnet er mich unterrichtete.« Jack lernte schnell, vor allem die von Charlie hochgeschätzte Fineline-Technik; gemeinsam entwarfen sie die ersten der heute weltberühmten feinen, weichen Tattoo-Schattierungen, die auf der Haut wie → *Airbrush* wirken.

1977 besuchten Charlie und Jack eine → *Convention* in Reno, Nevada und hatten einen Typen im Schlepptau, den sie über und über mit ihrem Fineline-Style tätowiert hatten. »Als die Leute sahen, welche Art Arbeit wir machten, sprangen sie darauf an«, erinnert sich Jack. »Zur damaligen Zeit war das → *Oriental Tattooing* populär, und ich glaube, unser Stuff bot den Leuten einen interessanten Kontrast. Wir trafen → *Don Ed Hardy*, → *Bob Roberts* und → *Mike Malone*, die sich begeistert zeigten und wissen wollten, wie wir mit der → *Single Needle* arbeiteten. Wir zeigten es ihnen, und sie übernahmen diese Technik.« Jack schwärmt: »Diese drei Männer haben in jenen Tagen die schönsten Single Needle-Arbeiten gemacht, die ich jemals gesehen habe.« Fortan breiteten sich die feinen Linien unter den US-Tätowierern wie ein Lauffeuer aus –»nur leider nahmen sich die wenigsten die Zeit, um es richtig zu lernen«, bedauert Jack. Fineline nahm überhand. 1977 begann Jack sich deshalb für → *Black & Grey Tattoos* zu interessieren, die ein gewisser → *Freddy Negrete* stach. Dieser wies Jack in die Kunst der eigenwilligen Schwarztönungen ein. Jack war ein guter Lehrling und sollte mit seinen Black & Grey-Arbeiten abermals über die Grenzen der USA hinaus Popularität erlangen.»Wenn ich an die großen Tattoo-Künstler der letzten zwanzig Jahre denke, dann waren Goodtime Charlie und Jack Rudy sehr wichtig«, lobt Don Ed Hardy. Zweifellos: Jack Rudy gehört zur Gruppe der Tätowierer, die die Geburtsstunde der heutigen Tattoo-Hightime maßgeblich prägten und dafür sorgten, daß Tattoos im Spiegel der Öffentlichkeit auch als eine Form der Kunst wahrgenommen wurden. Noch heute versucht Jack Einfluß auf die Szene zu nehmen:»Mein Rat an alle Leute, die gute Fineline- und Black & Grey-Arbeit machen möchten: Nehmt Kunstunterricht, insbesondere für Tusche- oder Kohlezeichnung. Lernt, Kontraste effektiv zu nutzen, lernt die Komposition, lernt die Schattierung. Doch vergeßt nie: Ihr arbeitet auf Haut, nicht auf einer Leinwand. Ihr müßt das Zeichnen lernen, *aber auch* die Technik des Tätowierens!« Viele zeitgenössische Tattoo-Artisten haben diese Ratschläge beherzigt, u.a. → *Brian Everett*, mit dem ihn eine lange Freundschaft verbindet, → *Bob Roberts*, → *Uchyhama Hideo* oder auch der Deutsche → *Ralf Guttermann*, dessen kompletter Brustkorb mit Rudys Fineline-→ *Tats* geschmückt ist. Als Charlie Cartwright seinen Laden in L.A. verkaufte, erwarb ihn Ed Hardy, um»ihn weiter als Basis für die besondere Ausdrucksform unserer Kunst am Leben zu erhalten«. Jack Rudy managte den Laden, bis er ihn wiederum Hardy abkaufte und bis heute als»Goodtime Charlie's Tattooland« fortführt. Außerdem gehört ihm»The Ink Spot« im benachbarten Elizabeth, New Jersey.

Kontakt: 1) Jack Rudy, Good Time Charlie's Tattooland, 2641 W Lincoln Avenue Anaheim, Kalifornien 92801, USA, Telefon 001/714/827-2071 2) Jack Rudy, Ink Spot, 8670 Miramar Rd, San Diego, Kalifornien 92126, USA, Telefon 001/619/549-3713

JAPAN

Das Land der aufgehenden Sonne

Bevor die aufwendige Tätowierkunst in Nippon alles andere an Popularität überholte, bemalten die Menschen ihren Körper. Schon während der ersten kulturellen Blüte des Inselландes, der Heian-Periode (794–1185 n. Chr.), war ein schablonenhaft weiß geschminktes Gesicht Schönheitsattribut der Aristokratinnen. Im 17. Jahrhundert wurde das weiße Gesicht zum

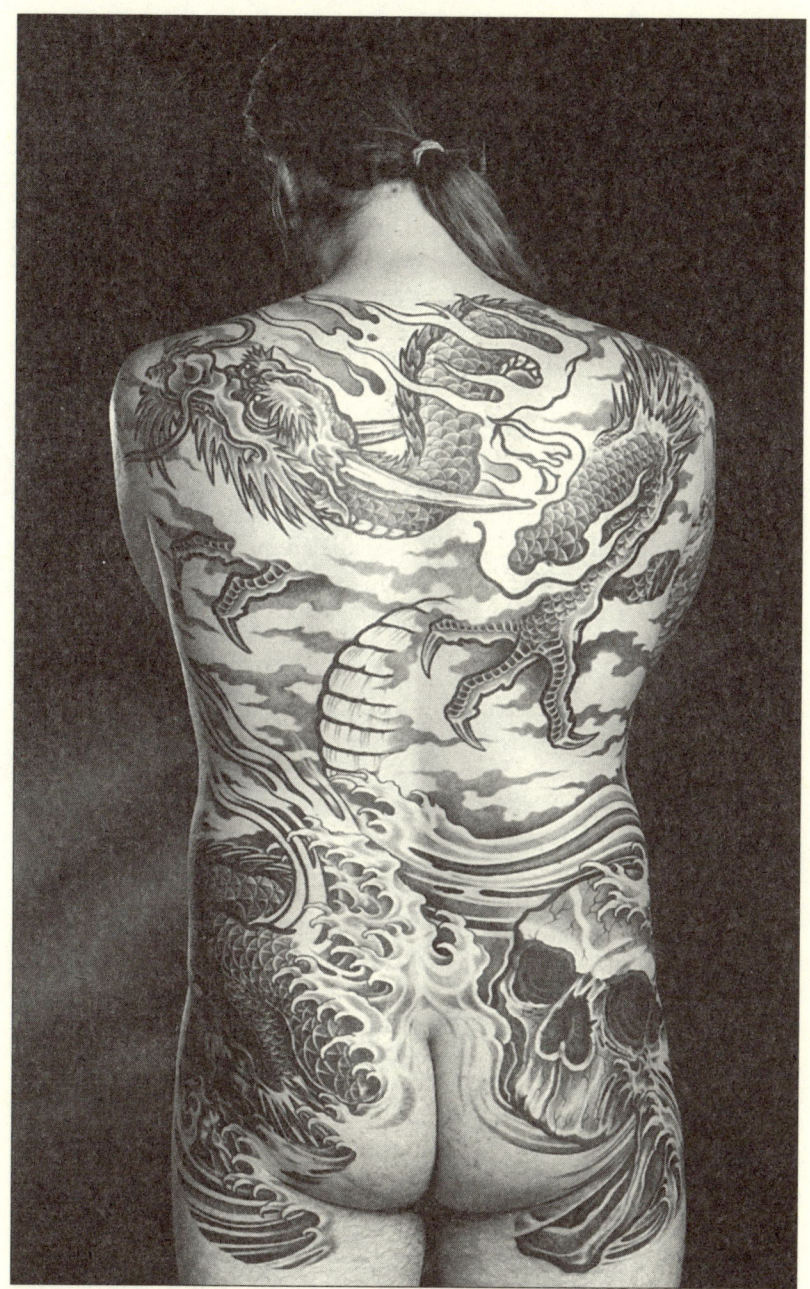

Stilisierte Wolken- und Wellenwirbel und ein Drache sind Kennzeichen
einer japanischen Tätowierung; gestochen von Filip Leu. © The Leu Family's Family Iron.

Attribut der vornehmen, japanischen Unterhaltungsdamen, der → *Geishas*. Das volkstümliche, chinesische Singspiel → *Kabuki* versetzte die Zuschauer wiederum mit kunstvollen Farbmasken in eine Zauberwelt.

Freilich haben auch Tätowierungen in Japan eine lange Tradition. Schon während der Jomon-Periode (Jungsteinzeit), die zwischen 5.000 und 300 v. Chr. datiert wird, wurden Tätowierungen als kultische Handlung durchgeführt. Beweise aber gibt es erst aus der Yayou-Periode (300 v. Chr. bis 300 n. Chr.), in der Männer mit Rangtätowierungen versehen wurden. Bei den → *Ainu*, den Ureinwohnern, die mit den Japanern ethisch nicht verwandt sind, waren Tätowierungen als Zeichen der Religion und Sozialordnung Sache der Frau. Eine vollendete Tätowierung galt als Statussymbol einer erwachsenen, verheirateten Frau. Mit dem Zuzug einer Bevölkerungsgruppe, die über die koreanische Halbinsel nach Japan gelangte, wurden die Ainu zunehmend verdrängt. Übrig blieb ihre Kultur der Stammestätowierung. Mit dem Beginn der chinesischen Hochkultur galten Tätowierungen dann als Zeichen von Primitivität, die die China umgebenden »Barbarenvölker« kennzeichneten. Da Japan sich damals sehr an China orientierte, verschwanden die Stammestätowierungen nach und nach. Genutzt wurden die Hautzeichen nur zur Stigmatisierung von Verbrechern. Eine wahre Blüte trieb diese Form in der → *Edo*-Zeit (1603–1868), benannt nach dem früheren Namen Tokios. Straftäter wurden von den Schogunen für Delikte wie Diebstahl, Hehlerei oder Betrug mit Streifen an Armen oder im Gesicht gekennzeichnet, wobei sich die Zahl, Anordnung und Plazierung der tätowierten Streifen nach der Stadt, in der sie verurteilt wurden, unterschied. Auf diese Weise wurde per Gesetz sichergestellt, daß die Verbannung eines Straftäters wirksam blieb. Die japanische Gesellschaft beruhte auf Zugehörigkeit des Einzelnen zu einer Gruppe – Straftätowierungen waren deshalb immer ein Zeichen des Ausgestoßenseins. Die Ausgeschlossenen bildeten Banden, in denen sich die ehemaligen Kainsmale bald zu Gruppenzugehörigkeitszeichen entwickelten. Vagabundierende Soldaten und Straßenkämpfer ließen sich Gesichtstätowierungen, sogenannte → *Keimen* stechen, um unbescholtene Bürger damit zu erschrecken. Auf Rücken oder Arme ließen sie sich → *Totenköpfe*, → *Drachen* und Schriftzeichen tätowieren. Diese Tätowierungen nannte das normale Volk abschätzig → *Datebori*. Gleichzeitig kam im 17. Jahrhundert vereinzelt die Mode auf, sich freiwillig tätowieren zu lassen. Liebespaare trugen den Namen ihres Partners, Priester die Gebetsformeln und die Freudenmädchen in den Amüsiervierteln der Großstädte die sogenannten → *Kishôbori*, kleine Liebesschwur-Tätowierungen der Kunden. Mitte des 18. Jahrunderts wurde die aus dem 14. Jahrhundert stammende chinesische Novelle »Shui hu chuan« als → *Suikoden* von Takai Ranzan ins Japanische übertragen. Die Geschichte von vier Rebellen, die gegen eine Regierung aufbegehrten, traf den Nerv der Zeit. Auch das japanische Volk war es leid, sich durch die Militärdiktatur der Shogune gängeln zu lassen. Die »Suikoden« waren mit Farbholzschnitten des Künstlers Katsushika Hokusai versehen, der durch den chinesischen Originaltext lediglich wußte, daß einer der vier tätowierten Räuber Päonienblüten, ein anderer Drachen, der dritte Kirschblütenmuster und der vierte Kiefernzweige tätowiert hatte. In seinen Illustrationen trugen die vier Rebellen die Motive in lockerer Verteilung über den ganzen Körper.

1827 veröffentliche Utagawa Kuniyoshi abermals Holzschnitte. Er machte aus den vier sechzehn Helden, stellte ihre Körper aufwendiger dar mit Bildern von Leoparden, Raben, Affen, Tintenfischen, Oktopussen und neunschwänzigen Katzen. Er war es auch, der die Motive in einen Wellen- und Wolkenhintergrund einbettete, die Rücken, Brust und Oberarm bedeckten. Die japanische Tätowierung verdankte diesen beiden künstlerischen Umsetzungen des literarischen Textes ihren wichtigsten Impuls. Anfang des 19. Jahrhunderts identifizierten sich vor allem die von den Herrschern rekrutierten Feuerbekämpfer Edos, die sich als Beschützer des Volkes sahen, mit den Helden der chinesischen Novelle und ließen sich, nicht zuletzt auch zur Bekundung berufsständiger Solidarität, ähnliche → *Flashs* auf den ganzen Körper auftragen. Aber auch Fans der Novelle übernahmen die Tätowierungen der Illustrationen – erstmals traten große Tätowierungen auf.

Fortan nahmen Tätowierkünstler wie Karakusagonta (aus Asakusa), Darumakin und Iso (Yanaka), Charibun (Asakusa), Horitsun (Kameido), Ichimatsu (Asakusa), Kane (Yottsuya), Horiichi (Osaka) und der über die Grenzen seines Landes hinaus bekannte → *Horiuno* diese Bilder als Vorlage für eigene Hautbilder, vertieften die Symbolhaftigkeit, erweiterten sie und bildeten damit den Grundstock für die heutige, diffizile Kunst des → *Irezumi*. Die aus jener Zeit stammenden Motive heißen im japanischen Sprachgebrauch → *Horimono*. Jeder Tätowierte trug Mitte des 19. Jahrhunderts einen → *Anzug* aus diesen Bildern, die Rücken, Gesäß, Brust, Bauch sowie Lenden bedeckten und bis zur Mitte der Unterarme bzw. Oberschenkel reichten. Später kamen die → *Kawa*-Tattoos hinzu, die in der Mitte von Brust, Bauch und Oberschenkel einen Streifen Haut freiließen, so daß der Eindruck eines Anzuges noch verstärkt wurde.

Als die Edo-Dynastie 1868 fiel, und Japan sich in der Meiji-Periode (der Ära der aufgeklärten Herrschaft) Ende des 19. Jahrhunderts dem Westen öffnete, erließen die Herrscher in der Furcht vor Verachtung durch die Europäer ein Tattoo-Verbot. Doch das genaue Gegenteil trat ein: Viele Tätowierer fanden unter den westlichen Besuchern willige Kunden. Einige wenige Tätowieretablissements blieben offiziell geöffnet. Populär wurde → *Hori Chiyo*, der unter anderem dem britischen Prince of Wales einen

Drachen auf den Unterarm tätowierte. Hori Chiyo galt unter den »Königen der Tätowierer« als Kaiser. Die Herzogin von Edinburgh, Königin Olga von Griechenland und der spätere Zar Nikolaus II. ließen sich ebenfalls von dem japanischen Hautkünstler tätowieren. Im Westen wurde in den 1970er Jahren das Irezumi mit seinen leuchtenden Farben, komplexen Mustern und ausdrucksstarken Motiven, dessen → *Kanto*-Stil körpergerecht, unter besonderer Berücksichtigung des Muskelspiels aufgetragen und erst durch die Muskelbewegungen des Tätowierten, dem → *Nihon Irezumi*, dynamisiert werden, durch Künstler wie → *Horihide* in enger Zusammenarbeit mit US-Tätowierern wie → *Sailor Jerry Collins* oder → *Don Ed Hardy* etabliert. Daheim steht man ihm noch heute mit gemischten Gefühlen gegenüber. In vielen Bädern und Saunen Japans ist Tätowierten der Zutritt verboten, weil sie »den anderen Badegästen die Laune verderben«, so die Aufschrift der Verbotsschilder. Häufig genießt die Tätowierkunst in Nippon auch ein schlechtes Image, weil sie mit der berühmten → *Yakuza* in Verbindung gebracht wird, der japanischen Mafia, die nach dem Zweiten Weltkrieg an Bedeutung gewann. Deren Clans kennzeichneten sich mit Tätowierungen. Jene Japaner, die sich aber tätowieren lassen, achten darauf, daß sie von Tätowiermeistern, sogenannten → *Horishi* behandelt werden. Diese beherrschen die hohe Kunst des → *Tebori*: Mit dem Bambusstab, dem → *Tebori Stick*, an dessen Ende sich das → *Hari*, das Nadelbündel, befindet, zupft der Tätowierkünstler die Farbe, die → *Sumi*, die er mit einem Farbpinsel auf die Haut streicht, unter die Haut. Bekannteste zeitgenössische Horishi, die sich auf die Fortführung der Tebori-Kunst spezialisiert haben, sind Horihide, → *Horihiro*, der häufig auf europäischen Conventions seine Arbeit demonstriert, oder der Tätowiermeister → *Horitoshi*. → *Horiyoshi III* hat unlängst das → *Tattoo Museum Tokio* eröffnet. Das → *Japan Tattoo Institute* sorgt dafür, daß das Tebori nicht aus dem Bewußtsein der Bevölkerung verschwindet. Es veröffentlicht regelmäßig Bücher und Videos, CD-ROMs über renommierte ehemalige und aktuelle japanische Künstler. Aber: Unter jungen Japanern besteht zunehmend das Bedürfnis, sich auch westliche Motive stechen zu lassen. Ihnen wird geholfen: → *Horihito* gehört z.B. zum Typus neuer Tätowierer in Japan, die nicht nur die → *Tätowiermaschine* beherrschen, sondern auch die Motive aus → *Europa* und den → *USA*.

Info: Donald Richie, Ian Buruma: The Japanese Tattoo, Weatherhill, New York 1995

JAPAN TATTOO INSTITUE

Jap. Organisation
Das Japan Tattoo Institute in Keibunsha ist die erste Organisation, die sich der Erhaltung und Fortschreibung der traditionellen japanischen Kunst des

→ *Tebori* verschrieben hat. 1981 gegründet von Horiyoshi II, Dr. Katsunari Fukushi und dem Schriftsteller Akimitsu Takagi, veröffentlicht das Institut Bücher, Videos und CD-ROMs über renommierte ehemalige und aktuelle japanische Künstler.
Kontakt: Keibunsha Co. Ltd, 4-8-9 Shimbashi, Minato-ku, Tokyo, Japan 105, Telefon 0081/3/3431-0685, Telefax 0081/3/3431-6610, http://www.keibunsha.com, e-mail: shh@gol.com

JIM ROSE'S CIRCUS SIDESHOW
Amerik. Freak-Show
Seit 1990 tourt das Absurditäten-Kabinett unter Leitung des Lebemanns Jim Rose (geb. 1956) in alter Tradition der → *Sideshows* und → *Zirkusse* durch die → *USA* und → *Europa* und zeigt, was die Bodyart im Jahre 229 nach → *Omai* an (Un-) Möglichkeiten zu bieten hat. Die Freaks präsentieren ungewöhnliche Höchstleistungen und körperliche Torturen. In ihren Reihen befand sich neben Mr. Lifo (der Gewichte mit seinem Penis stemmt), The Tube (der Bier zwei Mal trinkt), dem Torture King (der Nägel und Nadeln durch seinen Körper treibt), Bébé (die über rasiermesserscharfe Klingen läuft), The Knife (der mit Messern jongliert), dem armenischen Gummimann (der sich durch einen Tennisschläger windet), den mexikanischen Transvestie-Wrestlern (die sich gegenseitig Gummi-Dildos in den Mund schieben) und den weiblichen Sumo-Ringern bis Mitte 1999 auch das weltberühmte Kunstwerk → *Enigma*.

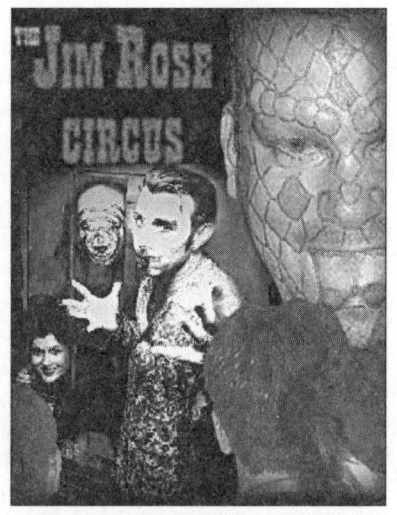

Bis 1999 gehörte auch Enigma, der Puzzle-Mensch, zu Jim Rose's Circus Sideshow.

Kontakt: William Morris Agency, 1122 East Pike Street Number 720 Seattle WA 98122 USA, Telefon 001/310/859-4591, Telefax 001/310/859-4440, http://www.ambient.on.ca/jimrose

JUNGFRAU
Greenhorn
Als Jungfrau wird jemand bezeichnet, der sich zum ersten Mal tätowieren läßt.

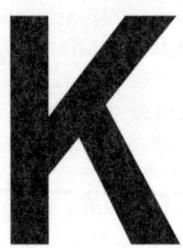

KABUKI
Jap. Volkstheater

Kabuki (*ka: Leid; bu: Tanz; ki: kunstvoll*) ist mit seinen gewöhnlichen Szenen aus dem alltäglichen Leben → *japan*ischer Männer und Frauen das klassische Volkstheater im Land der aufgehenden Sonne. Als Erfinderin des Kabuki gilt die ehemalige Schinto-Pristerin Okuni, die 1603 erstmals mit ihren Begleitern im trockenen Flußbett des Kamo-Flusses in Kyoto Tänze und lustige Sketche aufführte. Dieses »onna Kabuki« (Frauenkabuki) wurde 1629 von Tokugawa verboten, da viele der Schauspielerinnen und vor allem der Zuschauer Prostituierte waren. Somit entstand »wakashu Kabuki«. Fortan waren ausschließlich Männer, viele noch nicht einmal 15 Jahre alt, die Darsteller. In der → *Edo*-Periode erreichte das Kabuki seinen Höhepunkt. Es enthielt alles, was sich das Herz eines Stadtmenschen dieser Zeit wünschte: schöne Frauen (auch wenn diese von Männern dargestellt wurden), sehr schöne und aufwendige Kostüme und Geschichten voller Liebe, Helden, Mut und Tragik, Götter, Geister und Krieger.

Das Besondere am Kabuki sind noch heute die Gesichter der Schauspieler, die aufwendig bemalt werden. Die rotschwarzen Farben im weißgeschminkten Gesicht zeugen von Heldenmut, Leidenschaftlichkeit und Aufrichtigkeit.

KAJAL
Schminkschmuck

Nur der Vollständigkeit halber aufgeführt: Der Kajal, einem Filzstift nicht unähnlich, färbt die Augenbraue in Braun, Schwarz, Gelb, Blau etc. und gehört zur modernen → *Körperbemalung* der Frau.

KALEDONIEN
Lat.: Nord-Schottland

Die Ureinwohner Englands, Schottlands und Irlands hießen Skoten und Pikten. Das lateinische Wort »picti« bedeutete »die Bemalten«. Diesen Namen gab ihnen der römische Geschichtsschreiber Herodian. Und tatsächlich: Als die Kelten in den Jahrhunderten vor Errichtung des Römischen Reiches, also in den Jahren 200 v. Chr. bis 600 n. Chr., ihre Kultur über Nordwesteuropa ausgebreitet hatten, schockierten sie ihre Gegner, weil es ihre Sitte war, nackt zu kämpfen. Dabei trugen sie mit Tinte ausgeführte Tätowierungen zur Schau, einfache, dunkle Motive meist stilisierter Pflanzen oder Tiere. Mit dem Sieg der abendländischen Hochkultur starb die keltische Tradition aus. Wie überall in → *Europa* herrschten die Christen mit ihren Vorbehalten gegenüber den vermeintlich heidnischen Ritualen. 664 erklärte die Synode von Whitby die keltische Kirche für ketzerisch. Schriftliches haben die Kelten kaum hinterlassen. Vereinzelt berichten griechische oder römische Geschichtsschreiber über sie. Überbleibsel ihrer Kultur sind Waffen, Schmuck und Steine, die die typischen keltischen Merkmale, die Spiralverzierungen und Blattornamente, tragen. Erst mit dem Interesse an der Tradition des Tätowierens bei fremden Völkern, das die Abenteurer und Entdecker sowie die → *Seefahrer* im 18. Jahrhundert weckten, entstand in Europa der Drang nach eigenen, kulturellen Wurzeln, die in die Tätowierung eingebracht werden konnten. Was lag also näher als die an Mythen und Legenden nicht arme Keltenzeit, und die aufwendigen Flechtwerkmotive des frühen Mittelalters, die in die → *Stilrichtung* der → *Keltischen Tattoos* mündete. Die Renaissance der keltischen Mythologie in den 1970er und 1980er Jahren, literarisch durch Marion Zimmer Bradleys »Die Nebel von Avalon«, cineastisch durch »Die Ritter der Tafelrunde«, »Lanzelot« und »Excalibur« beflügelt, tat ihr übriges – und hatte nicht unwesentlichen Einfluß auf die → *Fantasy Tattoos*. Später wurden die keltischen Motive auch mit den → *Traditional Tattoos* wie → *Sonne* oder → *Rosen* bzw. mit den → *Tribal Tattoos* kombiniert.

KAMIKAZE FREAKSHOW
Brit. Extrem-Zirkus
John Kamikaze (geb. 1963) a.k.a. the Prince of pain, geboren in Edinburg, Schottland war als kleiner Junge linksseitig gelähmt. Der Arzt diagnostizierte eine Hirnschwäche und prognostizierte lebenslange Ganzkörperbehinderung. Doch Johns Mutter gab nicht auf: Nach 18 schmerzhaften Monaten war John in

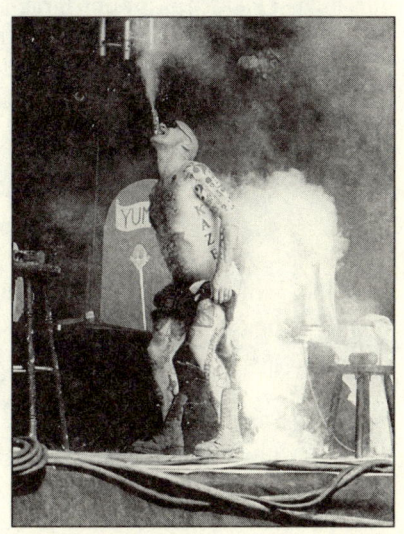

John Kamikaze mit Raketen in allen denkbaren Körperöffnungen. – © John Kamikaze

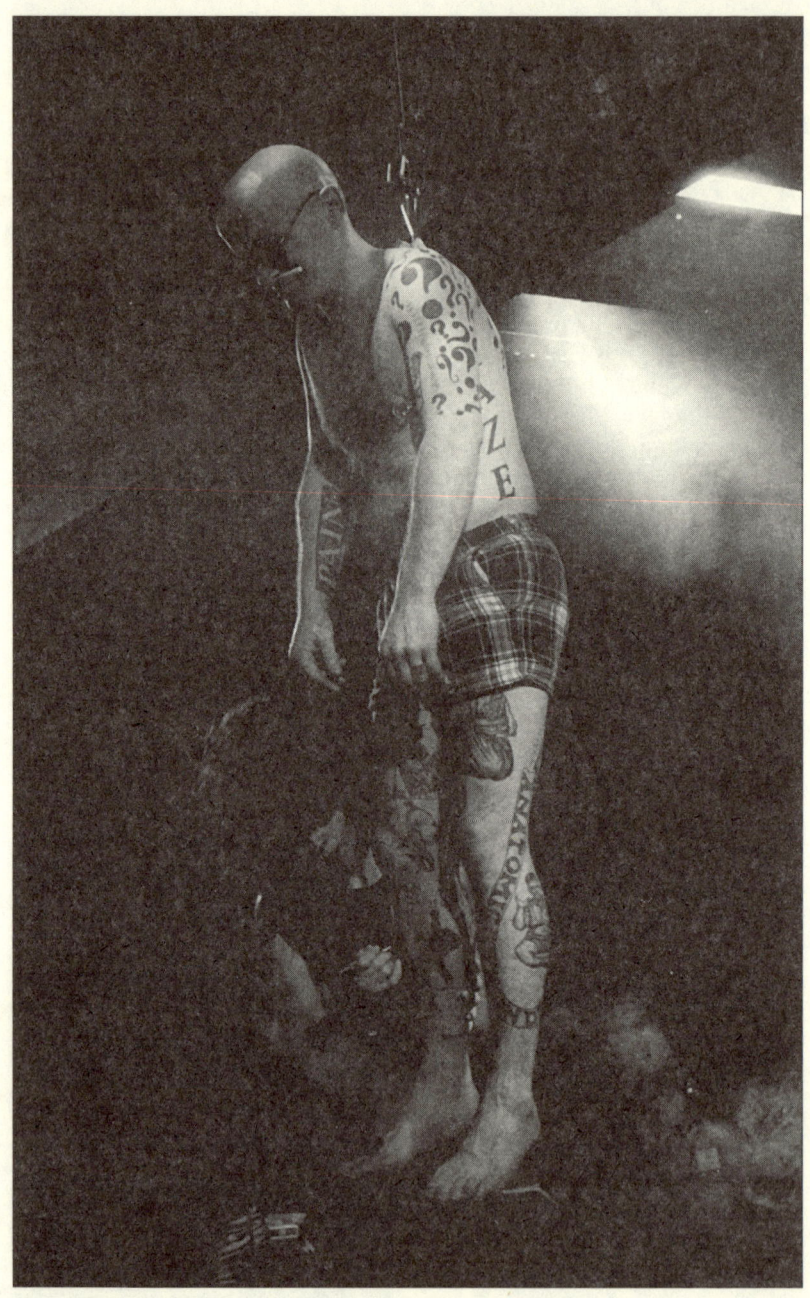

Zwei Haken durch John Kamikazes Haut und dann ab in die Höhe...
© John Kamikaze

der Lage zu laufen. Eine neuerliche Prüfung der Ärzte ergab nur noch eine geschwächte Sehkraft auf dem linken Auge... Von Kindesbeinen an war John also mit Schmerzen vertraut. Sie wurden die eigentliche Antriebsfeder in seinem Leben, bekennt er heute. Er erforschte die Grenzen seines Körpers. Daß er ein von den Kindern gehänselter Freak war, störte ihn herzlich wenig. Im Gegenteil, er zog seinen Nutzen daraus. Er aß Spinnen und lernte im Alter von zwölf Jahren das Schwertschlucken. Kamikazes Vater und Onkel bereisten derweil die Welt. Von überall brachten sie aufregende Tätowierungen mit. Für den jungen John barg dieses Leben etwas Traumhaftes. Sein erstes Tattoo ließ nicht lange auf sich warten, weitere Tattoos sollten folgen. Heute ist er von seiner Hüfte an abwärts ein anatomisches Wunder. Internationale Tätowierer haben sich auf seiner → *Haut* verewigt. Nach seinem Tod, so hat John erlassen, werde seine Haut einem Tattoo Museum hinterlassen. Seinen Oberkörper zieren ausschließlich nur Fragezeichen. »Warum bin ich anders?« versinnbildlichen sie. John fühlt sich all denen verpflichtet, die von der Gesellschaft ausgeschlossen sind. Der Kampf gegen die Doppelmoral und Scheinheiligkeit gewisser Kreise, verkörpert in den 1980er Jahren durch Margaret Thatcher, wurde lange Zeit zu Johns persönlichster Angelegenheit.

Denn in den letzten zehn Jahren wurde Johns → *Sideshow* in → *Großbritannien* nicht selten zensiert. John Kamikaze glaubt: »Wenn die Auto-

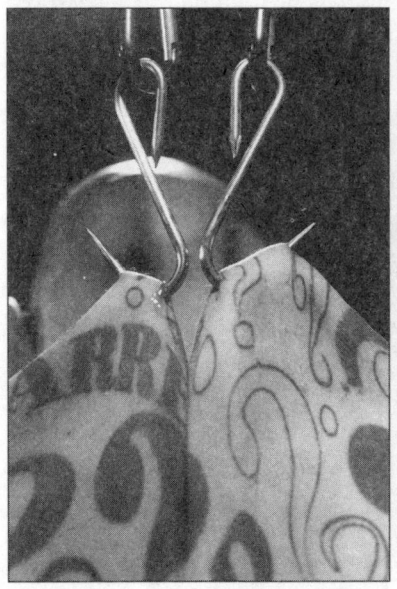 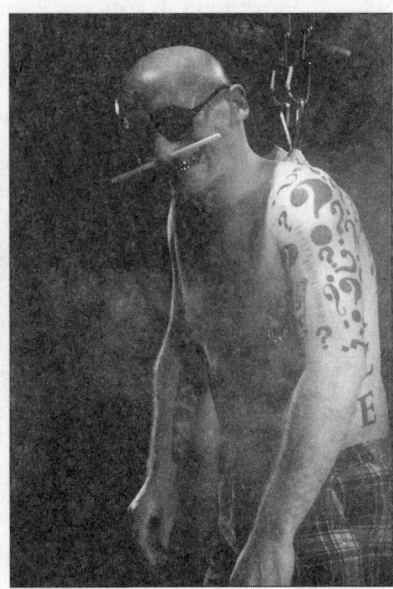

Links: Das Ganze jetzt mal aus der Nähe.
Rechts: Der »Prince of Pain« hat gut lachen. © John Kamikaze

ritäten Dinge verbieten, bevor sich das Publikum ein eigenes Urteil davon gemacht haben kann, beschreiten wir einen gefährlichen Weg. Es hat etwas von Big Brother, der für dich denkt. Die Leute sollten immer die Freiheit haben, sich ihr eigenes Bild von etwas zu machen.« Er siedelte schließlich nach Belgien über, wo er nach Auftritten in verschiedenen Shows, in denen er seine Körperexerziten präsentierte, 1996 die »Kamikaze Freakshow« gründete. Sie gilt heute als erfolgreichste Freakshow Europas und wird von der Presse »Adams' Family on Acid« genannt. Doch, so betont John, die Show solle die Leute nicht schocken. Über die Jahre entwickelte sie sich zu einer Mischung aus physikalischem Kabarett mit einer Menge schwarzem Humor. »Wir mögen es, das Publikum auf eine emotionale Achterbahn zu schicken.« John, stets in einem schottischen Kilt gekleidet, mag sich am liebsten Spieße durch die Wange treiben, Ketten daran befestigen und schließlich Eisenstücke anheben. Alternativ durchbohrt er die Rückenhaut mit Haken und zieht daran einen im Rollstuhl sitzenden Mann quer über die Bühne. Zur Crew gehören ferner Space Cowboy, der Schwertschlucker Yum Yum, der so gut wie alles schluckt, was zwischen seine Lippen paßt, der Gummimensch Frodo und der britische Zwerg (1,10 Meter) namens Power Tool (sic!), dessen besondere Spezialität Gewichte dreimal so schwer wie sein Körper (32 Kilogramm) sind, die er mit seinem Penis über die Bühne schleppt. Manchmal hängt er sich auch gerne ein Seil an den Schwanz, verknotet das andere Ende mit einem Stuhl und schleudert die darauf sitzende Person quer über die Bühne. Und wenn er gerade nichts zu tun hat, dann hält er sein bestes Stück gerne in einen Eimer, in dem gerade

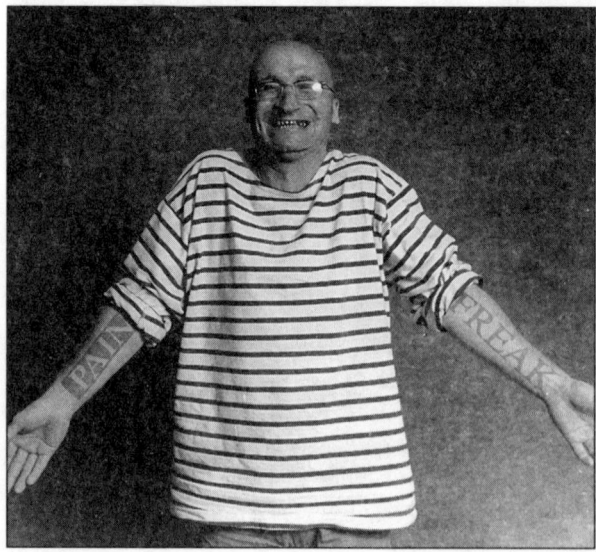

»Pain« und »Freak«
– das Lebensmotto
von John Kamikaze.
© John Kamikaze

ein Feuerwerk hochgeht. Nachdem der kleine Mann in Filmen wie Star Wars, A Muppets Christmas Carol und Labyrinth mitspielte, strebt er dank seiner beachtenswerten Leistung nun eine Karriere als Pornodarsteller an. Die Mädels wird's freuen.
Kontakt: Kamikaze Freakshow, P.Box 165, 9000 Gent 12, Belgien, http://www.thekamikazefreakshow.com, john.kamikaze@pi.be

KANSAI

→ *Irezumi-Stil*

Kansai ist die Region um Osaka, Kobe und Kyoto in der Mitte → *Japans* und bezeichnet einen bestimmten Stil des Tätowierens. Man erkennt ihn daran, daß es kaum fließende Übergänge von hell nach dunkel gibt, wenig Schattierungen, sondern stets Übergänge durch Abstufungen in verschiedene Helligkeitsgrade. Auf Details wird im Gegensatz zur → *Kanto*-Tätowierung verzichtet, dafür wird viel Schwarz eingesetzt. Das läßt die Tätowierung nicht selten sehr schlicht wirken.

KANTO

→ *Irezumi-Stil*

Kanto ist die Großregion um Tokio und Yokohama im Osten → *Japans* und bezeichnet einen bestimmten Stil des Tätowierens. Man unterscheidet ihn von der → *Kansai*-Tätowierung durch die feinen Schattierungen (Bokashi) und die vielen Details, die die Linien (Suji) zeichnen. Während beim Kansai mit Schwarz nicht gespart wird, bleiben beim Kanto größere Flächen unausgefüllt, was ihm einen luftigen und hellen Anblick verschafft. Das westliche Bild von japanischen Tätowierungen ist vorwiegend durch den Kanto-Stil geprägt.

KATZE

Tattoo-Motiv

Die Katze symbolisiert die Extreme unserer eigenen Natur: Wärme und Familiensinn einerseits, ungezähmte Natur andererseits.

KAWA

Jap.: Fluss

Das »Kawa« beschreibt die Mitte des 19. Jahrhunderts entwickelte Tätowierung → *japan*ischer → *Meisterstecher*: Das Tattoo verwandelt – Kopf, Hände und Füße sowie einen Streifen auf Brust, Bauch und Oberschenkel aussparend – den ganzen Körper mit den klassischen → *Horimono*-Motiven zu einem verwobenen, dekorativen Bildwerk und ergibt so den Eindruck eines Anzugs. Der Tätowierte trägt dann den Titel → *Nihon Irezumi*.

185

KAZUO, OGURI
→ *Horihide*

KEIMEN
Jap.: Gesichtstätowierungen
Vagabundierende Soldaten und Straßenkämpfer ließen sich während der
→ *Edo*-Zeit in → *Japan* freiwillig Gesichtstätowierungen zupfen. Diese
sogenannten »Keimen« stellten Silhouetten von Fledermäusen, Heiligen-
statuen und buddhistische Texte dar. Diese Form der Selbststigmatisierung
gab den Anschein eines harten Burschens.

KELOID
Griech.: Narbengeschwulst
Die Geschwulst entsteht bei der → *Skarifizierung,* einer ursprünglich →
*afrika*nischen Form der Körperkunst.

KELTISCHE TATTOOS
Tattoo-Stil
Die Kelten, die Bewohner des nördlichen Britanniens, → *Kaledonien,* ver-
herrlichten die Schöpfer- und Lebenskräfte, an denen das weibliche und

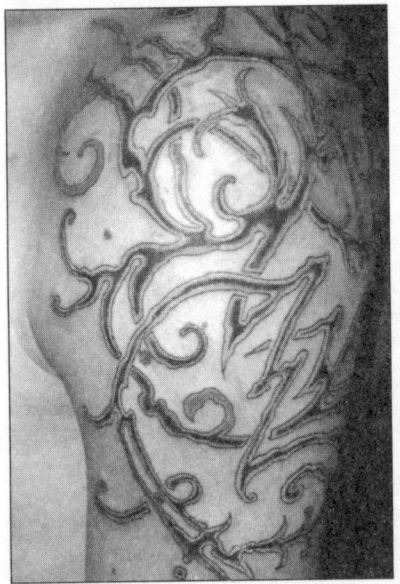 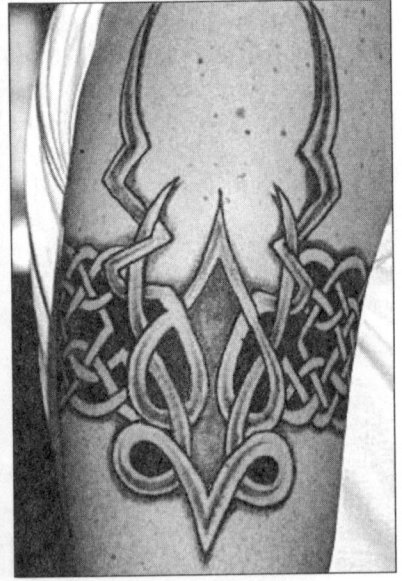

Keltische Tattoos erfordern ein hohes Maß an mathematischen und geometrischen
Kenntnissen, damit die komplizierten Spiralmuster korrekt gestochen werden.
© Archiv Marcel Feige

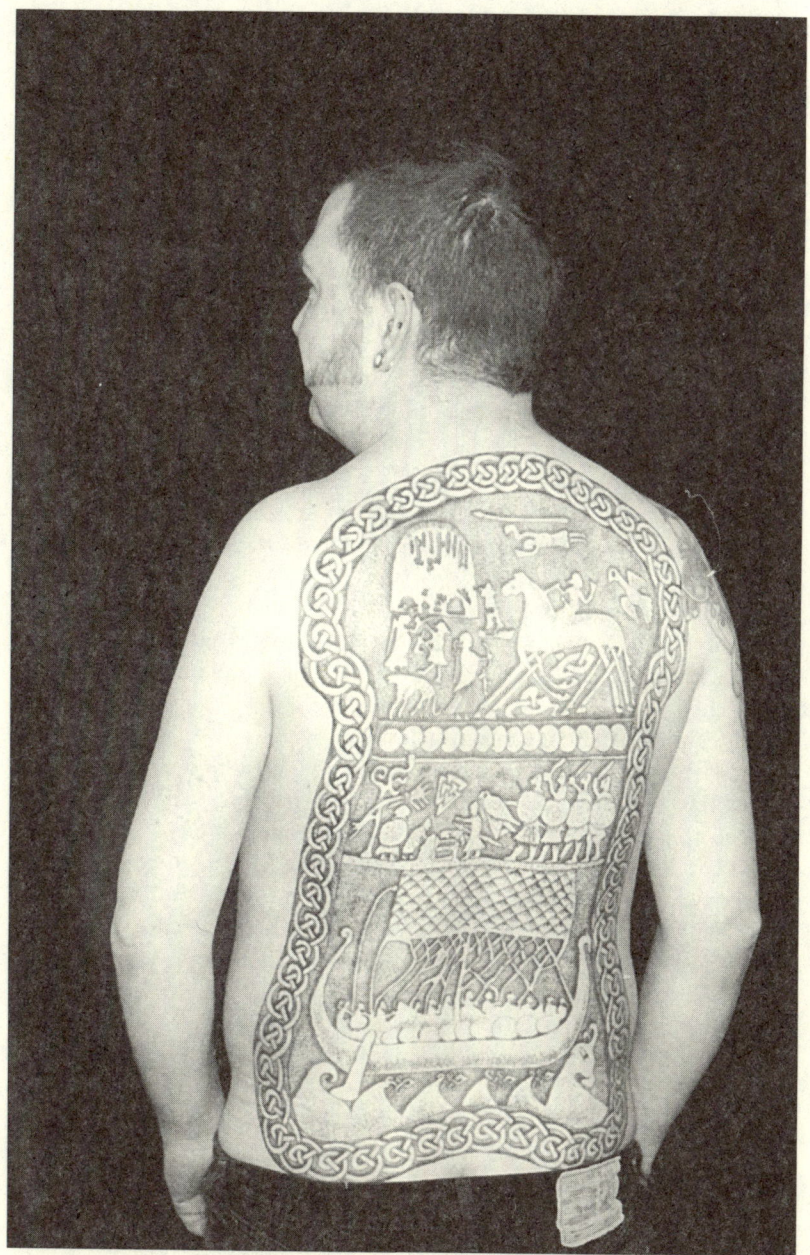

Typisch für keltische Tattoos sind verschlungene Ornamente, komplizierte Flechtwerkmotive und Spiralmuster. Hier wird das Motiv durch stilisierte Bilder ergänzt; gestochen von Erik Reime, Kunsten pa Kroppen Kopenhagen. © Foto: Erik Reime

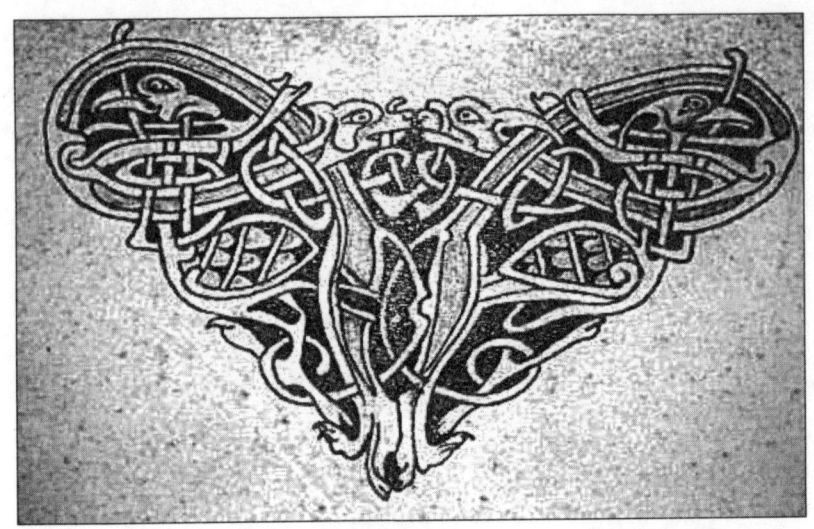
Ein besonders aufwendiges Tattoo keltischer Machart. © Archiv Marcel Feige

das männliche Prinzip in vorbildlichem Gleichgewicht beteiligt waren. Das Leben an sich war für die Kelten die treibende Kraft im Kosmos, das Jenige, worin sich die höchste Weisheit, das Göttliche in seiner unendlichen Vielfalt offenbarte. Der Tod spielte eine untergeordnete Rolle – eine kurze Unterbrechung in einem ewigen, sich fortwährend wandelnden Kreislauf.

Typisch für keltische Tattoos sind daher verschlungene Ornamente, komplizierte Flechtwerkmotive und Spiralmuster – meist schwarz –, die irische Mönche im frühen Mittelalter (4. bis 10 Jahrhundert n. Chr.) für Buchmalereien einsetzten. Diese Symbolik, die ein hohes Maß an mathematischen und geometrischen Kenntnissen erfordert(e), fand sich auch auf steinernen Monumenten, zum Beispiel an den sogenannten »Keltischen Kreuzen«. Das »Keltische Kreuz« symbolisiert getreu des keltischen Glaubens die Vereinigung der entgegengesetzten Sphären: Oben und Unten (Himmel und Erde), Rechts und Links (männlich und weiblich). Der Kreis – die perfekt geschlossene Form, der ewige Kreislauf, das göttliche Symbol – unterstreicht diese Vereinigung.

Info: Andy Sloss: Celtic Tattoos – Neue Muster und Anleitungen, Köln 1998

KIENEL, DEBI
Amerik. Tätowiererin, geb. 1957
1976 studierte Debi Kienel an der Kunstschule in New Jersey und schloß sie als technische Illustratorin ab. Anschließend zeichnete sie für → *Huck Spaulding*, der sie fürs Tätowieren begeisterte. Das Tätowieren habe ihr gänzlich neue Perspektiven in der Kunst eröffnet, erklärt sie. Sie vertiefte

sich in die Geschichte der Hautkunst und befaßte sich mit der Technik des Tätowierens. Beeinflußt durch → *Spider Webb* und → *Bob Roberts* beginnt sie selbst zu stechen. 1977 eröffnet sie ihr Studio in Carlstadt, New Jersey, und ist damit neben → *Juli Moon* und → *Vyvyn Lazonga* eine der ersten Frauen der → *USA,* die das Tätowieren beruflich ausüben. Auch sie mußte anfangs lernen, sich als Frau in dem Fach zu behaupten. Doch durch gründliche Arbeit, eindrucksvolle Motive und plastische Umsetzung gelang es ihr schnell, sich einen Namen zu machen. Studios in Cleveland, Ohio und Acworth folgten, bevor sie 1994 in Dallas, Atlanta, ihren Streetshop »The Illustrator« eröffnete. Am liebsten sticht sie Porträts und aufwendige → *Tats,* doch lehnt sie auch kleine → *Traditional Tattoos* nicht ab:»Ich kann nicht etwas ablehnen, das mir den Einstieg in die Szene verschafft hat.«

KINDER
Tattoo-Motiv
Kinder symbolisieren die Unschuld und die unbedarfte Freude.

KIRCHE
→ *Religion*

KISCH, EGON ERWIN
Dt. Autor, geb. 1885, gest. 1948
Der »rasende Reporter« Egon Erwin Kisch verhalf nicht nur seinen literarischen Reportagen, sondern auch den Hautzierden in Deutschland zur allgemeinen Popularität, wenngleich seine Erfahrungen mit der Zunft eher schlecht waren: Mit einer Schusterahle und fast eingetrockneter Tinte wurde ihm durch einen Lithographen übel mitgespielt.

Trotzdem hieß eine seiner Geschichten »Das tätowierte Porträt«, und 1930 ließ er sich erneut in seinem Buch »Paradies Amerika« begeistert über die Hautkunst und insbesondere die Tattoo-Ikone → *Lewis Alberts* aus.

KISHÔBORI
Jap: Liebesschwur-Tätowierung zur → *Edo-Zeit*
Freudenmädchen trugen in den Amüsiervierteln der Großstädte des Edo-Reichs Liebesschwur-Tätowierungen, die die Namen ihrer Stammkunden trugen. Gestochen haben die Mädels sich die Tätowierungen selbst.

KIYO HIME
Jap. Tattoo-Motiv
Kiyo Hime verliebte sich laut → *japan*ischer Legende in einen Mönch, der regelmäßig in die Herberge ihres Vaters einkehrt. Da dieser ihre Liebe nicht

erwidert, verwandelt sich Kiyo in eine → *Hannya*-Dämonin und tötet den Geistlichen. Sie gehört zu den beliebtesten Tattoo-Motiven in Japan.

KLITORIS-PIERCING
→ *Intimpiercing für Frauen*
Beim Klitoris-Piercing wird der Ring durch die Klitoris gestochen. Diese Form ist eher selten, da viele Frauen an der Klitoris sehr empfindlich sind. Andererseits gibt es Erfahrungsberichte von Frauen, die kurz nach dem Piercen der Klitoris einen Orgasmus bekommen haben. Die Wunde heilt innerhalb von fünf Wochen, in denen auch die Übersensibilität nachläßt. In manchen Fällen, meist bei einer zu kleinen Klitoris oder einem unerfahrenen Piercer, können die Nerven beschädigt werden.

KLITORISVORHAUTPIERCING
→ *Vorhautpiercing*

KNIGHT, JESSIE
1. brit. Tätowiererin, geb. 1897, gest.: ?
Als Jessie Knight im Alter von 23 Jahren zum ersten Mal die → *Tätowiermaschine* in die Hand nahm, war das zu einer Zeit, in der der Großteil der aktiven Tätowierer → *Großbritanniens* nicht einmal im Traum daran dachte, überhaupt eine Frau zu tätowieren. Plötzlich stand eine Frau auf ihrer Seite. Jessie war in den 1920er und 1930er Jahren, als sie in Chat-

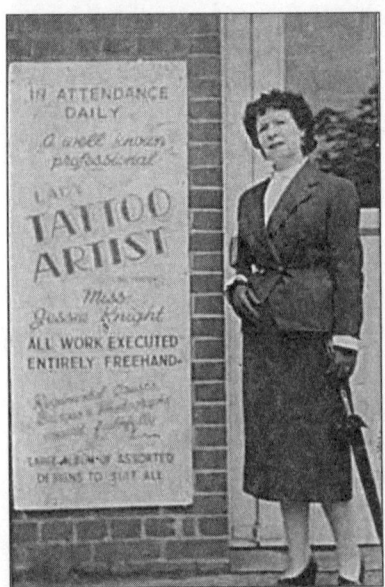

ham, Kent, einer der englischen Hafenstädte im Süden Englands, ihr Geschäft eröffnete, die einzige, weibliche Tätowiererin des Königreichs, sozusagen also eine Pionierin in einem Gewerbe, das ausschließend Männern vorbehalten schien. Häufig stattete ihr die Presse einen Besuch ab. 1936 zog sie in die Garnisonsstadt Aldersho, Hampshire, wo sie zuerst in einem Laden, später an einem Stand in einer Spielhalle die Soldaten vor ihrem Fronteinsatz im Zweiten Weltkrieg bearbeitete. Als der → *Bristol Tattoo Club* 1955 den weltweit ersten Tattoo-Wettbewerb durch-

Jessie Knight war die erste britische Tätowiererin. © Archiv Theodor Vetter

190

führte, an dem auch die britischen Ikonen → *Les Skuses* und → *Cash Cooper* teilnahmen, belegte sie den zweiten Platz. Von 1960 bis 1963 arbeitete sie im Marinehafen Portsmouth, bevor sie der Tattoo-Szene den Rücken kehrte und in Cardiff ein Hotel eröffnete. Vor einigen Jahren soll sie gestorben sein.

KOIKAKARPFEN
Jap. Motiv
Basierend auf den Motiven der Feuerbekämpfer von → *Edo*, die häufig mit Wasser assoziiert wurden, entwickelte sich der rotorange, einen Wasserfall hinaufspringende Karpfen zu einem der beliebtesten Motive. Er symbolisiert Mut, Ausdauer und Erfolg; als Phallussymbol steht er außerdem für männliche Kraft und Potenz.

KOLORFUL, KRYSTYNE
Meisttätowierte Frau der Welt, geb. 1952
Die Striptänzerin »Krystyne Kolorful« aus Alberta (Kanada) hat sich im Laufe von zehn Jahren ein Hautkleid zugelegt, das 95 Prozent ihres Körpers bedeckt. Sie steht heute als → *Meisttätowierte Frau* im → *Guinness Buch der Rekorde*.

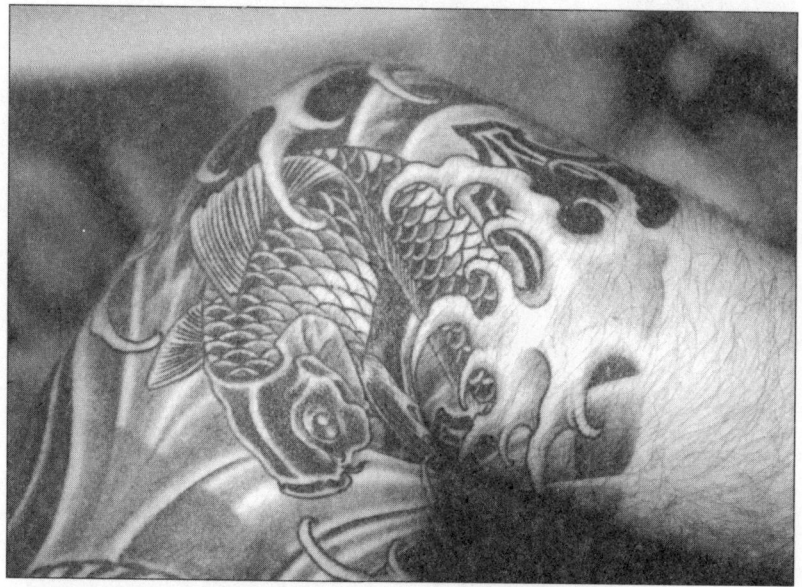

Der rotorange, einen Wasserfall hinaufspringende Karpfen ist das beliebteste Motiv Japans. Er symbolisiert Mut, Ausdauer und Erfolg; gestochen von Luke Atkinson, Checker Demon Stuttgart. © Foto: Luke Atkinson.

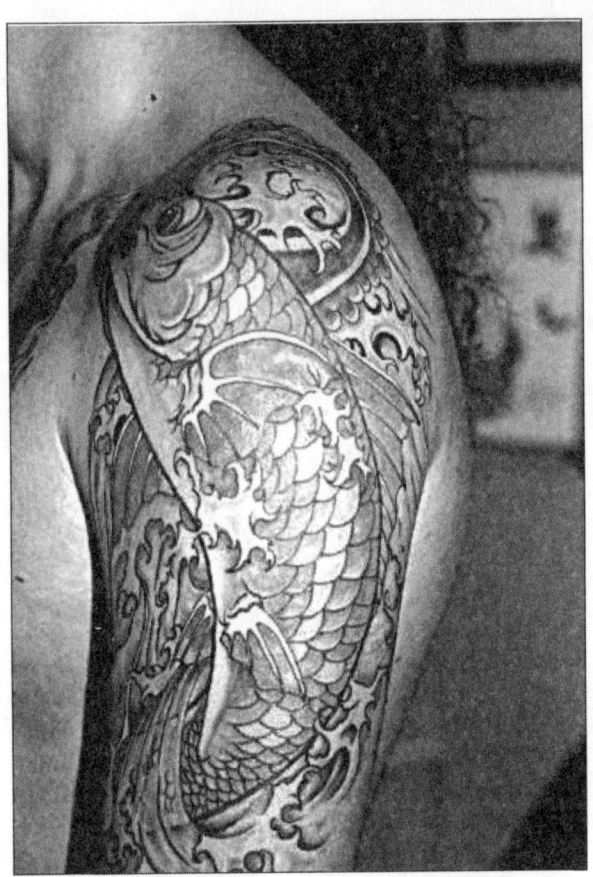

Und noch einmal der Kokaikarpfen. © Archiv Theodor Vetter

KONSERVIERUNG
Ewiges Tattoo
Menschen nach dem Tod zu konservieren ist in Deutschland nicht üblich.
Es gibt zwar einen Verband der Thanato-Praktiker, die die sterbliche Hülle
mit einer Flüssigkeit versehen, die den Verwesungsprozeß verlangsamt,
doch spätestens nach zwei Wochen sollte auch in diesem Fall der Körper
des Verstorbenen unter die Erde. Für Tattoo-Freunde aber ist die Vorstellung, mit ihren Kunstwerken auf Nimmerwiedersehen zu verschwinden,
ein Greuel. Andererseits: Wer stellt sich schon gerne die faulenden Über-
reste seiner Liebsten ins Wohnzimmer?
Bleibt also nur eine Wahl: Die Haut muß ab. Dieser Vorgang besitzt –
zumindest in Deutschland – einen faden Beigeschmack:»Das Bewußtsein,
daß in der jüngeren deutschen Geschichte KZ-Aufseher tätowierte Haut in
menschenverachtender Weise als Lampenschirm konservierten, verschärft
die Problematik«, befindet das → *Tätowiermagazin.*In Australien dagegen
hat der 57jährige Barry Whittaker, der 1999 starb, in seinem Testament
bestimmt, daß seine tätowierte Haut entfernt und konserviert werden solle.
Sohn Carl folgte dem Wunsch und stellte die Hautbilder, kunstvoll
gerahmt, auf einer australischen Tattoo-Convention aus.»Letztes Jahr war
mein Vater noch auf der Convention«, läßt Sohnemann Carl verlauten,
»und in diesem Jahr wollte er auch wieder dabei sein. Tot oder lebendig.«
Ob es zu einer solchen»Tattoo-Kunst« auch in Deutschland einmal kommen wird, wird sich zeigen. Gänzlich unbekannt ist es hierzulande nicht.
Wir erinnern uns: Der König der Tätowierer, der Deutsche → *Christian
Warlich,* besaß bereits in den 1930er Jahren eine Geheimrezeptur, mittels
derer er die tätowierte Haut lösen, wie Pergamentpapier zusammenrollen
und aufbewahren konnte. Mit seinem plötzlichen Tod konnte die Zusammensetzung der Tinktur nie geklärt werden; die Hautstücke unterdessen
befinden sich heute im Besitz der Sammlung von → *Tattoo-Theo.*

KONSTANTIN I.
Röm. Kaiser, geb. 285, gest. 337
Konstantinus, oder wie er öfter genannt wurde: Konstantin der Große,
römischer Kaiser von 306 bis 337, verehrte den Sonnengott und Apollo,
sah vor der entscheidenden Schlacht gegen seinen Mitkaiser Maxentius im
Jahre 312 ein Kreuz am Himmel mit der Inschrift:»In diesem Zeichen wirst
du siegen« (in hoc signo vinces). Er ließ das Christusmonogramm, das über
die vielen Jahrzehnte zuvor über seine Verfolger triumphiert hatte, auf den
Schildern seiner Soldaten anbringen – und gewann.
Es war das Jahr 313, als Konstantinus das Christentum als gleichbe-
rechtigte Staatsreligion einführte. Zum ersten Mal sahen sich die Christen
damit auf der Seite der Herrschenden. Die Bischöfe wurden als Gerichts-

herren anerkannt, die Kleriker zahlten keine Abgaben und Steuern. Der christliche Sonntag wurde zum Gebets- und Ruhetag für alle, zum staatlichen Feiertag. Die Anhängerzahl der Kirche wuchs, und aus der bis dahin verfolgten Religion wurde jetzt eine staatstragende Macht.

Es ist also kaum ein Wunder, daß sich Konstantinus jetzt vehement gegen die hochverehrten, heidnischen Götter, mehr aber noch die Rituale ihrer Anbetung aussprach. Bisher gängige Gesichtstätowierungen der Sklaven und Sträflinge wurden verboten. Sie würden, so des Kaisers Meinung, das Abbild Gottes verschandeln. Das war der Anfang einer jahrhundertelangen Ächtung der Körperkunst durch die → *Kirche*, die ihren Höhepunkt in dem Erlaß von Papst → *Hadrian I.* im 8. Jahrhundert fand.

KÖRPERBEMALUNG
Modern: Bodypainting
Unser Körper bleibt sprach- und machtlos. Er unterscheidet sich kaum von anderen. Erst durch Farben und Schmuck verwandeln wir ihn in etwas Besonderes. Das haben schon die Steinzeitmenschen gewußt, die sich mit Motiven auf ihrer Haut ausdrückten und darstellten. Die aufgemalten Symbole dienten unter anderem dem Jagd- und Fruchtbarkeitszauber. Durch die Farben stellte der Homo sapiens eine Verbindung zum Kreislauf der Natur her. Mensch, Tier und Pflanze waren in einen kosmischen Zyklus eingebunden. Die Eingeborenen in → *Afrika*, in → *Nordamerika* und → *Südamerika* wußten das, und haben dementsprechend über viele Jahrtau-

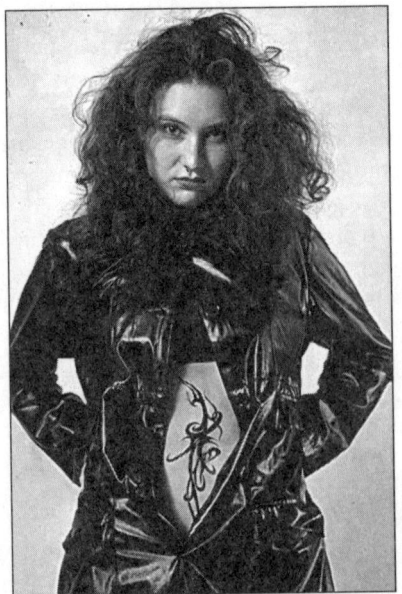

sende hin ihre Gefühle, ihre Empfindungen, ihre Ängste in der Bemalung ihres Körpers zum Ausdruck gebracht. Nicht selten enthielten die Bilder auf der Haut eine magische Botschaft, beschworen Schutzgeister und Götter. Häufig verliehen die Menschen ihrem Körper erst durch Verzierung mit Farbe jene Qualität, die er brauchte, um als Teil einer Stammesgemeinschaft aner-

Diese und nächste Seite: Körperbemalung ist eine Form des kurzzeitigen, jederzeit abwaschbaren Hautschmucks. Wenn das Bodypainting gut ausgeführt wird, wie auf diesen Fotos, ist der Unterschied zu einem Tattoo nur schwer zu erkennen.
© Andria von Lossberg/Andreas Bork

kannt zu werden. Oder um auf der Suche nach einem Partner fündig zu werden (was in etwa dem heutigen Bemühen gleicht, sich durch betontes Schminken, Make-up, in Szene zu setzen).

Im Zuge des Bodyart-Booms, eingeleitet durch die → *Tatauierungen* der → *Polynesen,* wurde auch die Körperbemalung wiederentdeckt, als eine Form des kurzzeitigen, jederzeit abwaschbaren Hautschmucks. Heute heißt es, ganz modern, »Bodypainting«, das ganz einfach mit speziellen Körperfarben (im Notfall tun es auch Fett- und Cremeschminke oder Karnevalsfarben), einem Pinselchen, Schwämmchen, Wattestäbchen und Papiertaschentüchern durchgeführt werden kann. Und sollte das Kunstwerk nicht gelingen, kein Problem, es ist ja schließlich jederzeit abwaschbar.

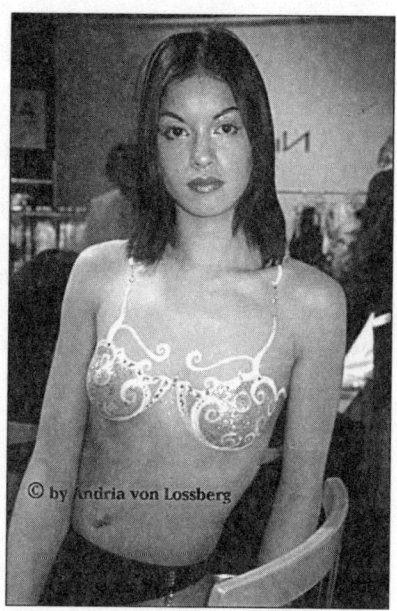

© by Andria von Lossberg

Weitere Sonderformen des Bodypaintings sind → *Airbrush* und → *Nailpainting.* Beliebt im Westen sind auch die → *indischen* → *Henna*-Malereien, sogenannte → *Mehndis:* orientalische Muster auf Händen, Armen, Füßen, am Bauchnabel oder Dekolleté. Wer richtig »in« sein will, der kombiniert Mehndis mit Bodypainting und → *Bindis.*

Wer sich gerne ein professionelles Bodypainting auf den Körper malen lassen möchte, kann aus einer Vielzahl von Künstlern, Fotografen, Visagisten und Designern auswählen, die sich dieser Form des Körperschmucks verschrieben haben. Oder er geht zum »Europäischen Bodypainting Festival« am Millstätter See in Österreich, wo sich jedes Jahr im Juli internationale Künstler, Fotografen, Modells und solche, die es werden wollen, treffen.

Info: Alexandra Cavelius, Bodypainting, Weltbild, Augsburg 1999

KREUZ
Tradit. Tattoo-Motiv
Das Kreuz galt und gilt als Symbol des Christentums. Schon die Kreuzritter im Mittelalter stachen sich, oftmals selbst, ein Kreuz in die Haut, denn jedem Körper, der den Tod ohne Trost der Religion riskierte, war eine christliche Ruhestätte nicht sicher.

Slinsansky, ein Pilger ins Heilige Land, berichtete in seiner »Newe Reisebeschreibung naher Jerusalem undt dem H. Landte«, daß er sich auf seiner Fahrt 1662 »das Zeichen des heiligen Grabs, und das signum der heiligen 5. Creutz...« auf den Arm stechen ließ. »Dieses thun Pilgramb des heiligen Grabs der ursachen halber, dass wann einer von den Türcken auf dem Meer gefangen solt werden, seynd dieselben schuldig, den jenigen wider frey zu lassen, welcher dieses Zeichen hat.« Damit sei die Gewähr gegeben gewesen, so der Schriftsteller Peter Gerds in seinem Buch »Anker, Kreuz und flammend Herz,« »daß ein Christ mit dem unauslöschbaren Kreuz auf der Haut nicht, auch nichts zwangsweise, zum islamischen Glauben bekehrt werden konnte, weil der Islam dieses Zeichen respektierte.«

Das Kreuz diente also als Schutzzeichen, aber auch als Symbol einer Gruppenzugehörigkeit. Dementsprechend war die Praxis Ende des 19. Jahrhunderts in Bosnien, wo die katholischen Mädchen mit Kreuzen verziert wurden, um ihren Übertritt zum Islam unmöglich zu machen. Im Koran ist die Tätowierung – noch heute – strengstens verboten.

In Verbindung mit anderen Motiven, z.B. einer Frau oder einem Schriftzug, stand das Kreuz für die → *Seefahrer* auch als Synonym für die »ewigwährende« Seemannsliebe.

Heute gehört das Kreuz zu den → *Traditional Tattoos*.

KUNST
Artwork
Sich selbst sehen die Tätowierer als »Künstler«, die mit viel Können und noch mehr (Kunst-) Handwerk ihrer Profession nachgehen. Im Gegensatz zu früher, als die Körperverzierung rituelle bzw. religiöse Beweggründe hatte und der Tätowierer sozusagen zu einer Art »Priester« wurde, der dem Tätowierten seinen Segen gab, dient vielen das Tattoo heute meist zur »Verschönerung« ihres Körpers. In gewisser Weise sind die Tätowierer auch Artisten, die außergewöhnliche Leistungen mit den → *Nadeln* ihrer → *Tätowiermaschine* erbringen. Ist die Qualität überragend, nennt man den Tätowierer auch einen → *Meisterstecher*. Den Begriff → *Stars* hören sie dagegen nicht gerne.

KÜNSTLER
→ *Kunst*

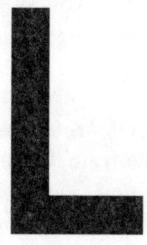

LA BELLE IRENE

Amerik. Tattoo-Wunder, geb. 1863, gest. 1916
La Belle Irene, mit bürgerlichem Namen Irene Woodward, war die erste tätowierte Frau der Welt, die in → *Sideshows* und im → *Zirkus* auftrat. 1890 sah man sie zuerst in »Castan's Panoptikum« in Berlin, wo man neben ihren von → *Samuel O'Reilly* und → *Charles Wagner* über einen Zeitraum von acht Jahren gestochenen 400 Einzelmotiven – Schmetterlinge, Blumen, Indianer, Sonne, Augen, Insekten, Klapperschlangen, Adler und ganze Szenen – auch Sinnsprüche auf ihrem Körper bewundern durfte: »Nothing without labour«, »Never dispair«, »I live and die for those I love«. Daß sie während ihrer Präsentation auch Brust, Arme und Oberschenkel entblößte, war der Gesellschaft in diesem Fall egal: »Sittlichkeit ausgeschlossen, die Kunst hält das Gleichgewicht«, erklärte der Schriftsteller und Schauspieler Hugo Ball 1915.

LABRET

Piercingart
Als »Labret« bezeichnet man den »Kinnpflock«, der durch die Haut in der Mitte zwischen Unterlippe und Kinn angebracht wird. Es ist eine Abwandlung der Holzpflöcke und Tellerlippen, die wir von einigen, → *afrika*nischen Urvölkern kennen. Als Schmuck wird ein Stecker mit meist abnehmbarer Kugel und Platte verwendet. Wichtig ist, daß die untere Zahnreihe nicht zu weit in den Lippenbereich hineinsteht, da ansonsten durch die Reibung des Schmucks an der Zahnpartie das Zahnfleisch sich zurückbilden würde. Konsequenz: Zähne fallen aus. In den rund fünf Wochen der Heilung wird die Wunde regelmäßig mit Kamille gepflegt.

LÄNGSTE TÄTOWIERUNGSSITZUNG

Rekord
Die längste Tätowierungssitzung dauerte nach Angaben des → *Guinness Buches der Rekorde* 25 Stunden, als sich 1992 in Reading, Berks, Großbri-

tannien Chris Masterson seine Arme und Beine von Ian Barfoot für wohltätige Zwecke tätowieren ließ.

LASER

Abk.: Light Amplification by Stimulated Emission of Radiation
Drei Lasersysteme werden zur → *Entfernung* von Tätowierungen eingesetzt. Für grüne, schwarze und schwarzblaue Pigmente kommt der gütegeschaltete Rubinlaser zum Einsatz. Er arbeitet bei einer Wellenlänge von 694 Nanometer (nm) und einer Impulsdauer von 25 oder 40 Nanosekunden (ns). Seine Wirkung beruht auf der selektiven Photothermolyse. Das rote Licht des Lasers wird von pigmentreichen Strukturen absorbiert und in Hitze umgewandelt. Die Impulsdauer ist dabei so kurz, dass die umliegenden Hautgebiete nur minimal erhitzt werden. Narbenbildung durch Verbrennung ist dadurch weitgehend ausgeschlossen. Alternativ wird der gütegeschaltete Alexandrit-Laser eingesetzt werden. Er unterscheidet sich von dem gütegeschalteten Rubinlaser in der Wellenlänge (755 nm) und der längeren Impulsdauer von 100 ns.

Schwarzes Pigment wird mit dem gütegeschalteten Nd:YAG-Laser bearbeitet. Er kann Licht von 532 bzw. 1064 nm Wellenlänge erzeugen und damit rote bzw. schwarze Pigmente effektiv zerstören. Bei roten Pigmenten ist der frequenzverdoppelte Nd:YAG-Laser erfolgreich. Bei mehrfarbigen Tätowierungen ist daher in der Regel der Einsatz mehrerer Lasersysteme erforderlich.

Die Laserbehandlung funktioniert wie folgt: »Die Energie der Laserstrahlen wird von der Tätowierungsfarbe wesentlich stärker absorbiert als von der normalen Haut«, erklärt Dr. med. Raulin von der Laserklinik Karlsruhe. »Dadurch werden die tätowierten Farbpigmente selektiv zersprengt. Während der Impulse werden im Zielgewebe sehr hohe Temperaturen erzeugt. Da die Energiestöße aber extrem kurz sind, wird das umliegende Gewebe nicht in Mitleidenschaft gezogen. An den geschädigten Hautstellen bildet sich eine Entzündung, die körpereigene Fresszellen (Makrophagen) anzieht. Diese nehmen die Farbpartikel auf und transportieren sie ab. Weitere Farbteilchen werden bei der Abheilung der Krusten, die sich an den behandelten Stellen bilden, entfernt.«

Die Tätowierung wird mit kurz andauernden Laserblitzen »beschossen«. Das fühlt sich an wie Nadelstiche. Die Anzahl der notwendigen Sitzungen hängt von der Menge der Farbpigmente, der Stichtiefe und der Art und Anzahl der Farben ab. Zwischen den Sitzungen liegen Abstände von circa vier bis sechs Wochen. Profi-Tätowierungen, so Dr. Raulin, benötigen durchschnittlich acht bis 15 Behandlungen; bei Laientätowierungen reichen fünf bis zehn Behandlungen. An eventuell nach der Behandlung entstehenden Krusten oder Blasen darf auf keinen Fall gekratzt werden.

Während der gesamten Behandlungszeit und bis zu sechs Wochen nach Therapieende ist → *Sonne* strikt zu meiden.

Eine kosmetische Laserbehandlung wird nur in seltenen Fällen von der Krankenkasse bezahlt. Die Kasse übernimmt unfallbedingte Schmutztätowierungen, medizinisch notwendige Tätowierungen (Markierung für Bestrahlungen) oder ausgeprägte psychische Belastungen, z. B. bei Tätowierungen aus einer Drogenvergangenheit. Wer die Tätowierung loswerden will, muß tief in die Tasche greifen. Je nach Größe des Tattoos kostet eine Sitzung zwischen hundert und 400 Mark.

LATEX
→ *Flüssig Latex*

LAWRENCE, PAUL
→ *Enigma*

LAZONGA, VYVYN
Amerik. Tätowiererin
Vyvyn Lazonga gehört zur Spitze der modernen, amerikanischen Tattoo-Künstler. Und Kunst ist auch das, was sie sticht. Mehr als das: Vyvyn Lazonge verleiht der Zunft eine spirituelle Note: »Ich war schon immer der festen Überzeugung, daß der Körper die schönste Fläche für künstlerischen Ausdruck ist. Tätowieren wiederum ist der perfekte Weg, um sowohl Körper als auch Geist zu erhöhen. Für mich sind die unauslöschlichen Tätowierungen ein Talisman, und eine einzigartige Form der Initiation. Was könnte einem Menschen mehr Kraft geben als ein Talisman, den er für den Rest seines Lebens trägt?«

Diese »beflügelte« Einsicht verdankt sie ihrem ersten Job. Sieben Jahre tätowierte Vyvyn im Studio von Danny Danzl. Dort erlernte sie zwar das traditionelle Tätowieren, aber »manchmal war es schon fürch-

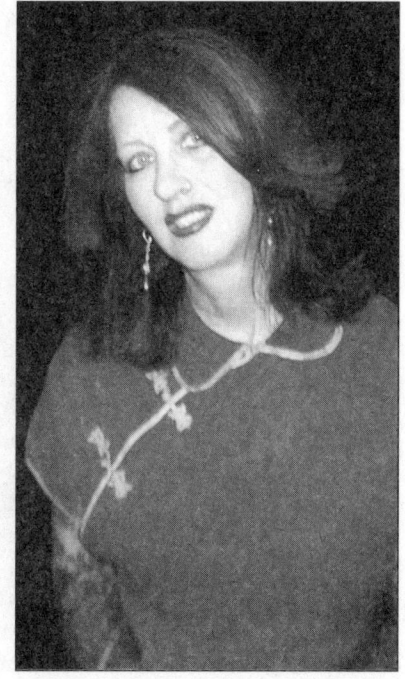

Vyvyn Lazonga

199

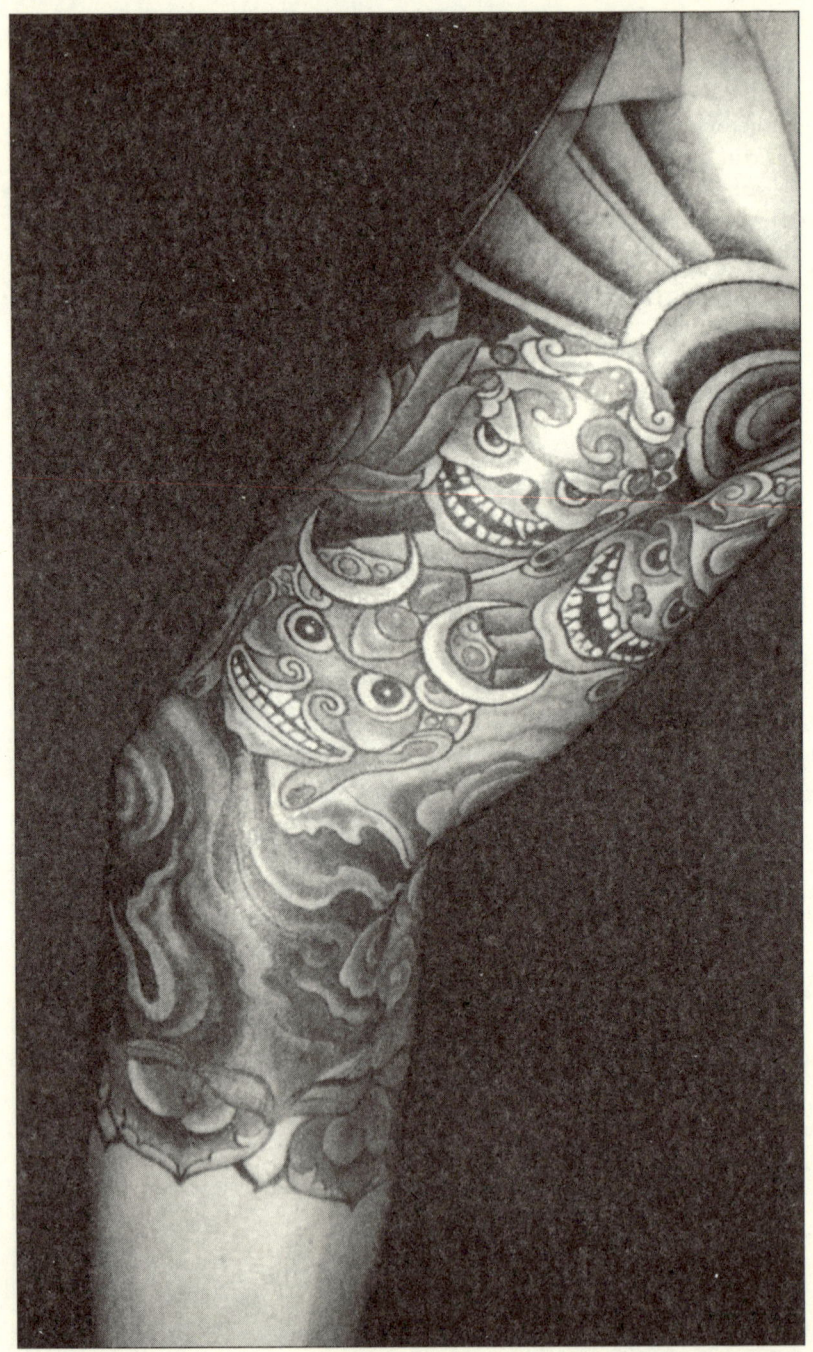

terlich frustrierend, weil ich partout nicht experimentieren oder einfach etwas Neues ausprobieren durfte«, erinnert sie sich. »Ich bin mir bewußt, daß eben diese Einschränkungen mir die Vision meines zukünftigen Weges aufgezeigt haben.« Mitte der 1970er Jahre machte sie sich selbständig und gehörte damals nicht nur zu den ersten Frauen, die sich in den → USA beruflich als Tätowiererinnen profilierten, sondern auch zur kleinen Gruppe jener Leute, die sich allmählich von der altbackenen Traditionen löste. »Ich möchte diese wunderschöne Kunst verbessern«, ließ sie verlauten, »indem ich mit den anatomischen Formen, den Muskeln und Knochen des Menschen arbeite. Das → *Piece* soll nicht wie aufgedruckt aussehen.« → *Juli Moon* machte sie mit Männern wie → *Sailor Jerry Collins* und → *Don Ed Hardy* bekannt. »Gott sei Dank«, zeigte Vyvyn sich erleichtert, »gibt es noch andere Leute, die verstanden haben, daß es wichtig ist, *mit* der Anatomie des Körpers zu arbeiten, und nicht gegen sie.« Denn »es ist nicht wichtig, *wieviele* Tattoos du auf der Haut hast, sondern *wie* sie mit dir und deinem Körper im Einklang stehen.« → *Customs*, also unikate, dem Wunsch und dem körperlichen Erscheinungsbild des Kunden entsprechende Hautbilder, sind der Grund für Vyvyns anhaltenden Erfolg. Kun-

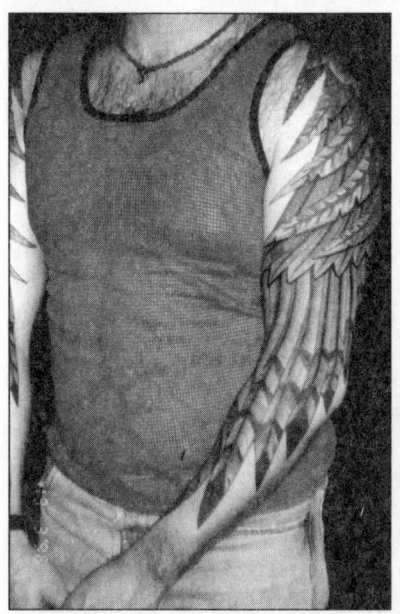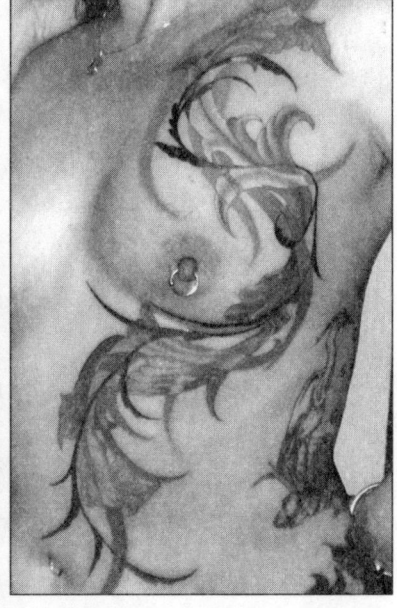

Vyvyn Lazonga, eine der populärsten Tätowiererinnen der USA, glaubt: »Tätowieren ist der perfekte Weg, um sowohl Körper als auch Geist zu erhöhen.« Die Fotos zeigen einige ihrer Flashs, unverkennbar mit spirituellen Noten versehen und sich den anatomischen Formen des Körpers anpassend. © Vyvyn Lazonga

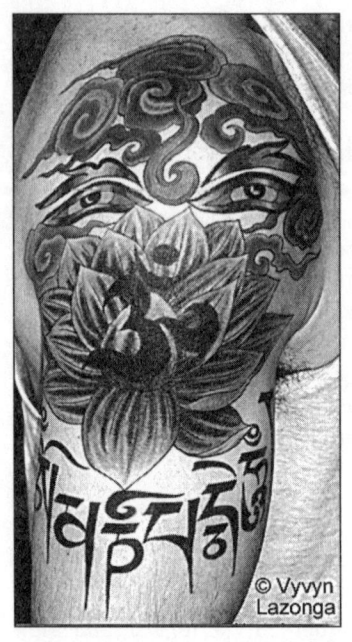
© Vyvyn Lazonga

den, die von ihr nur ein schnelles Tattoo von der Stange wünschen, schickt sie gleich wieder heim. »Dieser nonkommerzielle, persönliche Anspruch unterscheidet mein Studio von den anderen Tattoo-Shops«, erklärt sie. Die meiste Zeit verbringt sie auch mit dem Entwurf der Tattoo-Motive. Vom ersten Gespräch mit dem Kunden bis zur endgültigen Reinzeichnung eines Bildes können gut und gerne fünf bis zehn Stunden vergehen. Verspielt, witzig, intuitiv und seriös, intensiv und einzigartig – das sind Worte, die Vyvyns Arbeit beschreiben. Der Preis für ein Lazonga-Motiv ist nicht billig: Zehn Dollar für ein kleines → *Piece*, 300 Dollar für ein größeres → *Tat* auf Arm oder Bein. Große Tattoos werden von ihr pro Stunde berechnet. Vyvyns Stundensatz liegt bei sage und schreibe 150 Dollar. Doch der Erfolg scheint ihr Recht zu geben: Manche behaupten, sie sei die »beste Tätowiererin der Welt«. Sie ist nicht nur omnipräsent in den Fachpublikationen; im Verlauf der Jahre berichteten große Magazine wie *Esquire* (1976), *Elle* (1991) oder Fernsehsender wie CNN (1998, 1999) über Vyvyn. Die Ausstellung »Marks of Civilisation« im Museum of Cultural History in Los Angeles wurde maßgeblich mit den Fotos ihrer Arbeiten bestückt. Selbstverständlich ist auch Vyvyn tätowiert: Sie war die erste Frau Amerikas, die sich im japanischen Stil – drei Phönixe – von Don Ed Hardy verzieren ließ. 1978 brachte ihr das den Titel »Best Tattooed Female« ein.

Kontakt: Vyvyn Lazonga, Vyvyn's Tattoo, 1516 Western Avenue, Seattle, WA 98101, USA, 001/206/6221535, http://www.vyvyn.com, vyvyn@vyvyn.com

LEPPARD, TOM
Brit. Rekord-Exponat

Der am vollständigsten tätowierte Mensch ist laut → *Guinness Buch der Rekorde* seit Jahren Tom Leppard von der Isle of Sky, einem kleinen schottischen Dorf, in dem die Bewohner gelassen genug sind, sich nicht durch sein Aussehen stören zu lassen: Leppard hat sich Mitte der 1980er Jahre ein Leoparden-Design anlegen lassen, bei dem seine Haut zwischen den dunklen Flecken safrangelb leuchtet. Leppards Körper ist zu 99,9 Prozent tätowiert – ein → *Rekord*, der kaum zu überbieten sein dürfte. Zusätzlich hat er sich seine Eckzähne wie Hauer spitzfeilen lassen. Wie früher die »Freaks« in den → *Sideshows* und im → *Zirkus* zieht er von → *Convention* zu Convention, wo er sich seinen Unterhalt mit der gefleckten Haut verdient.

LESLIE, CAPTAIN DON
Amerik. Zirkus-Künstler, geb. 1938
Im Alter von 15 Jahren nahm Don Leslie Reißaus, ließ sich ein Tattoo stechen und tingelte mit den Ringling Brüdern und → *Phineas T. Barnums* → *Zirkus* → *American Museum* durch die Lande. Die Polizei schickte ihn wieder nach Hause, wo er ein Jahr später erneut ausbüxte. Mit 18 Jahren trat er der Marine bei, diente und kehrte zum Zirkus zurück. Hier kümmerte er sich anfangs um die Pferde und verkaufte Tickets, bis er sich für das Feuerspucken und das Schwertschlucken zu interessieren begann. Er ließ sich von Alex Lang, der mit vier Schwertern, die er gleichzeitig schluckte, Rekordhalter im → *Guinness Buch der Rekorde* war, in die Kunst einführen. 1981 übertrumpfte Don Leslie den Rekord mit fünf Schwertern. Bereits 1955 ließ er sich von → *Lyle Tuttle* am ganzen Körper tätowieren. »Jeden Tag war Lyle in seinem Geschäft derart gestreßt, daß er mich am Abend mit nach Hause nahm und dort im Wohnzimmer tätowierte, während seine Frau bereits im Bett und das zwei Wochen alte Baby in der Wiege neben uns lag.« Lyle und Don verbindet heute eine tiefe Freundschaft. Auch das Baby, Lyles Tochter Suzanne, sollte vierundzwanzig Jahre später noch eine Rolle in Dons Leben spielen. Sie fertigte die → *Cover-ups* auf Dons Rücken an.

LEU, FILIP
Schweizer Tattoo-Künstler, geb. 1967
Mit seinen Eltern, dem Schweizer Felix und der Amerikanerin Loretta, beide (Lebens-) Künstler und Tätowierer par exellence, und seinen drei Geschwistern, Salvador Felix, Ama und Aia, verlebte Filip eine abenteuerliche Kindheit. Er wuchs auf in Frankreich, → *Großbritannien*, Spanien, Griechenland, Nepal oder einfach, wie er heute sagt, »on the road«. Einen Großteil seiner Kindheit verbrachte er in → *Indien*, wo er bereits im Alter von zehn Jahren von einem Straßenkünstler sein erstes Tattoo gestochen bekam. Die Schule hat er nie besucht; unterrichtet wurde er wie seine Geschwister von Loretta. Nachdem die Familie 1981 in Lausanne, Schweiz seßhaft wurde, weihte Felix seinen Sohn Filip in die Kunst des Malens und Tätowierens ein. 1985 beschloß Filip, die internationale Tattoo-Community zu erkunden. Er reiste nach Indien, Thailand, Hong Kong und Taiwan. In → *Japan* lernte er das traditionelle → *Tebori*. 1986 begab Filip sich in die → *USA*, wo er unter den Fittichen von → *Don Ed Hardy* »the ame-

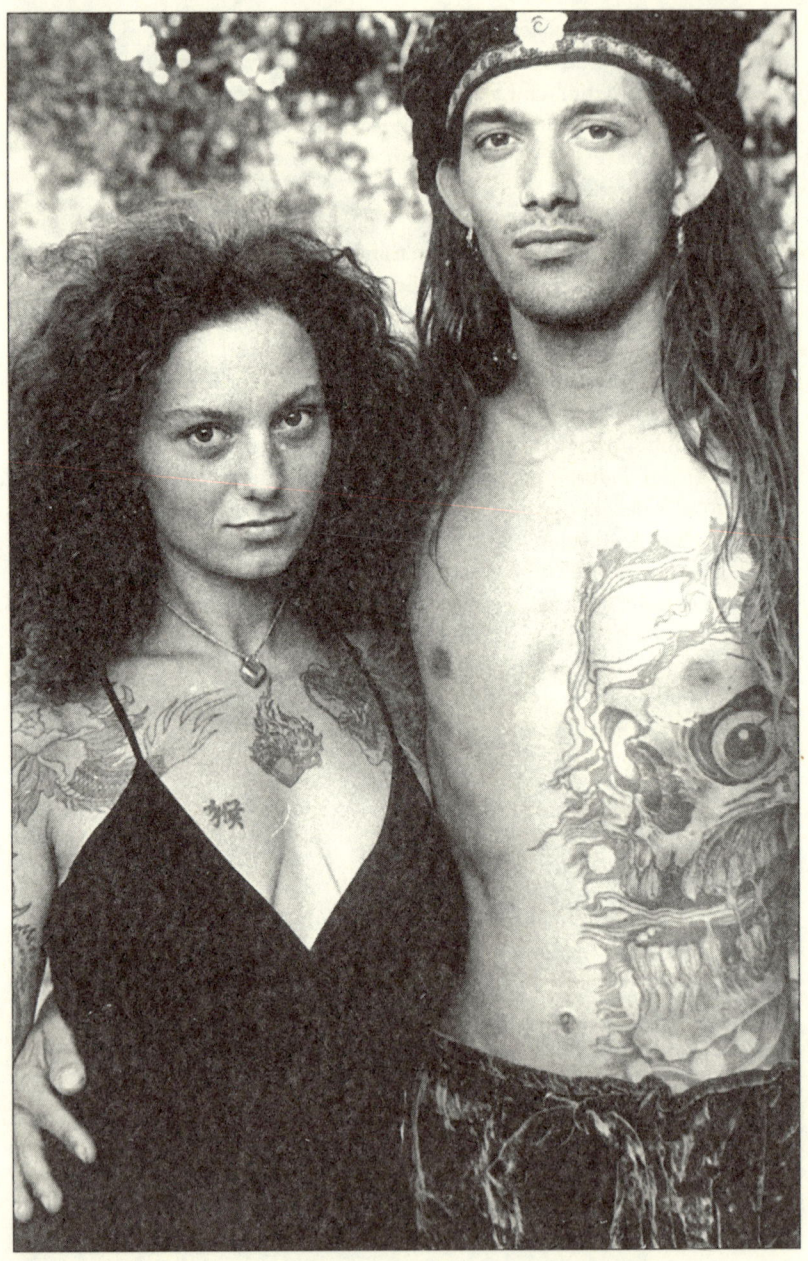

Zwei der ganz großen Künstler der Gegenwart: Filip Leu mit Ehefrau Titine.
© The Leu Family's Family Iron

rican way of tattooing« lernte. Von dem berühmten Tattoo-Tüftler →
Franklin Paul Rogers ließ er sich in den → *Tätowiermaschinen*bau einweihen. Als er schließlich nach Lausanne zurückkehrte, hatte er sein Talent zu
einem breiten Wissensspektrum erweitert. Beste Voraussetzungen, um ab
sofort als gleichberechtigter Partner im → *The Leu Family's Family Iron*
Studio tätig zu werden.

1990 heiratete er Titine Kesselring, selbst hochbegabte, surrealistische
Malerin und Tochter der Schweizer Schriftstellers Rolf Kesselring, und
hängte im Sommer 1993 das Tätowieren kurzfristig an den Nagel. »Ich
habe viel zu hart gearbeitet. Ich fühle mich, als wäre ich viel zu lange viel
zu schnell gefahren. Ich brauche eine Pause«, ließ er verlauten, mietete sich
gemeinsam mit seiner Frau und seinem Bruder Salvador Felix auf Ibiza eine
Finca, wo sie acht Monate lang nur musizierten. Das Album »2 Leu 2 Rock«
entstand. Doch Filip stellte fest, daß seine wahre Bestimmung wenn überhaupt nur in der Tattoo-Kunst liege. Er kehrte mit Titine zurück nach Lausanne, wo er noch heute tätig ist, wenn er nicht gerade befreundeten →
Meisterstechern im Ausland einen Besuch abstattet. Filip gehört mit seinen
knallbunten Hörner, Klauen, Vaginen und Schädeln, seinem ganz eigenen
psychedelischen Comic-Horror-Style, zur herausragenden jungen Garde
internationaler Tätowierer. Mit verschieden starken, tendenziell aber kräftigen → *Outlines* bringt er Tiefe in seine Tattoos, daß er seine weichen

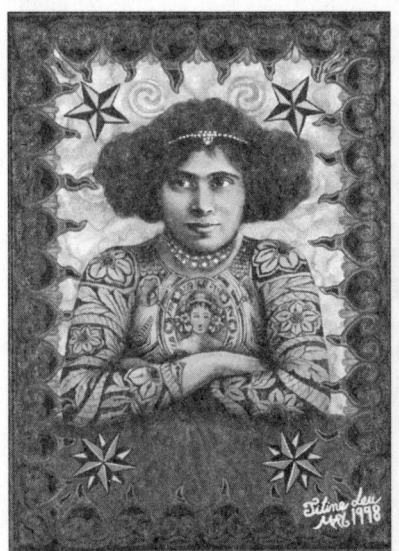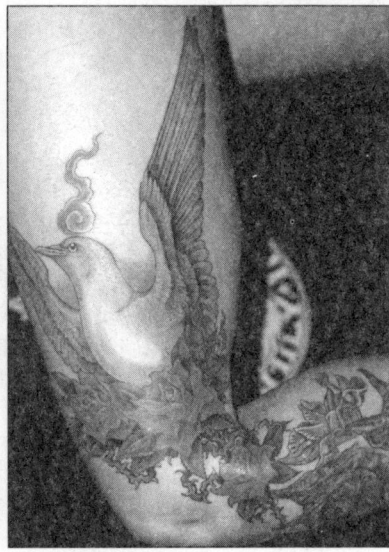

Links: Malerei und Tätowierung verschmelzen zu einer einzigartigen Kunst,
von Titine, Ehefrau von Filip Leu • Rechts: Ausdrucksstark und realistisch sind
die Hautbilder von Filip Leu. © The Leu Family's Family Iron

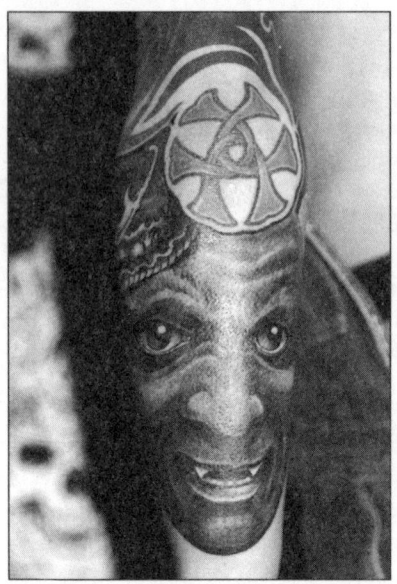 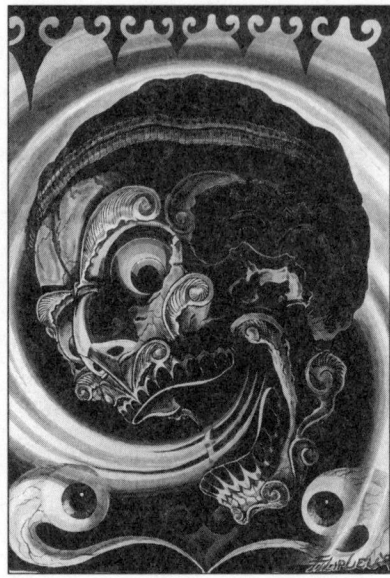

Links: Filip Leu's Tattoos vereinen viele Stilrichtungen miteinander • Rechts: Auch als Künstler ein ganz Großer: Filip Leu. © The Leu Family's Family Iron

Schattierungen eher sparsam einsetzen kann. Dadurch verhindert er ein Verschwimmen der Konturen in späteren Jahren und macht das Bild für immer deutlich erkennbar. Zusätzlich paßt er die Tätowierungen den jeweiligen Körperstellen an, damit die Bilder eine eigene Energie und Dynamik erhalten. Jonathan Shaw lobte bereits 1991 in der → *Tattoo Revue* die »kraftvolle, flüssige, Neo-Japan, ultra-kunstvolle Wildstyle- und Freehand-Arbeit. Sein [Filips] frischer und innovativer Ansatz sind eine Inspiration.« Auf → *Conventions* streicht Filip grundsätzlich die wichtigsten Preise ein. Die internationale Presse hat mehrfach über seine Arbeit berichtet; im Mittelpunkt stand dabei nicht nur Filips Tattoo-Art, sondern auch der Expressionismus seiner darstellenden Kunst, die er auf Ausstellungen in New York, Los Angeles, Miami, Riccione und Bologna präsentierte.

Filip & Titine Leu, The Leu Family's Family Iron, 34 rue Centrale, 3rd Floor, 1003 Lausanne, Schweiz, Telefon 0041/21/3208703, Telefax 0041/21/ 3208703, filip_leu@vtx.ch

LIPLINER
Engl.: Lippenstift
Nur der Vollständigkeit halber aufgeführt. Auch der Lippenstift ist eine Form der → *Körperbemalung.* Gern gesehen in den Farben Violett, Rot und Knallrot. Häufig gesehen am Straßenstrich.

LIPPENBÄNDCHEN-PIERCING

Piercingart

Beim Piercing des Lippenbändchens wird jene kleine Hautfalte durchstoßen, die die Oberlippe am Zahnfleisch hält und die man erkennen kann, wenn man die Oberlippe nach oben biegt. Bisweilen ist das Piercen des Hautbändchens nicht möglich, weil es bei einigen Menschen anatomisch nicht richtig ausgebildet ist. Die Wunde heilt im Mund nach professioneller Piercingarbeit komplikationslos innerhalb von zwei Wochen. Da die Innenhäute des Mund- und Rachenraumes sich schnell regenerieren, wächst das Piercingloch erfahrungsgemäß nach kurzer Zeit wieder zu, sollte man den Schmuck – einen winzigen Ring oder eine Klemmkugel – einmal herausgenommen haben.

LITERATUR

Tattoos gedruckt

Die erzählende Literatur hat sich schon ziemlich früh mit dem Phänomen Tattoo befaßt. Einer der ersten Poeten war Mitte des 19. Jahrhunderts → *Hermann Melville*. Bei Joachim Ringelnatz (d. i. Hans Bötticher, 1883–1934) heißt es in seinem »Kuttel Daddeldu«: »Und manchmal, in Abwesenheit älterer Frauen/Tätowiert er den strampelnden Kleinchen/ Anker und Kreuze auf Ärmchen und Beinchen.« In Robert Louis Stevensons »Schatzinsel« heilt ein Arzt einen verletzten Kapitän, der seinen Ärmel hochkrempelt und mehrere Tätowierungen auf dem Arm besitzt.

Der literarische Reporter → *Egon Erwin Kisch* war zu Beginn des 20. Jahrhunderts ein Tattoo-Liebhaber. Jahre später waren es die Amerikaner Tennessee Williams, der eines seiner Dramen → *Die tätowierte Rose* (1950) nannte, und der berühmte SF-Schriftsteller Ray Bradbury, der mit → *Der illustrierte Mann* (1951) einen eindrucksvollen Roman schrieb.

Eine gewisse Ähnlichkeit zum illustrierten Mann hat das Kinderbuch »Der tätowierte Hund« (1998) von Paul Maar. Ein durch den Urwald reisender Hund erzählt einem Löwen die Geschichten zweier übermütiger Affen, die als Hautbilder auf seinem glattrasierten Fell tätowiert sind. Am Ende kommt heraus: Der Hund selbst ist einer der beiden Affen, der dem Zauberstab eines Zauberers zu nahe kam und in einen Hund verwandelt wurde.

»Tattoo. Die Liebe ist nicht wegzukriegen« (1998) von Kirsten Kröning dagegen ist eine historische Liebesschmonzette, in der die Tätowierung nur am Rande eine Rolle spielt: Denn Liebe ist wie eine Tätowierung: Margarethes Rabenmutter Frieda hat eine und Margarethe schließlich auch. Margarethes Großmutter liebt Äpfel und ihre Enkelin. Deren Freundin Leo liebt vor allem Kunst. Margarethe liebt Sebastian, Hausmannskost und schließlich auch sich selbst. Bis es soweit ist, wird gegessen, getrunken, gelogen und geweint und natürlich gelacht. Der Roman spielt in den 1970er Jahren in Norddeutschland, schildert das Erwachsenwerden und das Ende der Unschuld. Ganz anderes Garn ist »Tattoo – Seine Leinwand ist die Haut« (1998), ein mittelprächtiger Horror-Roman von Michael A. Arnzen, in dem ein durchgeknallter Tätowierer Respekt für seine Arbeit fordert, diese nicht bekommt und deshalb so manchem Mitmenschen ein Hautbild zwangstätowiert. Nicht auszudenken, wenn die Tattoo-Ikone → Don Ed Hardy auf diesem Weg für die Etablierung der Tätowierung als Kunst gekämpft hätte... Fast ebenso hanebüchen erscheint Alexander Beshers »Virtual Tattoo« (1999), eine Mischung aus Cyberspace-Opera, Thriller und Fernost-Esoterik-Trip. Das Internet im Jahr 2031: Zwischen den zwei konkurrierenden Betriebssystemen der Virtual Reality tobt ein neuer Kalter Krieg. Ein heimtückischer Computervirus namens »Mir« (russ.: Frieden; Welt) nistet sich in virtuell übertragene Tattoos ein und greift das Bewußtsein der User an. Myra Canyon verfolgt im Auftrag der US-Regierung virtuelle Steuerflüchtlinge im Web, wo sie es plötzlich mit einer riesigen Phalanx von Cyberwesen zu tun bekommt. Weitaus interessanter erscheint die ebenfalls 1999 erschienene Lebensbeichte von Emily Jenkins, die in »Zunge zuerst« eine Abenteuerreise macht. Sie unterwirft ihren Körper allerlei eindringlichen Erfahrungen: Sie säuft, sie vögelt, sie schläft mehrere Tage am Stück nicht mehr, sie stript, geht ins Fitneßstudio und sie läßt sich natürlich auch tätowieren. Dabei trifft sie sogar auf → Enigma, eines der gegenwärtig berühmtesten menschlichen Kunstwerke. Das Buch schildert körperliche → Extremerfahrungen. In Sachen Sekundärliteratur stand es unterdessen lange Zeit gar nicht gut um die Tätowierung. Bis in die späten 70er des 20. Jahrhunderts ließen sich die Sachbücher, die sich ernsthaft mit der Hautkunst auseinandersetzen, an einer Hand abzählen: 1933 hat Albert Parry das Buch »Tattoo« geschrieben, und 1953 Hanns Ebenstein sein »Pierced Hearts and True Love«, heute so was wie ein Klassiker. »Art, Sex & Symbol« von R. W. B. Scutt und Christopher Gotch war 1973 für Freunde der Körpermodifikation Pflichtlektüre. 1974 veröffentlichte C. Bruno das Buch »Tatoués, qui êtes vous?« – im übrigen nur französischsprachig. Das war's.

Erst mit der Veröffentlichung von → Tattoo Time durch → Don Ed Hardy 1982, dem ersten reinen Tattoo-Magazin, das die Szene gehörig umkrempelte, setzte eine Flut an Zeitschriften und in der Folge auch Fachbüchern ein. Nicht unerwähnt bleiben sollte das bedeutsame »Pushing Ink« des → New Yorker Aktionstätowierers → Spider Webb.

Inzwischen, mit der Sozialisierung der Hautkunst als Lifestyle, ist der Markt an Sekundärliteratur kaum noch zu überblicken. In den letzten Jahren haben sich sogar einige Tattoo-Oldtimer wie → Ron Ackers, → Sailor Jerry Collins und → Don Ed Hardy an die Aufzeichnung ihrer eigenen

Erlebnisse gewagt. Damit verschaffen erstmals Insider einen Einblick in die Ereignisse der letzten hundert Jahre. *Hinweis:* Eine Übersicht der entsprechenden Fachpublikationen findet sich im Anhang dieses Lexikons.

LOSSBERG, ANDRIA VON
→ *Mehndi-Expertin, geb. 1967*
Andria von Lossberg entstammt einer Künstlerfamilie. Ihre Mutter Christine J. von Lossberg war eine bedeutende Visionärkünstlerin in Los Angeles. »Visionäre Kunst behandelt Themen aus den esoterischen Bereichen«, erklärt Andria. In Deutschland sei diese Form der Kunst kaum bekannt; aber Andrias Traum wäre es, hierzulande die erste Galerie zu eröffnen. Seit ihrer Geburt steht Andria bereits Modell für viele Gemälde, die Frauen aus Atlantis, Feen, Elfen, Göttinnen, Engel und Meerjungfrauen zeigen. »Die Bilder stellen eine wunderschöne Welt dar«, berichtet Andria, »Welten, in denen Frieden herrscht. Welten, die in der Vergangenheit hätten existieren können oder ein Ausblick in die Zukunft sind. We paint to create a more beautiful future! Art that loves you back.«

In den 1970er Jahren lernte Andria durch ihre Mutter das → *Bodypainting* kennen. 1985 studierte sie zwar an der Kunsthochschule die bildenen Künste, fühlte sich aber zunehmend der Körperkunst verpflichtet. In Los Angeles begann sie → *Make-up*-Kunst zu studieren, und arbeitete nebenher als Straßenkünstlerin am Venice Beach, wo sie die Touristen, vor allem Kinder, mit bunten Delphinen, Sonnen, Aliens, Blumenranken verzierte. Auf diesem Wege lernte sie auch viele Hollywoodstars kennen, wurde auf verschiedenste Partys eingeladen, um die Gäste zu bepinseln. Noch heute hat sie sich einen großen Kundenstamm aus dem Glamour-Biz erhalten: Jack Nicholson, Sharon Stone, Olivia Newton John, Sony Pictures, Disney Studios, Lucky Entertainment. 1997 ließ sie sich zur → *Mehndi*-Masterin ausbilden. Noch im gleichen Jahr eröffnet sie mit »Art With Love« Deutschlands erstes → *Bodypainting*-Studio. Hier entwickelte sie ihre eigene Produktlinie, schrieb mit Petra Rascher das Buch »Mehndi: Bodypaintings mit Henna«.

Andria von Lossberg gilt heute als international renommierte → *Make-up*-Künstlerin. *Kontakt: http://www.cultstuff. com*

Andria von Lossberg gilt als international renommierte Make-Up-Künstlerin und Expertin für Mehndi.
© Andreas Bork

LÖTEN

A & O beim Tätowieren
Der Tätowierer lötet die → *Nadeln* auf die → *Nadelstange*. Es werden verschiedene Nadelstangen, genannt → *Flatt*, angefertigt, die manchmal mehr als 24 Nadeln enthalten. Weniger Nadeln werden für Konturen verwendet, mehrere Nadeln für Schattierungen und zum Ausfüllen von Flächen.

LÖWE

Tattoo-Motiv
Der mächte Löwe symbolisiert Mut und Stärke.

LUTHER, BERNIE

Österr. Tätowierer, geb. 1965
Mit 14 hüpfte Bernie Luther als → *Punk*-Rocker durch die entsprechende Szene und fand zwangsläufig zum Tätowieren. Im Alter von 16 verpaßte er sich mit einer selbstgebastelten → *Tätowiermaschine* sein erstes Tattoo, einen schwarzen Stern. »Schon damals waren Tattoos für mich die kraftvollste Kunst«, erinnert er sich. Um diese Kunst bis ins Detail zu studieren, reiste er jahrelang durch → *Europa*, besuchte die Meister der Zunft in Dänemark und → *Großbritannien*. 1984 eröffnete er mit → *Claus Fuhrmann* sein Studio »Tattoo Demon«, das bis heute in der Thurnergasse 13 zu finden und damit eines der ältesten Studios Österreichs ist. 1986 besuchte Bernie seine erste → *Convention*, auf der er sofort Aufsehen erregte: Als Punk-Rocker fiel er zum einem aus dem traditionellen Rahmen der → *Seefahrer* und → *Biker* – und außerdem war er damals mit 18 Jahren so ziemlich der jüngste Tätowierer, der seine Arbeit auf einer Convention zur Schau stellte. »Die meisten Tätowierer waren damals alte Hasen, zwischen 45 und 60 Jahre alt«, berichtet Bernie. Einladungen in die → *USA* folgten auf dem Fuß, und im Anschluß daran bereiste Bernie die Welt. Er arbeitete in Studios in → *Afrika*, in → *Japan* und eröffnete außerdem ein Studio auf Bali. Die verschiedenen Eindrücke, die er auf seinen vielen Reisen gesammelt hat, schlagen sich in Bernies Arbeit nieder: starke → *Outlines*, eindrucksvolle → *Farben* und psychedelische → *Motiv*-Kompositionen, die an der Grenze zwischen phantastischer Moderne und absurdem Schrecken liegen. Bernie gehört zu den besten Tätowierern des Alpenlandes und ist trotz seiner verhältnismäßig jungen Jahre inzwischen der nachrückenden Generation ein stilistisches Vorbild.
Kontakt: Tattoo Demon, Bernie Luther, Thurnergasse 13, 1150 Wien, Österreich, Telefon 0043/1/8933806, (Bali: 0062361 730902)

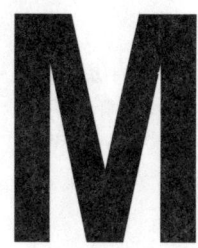

MACDONALD, SUTHERLAND
Brit. Tattoo-Künstler, geb. ?, gest. 1926
Neben → *Tom Riley* war MacDonald, der das Tätowieren in der britischen Armee lernte, Ende des 19. Jahrhunderts einer der populären Künstler in → *Großbritannien*. Auch er trieb seine Karriere voran, indem er Journalisten hofierte und sich geschickt für die → *Zeitschriften* und Zeitungen in Szene setzte. Doch schien MacDonald mehr durch sein künstlerisches Wirken zu überzeugen: Im April 1897 berichtete *The Strand*, MacDonalds Arbeit sei »die beste Tätowierung, die die Welt je gesehen hat«. Seine Tätowierungen, so *The Strand*, haben die der Japaner nicht nur eingeholt, sondern überholt. Im gleichen Jahr schreibt *Le Temps* in Paris, daß MacDonald das Tätowieren zu einer Kunstform erhoben habe. *L'Illustration* bescheinigt ihm 1900, er sei der »Michelangelo des Tätowierens«.
MacDonald hatte die Feinheiten der japanischen Technik, die mit bis zu 20 Farbtönen arbeitete, übernommen, verfeinert – sein leuchtendes Grün soll sonst nirgendwo auf der Welt erreicht worden sein – und auf europäische Motive angewandt. Seine Stärke lag in der Abtönung impressionistischer Darstellungen von Tieren (Drachen, Vögel, Tiger, Schlangen, Eidechsen u.a.), zu denen er als Vorlage japanische Farbholzschnitte verwendete. Er war der erste, der bekannte Gemälde abendländischer Meister, wie z.B. den Christuskopf von Guido Reni, in große Rückentätowierungen umsetzte. In seinem Studio am Picadilly Circus, mehr eine Künstlerschmiede, waren Angehörige des Hochadels keine seltenen Gäste: Zu seinen Kunden zählten Edward VIII., Zar Nikolaus und der Sultan von Johore. MacDonald tätowierte in London bis zu seinem Tod im Jahr 1926.

MADISON
Piercingart
Als »Madison« bezeichnet man ein Piercing am Halsansatz. Die Haut wird dort durchstochen und heilt in der Regel relativ schnell.

MADONNA
Piercingart
Als »Madonna« bezeichnet man das Piercing seitlich der Oberlippe. Das
Piercen ist unproblematisch und heilt innerhalb von fünf bis acht Wochen;
allerdings stört das Piercing beim Küssen.

MAKE-UP
Engl.: Aufmotzen
Auch das Make-up ist eine Form der → *Körperkunst*. Ob mit → *Eyeliner,*
→ *Kajal* oder → *Lipliner,* durch das Schminken vervollständigen wir unser
Bemühen, einen entsprechenden Partner zu finden. Auch, wenn es den
europäischen Konquistadoren in → *Afrika,* → *Südamerika* und → *Nord-*
amerika gelungen ist, den Urvölkern die rituelle → *Körperbemalung* auszutreiben, so hat sich mit unserem zivilisatorischen Make-up weitestgehend
die Symbolik der Eingeborenen ins 20. Jahrhundert hinübergerettet: Wir
schminken uns, weil wir uns auf unserer Suche nach einem Partner von der
besten Seite präsentieren wollen.

MALONE, MIKE
Amerik. Tätowierer, geb. 1939
Mike Malones Interesse an der Hautzierde wurde schon in der Kindheit
geweckt. »Mein Großvater war tätowiert. Er war → *Matrose* der Handelsmarine und machte eine Menge aufregender Sachen: Mit einem Hun-
deschlitten lieferte er beispielsweise die Post in Alaska aus.« Aber das Wichtigste war: Alfredo Gudalupe Malone hatte einen Haufen cooler Tattoos;
ein Schiff auf seinem Rücken und Hula-Mädchen auf seinem Arm. Keine
Frage, diese beeindruckten den Enkel Mike nachhaltig. Und »als ich ziemlich jung war, nahm er mich mit nach San Francisco, wo ich mit ihm in
einem Tattoo-Shop landete und zuschauen durfte, wie ein Mann tätowiert
wurde. Das ist noch heute eine der lebhaftesten Erinnerung an meine Kindheit.« Im Alter von 16 Jahren erwarb Mike eine → *Tätowiermaschine* und
begann seine Freunde zu tätowieren. Er tätowierte, bis er keine Freunde
mehr hatte. Denn, so erinnert er sich, »mir gelang es einfach nicht, daß die
Maschine vernünftig arbeitete. Meine Bilder waren immer sehr oberfläch-
lich. Ich bekam die Maschine einfach nicht unter Kontrolle. Aber ich nahm
auch zur Kenntnis, daß die Tattoos anderer Leute ziemlich beschissen aussahen.«
　　»Was also tun?« war die Frage für Mike, der sich nicht länger mit diesen
billigen → *Traditional Tattoos* abgeben möchte. In Ermangelung einer ver-
nünftigen Antwort hing Mike das Tätowieren an den Nagel und zog nach
→ *New York.* »Ich glaubte damals, daß es wohl eine besondere Eigenart
des Mediums Haut sein müsse. Und daß es unmöglich sei, gute Tattoos zu

stechen.« Zunächst arbeitete er als Lichtjockey für eine Rock'n'Roll-Show und jobbte anschließend als Fotograf. Als solcher stieß er 1968 auf Tom De Vita, einen jungen Tätowierer, der auf seinem Bein einen → *Drachen* von → *Franklin Paul Rogers* trug. Mike war begeistert:»Es war genial! Die → *Outline* war kräftig und die Farben ausdrucksstark. Der Drache sah aus wie er auszusehen hatte.« Mikes Interesse an der Hautkunst entflammte wieder. Er kündigte den Job, packte seine Klamotten in seinen VW-Hippie-Van und reiste an die Küste. Dort lernte er viele Jahre von Künstlern, denen heute wichtige Kapitel in der Geschichte der westlichen Tätowierung gewidmet sind: → *Sailor Jerry Collins* mischte den → *Japan*-Style mit der westlichen Symbolik. → *Goodtime Charlie Cartwright* und → *Jack Rudy* friemelten sich die → *Fineline*-Technik zurecht. → *Lyle Tuttle* sorgte mit den → *Hippie*-Tattoos für einen tieferen Sinn der Hautkunst – und machte sie gleichzeitig über die Grenzen einer kleinen Szene hinaus bekannt.

Mike lernte viel von ihnen, entwickelte eigene Ideen und wurde auf diesem Wege selbst zu einem wichtigen Innovator, und das in vielerlei Hinsicht: Seine Motiventwürfe sind bekannt als gediegene, hervorragende Fortführungen traditioneller → *Flashs*. »Mike Malone ist einer der wenigen, die das Zen des Tätowierens wirklich verinnerlicht haben«, lobte die → *Tattoo Revue* 1991. Mike hatte die Technik durchschaut. Geschult durch die wichtigsten Männer der Tattoo-Renaissance, → *Huck Spaulding,* Franklin Paul Rogers und Sailor Jerry Collins, erarbeitete sich Malone eine Reputation als hervorragender Baumeister von → *Tätowiermaschinen.* Und last not least sprechen seine feinen, sauber fließenden und überaus kunstfertigen Tätowierungen – stilistisch ein progressives Crossover aus Ost und West schlagend – ebenso für sich...

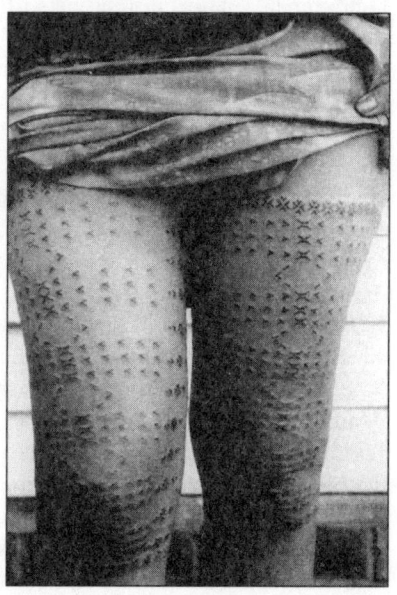

MALU
Samoan.: weibl. Hautmuster
Als »Malu« wurden und werden die rautenförmigen → *Tatauierungs*muster in den Kniekehlen der Frauen auf der → *polynesischen* Inselgruppe → *Samoa* bezeichnet. Diese Haut-

Als »Malu« werden die rautenförmigen Tatauierungsmuster auf den Beinen der Frauen auf Samoa bezeichnet.
© Ausstellung Hautnah, Remscheid

muster bedecken als eher seltene ästhetische Beigabe mit Sternchen und Kreuzen die Oberschenkel und manchmal die Hände. Die Malu haben nach Ansicht der Forscher eine erotische Bedeutung. So kann die Raute als deplazierte Vulva gedeutet werden, die sich beim Strecken des Beins öffnet und beim Anwinkeln schließt. Malu bedeutet »geschlossen« oder »beschützt«. Auf Samoa ist vorehelicher Geschlechtsverkehr verpönt.

MANNICH, RENÉ

Dt. Tätowierer, geb. 1971
René Mannich, geboren im thüringischen Nordhausen, war bereits im zarten Alter von zehn Jahren AC/DC-Fan. Folgerichtig hatten es ihm auch die netten, bunten Bildchen angetan, die die Schwermetaller auf ihrer → *Haut* trugen. Es dauerte nicht lange, da → *pikerte* er sich selbst mit der Näh- → *Nadel* seiner Mutter kleine → *Motive*, inspiriert natürlich von Agnus Young. Die Jahre sollten allerdings ins Land ziehen, bis er sich sein erstes, richtiges → *Flash* stechen lassen konnte. In der → *DDR* waren Tätowierungen nämlich verboten. Umso freudiger wurde der Fall der Mauer begrüßt. Im Jahr 1990 ließ er sich deshalb sofort einen selbst entworfenen → *Drachen* auf die Brust tätowieren. Autodidaktisch brachte er sich außerdem die Tricks und Kniffe fürs Tätowieren bei. 1993 reifte der Entschluß, hauptberuflich als Tätowierer zu arbeiten. Noch im gleichen Jahr flog er nach → *New York*, ließ sich dort von den Meistern der Kunst in die → *Technik* einweisen. Er hat schnell gelernt. Trotz seines verhältnismäßig jungen Alters gehört er zu den hoffnungsvollsten Talenten, die die deutsche Tattoo-Zunft der angloamerikanischen Übermacht entgegenzusetzen hat. → *Oriental Tattoos* nennt er selbst seine Technik, → *Realistic Tattoos* bescheinigen ihm die Bewunderer. »Für mich ist das Tätowieren eine Lebenseinstellung«, erklärt er. »Ein Ausdruck der Persönlichkeit.« Seine Spezialität sind aufwendige → *Custom*-Arbeiten, die er in seinem Studio »Slam's Tattoo« in Nordhausen in Zusammenarbeit mit seinen Kunden entwirft.
Kontakt: Slam's Tattoo, René Mannich, Kurze Str. 1, 99734 Nordhausen, Telefon 03631/97125, Telefax 03631/971317

MAORI

Neuseeländ. Ureinwohner
Wie alle Eingeborenen der Inselgruppen → *Polynesiens* beherrschten die Maori, die Urvölker → *Neuseelands*, das → *Tatauieren* des Körpers perfekt. Insbesondere die kunstfertigen Gesichtsgravuren der Männer, das → *Moko*, sind bis heute einzigartig in ihrer Form geblieben. Was wohl auch der Grund war, daß die → *Europäer*, die im 19. Jahrhundert in Neuseeland einfielen, die kriegerischen Maori einzelner Stämme dazu anstachelten, die Köpfe verfeindeter Sippen zu Tauschzwecken zu enthaupten. Viele

»pakaha« (langes, weißes Schweinefleisch), die vor 1840, der offiziellen Inbesitznahme des Landes durch die englische Krone, nach Neuseeland kamen, waren nur zu gerne bereit, ihre Waffen gegen mumifizierte tatauierte Schädel einzutauschen. Im Laufe der Zeit wurden aber nicht nur getötete Gegner Opfer dieser Praxis, sondern auch eigens von den Europäern hierfür ausgewählte, besonders schön tatauierte Individuen. Zwar war der Tauschhandel mit den »Mokamokai« genannten mumifizierten

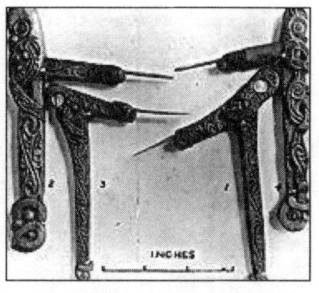

Die Tatau-Instrumente der Maori.
© Archiv Marcel Feige

Schädeln schon seit 1830 untersagt, doch das hinderte den englischen Major-General Horatio Gordon Robley (1840–1930) nicht daran, eine Sammlung von 35 Schädeln zusammenzutragen, die er 1908 der neuseeländischen Regierung für 1.000 Pfund zum Kauf anbot. Seit 1920 wurde das Moko in Neuseeland nicht mehr durchgeführt, und das neuseeländische Nationalmuseum in Wellington, Te Papa Tongarewa, hat mit der Eröffnung seines Neubaus 1998 ein separates Magazin sozusagen als publikumsfreie Grabeshöhle errichtet, denn dort stehen die aus europäischen und amerikanischen Sammlungen zurückerlangten »Mokamokai« unter »Tapu«. Das heißt, hier ist der Zutritt nur unter Beachtung strikter, ritueller Vorschriften möglich. Die letzten Überlebenden der Maori eignen sich heute das Moko wieder an, um sich auf die alten Traditionen zu besinnen.
Info: Michael King, Moko – Maori tattooing in the 20th century, David Bateman, Auckland 1992

MARCUSE
→ *Marcus Blachny*

MARKED FOR LIFE
Amerik. Frauen-Convention
Zum fünften Mal ging im Januar 2000 unter dem Titel »Marked for Life« die weltweit einzige Tattoo-Convention nur für weibliche Tätowiererinnen über die Bühne. Und derer gibt es nicht wenige: Über 40 Tätowiererinnen, unter ihnen die bekannten → *Julia Moon* und → *Vyvyn Lazonga*, stellten ihre Kunstfertigkeit, ihre Handwerklichkeit und ihre Ernsthaftigkeit unter Beweis. Die nächste »Marked for Life – Female Tattoo Convention« wird veranstaltet vom 11. bis 14. Januar 2001.
Info: Telefon 001/407/2811228

MARQUESAS-INSELN

Polyn. Inselgruppe

Fast alle pazifischen Inselkulturen waren mit der Praxis der Tätowierung vertraut. Doch die Eingeborenen auf den Marquesas, der östlichen Inselgruppe → *Polynesiens*, brachten die → *Tatauierung* zur Vollendung. Bereits der spanische Seefahrer Alvaro de Mendana de Neyra, der im Jahre 1595 als erster Europäer das Eiland ansteuerte, erwähnte bei seiner Heimkehr die den ganzen Körper bedeckenden, häufig einem Schachbrett ähnelnden Tatauierungsmuster. Als im 18. Jahrhundert → *James Cook* mit seiner Mannschaft auf der Insel einfiel, glaubte er anfangs, die Eingeborenen würden spitzenverzierte Kleidung tragen.

Einer der ersten, der das Leben, vor allem die aufwendigen Tatauierungen der Marquesas studierte und niederschrieb, war der deutsche Arzt und Botaniker George Heinrich von Langsdorff (1773–1852), dessen Schilderungen wiederum einen jungen Amerikaner namens → *Herman Melville* dazu animierten, selbst die Marquesas-Inseln zu besuchen. 1841, im Alter von 21 Jahren, stach Melville als gewöhnlicher Schiffsmaat des amerikanischen Walkutters Acushnet in See. Als das Schiff bei den Marquesas stoppte und Proviant aufnahm, desertierte Melville und erforschte für sechs Wochen die Inselgruppen, bevor er von einem amerikanischen Kriegsschiff wieder heimgenommen wurde. Melvilles ersten beiden Romane, *Omoo* und *Taipi*, wurden durch seine Erfahrungen auf den Marquesas inspiriert. In beiden Büchern beschreibt er die auf den Inseln üblichen Tatauierungen sehr detailliert. Vier weitere Bücher, u.a. *Moby Dick,* folgten zwischen 1846 und 1856 und fanden viele Leser, denen die Südsee und die polynesische Kunst des Tatauierens auf diesem Wege nähergebracht wurde.

Die Tatauierung war ein wichtiger Bestandteil der marquesanischen Kultur, eng mit ästhetischen, ökonomischen, sozialen und politischen Aspekten verbunden. Ganzkörpertatauierungen waren bei Männern ein Zeichen für Kraft und Stärke und die Fähigkeit, Schmerz zu ertragen. Tatauierungen wiesen dem Träger außerdem seinen Status in der Gemeinschaft zu. Häuptlinge und Krieger hatten in der Regel die umfassendsten Tätowierungen. Männer, die sich tätowieren lassen wollten, mußten sich strengen Reinigungs-Riten unterziehen. Dazu gehörten das Fasten, sexuelle Enthaltsamkeit und keine Kontakte zu Frauen.

Hautbilder wurden bei den Marquesas-Frauen zwar meist nur auf Ohren, Lippen, Armen und Füßen ausgeführt, waren aber eine soziale Verpflichtung. Damit sie die Nahrung überhaupt zubereiten durften, wurde ihnen im Alter von zwölf Jahren die rechte Hand graviert. War eine Frau untätowiert, durfte sie nicht einmal aus dem gleichen Topf wie eine tätowierte Stammesgenossin essen. Ausgeführt wurden die schwarzen Hautzierden (bunte Tattoos hat es auf den Marquesas nie gegeben) von den → *Tuhuna,* den Ritualpriestern und Tätowierern, die ähnliche Werkzeuge benutzten wie auf den anderen Archipelen Polynesiens: den Tatauierkamm → *Au* und das → *Iapalapa*. Wer in jungen Jahren die Begabung zum Tätowieren zeigte, wurde bei einem erfahrenen Tuhuna in die Lehre geschickt und durfte die ersten Versuche an der armen Bevölkerung und an Frauen ausprobieren. Meist gingen der älteste Sohn eines wohlhabenden Mannes in die Ausbildung, denn die Bezahlung des Tuhuna war nicht billig.

Mit der Landung der → *Missionare* wurde das Tätowieren als ketzerisch oder wahlweise als sündige Verherrlichung des Fleisches – so ganz einig war sich die → *Kirche* nicht – betrachtet und verboten. Mitte des 19. Jahrhunderts waren Tatauierungen auf den Marquesas wie fast auf allen anderen Inseln Polynesiens ausgestorben.

Info: Marie-Noelle & Pierre Ottino-Garanger: Le Tatouage aux Iles Marquises, C.Glaizal Editeur

MASCHINE
→ *Tätowiermaschine*

MATROSEN
→ *Seefahrer*

MAYA
→ *Südamerika*

MEHNDI
Ind.: Henna

Mehndi leitet sich aus dem Wort »Mendhika« ab und wird im Indischen (Hindi) »Mehendi« ausgesprochen. Es ist der gebräuchlichste Begriff für den Naturstoff → *Henna* und für das traditionelle → *Make-up* mit Henna. Die zeremonielle Form des → *Body Painting* mit Henna ist seit fast 5.000 Jahren als Ritual aus dem Orient überliefert. Während das rote Henna als zeitliches Schönheitssymbol die Hand- und Fußrücken ziert, stellt es, vorwiegend in

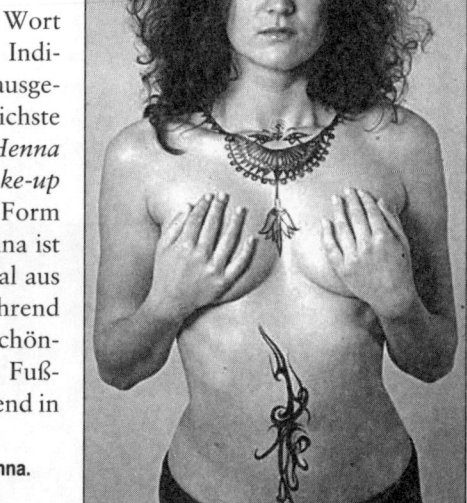

Mehndi ist die Körperbemalung mit Henna.
© Andreas Bork

Indien und Tibet, noch heute Götter dar. Mehndis sind für ihre Träger eine Art Talisman, die Glück und Erfolg verheißen. Klassisch ist auch das rituelle Mehndi im Rahmen von Verlobungs- und Hochzeitsfeierlichkeiten. Vor der Eheschließung werden der Braut Hände, Handgelenke, Füße und Fesseln mit traditionellen Henna-Motiven verziert. Dies geschieht in der Regel durch weibliche Verwandte, die bei dieser langwierigen Prozedur die sexuelle Aufklärung durch Erzählen der entsprechenden Kamasutra-Kapitel besorgen. Je mehr Henna-Verzierungen die Braut trägt, umso größer ist ihre Erfahrung für die Hochzeitsnacht. Ein weiteres Gimmick ist das Verstecken der Initialen des Bräutigams. Dieser Brauch fordert ihn auf, in der Hochzeitsnacht danach zu suchen.

Indische Immigranten in den → USA haben ihrer Tradition folgend vor vielen Jahren Mehndi durchgeführt. Auch an den Universitäten, vor allem in Los Angeles und Berkely, entdeckten junge indische Studenten die Körperkunst ihrer Vorfahren. Als schließlich die Hollywood-Stars Demi Moore, Drew Barrymoore, Tafkap und Madonna sich damit schmückten, wurde die Körperbemalung mit Henna Mainstream, die die Presse wiederum nach → Europa trug. John Galliano schmückte bei den London Fashion Weeks seine Models, und in → Deutschland ließ sich die amerikanische Mehndi-Expertin → Andria von Lossberg nieder. Sie berichtet: »Bis heute hat sich die Henna-Kosmetik von Marokko über Arabien bis nach → Indien erhalten.« (siehe dazu auch das Interview mit Andria von Lossberg in nebenstehendem Kasten)

In der westlichen Hemisphäre gelten Henna-Körpermalereien, da sie ohne → Nadeln aufgetragen werden, als schmerzfreie Alternative zur Tätowierung, darüber hinaus als → Temptoo für alle jene, die nicht ihr Leben lang mit Hautkunst herumlaufen möchten. Henna-Motive überstehen die Dusche ein bis zwei, maximal drei Wochen, bevor sie von selbst verschwinden.

Info: Petra Rascher & Andria von Lossberg: Mehndi – Bodypainting mit Henna, Vgs Verlag, Köln 1998

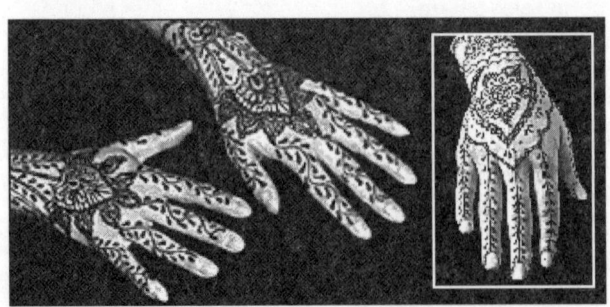

Mehndis sind ein Talisman und werden der Braut auf Händen, Handgelenken und Füßen angebracht.
© Archiv Marcel Feige

»MEHNDI – EINE SPIRITUELLE SCHÖNHEIT«

Andria von Lossberg ist Mehndi-Expertin aus Hamburg, wo sie ihr international renommiertes »Art with Love«-Studio betreibt. Nachfolgend gibt sie Tips und Tricks zur indischen Körpermalerei.

Liebe Andria, was ist das Besondere am Mehndi?

Andria von Lossberg: Mehndi ist eine außergewöhnlich sinnliche Erfahrung. Man fühlt sich aufregend und erstaunlich anders, von einer spirituellen Schönheit, die nicht von dieser Welt ist und den Körper zum Leuchten bringt. Das Erlebnis, ein Mehndi zu bekommen, ist mit nichts zu vergleichen. Der eigene Körper verwandelt sich in ein lebendiges Kunstwerk und wird während einer entspannenden Zermonie auf die Verschönerung vorbereitet...

Und, nicht zu vergessen: Mehndi ist ein besonderes Hochzeitsritual, das den Mann in der Hochzeitsnacht verzaubern soll. Die wunderschönen Muster tragen wichtige symbolische Nachrichten, die glückliche Kinder, Reichtum und spirituelles Erwachen in die Ehe bringen sollen. Je intensiver die Bemalung der Braut, um so erfüllter ist die Familie und die Liebe zum Ehemann. Der Geruch von Henna soll die Potenz eines Mannes steigern. Es war früher in → *Indien* gang und gäbe, daß Henna auf die rasierten Schamlippen der Braut aufgetragen wurde. Im Kamasutra wird übrigens auch von der Potenzsteigerung und den sexuell-magischen Kräften von Henna berichtet.

Was sollte man beachten, wenn man sich ein Mehndi machen läßt?

Andria von Lossberg: Just paint and have a good time! Und: Gutes Material ist sehr wichtig... Leider gibt es selten echte Mehndi-Meisterinnen, die die Symbolik wirklich verstehen, und den Hintergrund der Körperbemalung nicht vergessen haben. Wichtig bei der Wahl einer Mehndi-Malerin ist, daß sie dem Kunden sympathisch ist, denn während der Malerei findet ein Energieaustausch statt. Ich zum Beispiel benutze bei meinen Kunden Reiki und die Heilungstechnik des Sat Nam Rasayan.

Wird ein Mehndi also auch stets auf die Persönlichkeit einer Person zugeschnitten?

Andria von Lossberg: Auf alle Fälle.

Das ist doch bestimmt nicht billig. Was kostet ein Mehndi, wenn es von einem Profi aufgetragen wird?

Andria von Lossberg: Also ich nehme nicht so viel Geld dafür, da ich die Leute nicht erschrecken will. Mehndi sollte in der Regel eigentlich auch stets ein Geschenk sein, aber die Welt funktioniert heutzutage leider nicht mehr so. Ich male sowieso jetzt nur noch privat oder auf Conventions, oder wenn ich von einer Künstleragentur gebucht werde. Aber um auf deine Frage zu antworten: Normalerweise liegt mein Stundenlohn bei DM 120,-; mein Tagessatz bei rund DM 1.000,-. Ich arbeite auch für weniger, aber das kommt auf den Kunden an.

Kann sich jeder auch selbst ein Mehndi machen?

Andria von Lossberg: Klar, zum Üben ist der eigene Körper immer der beste.

Welche Regeln sollte man dabei beachten?
Entspannen, laß deine Kreativitat sich öffnen. Sei ruhig. Und trinke keinen Kaffee!

MEISTE KÖRPERTEILE ALS KUNSTWERK
Rekord
Stelarc, ein aus Australien stammender Performancekünstler, habe, so berichtet das → *Guinness Buch der Rekorde,* eine dritte Roboterhand, die durch Muskelstimulierung seines richtigen Armes bewegt wird.

Stelarcs Arbeit, die auf der Idee beruht, daß der menschliche Körper veraltet ist, untersucht den Begriff des Körpers und seine Beziehung zur Technik.

MEISTE KÜNSTLER, DIE GLEICHZEITIG TÄTOWIERTEN
Rekord
→ *Enigma*, lange Zeit Zirkusstar im → *Jim Rose's Circus*, wurde während der Amsterdam Tattoo Convention am 9. Mai 1996 von 22 Künstlern gleichzeitig tätowiert. Damit fand er Aufnahme ins → *Guinness Buch der Rekorde.*

MEISTERSTECHER
Könner
Überzeugt er durch eine ungewöhnlich hohe Qualität und Sauberkeit, ist gar die Auswahl seiner → *Flashs* einzigartig oder sogar neu, und hat er sich

das weltweite Renommé der Tattoo-→ *Kunst* verdient gemacht, nennt man den Tätowierer gerne auch → *Meisterstecher*. In der internationalen Szene genießt er dann einen → *Star*-Status, ist auf → *Conventions* heißbegehrter Gast und füllt regelmäßig die Spalten der → *Zeitschriften*. Rock- oder Filmstars lassen sich gerne von ihm verzieren, was wiederum den Status des Meisterstechers ungemein hebt. Fans wiederum dürfen sich dann damit brüsten, ebenfalls ein Tattoo-Motiv vom Meisterstecher gestochen bekommen zu haben.

MEISTE TÄTOWIERUNGEN EINER FRAU
Rekord
Die Strip-Künstlerin »Krystyne Kolorful« aus Alberta, Kanada, hat einen → *Anzug*, der laut → *Guinness Buch der Rekorde* 95 Prozent ihres gesamten Körpers bedecke. Seine Vervollständigung habe insgesamt zehn Jahre gedauert.

MEISTE TÄTOWIERUNGEN EINES MANNES
Rekord
Tom Leppard, ein pensionierter Soldat, der allein auf der Isle of Sky, Großbritannien lebt, hat insgesamt 99,9 Prozent seines Körpers mit einem Leopardenmuster tätowiert. Die Haut zwischen den dunklen Flecken ist safrangelb tätowiert. Die einzigen Teile von Leppards Körper, die frei von Tätowierungen blieben, sind, so das → *Guinness Buch der Rekorde*, innerhalb der Ohren und die Haut zwischen seinen Zehen.
Zuvor war es Michael Wilson, der 1996 starb und »Illustrierter Mann« genannt wurde wegen seiner Tätowierungen, die 90 Prozent seines Körpers bedeckten. In den achtziger Jahren verließ Wilson seine Heimat Kalifornien, nachdem Tätowierer sich geweigert hatten, sein Gesicht zu kolorieren.
Er ging nach New York und machte sich selbst zum lebenden Ausstellungsstück bei der → *Coney Island Circus Sideshow*, wo er eine der beliebtesten Attraktionen wurde. Wilson bedeckte nach und nach seinen gesamten Körper mit Tätowierungen.

MEISTGEPIERCTER MANN
Rekord
Alex Lambrecht aus Belgien hat in einem Zeitraum von 40 Jahren insgesamt 137 Piercings mit einem Gesamtgewicht von ca. 0,5 kg erreicht. Damit ist er der meistgepiercte Mann der Welt und steht im → *Guinness Buch der Rekorde*.
Setzt man durchschnittlich DM 150,- pro Stunde an, hätten Lambrechts Piercings umgerechnet DM 20.634,- gekostet, wenn er sie nicht selbst

gemacht hätte. Die meisten sind an seinem Gesicht, aber mehr als 50 befinden sich an seinen Genitalien.

MELVILLE, HERMANN
Amerik. Schriftsteller, geb. 1819, gest. 1891
Melville stammte aus einer zunächst wohlhabenden, dann durch Bankrott und Tod seines Vaters verarmten Kaufmannsfamilie aus New York. Angeregt durch die Schilderungen des deutschen Botanikers Heinrich Georg von Langsdorff ließ er sich 1841 als Matrose auf einem Walfangschiff anheuern und gelangte in die Südsee zu den → *Marquesas*-Inseln, wo er das Leben und die → *Tatauierungen* der Eingeborenen studierte. Er kehrte 1844 auf einem Kriegsschiff in die → *USA* zurück, wo er als freier Schriftsteller arbeitete. Mit seinen beiden Südseebüchern *Taipi* (1846) und *Omoo* (1847) errang er nicht nur erste literarische Erfolge, sondern brachte seinen Lesern das Leben der Marquesas-Eingeborenen und ihre kunstvollen Tatauierungen näher. Er war einer der ersten populären, jenseits der Forschung stehenden Schriftsteller, die eine prosaische Schilderung der Körperkunst der Ureinwohner → *Polynesiens* vornahmen. Zu einer Zeit, als die → *Missionare* die »Hautverschandelung« bereits rücksichtslos austrieben. Weitere Werke aus Melvilles Feder sind das 1851 veröffentlichte Meisterwerk *Moby Dick oder Der Weiße Wal*, die 1856 erschienene Kurzgeschichten-Sammlung *The Piazza Tales* und der posthum 1924 veröffentlichte Kurzroman *Billy Budd*.

MISSIONARE
Rücksichtslose Kirchenmänner
Die → *Kirchen*oberhäupter, die den Kolonisten in die neuen Welten folgten, zeigten sich empört über die vermeintliche Selbstentstellung der Eingeborenen. »Ihr sollt keine Male an euren Leib reißen noch Buchstaben an euch ätzen, denn ich bin der Herr« (3. Mose, 19, 28). Unter diesem Diktum, das im 8. Jahrhundert schon Papst → *Hadrian I.* für ein Hautzierdeverbot herangezogen hatte, zogen im 18. Jahrhundert die protestantischen Missionare ins neuentdeckte Amerika, im frühen 19. Jahrhundert in die Südsee, um der schändlichsten aller Signaturen des Heidentums den Garaus zu machen: der → *Tatauierung*.

Bei der Eroberung → *Südamerikas* gingen die Missionare gnadenlos mit den uneinsichtigen Ureinwohnern um. So wird berichtet, daß die Mayas mit großen Steinen an den Füßen hingen, ausgepeitscht wurden und, als sie immer noch nicht ihren Hautbildern abschworen, mit brennendem Wachs überschüttet wurden. Die wenigen, die die Tortur überlebten und trotzdem nicht zum Christentum übertraten, wurden öffentlich verbrannt.

Bei den Indianern → *Nordamerikas* machten sich die Missionare gar nicht erst die Mühe einer Bekehrung, sondern metzelten die Stämme gleich dahin.

Auch bei den Urvölkern → *Polynesiens* suchten die empörten Bekehrer, allen voran die Vertreter der London Missionary Society, das Tatauieren der Arme und Beine, des Gesichts, ja des ganzen Körpers, mit aller Macht zu unterbinden, wobei ihnen zur Hebung der Moral vor allem ein Mittel geeignet schien: Arbeit. William Ellis (1794–1842) etwa ließ 1823 in der Missionsdruckerei von Huahine, einer Gruppe der Gesellschaftsinseln, einen »Code of Laws« drucken, in dem es unter Paragraph 27 heißt: »Niemand soll fürderhin sich mit Tatau zeichnen, denn das soll gänzlich aufhören. Es gehört zu den alten, bösen Sitten. Der Mann oder die Frau, die sich (neu) tatauieren, sollen – wenn es eindeutig bewiesen ist – verurteilt und bestraft werden. Die Strafe für den Mann soll dies sein: Er soll ein Stück Weg von 10 Klafter Länge bauen, wenn es das erste Mal ist, oder 20 Klafter Länge beim zweiten Mal; oder er soll Steine setzen, vier Klafter lang und zwei breit... (Es folgen Strafvorschriften für Frauen, wonach diese Matten flechten oder Rindbaststoffe fertigen sollen.) Der Mann oder die Frau, die fortfahren, sich zu tatauieren, viermal oder fünfmal, denen sollen die Figuren und Ornamente zerstört werden, indem man sie gänzlich schwärzt, und die Individuen sollen wie oben bestraft werden.«

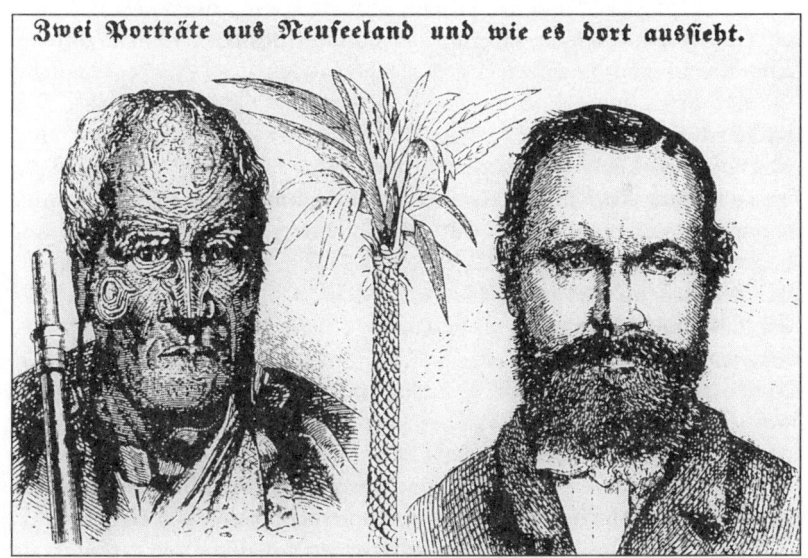

Zwei Porträte aus Neuseeland und wie es dort aussieht.

Die Missionare hatten ganze Arbeit geleistet. Der »Volksbote Schweizer Kalender« berichtete 1874 aus Neuseeland und zeigte, wie die Wilden damals aussahen (Bild links) und wie sie heute aussehen (Bild rechts): »Ein Herz, entzündet von der Liebe Jesu Christi, ein Mund, welchem die Botschaft des Friedens entströmt.« © Des Volksboten Schweizer Kalender, 1874

Die Missionarsarbeit trug, wie wir wissen, Früchte. *Des Volksboten Schweizer Kalender* kommentierte 1874 den antithetischen Holzstich »Zwei Porträte aus Neuseeland und wie es dort aussieht« mit folgenden Worten. »Und nun, mein Freund, schaue (...) die beiden → *Maori*-Köpfe an. Ist es nicht um die Umwandlung, welche in denselben ausgedrückt ist, etwas Großes! Links der Wilde mit der schauerlichen Signatur des Heidentums. Augen aus denen der Zorn glüht und die verhüllte Gier. Füße, die da eilten Blut zu vergießen; Händen, an denen das Blut klebt. (Rechts) der junge Maori, auch ein Gesicht voll Kraft, aber das alte ist vergangen, siehe es ist alles neu geworden; kein Wandel nach väterlicher Weise; ein Herz, entzündet von der Liebe Jesu Christi, ein Mund, welchem die Botschaft des Friedens entströmt.«

MODE
Wechselhafter Körperschmuck
Entweder man mag sie, oder man mag sie nicht. Und natürlich ist sie stets gewissen Trends unterworfen – die Mode. Mode bezieht sich auf unsere Körperbekleidung, dient aber auch als Synonym für gesellschaftliche Phänomene. Diese sind dann »in Mode«.

Tattoos sind ebenfalls eine Modeerscheinung. Seit wenigen Jahren erleben sie in → *Deutschland* eine große Popularität. Doch anders als eine Jacke oder Schuhe kann man ein Tattoo nicht einfach so abstreifen, wenn es einem nicht mehr gefällt. Klar, es gibt Methoden zur → *Entfernung*, aber die sind meist dreifach so teuer wie die Anfertigung eines Tattoos... Deshalb prüfe, wer sich ewig bindet: Tätowieren ist kein Modegag, sondern was fürs ganze Leben. Professionelle und seriöse Tätowierer lehnen es daher meistens auch ab, wenn Kunden zu ihnen kommen und Effekttätowierungen wünschen oder sogar Porträts ihrer Liebsten auf den Körper tätowiert haben wollen.

MODERN PRIMITIVES
Bildband & Schlagwort
Neben einigen Ausläufern der → *Hippie*kultur der späten sechziger Jahre war die → *Punk*bewegung der siebziger Jahre die erste große Subkultur, deren Anhänger mit Elementen auf sich aufmerksam machten, die man bislang nur von den vermeintlich primitiven Völkern der Südsee und → *Afrikas* kannte: Mit Sicherheitsnadeln nahmen die Punks temporäre Piercings – vor allem im Gesicht – vor. Tätowierungen wurden offen getragen, die Haare strähnig »gestellt« und teilweise ausrasiert.

»Modern Primitives« nannte der britische Punk-Fotograf → *Chris Wroblewski* 1988 seinen Bildband, in dem er Fakire, Tätowierte, Gepiercte, → *Skarifizierte*, eben die »modernen Wilden«, darstellte. Das Buch zeigt den tätowierten → *Mister Sebastian*, die Kelten-Barbarella Karen, das Monster-baby »Mandy vom Mars«, Katzenfrauen, Stammeskrieger im Atomzeital-ter, Großstadt-Wikinger, Skinheads und eben Punks.

Das Buch ist weit über die Szene hinaus absoluter Kult, und der Titel wurde so etwas wie ein Synonym für die Ende der 1980er explodierende Bodyart-Szene und ihre Jünger, jene »Stadtbewohner, die mit schrillen Zeichen an Kopf und Körper eine ›Ästhetik der Verweigerung‹ kultivieren«, wie der *Spiegel* seinerzeit attestierte.

Daß diese »Verweigerung« natürlich nicht der einzige Grund für die Begeisterung an einer lebenslänglichen Bodymodifikation ist, sollte klar sein. Auf die Frage nach dem »Warum?« gibt es heutzutage eine ganze Palette von Antworten, die von den »modernen Primitiven« mit einem schlichten »weil's mir gefällt« bis hin zu den komplexesten, spirituellen Ausführungen einer → *Vyvyn Lazonga* reichen. Das → *Tätowiermagazin* erklärte: »Modern Primitives darf nicht als Schlagwort verstanden werden – es sagt in Wahrheit sehr viel mehr aus, da es uns an das kulturelle Erbe außereuropäischer und prämoderner, eben sogenannter ›primitiver‹ Kulturen erinnert. Ohne diesen Umstand hätten wir heute kaum jene lebendige, vielfältige und faszinierende Tätowierkunst, die uns so begeistert.«

MOKO

Neuseel. Gesichtstätowierung

Die vielleicht eindrucksvollste Form → *polynesischer* → *Tatauierung* ist Moko, die Gesichtstätowierung der männlichen → *Maori,* der Ureinwohner → *Neuseelands.* Zum ersten Mal wurde die Kunde des Moko 1769 von → *Sir Joseph Banks,* dem britischen Abenteurer, der den Weltumsegler → *James Cook* auf seiner ersten Reise in die Südsee begleitete, in die alte Welt getragen. Bei einer Auseinandersetzung mit den Briten starb einer der Maori. Banks beschrieb in seinen Aufzeichnungen die Leiche folgendermaßen: Es sei »ein mittelgroßer Mann, der auf einer seiner beiden Wangen mit einer spiralförmigen Linie tätowiert war; er war bekleidet mit feinen Kleider, die mit einer neuartigen Methode hergestellt worden waren; sein Haar war zu einem Knoten zusammengebunden; seine Gesichtsfarbe braun, aber nicht sehr dunkel.«

Die aufwendigen Gesichtstätowierungen kamen wie folgt zustande: Mit einem feinen, meißelartigen, gezackten Instrument wurden Linien und Spiralen von den → *tohunga-ta-moko,* den verehrten Meister dieser Art, tief in die Gesichtshaut graviert. Typisch für die Moko-Gesichtskunst waren die geschwungenen, strahlenförmigen Linien und die ein- bis mehrfach gerollten Spiralen, die sogenannten Koru. Die Muster und Ornamente hatten ihre natürlichen Vorbilder in sich entfaltenden Blattsprossen der ein-

heimischen Farnbäume, die als Symbole für Stärke und Widerstandskraft gegen das z.T. unwirtliche Klima des Landes gelten. In Kriegszeiten diente das Moko den Maori als Tarnung; es gab dem Krieger ein furchteinflößendes Aussehen und wirkte einschüchternd. Es symbolisierte auch die Tugend der Ausdauer, kündete von der Fähigkeit, Schmerz ertragen zu können. Es erhöhte die Achtung vor dem Gegner. Trafen verfeindete Sippen aufeinander, begannen sie ihren Disput mit dem Kriegstanz (Haka): Mit weit aufgerissenen Augen, herausgestreckter Zunge und schutzlos dargebotenem Oberkörper suchte man die Absicht des potentiellen Gegners zu ermitteln. Einen besonderen Effekt erzielte das Spiel der Muskeln eines tatauierten Gesichtes. Wie genau die Wirkung der tatauierten Gesichtszüge ausgesehen haben muß, versucht die neuseeländische TV-Gesellschaft Te Haeata Productions zu ergründen, die das »Moko Toa Project« entwickelt hat. Hierbei werden Bilder von mit Moko versehenen Masken durch Computeranimation zu virtuellem Leben erweckt. (www.robot.co.nz). Natürlich hatten die Moko-Motive auch mythische Hintergründe. Der Name »Moko« bedeutet Eidechse und gleichzeitig Whiro, den Beherrscher der Unterwelt und der Krankheiten. Er und seine Brüder entstammten der Verbindung zwischen Himmel (Rangi) und Erde (Papa). Im Widerstreit um die Vorherrschaft dieser ältesten Maori-Gottheiten erwiesen sich Whiro und Tane, der Gott des Waldes und der Erschaffer der Menschen, als die stärksten Gegner. Whiro unterlag Tane und zog sich in die Unterwelt zurück, von wo aus er seitdem die Menschen mit Krankheiten plagt – und wo die Tatauierung der Maori ihren mythischen Ursprung hat. Aus diesem Grund wurden die Schnitzereien nicht nur auf der menschlichen Haut, sondern auch auf unbelebten Gegenständen ausgeführt, damit Whiro die Menschen mit Krankheiten verschonte. Eine weitere Form des Moko waren die im sogenannten Puhoro-Stil gehaltenen Tatauierungen, bei dem unter Freilassung einzelner unbearbeiteter Hautstellen das Gesicht flächig pigmentiert wurde. Diese Technik wurde in späteren Zeiten nur noch bei der Tatauierung von Gesäß und Oberschenkel angewandt. Das waren die Vorläufer der heutigen → Tribal Tattoos.
Info: Michael King, Moko – Maori tattooing in the 20th century, David Bateman, Auckland 1992

MOON, JULI
Amerik. Tätowiererin
Auch Juli Moon, die seit 22 Jahren tätowiert und neben → *Vyvyn Lazonga* und → *Debi Kienel* eine der ersten Frauen ist, die in den → *USA* den Beruf der Tätowiererin ergriffen, ist eine Ausnahmekünstlerin, wenngleich ihre Popularität nicht in jenem Maße anhält wie beispielsweise bei Vyvyn Lazonga. Julis Bandbreite künstlerischer Offerten erstreckt sich nämlich

vom Schmuckdesign über das Sticken, Nähen und Stricken bis hin zur Steinmalerei. Ferner beschäftigt sie sich mit dem irischen Step- und dem schottischen Folkloretanz. »Tätowieren ist für mich eine Nische, speziell nur für mich geschaffen«, glaubt sie. Tatsächlich hat sie sich auch einer besonderen → *Stilrichtung* verpflichtet: Mit dem Slogan »World Class Decorative and Cosmetic Tattooing« wirbt sie für ihr Tattoo-Studio, das sie nach vielen Jahren des Umherreisens seit 1995 in Seabrook, New Hampshire, führt. Ein besonderes Augenmerk legt sie auf die kosmetische Hautzierde, so wie zum Beispiel das Nachziehen von Augenbrauen oder Lippen. Diese Arbeit hat ihr nicht nur eine Reihe von Auszeichnungen beschert, sondern machten sie auch zum Inhalt diverser Fernsehdokumentationen.
Kontakt: Juli Moon, Juli Moon Designs Inc., PO Box 609, 255 Lafayette Road, Route 1, Seabrook NH 03874, USA, Telefon 001/603/4742250, http:// www.julimoon.com, postmaster@julimoon.com

MOTIV
Anderer Name: Flash
Ein Tattoo-Motiv sollte, bevor man es sich stechen läßt, gut überlegt sein, denn immerhin trägt man es ein Leben lang unter der → *Haut*. Eine Möglichkeit sind die Bilderalben der Studios. Fast jedes Studio hat beispielsweise Tausende von Vorlagen. Alternativ kann man aber auch in die Bibliothek oder Buchhandlung gehen und sich in den vielen Büchern zum Thema umsehen. Inzwischen gibt es eine ganze Palette an Büchern, die sich auf die Präsentation und Interpretation unterschiedlichster Motive und → *Symbole* spezialisiert haben, was im übrigen auch für eine große Anzahl von → *Zeitschriften* gilt: → *Tattoo Strip*, → *Tattoo Original*, → *Tattoo Energy*, → *Tattoo Motiv*, → *Tattoo Revue*, → *Tattoo Colour* und → *Tattoo Idea* sind Magazine, die ausschließlich nur Motive der diversen → *Stilrichtungen* unterbreiten: → *Keltisch*, → *Tribal*, → *Traditional*, → *Fantasy*, → *Horror & Tod*, → *Japan*, → *Blackwork*, → *Indianisch*, → *Comics* → *Porträts*, → *Natur*. Wer ein zeichnerisches Talent besitzt, kann sich natürlich auch selbst ein Motiv entwerfen. Wer dazu nicht in der Lage ist, auch kein Problem, der → »Tattoo Maker« von Data Becker UK, eine → *CD-ROM*, ermöglicht das Motiv-Design am Computer mit anschließendem Ausdruck als → *Schablone*. Gerne sind aber auch die Tätowierer in den Studios bereit, sich künstlerisch zu betätigen. Das kostet meist einen Aufpreis und nennt sich dann das → *Custom*. Motive, die man tunlichst vermeiden sollte, weil sie die Grenzen des guten Geschmacks verletzen, sind diskriminierende oder rassistische Bilder und Sprüche sowie Motive an den Händen oder im Gesicht. Auch Namen sollte man sich grundsätzlich nicht tätowieren lassen.

MR. SEBASTIAN

1. brit. Piercing-Profi, geb. 1929, gest. 1996

Anders als in den → *USA,* wo Jim Ward und Doug Malloy höchst offiziell das erste Piercing-Studio der Staaten eröffneten, arbeitete Mr. Sebastian alias Alan Oversby in Großbritannien lange Zeit am Rande der Illegalität, war das Piercen durch die Staatsobrigkeit als »Körperverstümmelung« verboten. 1987 mußte auch Mr. Sebastian sich im Rahmen des spektakulären Spanner-Falls vor Gericht veranworten: Auf Amateurvideos waren erwachsene, homosexuelle Sadomasochisten bei – wohlgemerkt freiwilligen – extremen Praktiken, u.a. Piercing, zu sehen. Die Männer wurden zu mehrjährigen Haftstrafen verurteilt, weil sie »Beihilfe zur Gewalt gegen sich selbst« geleistet hatten. Mr. Sebastian wurde zu 15 Monaten auf Bewährung verurteilt. Im Februar 1992 ging der Spanner-Fall in die Revision, und das Gericht entschied – immerhin –, daß zukünftig zu unterscheiden sei zwischen Piercings zu dekorativem Zweck und solchen, die sexuellen Beweggründen folgten.

MYÔÔ

Jap. Tattoo-Motiv

Myôô sind die Beschützer des Buddhismus. Der als Tätowiervorlage beliebteste Myôô ist Fudô Myôô, der Höllenwächter und Wissenskönig, dargestellt mit einem Seil, mit dem er das Böse bindet, und einem Schwert, mit dem er die Feinde des Buddhismus bekämpft. Myôô stehen in der Hierarchie unter den Erleuchtungswesen → *Boddhisattva.*

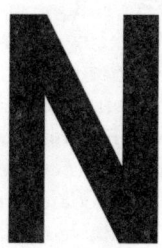

NACHBEHANDLUNG
Unerläßliche Vorsorge
Die Plastikfolie, die der Tätowierer nach getaner Arbeit um das frischge-
stochene Tattoo bindet, wird erst nach frühestens zwölf Stunden entfernt.
Die Tätowierung wird dann gründlich mit Seife gewaschen, mit einem
Handtuch trocken getupft und anschließend mit einer Heil- und Wund-
salbe dünn eingecremt. In den nächsten sieben Tagen sollte man diese Prozedur täglich zwei Mal wiederholen. Ein Verband bzw. Pflaster wird nicht
auf die Stelle gebracht. Der Schorf, der sich nach ein bis zwei Tagen bildet, darf nicht abgekratzt und auch nicht abgezogen werden. Stattdessen
wird die Salbe aufgetragen. Der Schorf fällt nach ein- bis anderthalb
Wochen von selbst ab und das eigentliche Tattoo kommt zum Vorschein.
→ *Sonnen*baden, Schwimmen, einen Besuch im Solarium und in der
Sauna sollte man während des einmonatigen Heilungsprozesses vermeiden. Beim Baden oder Duschen darf die Tätowierung nicht allzu lange unter
Wasser sein, da die → *Haut* mit der Tattoo-Wunde ansonsten aufweicht.
Bei sachgemäßer Nachbehandlung wird die Tätowierung nach etwa sieben
bis zehn Tagen verheilt sein.

NADELN
Wichtigstes Tätowierutensil
Die Tätowiernadeln, die ein Tätowierer benutzt, kann er sich nicht im
Bastelladen besorgen: Sie werden von Fachfirmen (→ *Spaulding & Rogers*)
hergestellt. Sie bestehen aus einem speziellen, medizinisch geeigneten Stahl
(Nierosta oder V2A) und werden auf einen Träger, die → *Nadelstange*,
gelötet, die wiederum in die → *Tätowiermaschine* eingehängt wird. Dieses
Löten geschieht mit einem speziellen, medizinisch geeigneten Lot. Nor-
males Lot enthält giftige Schwermetalle wie Blei. Das Lot, das ein Täto-
wierer benutzt, enthält natürlich keine solcher Metalle.
Nach dem Löten werden die Nadeln zunächst mechanisch gereinigt, um
Lötrückstände (Flussmittel und Metalloxyde) zu entfernen. Danach wer-

den die Nadeln bis zur Verwendung in spezielle Verpackungen einge-
schweißt, und die Keime in einem → *Sterilisator* (→ *Autoklaven*) abgetötet. Beim Tätowieren perforieren die Nadel die → *Haut* mit einer
Geschwindigkeit von 800 bis max. 2.400 Stichen pro Minute. Das kann
dann – je nach persönlichem Empfinden – zu einem → *Schmerz* führen.
Nach dem Gebrauch werden die Nadeln entweder sterilisiert oder aber
ausgewechselt, da sie durch den Tätowiervorgang stumpf geworden sind.
Einige Tätowierer schleifen ihre Nadeln auch selbst.

NADELSTANGE
Tätowierutensil
An der Nadelstange sind die → *Nadeln* angelötet. Die Nadelstange ist aus
Edelstahl und wird in die → *Tätowiermaschine* eingehängt.

NAILPAINTING
Engl.: Nägelmalerei
Hände sind unsere Visitenkarte. Und bevor wir uns gegenseitig speckige
Finger mit noch dreckigeren Fingernägeln reichen, verzieren wir sie mit
annehmbaren → *Farben*: Mit verschiedenstfarbigem Nagellack werden Fin-
gernägel bunt bemalt: mit Punkten, Strichen, Mustern, Schlangenlinien,
Blüten und allem, was die eigene Kunstfertigkeit erlaubt.

NAILPIERCING
Engl.: Nagelstechen
Das wohl schmerzloseste Piercing ist das Nailpiercing. Statt durch Hautstellen wird das Loch einfach durch einen langgewachsenen Fingernagel
(alternativ: Fußnagel) gestochen, durch das ein kleiner Ring befestigt wird.

NARBENDESIGN
→ *Skarifizierung*

NASALANG
Piercingart
Als »Nasalang« bezeichnet man das Piercing, das waagerecht durch beide
Nasenlöcher und die Nasenwände angebracht wird. Es ist sehr schmerz-
haft und die Heilungszeit liegt wie beim → *Nasenscheidewandpiercing* bei
gut und gerne vier Monaten.

NASENLOCHPIERCING
Piercingart
Der Nasenstecker gehört neben dem → *Ohrring* und dem → *Bauchnabel-
piercing* zu den heute gängigsten Piercings. Er wird entweder durch das

linke oder rechte Nasenloch gestochen. Er wird in einen der oder in beiden Nasenflügeln im Bereich der Wölbung eingesetzt. Wichtig bei der Wahl des Piercers ist, daß dieser den Nasenstecker nicht mit der gewöhnlichen Ohrlochpistole sticht. Denn der Bolzen der Ohrlochpistole ist – wie der Name schon sagt – ausschließlich für das Ohrloch bzw. ursprünglich zur Kennzeichnung von Kuhohren konstruiert, nicht aber für das harte Gewebe der Nase. Krankenhausambulanzen berichten daher von Fällen, in denen die Pistole an der Nase steckengeblieben ist und erst von einem Unfallarzt wieder entfernt werden konnte. Sollte die Pistole trotzdem den Nasenflügel durchstechen, wird das Gewebe an den Seiten des Stichkanals derart zermatscht, daß zwangsläufig Entzündungen drohen.

Auch darf das Nasenpiercing nicht über der Wölbung des Nasenflügels angebracht werden, da ansonsten der Trigeminus-Gesichtsnerv beschädigt werden kann. Hat man einen Piercer gefunden, der sich an diese Grundregeln des Nasenpiercings hält, sollte eine schnelle Heilung der Wunde innerhalb von drei bis vier Wochen möglich sein. Da die Nasenschleimhäute gut durchblutet sind, wachsen die Piercinglöcher bei Entfernung schnell wieder zu.

NASENSCHEIDEWANDPIERCING
Piercingart
Beim Nasenscheidewandpiercing wird das Piercing durch das Knorpelgewebe in der Mitte der Nase, das sogenannte Septum, gestochen. Die Prozedur ist, wie man sich denken kann, äußerst schmerzhaft und braucht seine zwei bis vier Monate, bis es heilt.

NATUR TATTOOS
Tattoo-Stil
Tier- und Pfanzentattoos standen von Anbeginn europäischer Tattoo-Kunst hoch im Kurs. Tieren wie Schmetterlinge, → *Tiger*, → *Löwen* oder → *Schlangen* sowie Pflanzen (→ *Rose*) wird eine bestimmte Symbolik zugesprochen. Pflanzen-Tattoos sprechen mit ihrer Poesie vor allem die weibliche Kundschaft an. Mit besonderer Raffinesse ausgestaltet sind die Blumen-Tattoos aus → *Japan*. Pfingstrosen, Kirschblüten oder Chrysanthemen gehören zum → *Horimono* aus Nippon.

NEGRETE, FREDDY
Amerik. Tätowierer
Freddy »Coyote« Negrete aus Sangera, San Gabriel war einer der Ersten, der → *Black & Grey Tattoos* stach. In der Tattoo-Szene bekannt machte ihn der → *Fineline*-Tätowierer → *Jack Rudy*, der ihn in → *Goodtime Charlie Cartwrights* Shop in L.A. einlud. Freddy demonstrierte daraufhin sein

Talent – und stach ein atemberaubend schönes Frauenantlitz. Es sollte nicht vergessen werden, daß Negrette bei dieser kleinen Kunstübung zum ersten Mal überhaupt eine → *Tätowiermaschine* benutzte und mit ihr auch noch → *Freehand* arbeitete. »Er arbeitete mit der professionellen Maschine, wie ein Entenküken das Schwimmen lernt – einfach so!« erinnert sich Jack. »Charlie und ich waren sprachlos, denn wir hatten noch nie jemanden so etwas machen sehen, geschweige denn davon gehört.« Negrete arbeitete für einige Jahre in Goodtimes' Laden und zeichnete sich durch seinen Tattoo-Stil – die Farbe Schwarz in allen → *Fineline*-Tönungen – aus, ein »sehr gediegener Knaststil«, befand Rudy mit der ihm eigenen Prise Humor. Später eröffnete Negrete seinen eigenen Laden »Tattoo Mania« – verdientermaßen am Sunset Boulevard in Los Angeles. Denn Negrete war inzwischen zu einem vielbewunderten Sunnyboy des internationalen Biz geworden. *Kontakt: Freddy Negrete, Tattoo Mania, 8861 W Sunset Boulevard, Los Angeles, Kalifornien 90069, Telefon 001/310/657-8282*

NEUSEELAND
Inselgruppe in → *Polynesien*

NEWSCHOOL
Tattoo-Technik
Im Gegensatz zur → *Oldschool*, bei der traditionelle → *Motive* wie → *Anker*, → *Herz* oder → *Pin-up* (siehe auch → *Traditional Tattoos*) mit fetten → *Outlines*, kräftigen → *Farben* und einfach strukturierter Symbolik gestochen werden, werden bei der »Newschool« moderne, zum Teil abgedrehte Motive in selbiger Art und Weise gepikert.

NEW YORK
Amerik. Stadt
Tätowierverbote hat es viele gegeben, ausgesprochen von den frühen Christen im 4. Jahrhundert oder den → *Missionaren*, die im 16. und 17. Jahrhundert Amerika besiedelten. Das aufgeklärte 20. Jahrhundert war da schon ein ganzes Stück weiter, nicht zuletzt durch die Errungenschaften wie die → *Tätowiermaschine*, deren Einfachheit und Rasanz dafür sorgte, daß Tattoos zur Mode wurden. Trotzdem: 1964 sprachen die Stadtväter in New York ein Tätowierverbot aus. Damals konnten sich die Tätowierer nicht auf die Einhaltung von Hygienestandards einigen, deshalb wurde per Gesetz jegliches → *Pikern* untersagt. Was die brodelnde Metropole ganz besonders hart traf, denn immerhin ging von New York einst einer der entscheidendsten Impulse der Bewegung aus: → *Samuel O'Riley* erfand hier die elektromechanische → *Tätowiermaschine*. Sei's drum, die New Yorker Tätowierer wurden mit der behördlichen Regelung in die Illegalität

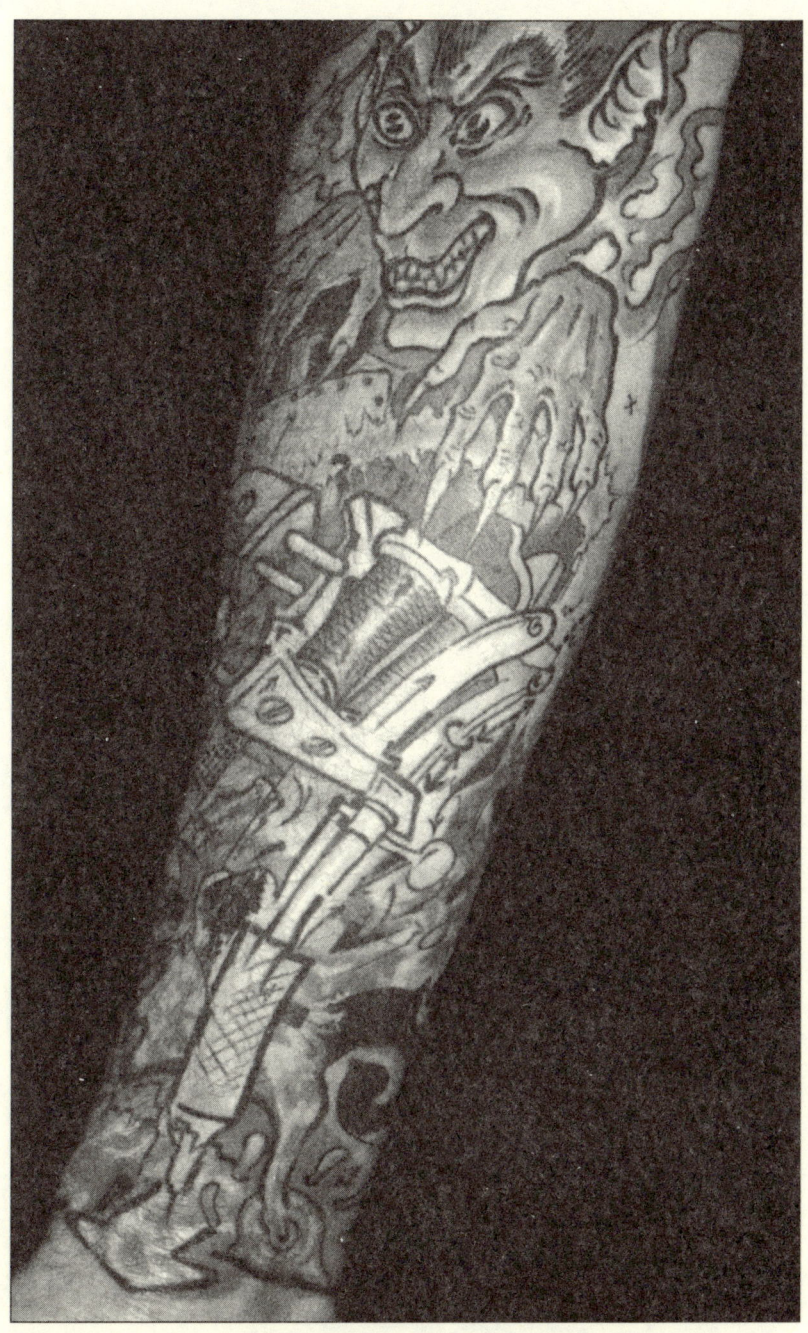

Ein typisches Newschool-Tattoo; gestochen von Felix Leu. © The Leu Family's Family Iron

gedrängt. Ob man's glaubt oder nicht: Während Ende der 1970er, Anfang der 1980er Jahre andernorts in den → USA das Engagement großartiger Tätowierer dafür sorgte, daß Hautbilder im Licht der Öffentlichkeit als Kunstform anerkannt wurden, arbeiteten die → Piker im Big Apple über 33 Jahre in einer halbseidenen Grauzone. → Spider Webb bemühte sich immer wieder mit spekakulären Aktionen um eine Aufhebung des Verbots. Doch erst 1997 wurde mit dem »Tattoo Regulation Act« das Tätowieren wieder erlaubt. Kein Wunder, daß die neue Freiheit von den endlich offiziellen Aktivisten der Metropole groß gefeiert wurde, und zwar 1998 mit der 1. Tattoo Convention New York, bei sich alles, was international Rang und Namen hatte, zusammenfand.

NIHON IREZUMI

Jap.: Japanischer Tätowierter
Der Begriff bezeichnet einen Menschen, der mit einem traditionell per → *Tebori* tätowierten → *Kawa* die klassischen → *Motive,* die → *Horimono,* am ganzen Körper zur Schau trägt. »Nihon« bedeutet »Japan«, »Ire« »einführen« und »Zumi« »Tinte«.

NORDAMERIKA

Der französische Entdecker Gabriel Sagard-Thêodat schrieb 1615 über die Hautzierde der Ureinwohner Nordamerikas: »Aber was ich als seltsamste und auffälligste Torheit empfinde, ist, daß sie, um bei ihren Feinden als wagemutig und unerschrocken zu gelten, den Knochen eines Vogels oder eines Fisches wie eine Rasierklinge schärfen und sich dann mit ihm Löcher in den Körper ritzen. Während dieser Prozedur stellen sie erstaunliche Tapferkeit und Geduld zur Schau. Natürlich fühlen sie den Schmerz, denn sie sind nicht unempfindlich, doch sie verharren regungslos und stumm, während ihre Gefährten das Blut wegwischen, das aus den Einschnitten strömt. Anschließend reiben sie schwarze Farbe oder Pulver in die Wunde, damit die eingeritzten Figuren zeit ihres Lebens sichtbar bleiben, so wie bei jenen Pilgern, die aus Jerusalem zurückkehren.«
→ *Missionare* berichteten in den Jahren darauf immer wieder, daß diese Praktiken bei nahezu allen Indianerstämmen verbreitet waren. 1653 schrieb der Jesuit Francois-J. Bressani: »Um sich mit dauerhaften Markierungen zu bemalen, unterziehen sie sich einem ungeheuren Schmerz. Sie machen dies mit Nadeln, scharfen Pfriemen oder Dornen. Mit diesen Geräten durchstechen sie die Haut und zeichnen Bilder von Tieren und Monstern, zum Beispiel einem Adler, einer Schlange, einem Drachen oder anderen Figuren, die sie mögen. Sie zeichnen sie sich in ihr Gesicht, ihren Nacken, ihrer Brust oder anderen Körperstellen. Dann, während die Einschnitte, die das Bild ergeben, noch frisch und blutig sind, reiben sie Holzkohle oder

andere, schwarze Farbe tief in die Wunde, wo sie sich mit dem Blut vermischt. Das Bild ist damit unauslöschlich auf die Haut gebannt. Diese Sitte ist so weitverbreitet, daß ich glaube, daß es schwierig werden dürfte, auch nur eine einzige Person zu finden, die nicht auf diese Weise markiert ist. Wenn die Operation am ganzen Körper vollzogen ist, ist es sehr gefährlich, vor allem bei kalten Witterungen. Viele sterben nach der Operation, oft an den Folgen irgendwelcher Krämpfe, die sie hervorruft. Die Eingeborenen sterben also als Märtyrer der Eitelkeit, und das wegen dieses bizarren Brauchs.« So bizarr, wie es den Missionaren anmutete, war das Verzierungsritual, das erst mit der Entdeckung → *Polynesiens* im 18. Jahrhundert den offiziellen Namen → *Tatauierung* bekam, für die Indianer nicht. Für sie hatten Tatauierungen religiöse und magische Gründe. Meist wurde die Tätowierung für junge Stammesangehörige als Übergang zum Erwachsenenalter gesehen; häufig auch als unerläßliche Hilfe, mit der die Seele nach dem Tod alle Hindernisse überwinden konnte. Die Sioux-Indianer glaubten beispielsweise daran, daß der Geist eines Kriegers auf einem Geisterpferd in die ewigen Jagdgründe reiten würde. Dabei würde eine alte Frau seinen Weg blockieren und seine Tätowierungen sehen wollen. Wenn er keine vorweisen könne, würde sie ihn als ruhelosen Geist in die Welt der Lebenden verdammen. Andere Stämme, die Ojibwa beispielsweise, nutzten die Tätowierung zu therapeutischen Zwecken. Sie markierten sich die Schläfe, Stirn und Wangen, um auf diese Weise Kopf- und Zahnschmerzen zu heilen. Da die Ojibwa davon ausgingen, daß die Schmerzen durch böswillige Geister verursacht wurden, begleiteten sie die Tatauierungszeremonie mit Liedern und Tänzen, die die Dämonen austrieben. Bei anderen Stämmen zeigten die Hautbilder auch den sozialen Rang der Tätowierten an: Im westlichen Amerika gaben Linien im Kinnbereich bei Frauen Aufschluß über Stammzugehörigkeit und Familienstand. Die Irokesen brachten mit kunstvollen Tätowierungen am Körper ihrer Frauen den Status derselbigen zum Ausdruck. Tätowierungen im Südosten unterstrichen derweil die kriegerische Symbolik: In Louisiana durfte ein Krieger, der im Kampf besonderen Mut bewiesen hatte, auf der Schulter ein Kriegsbeil-Tattoo tragen. Es befand sich über einem Symbol des feindlichen Stammesverbandes, gegen den er gekämpft und seine Ruhmestat vollbracht hatte. Stammeshäuptlinge schmückten sich mit umfangreicheren solcher Motive. Von den Pomeiok- und Pamliko-Stämmen, die ebenfalls im Südosten beheimatet waren, ist bekannt, daß sie sich von einem Fachmann, dem ein Fischkiefer als Werkzeug diente, mittels Ruß- und Pflanzensaft ein ganzes »Gewand« aus Ornamenten einstechen ließen. Für die ersten englischen Kolonisatoren wirkten manche der Indianer völlig bekleidet, als sie ihnen 1584 begegneten. In den Küstenregionen waren Tätowierungen einfacher Art üblich: Schlangen, Adler und andere Tiere, die die Naturverbundenheit des Tätowierten unterstrichen. Die, meist nur drei- bis vierfarbigen, stilisierten Tiermotive sind heute als → *Flat Tats* beliebt.

Viel mehr als die Tätowierung waren im Norden Nordamerikas die getragenen Lippenpflöcke verbreitet. In Alaska traf man als Schmuck Lippenpflöcke sowie Ohr- und Nasenschmuck an. Im zentralen Gebiet, im Nordwesten und im Süden, waren die Schädeldeformationen – die Flathead – verbreitet.

Ausgeprägteste Körperkunst der Indianer war jedoch die → *Körperbemalung*. Körper- und Gesichtsbemalung wurden ausschließlich zu zeremoniellen Zwecken aufgelegt. Die Hopi-Indianer im Südwesten der heutigen USA bemalten sich zum Fruchtbarkeitstanz, die Mandan-Indianer zum Büffel- und Bisontanz und die Chippewa zum Schneeschuhtanz. Symbole waren meist unwichtig; entscheidend waren die Farben. Sie waren bei den Stämmen mit unterschiedlicher Bedeutung behaftet. Weit verbreitet waren die Farbe Weiß als Zeichen von Trauer und Tod sowie Schwarz als Farbe der Freude. Das Volk der Cherokee dagegen verstand die beiden Farben im heute bekannten Sinne. Blau dagegen war für sie das Zeichen der Niederlage. Einzig über die Farbe Rot bestand bei fast allen Indianerstämmen Einvernehmen: Sie galt als »heilige Farbe« des Krieges, als Symbol für Erfolg und Triumph. »Ein so aufgeputzter Krieger braucht mehr Zeit zu seiner Toilette als die eleganteste Pariser Dame«, stellten die einfallenden Kolonisatoren aus → *Europa* amüsiert fest. Sie waren es auch, die mit dem Kreuz in der einen, dem Schwert in der anderen Hand und den Beutesack auf dem Rücken den Indianerstämmen die Hautdekoration weitestgehend austrieben. Die Konquistadoren zogen von Stadt zu Stadt, zerstörten die Götzenbilder, plünderten die Tempelmagazine, töteten indianische Priester und Fürsten, zerschlugen, teils aus Unkenntnis, teils zur Schwächung der Gegner die komplette Hochkultur der Indianer. Es starben dabei nicht nur kulturelle Traditionen, sondern ganze Völker.

Erst mit der Begeisterung der Europäer an der → *polynesischen* Kunst der Tatauierung entdeckten auch die Weißen in Nordamerika, seit der Unabhängigkeitserklärung am 4. Juli 1776 USA genannt, ihr Interesse an der Hautzierde neu. Allerdings wie in Europa vorerst nur als Objekt der Zurschaustellung. → *James F. O'Connel* war der erste Amerikaner, der sich im → *Zirkus* → *American Museum* von → *Phineas T. Barnum* der Öffentlichkeit stellte. Richtig populär wurde aber erst → *Prinz Constantin*, ein albanischer Grieche, der 1842 als »Der Tätowierte von Birma« sogar Interesse bei Medizinern fand. Für damalige Verhältnisse war sein aus 388 symmetrisch angeordneten und ineinandergreifenden Bildfolgen bestehendes Tattoo sogar ein → *Rekord*. Auf die Spitze trieb es aber → *Horace Ridler*, der zu Beginn des 20. Jahrhunderts zum weltberühmtem → *The Great Omi* mutierte. Im Laufe der Jahre legte sich infolge einer Übersättigung die

Begeisterung an den Körperabsurditäten. Tätowierungen kehrten dorthin zurück, wo sie entstanden waren, zu den Matrosen. Hier gehörten Tattos inzwischen zum normalen Erscheinungsbild. Wer nicht tätowiert war, war kein echter Seefahrer. Ein neues Berufsbild entstand dadurch. → *C. H. Fellowes* war der erste, professionelle Tätowierer der USA, der auf den Schiffen der US-Marine sein Handwerk feilbot. Der deutsche Immigrant → *Martin Hildebrandt* eröffnete 1870 schließlich Amerikas erstes Tattoo-Studio.

Daß die Tätowierungen in der Folgezeit ausgerechnet in den USA einen Boom erlebten, kommt nicht von ungefähr: 1891 ließ → *Samuel O'Reilly,* Cousin des ersten, britischen Star-Tätowierers → *Tom Riley,* seine elektromechanische → *Tätowiermaschine* patentieren. Tätowieren war ab da nicht mehr langwierig und schmerzhaft. In jeder großen Stadt der USA gab es plötzlich Tätowierstuben. Gründungsväter waren → *Lew Alberts* und → *Charles Wagner,* die mit ihrer ansteckenden Begeisterung Grundlagen für nachfolgende Generationen schufen. → *Franklin Paul Rogers*, der heute als Vater der frühen, amerikanischen Tätowierkunst gilt, und → *George»Doc« Webb* ließen in den 1920er und 1930er Jahren bereits Tradition Tradition sein und gingen über die klassischen Seefahrer-Motive hinaus. Aber erst → *Sailor Jerry Collins* wandte in den 1940er/50er Jahren das typisch japanische Stilmittel eines dunklen Hintergrunds – stilisierte Wolken- und Wellenwirbel – zu den farbigen Hauptmotiven der westlichen Tätowierung an. Weitere Tätowierer wie → *Bert Grimm* oder Duke Kaufmann, der mehr Leute in Amerika tätowiert hatte als jeder andere Tätowierer zu seiner Zeit, schlossen sich dem Crossover-Bemühen an, aber »der große Durchbruch kam mit Sailor Jerry«, glaubt → *Don Ed Hardy* und lobt: »Er war der Cézanne des modernen Tätowierens.«

1964 lähmten Ereignisse in → *New York* die Szene kurzzeitig: Das Tätowieren wurde im Big Apple verboten. Das Gesundheitsamt begründete das Verbot mit der Hepatitis-Gefahr, die beim Tätowieren bestünde. In Wirklichkeit, so vermuteten Insider, hatten Politiker eine enge Verknüpfung zwischen Tattoos und Kriminellen gesehen. Mit dem Tätowierverbot glaubte man die Kriminalität einzuschränken. In San Francisco führte → *Lyle Tuttle* derweil die Tätowierung mit psychedelischen Motiven an die → *Hippie*-Bewegung heran. Stars wie Cher, Janis Joplin und die Rolling Stones sicherten Lyle das Medieninteresse. 1970 schaffte er es sogar aufs Cover des *Rolling Stone*-Magazines. Andere Tätowierer wie → *Bob Roberts,* → *Cap Coleman* → *Brian Everett,* → *Goodtime Charlie* und → *Jack Rudy* entwickelten mit dem → *Fineline* eine neue, sehr diffizile → *Technik.* Don Ed Hardy war es, der die Traditionen der japanischen und der amerikanischen Tätowierung endgültig zusammenbrachte, die Motive beider Kulturen – nicht selten mit Humor – vereinte und die Tattoos auf diesem Weg aus dem Schmuddelumfeld der → *Hippies,* → *Biker* und → *Punks* zog. Das

Ergebnis aller Bemühungen: Außenstehende mußten ihre Maßstäbe ändern, sie mußten akzeptieren, daß eine Tätowierung originell sein konnte, ohne dabei anrüchig zu sein.

Die erste Tattoo → *Convention* wurde im Januar 1976 in Houston, Texas, vom dortigen Tätowierer Dave Yurkew veranstaltet. Die Convention war ein Meilenstein in der Geschichte der Hautkunst: Zum ersten Mal waren so viele Tätowierer gleichzeitig unter einem Dach versammelt wie noch nie zuvor. Weitere Vorurteile wurden durch die Messe aus der Welt geschafft, Ideen ausgetauscht und zukünftige Veranstaltungen geplant. Zur gleichen Zeit gründeten Crazy Eddie Funk und Terry Wrigley → *The National Tattoo Association*, die erste amerikanische Vereinigung. Zwar hatte es vorher auch schon Clubs gegeben – den → *Bristol Tattoo Club* des Briten → *Les Skuses* oder in den 1960er Jahren »The Tattoo Club of the United States« mit Sitz in New York –, doch keiner nahm solche Ausmaße an wie »The National Tattoo Association«. Auf Anhieb schlossen sich ihr eine große Anzahl altgedienter Tätowierer an. → *Tattootime* war 1982 das erste Magazin, das sich ausschließlich der Hautkunst widmete. Don Ed Hardy war der Herausgeber. Weitere Magazine sollten folgten, die den Motiven, den Flashs, den Tats, der neuen Kunst ein Forum boten, und mit ihnen jenen, die sie stachen. Natürlich inserierten auch die Supply-Hersteller in den Magazinen, sorgten für eine schnellere Verfügbarkeit der Mittel. Eine gänzlich neue Ära brach heran, als MTV auf Sendung ging, und eine Menge tätowierter, langhaariger Rock'n'Roll-Röhren zu Vorbildern der Jugend stilisierte. Immer mehr Tattoo-Studios wurden eröffnet. Ende der 80er waren Tattoos Mainstream. Vorläufiges Ende einer bewegten Geschichte war die Ausstellung → *Bodyart – Marks of Identity* im American Museum of Natural History in New York, wo Anfang 2000 der viele hunderte Jahre währenden Geschichte der Tätowierkunst internationale Aufmerksamkeit geschenkt wurde. Aber natürlich ist die Geschichte damit noch lange nicht zu Ende. Schließlich besitzt die Garde der Zukunft eine gute Ausgangsposition: Zu ihnen gehören → *Paul Booth*, → *Vyvyn Lazonga* und → *Leo Zulueta*, drei der bedeutendsten Namen der US-Szene, deren innovative → *Flashs* sich nicht nur dem Körper und seiner Muskelbeschaffenheit, sondern auch dem Charakter ihres Trägers anpassen, so daß die Motive mit dem Menschen zu leben beginnen. *Diese* Kunst hat nur noch wenig mit der → *Traditional Tattoo*-Arbeit ihrer Vorväter zu tun, aber sie erhält ebensoviel, wenn nicht sogar noch mehr Aufmerksamkeit.

Übrigens: Seit Mitte der 1990er erlebt auch das Genre der Sideshows mit → *Jim Rose's Circus* eine Wiederbelebung. In seinem Kader, der das gesamte Spektrum moderner, körperlicher Penetration darstellt, befand sich bis vor kurzem auch → *Enigma* mit der → *berühmtesten Tätowierung* der Welt, die sogar einen Eintrag ins → *Guinness Buch der Rekorde* fand.

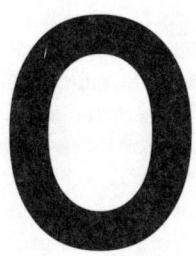

O'CONNEL, JAMES, F.
1. amerik. Tattoo-Freak

James F. O'Connel war 1842 der erste tätowierte, weiße Mann in Amerika, der sich im → *American Museum*, einem Freak-→ *Zirkus* von → *Phineas T. Barnum*, öffentlich dem Publikum zur Schau stellte. Er unterhielt das Auditorium mit allerlei Geschichten seiner exotischen Abenteuer, die man inzwischen schon bestens von den beiden europäischen Jahrmarkt-Freaks → *Jean Baptiste Cabri* und → *John Rutherford* kannte. Eingeborene hatten ihn, so erzählte O'Connel, während seines Trips durch die Südsee entführt. Sie zwangen ihn, sich ihrem → *Tatauierungs*-Ritual zu beugen. Eine Reihe verführerischer Jungfrauen übernahm diese schmerzhafte Aufgabe, an deren Ende er zu seiner größten Verzweiflung (!) erkennen mußte, daß das letzte Mädchen ihm zur Heirat aufgezwungen wurde. Natürlich war sie eine Prinzessin.

OHRRING
Piercingart

Auch wenn der Ohrring, also der Ring durch das Ohrläppchen, eines der ersten Piercings überhaupt war, das in der westlichen Zivilisation anerkannt wurde, gilt er heute kaum noch als »Piercing«. Jeder Optiker und Juwelier kann heute mit der entsprechenden Maschine, einer kleinen Pistole, einen Ohrring stechen. Es blutet nicht und heilt innerhalb von zwei Stunden.

OHRRING FÜR MÄNNER
Signalwirkung

→ *Ohrringe* waren lange Zeit den Frauen vorbehalten. Die → *Punks* machten die Ohrringe auch für Männer hoffähig. Zunächst wiesen sich damit Schwule untereinander aus, bevorzugt die ganz jungen, oder outeten sich dadurch partiell. Danach schlossen sich jedoch auch junge heterosexuelle Männer dieser Mode an, so daß heute ein Ring im Ohr längst nicht mehr auf Homosexualität hindeutet. Allerdings haben in traditionelleren Kreisen gewisse Merkmale überdauert. Deshalb hier für alle, die es noch nicht wußten: Ohrring im linken Ohr eines Mannes – für Frauen kein Problem. Ohrring im rechten Ohr eines Mannes – da haben Frauen keine Chancen. Ohrring in beiden Ohren des Mannes – da hilft kein großes Rätselraten, sondern nur das Ausprobieren...

OLDSCHOOL
Tattoo-Technik
»Oldschool« bezeichnet die Tätowiertechnik, die der → *Stilrichtung* der → *Traditional Tattoos* entstammt: Die → *Outlines* sind fett, die → *Farben* kräftig und das Symbol einfach strukturiert. Doch im Gegensatz zu den traditionellen Motiven wie → *Anker*, → *Herz* oder → *Pin-up* kann ein Oldschool-gestochenes Tattoo auch neue, abgedrehte Motive darstellen. Das nennt man dann → *Newschool*. Der Phantasie sind keine Grenzen gesetzt.

OMAI
Bekanntester Ureinwohner → Polynesiens
Omai, der tahitianische Prinz, war zwar nicht der erste tätowierte Eingeborene, der in die Teestuben → *Englands* eingeführt wurde, aber der unter allen in → *Europa* gezeigten Wilden der berühmteste. Mitgebracht hatte ihn 1774 der Weltumsegler → *James Cook* von seinem zweiten Trip nach → *Tahiti*. Omai war es, der auch hierzulande den Begriff »Tätowierung« prägte, sprach er doch stets von der → *Tatauierung*, wenn er seine Körperkunst beschreiben mußte. Presseberichte über den

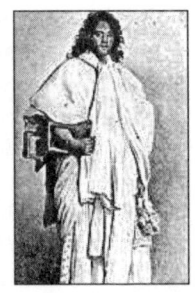

Omai

»wild Indian, that was taken on an island in the South Seas« gab es in ganz Europa, sogar in Berlin. In Frankreich erschienen die »Narrations d'Omai« in vier voluminösen Bänden, und das Theatre Royal im Convent Garden von London zeigte pantomimisches Theater unter dem Titel »Omai, or, a trip round the world.« In einer Bearbeitung vom Lustspielautor August von Kotzebue wurde dieses Stück auch in Deutschland aufgeführt. Da sich Omai immer sehr elegant gab, wurde aus dem »Wilden« in den Höfen und Schlössern Englands nach und nach ein »private gentleman of small fortune«. Der Physiker und Schriftsteller Georg Christoph Lichtenberg (1742- 1799) sagte über seine Begegnung mit Omai in London 1775: »Seine Händen sind mit blauen Flecken bedeckt; um die Finger der rechten Hand gehen sie in Ringen herum. Es war mir nicht unangenehm, meine Hand in seiner anderen zu sehen, die gerade vom entgegengesetzten Ende der Erde kam.« Anders als sein Vorgänger → *Prinz Giolo*, der erste Wilde, der in Europa der Öffentlichkeit gezeigt wurde, hatte Omai mehr Glück. Während nämlich Giolo unter den Anstrengungen und unter dem europäischen Klima erkrankte und starb, wurde Omai gemäß Cooks Versprechen auf dessen dritter Reise wieder zurück in die Heimat gebracht. Nicht ohne ihm und seinen Freunden die Segnungen der Zivilisation zu hinterlassen. Natürlich.

ONI
Jap.: Drache
In der Mythologie → *Japans* ist der → *Drache* ein Symbol für Glück. In der westlichen Welt steht er für Zerstörung.

O'REILLY, SAMUEL
Erfinder der Tätowiermaschine, geb. ?, gest. 1908
Am 8. 12. 1891 ließ Samuel O'Reilly, Cousin des in Großbritannien erfolgreichen Tätowierers → *Tom Riley*, seine → *Tätowiermaschine* patentieren (die in Wahrheit nur eine modifzierte Version von Edisons 1876 vorgestelltem »Autographic Printing Pen« war).

Er sorgte dafür, daß die Technik der Eingeborenen, die die westlichen Tätowierer bisher hatten ausüben müssen, um die → *Seefahrer* zu verzieren, praktisch über Nacht ins Hintertreffen geriet. Die Elektromechanik des O'Reilly hatte unbestreitbar ihre Vorteile: Tätowieren war jetzt nicht länger eine langwierige, schmerzhafte Angelegenheit mit Handnadeln und Klopfstock. So hatte sich O'Reillys Begabung für die Tätowierkunst *und* für Technik sowie Mechanik bezahlt gemacht. Aufträge gingen zuhauf bei ihm ein, und über Jahre verdiente er eine Heidenkohle.

Er ging sogar auf Hausbesuch bei vornehmen Damen und Herren, die nicht in seinem Studio gesehen werden wollten, das er seit 1875 in Chinatown von → *New York* betrieb. O'Reillys Höhenflug hielt bis zur Jahrtausendwende an. In dieser Zeit gingen so berühmte Namen wie → *Charles Wagner* bei ihm in die Lehre.

Seine kreative Ader versiegte dann aber und junge, aufstrebende Künstler überflügelten ihn mit ihrem Potential. Hinzu kam, daß andere Tattoo-Künstler ähnliche Maschinen entwickelten. O'Reilly verschwendete viel Zeit und Geld mit erfolglosen Prozessen gegen diese Nachahmer. Er starb 1908, als er beim Anstreichen seines Hauses in der Bronx von der Leiter fiel. Seine Erfindung ist – Nachahmer hin, Nachahmer her – noch heute mit nur unwesentlichen Modifikationen maßgeblich in allen Tattoo-Shops der Welt für die Tätowierung verantwortlich.

ORIENTAL
Tattoo-Stil
Eher seltene Bezeichnung für asiatische, vor allem → *indische* und → *japa-nische* → *Motive*. Häufig auch nicht für bestimmte Themen, sondern für die Ausführung der Motive und die → *Technik* des Tätowierens benutzte Bezeichnung.

ÖSTERREICH
→ *P.A.T.*

OUTLINES
Engl.: Umrisse
Der Begriff bezeichnet die Konturen eines → *Motivs*. Die Umrißlinien sind je nach Größe und Umfang des Tattoos auch der sogenannte → *Vorstich*, der schließlich mit Schattierungen und Farbe ausgefüllt wird. Vorsicht bei Anfängern, warnt das → *Tätowiermagazin:* »Anfänger tun sich beim Tätowieren schwer damit, Linien von gleichmäßiger Stärke zu produzieren. Oft sind sie knubbelig, werden mal dicker, mal verschwinden sie, weil die Tinte nicht richtig dringeblieben ist... Auf alle Fälle sehen die Linien nicht so aus, wie sie sollen, nämlich gleichmäßig dick oder dünn, je nach Motiv oder gewünschtem Effekt. Von einem Profi kann man das erwarten, da sehen dann die Linien aus wie sauber mit einem schwarzen Filzstift gezogen. Ihr Zweck ist die Umrahmung farbiger oder schattierter Flächen.«
Es gibt sogar noch eine dritte, höhere Stufe, die meist nur den → *Mei-sterstechern* gelingt; sie wechseln innerhalb einer Linie die Strichstärke oder unterbrechen einfach die Linie, aber nicht, weil sie keine sauberen Linien ziehen können, sondern weil sie durch diese technische Finesse bereits mit den Außenlinien besondere Effekte der Tätowierung aufbauen können. Wahre Meister dieser Zunft sind → *Filip Leu,* → *Robert Hernandez* oder → *Dawei Zhang,* deren Tattoos beinahe wie ein gemaltes Bild auf einer Staffelei erscheinen: ein bewußter Strich hier, einen klaren Strich dort, und das Kunstwerk erlangt unglaublichen Realismus.

OVERSBY, ALAN
→ *Mr. Sebastian*

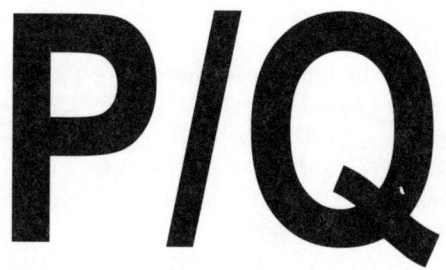

P/Q

PALME
Tradit. Tattoo-Motiv
Eines der allerersten Tattoo-Symbole, die sich die → *Seefahrer* nach der
Entdeckung → *Tahitis* stechen ließen, ist die Palme. Sie erinnerte die Matro-
sen an ihre »süße« Reise in die Südsee; meist wurde die Palme ergänzt durch
ein → *Pin-up.* Heute gehört die Palme zu den → *Traditional Tattoos.*

PAPST HADRIAN I.
Anti-Tattoo-Papst
Im Jahr 787, also zu einem Zeitpunkt, als das Christentum ganz Europa
überschwemmt hatte, war es Papst Hadrian I., der die Hautzierde auf jeglichem Körperteil verbot, nicht nur, weil es das Abbild Gottes verschan-
dele, wie es der römische Kaiser → *Konstantin I.* im Jahr 313 befand, sondern weil es auch mit Aberglaube und Heidentum assoziiert wurde. Seine
Nachfolger hielten das Verbot aufrecht. Zuwiderhandlungen wurden von
der christlichen Kirche gnadenlos verfolgt. Die Hexenverbrennungen und
die Inquisition sind uns noch heute schmerzlich in Erinnerung.

PARLOUR MAID
→ *Cybertattoo*

P.A.T.
Professional Austrian Tattooist
Die Vereinigung der Österreichischen Tätowierer hat sich nach dem Vorbild des deutschen → *D.O.T. e.V.* gegründet, um Hygiene und Qualität in
den Tattoo-Studios zu optimieren. Vereinsinterne Auflagen, in Zusammenarbeit mit Ärztekammer und Hygienikern, bzw. ein strenges Aus-
wahlverfahren entscheiden über die Aufnahme des jeweiligen Künstlers
und Studios in die P.A.T. Im Anhang dieses Buches findet sich eine Stu-
dioliste Österreichs, in der die P.A.T.-Mitglieder gekennzeichnet sind.
*Kontakt: P.A.T., Alserstrasse 57, 1080 Wien, Telefon 0043/1/4079617,
Telefax 0043/1/4079617, http://www.tattoo-world-net/pat.htm*

PE'A

Samoan.: Tatauierung

Pe'a bezeichnet die männliche → *Tatauierung* der Einwohner auf der Inselgruppe → *Samoa* in → *Polynesien*. Sie ist im Gegensatz zu den → *Moko* der → *Maori* auf → *Neuseeland* und der Ganzkörpertätowierung der → *Marquesas* abstrakter und reicht von den Knien bis zur Hüfte.

Pe'a bezeichnet auch den samoanischen Flughund, der seine Schwingen schützend um die Jungen legt. Die Schutzmetapher gilt auch für den eigenen Körper, der durch die Tatauierung gleichsam gewappnet wird.

PFLEGE

A & O einer Tätowierung

Wenn ein Tattoo oder ein Piercing vollendet ist, ist es noch lange nicht fertig. Jeder Piercer oder Tätowierer gibt nach Fertigstellung seiner Arbeit auf Anfrage einen Handzettel aus, der über die Pflege und → *Nachbehandlung* des Piercings oder des Tattoos informiert. Im eigenen Interesse sollte man sich daran halten, denn die Qualität des Tattoos hängt sehr von der Nachbehandlung ab.

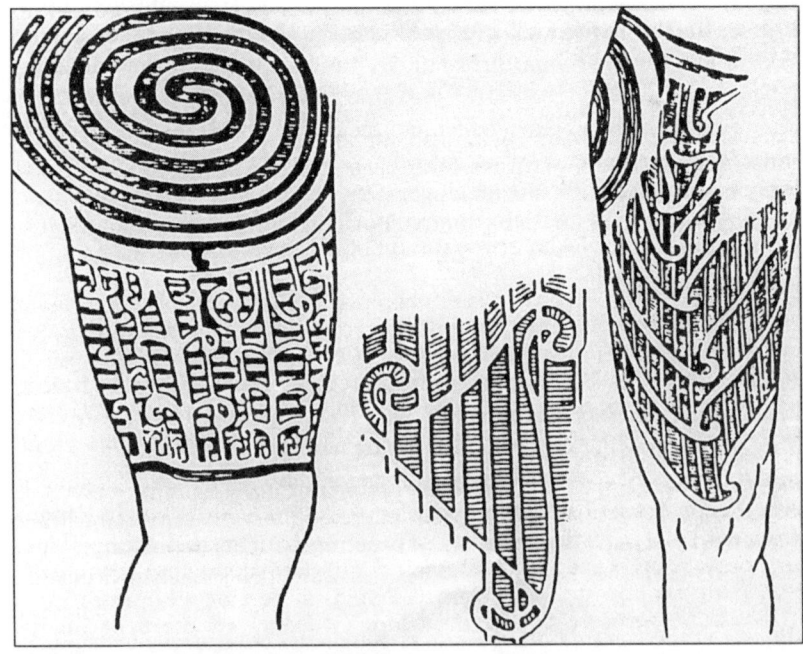

Das Pe'a wird noch heute auf Samoa per Hand unter die Haut gezupft.
© A. Hamilton: Maori Art, Wellington 1901

244

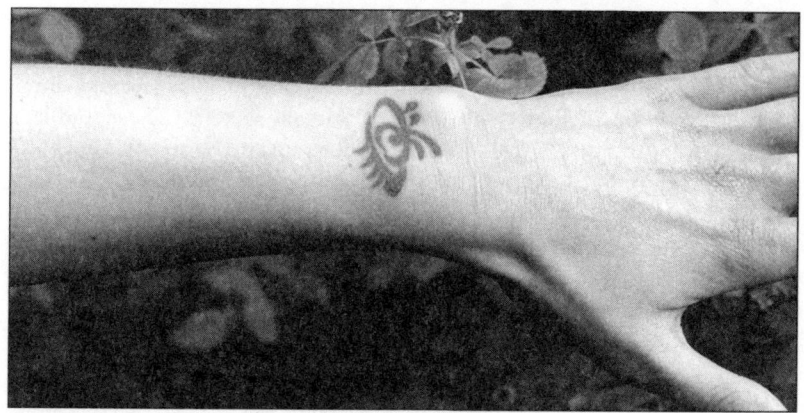
Als »Piece« bezeichnet man ein kleines Tattoo. © Marcel Feige

PIECE
Andere Bez. f. → *Flash*

PIERCING
Engl. »pierce«: durchstechen

Piercings sind heute der neueste Modeschrei. Meist sind die weichen Bereiche des Gesichts mit Schmuckringen durchstochen – Ohren, Nasenflügel, Lippen –, doch viele Menschen ließen und lassen sich auch andere Körperteile durchstechen: Bauchnabel, Brustwarze, Genitalien. Ähnlich wie die → *Tätowierung* hat das Piercing bei den Naturvölkern eine lange Tradition. Neben verzierten Augen-, Nasen- und Lippen-Ornamenten wurden in antiken Grabkammern der → *Inkas* Perus, der → *Azteken* und → *Mayas* Mexikos sowie in → *Asien* (→ *Japan*, → *Indien*, → *Indonesien*) und im Südseeraum (→ *Polynesien*, → *Borneo*) auch gepiercte Skulpturen gefunden. Die im Pazifik beheimateten Papua wollen sich durch Piercings den Kräften, dem Mut und der Schnelligkeit der von ihnen verehrten Tieren annähern. Auch in Afrika gehören die Piercings zum Bemühen, sich den für sie wertvollen Tieren anzunähern. Das Piercing war – und ist teilweise noch – Teil eines Rituals der Eingeborenen. Es weist den Träger des Piercings mit einem neuen Alter oder Status aus. Am Amazonas unterscheiden sich die Sippen und Familien durch Piercings. Bestimmte Piercingstellen oder -materialien – Elfenbein, Gold, Jade, Diamanten und Smaragde – waren dabei zusätzlich bestimmten Sippenmitgliedern als Zeichen ihres Status, Privilegs oder ihrer Gesundheit vorbehalten.

In → *Europa* waren Piercings, als absonderlich klassifiziert, lange Zeit ein Aspekt für experimentierfreudigen Sex. Tatsächlich waren Piercings lange dem schwulen oder heterosexuellen Sadomasochismus und der

245

Fetischszene vorbehalten. Mit den → *Hippies*, später den → *Bikern* kamen Piercings, allen voran der Ohrring, als Provokation zu Beliebtheit. Mitte der 1970er Jahre demonstrierten dann die → *Punks* mit Piercings durch Ohren, Nase und Lippen ihre Gruppenzugehörigkeit. »Diese radikale Gegenbewegung zu der Love-and-Peace-Ideologie der Hippies schlug 1975 mit Macht in das öffentliche Leben ein«, so das Buch »Transfigurations«. »Punk war Ausdruck maßloser Wut, der Urschrei einer entrechteten Jugend.... Mit sadomasochistischen Elementen, Fesseln, Latexfetischismus und Selbstverstümmelung als Zeichen von Wut, Schmerz und Identität umgaben sich die Punks mit einer Aura perverser Sexualität. Ihre charakteristischen Sicherheitsnadeln brachten Piercing endgültig in die Öffentlichkeit.«

Die Kommerzialisierung dieser Jugendkultur war – wie bei jeder anderen – nicht aufzuhalten, und so trafen sich Piercings nach dem Punk, der in besonderem Maße die Modeszene hinsichtlich extremer Körperdarstellung beeinflußte, sowie S/M- und Fetischszene im Clubleben der 90er aufeinander. Aus der »schockierenden Wut« wurde »exaltierte Mode«, Piercings damit gesellschaftsfähig.

Heute leben wir im Zeitalter der → *Modern Primitives*: Mädels, die keinen Nabelring besitzen, sind nicht »in«. Jungs, die keine → *Brustwarzenpiercings* haben, sexuell langweilig. Finstere Kinostars tragen → *Augenbrauenpiercings*, und am Infoschalter der Deutschen Bahn lächelt uns blitzend ein → *Zungenpiercing* entgegen. Piercing umfaßt, wie das Tätowieren, inzwischen keine einheitliche, sich abgrenzende Szene mehr, denn Ringe, Stecker und sonstiges trägt fast jeder, man sieht's halt nur nicht immer unter Uniform, Jeans oder Armani-Anzug. Piercings sind dekoratives Element des Körpers, häufig eine Steigerung der Lust, manchmal aber auch ein Mittel zur Bewußtseinserweiterung bzw. -veränderung. Piercings, das also, was die Missionare vor Jahrhunderten den Naturvölkern als heidnische Rituale hatten austreiben wollen, sind ein Teil der modernen westlichen Welt geworden. Seit dem Jahr 2000 befinden sich Piercings auch im → *Guinness Buch der Rekorde*.

Wer sich heutzutage ein Piercing stechen lassen möchte, der hat bei der Fülle der Piercing-Möglichkeiten und bei fast 1.500 Anbietern die Qual der Wahl. Es gibt viele, die sich → *Bauchnabelpiercings* oder → *Lippenpiercings* selber machen, gerade wenn es aber um Sonderfälle wie → *Prinz Albert,* → *Ampallang,* → *Fourchette,* → *Triangel,* → *Christina* oder → *Apadavya* geht, kann man sich am besten vorab informieren bei der → *Ersten Organisation Professioneller Piercer e.V.* Was Sauberkeit und Sicherheit betrifft, hat der Verband eine Aktion → *Safer Piercing* ins Leben gerufen, anhand derer der Kunde sich das geeignete Piercing-Studio aussuchen kann. Professionelle Piercer warnen auch vor Billigschmuck, in dem hohe Mengen an Nickel, Cadmium, Blei u.a. enthalten sind.

Info: Veronique Zbinden, Piercing – Archaische Riten und Modernes Leben, Arun Verlag 1998

PIKER
Engl. »*pike*«: *Pike, Spieß*
Anderer Begriff für Tätowierer.

PIN-UP
Tradit. Tattoo-Motiv
Das Pin-up, das barbusige, schmollmundige Blondinchen, ist neben der → *Palme* eines der allerersten Tattoo-Symbole, das sich die → *Seefahrer* nach der Entdeckung → *Tahitis* stechen ließen. Palme und das Mädchen erinnerten die Matrosen an ihre Reise in die Südsee, wo sich ihnen die verführerischen Mädchen hingegeben hatten. Heute gehört das Pin-up zu den → *Traditional Tattoos*.

POLYNESIEN
Vielinselgebiet im östl. Pazifik
Um 1.500 v. Chr. wanderten austronesisch sprechende Völker der Lapita-Kultur von Melanesien, der ozeanischen Inselreihe (Neuguinea, Fidschi-Inseln, → *Salomoninseln*) im Nordosten → *Australiens*, ausgehend auf die polynesischen Inseln im östlichen Pazifik aus. Sie kann-

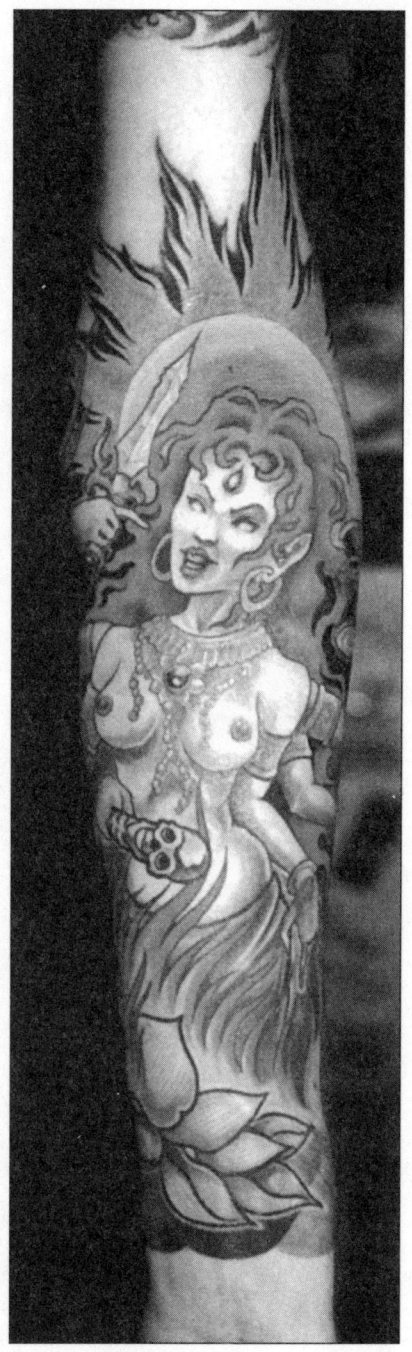

Ein Pin Up ist seit der Wiederentdeckung der Tätowierung durch die Seefahrer im 18. Jahrhundert eines der beliebtesten Motive; gestochen von Luke Atkinson, Checker Demon Tattoos Stuttgart.
© Foto: Luke Atkinson.

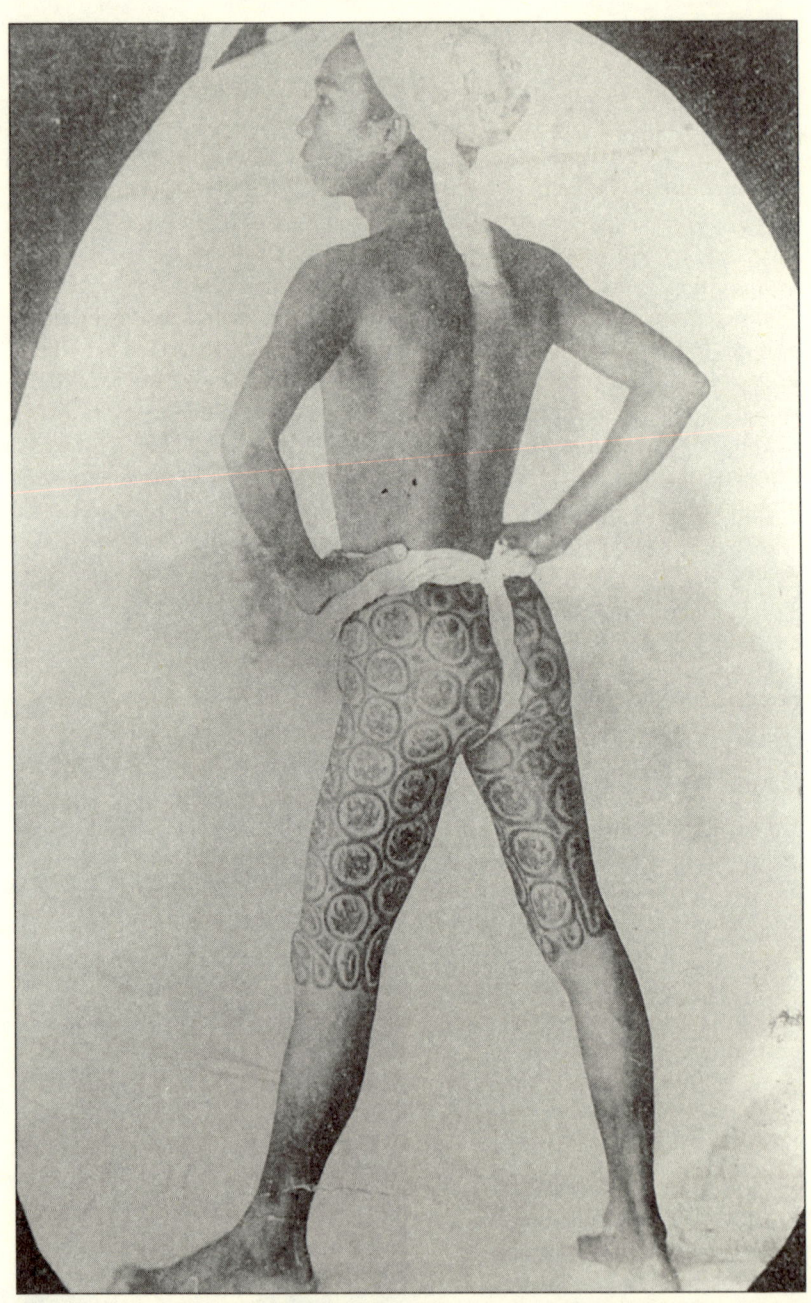

Das traditionelle Tatau aus Polynesien – hier ein Ureinwohner Ende des 19. Jahrhunderts mit dem Pe'a aus Samoa – war eine Domäne der Männer. © Foto: Archiv Theodor Vetter

ten fein gearbeitete Töpferwaren, deren Dekorationen aus gestrichelten und gepunkteten Linien bestanden. Muster, die an die traditionellen Tätowierungen der Polynesen erinnern. Wissenschaftler gehen daher davon aus, daß auch die Lapita-Menschen schon tätowiert waren.

Eine der vielen Inselgruppen Polynesiens, → *Samoa,* die westlich der Gesellschaftsinseln liegt, wurde 1722 von drei niederländischen Schiffen, die unter der Regentschaft Jacob Roggeweins fuhren, entdeckt. Ein Mitglied der Expedition beschrieb die Eingeborenen damals wie folgt:»Sie reden höflich und ihr Verhalten ist überaus zuvorkommend, in keinster Weise geprägt von Wildheit und Grausamkeit. Sie malen sich nicht an, so wie es die Eingeborenen auf den anderen Inseln machen, aber am Unterkörper tragen sie raffiniert gewebte, seidene Hosen oder Reithosen. Sie sind die charmantesten und höflichsten Eingeborenen, denen wir bisher in der Südsee begegnet sind.« Der gute Seemann irrte sich gewaltig. Die holländischen Schiffe lagen einige Tage lang vor der Küste, doch die Mannschaft ging nicht an Land und stand somit den Eingeborenen nicht unmittelbar gegenüber. Denn sonst hätten sie erkannt, daß die Männer auf der Insel keinesfalls Hosen trugen, sondern mit dem sogenannten → *Pe'a* graviert waren. Was die Urvölker auf den polynesischen Inselgruppen im östlichen Pazifik (dazu gehören neben Samoa u.a. auch die Eilande → *Hawaii,* und die Gesellschaftsinseln mit → *Tahiti*) tatsächlich auf der Haut hatten, notierte der Abenteurer und Forscher → *Joseph Banks*, als er mit dem Weltumsegler → *James Cook* auf dessen erster Reise Tahiti entdeckte. Wer diesen Aufzeichnungen nicht glaubte, dem dienten die → *Seefahrer* als Beweis, die sich als Andenken an die Reise in die Südsee von den Eingeborenen Farbe in die Haut hatten schlagen lassen. Als Cook 1774, von seiner zweiten Reise, den Tahitianer → *Omai* mit nach London brachte, entdeckte die Zivilisation → *Großbritanniens* die Körperkunst für sich. In Anlehnung an den tahitianischen Begriff → *Tatau,* »Wunden schlagen«, nannte man die Kunst »Tätowierung«.

Diese vollzog sich (und vollzieht sich auch heute wieder) auf allen Inseln Polynesiens meist wie folgt: Der Tatauierkamm, → *Au,* der aus Knochen und Stoßzähnen besteht, wird auf einen Holzstab gesetzt, mit Tusche getränkt und mit einem Stock, dem → *Iapalapa,* rhythmisch in die Haut geschlagen, wo er in das Unterhautgewebe eindringt und dort eine bleibende Verfärbung verursacht. Fettiger Ruß, der durch Verbrennen von Samenkernen gewonnen und mit Kokosöl zu einer feinen Paste angerührt wurde, wurde als Farbstoff verwendet. Einzig die → *Maoris* in → *Neuseeland* schnitten für ihre aufwendigen → *Mokos* mit meißelähnlichen Holzinstrumenten → *Farbe* in die Gesichtshaut.

Das Tatau hat in ganz Polynesien eine lange Tradition, war aber vorwiegend eine Domäne der Männer. So besagt ein samoanisches Sprichwort: »Wenn ein Mädchen geboren wird, so wird es die Schmerzen des Gebärens ertragen müssen, wenn ein Junge geboren wird, so wird er die Schmerzen der Tatauierung ertragen müssen.« Polynesische Jungen erhielten ihren ersten Körperschmuck meist im Alter zwischen zwölf und achtzehn Jahren. Der Zeitpunkt richtete sich nach der ersten Tatauierung des Häuptlingssohns, mit dem sich die gleichaltrigen Knaben gemeinsam der Prozedur unterziehen mußten. Bei den Eingeborenen auf Tahiti vergingen dann Jahre, bis der ganze Körper mit filigranen, stilisierten Mustern versehen war. Das Gesicht wurde mit dunklen Flächen tatauiert, durch deren Anordnung man die Identität des jeweiligen Trägers erkennen konnte; sie brachten seinen Wohlstand zum Ausdruck und steigerten somit die Chancen bei der Partnerwahl und im Kriegsfall die Aussicht auf einen Sieg.

Zur höchsten Vollendung brachten die Bewohner der polynesischen → *Marquesas-Inseln* die Tatau-Kunst. Bereits der spanische Seefahrer Alvaro de Mendana de Neyra, der im Jahre 1595 als erster Europäer die Marquesas ansteuerte, erwähnte bei seiner Heimkehr die den ganzen Körper bedeckenden, häufig einem Schachbrett ähnelnden Tatauierungsmuster. Die Eingeborenen auf Hawai ließen sich zusätzlich die Genitalien und die Zunge tätowieren, letzteres meist als Zeichen der Trauer. Die hohe Kunst der Gesichtstätowierung beherrschten wiederum die Maori auf Neuseeland. Mit Ausnahme Samoas wurde um die Mitte des letzten Jahrhunderts die Kunst am Körper auf keiner der zahlreichen Inselgruppen Polynesiens mehr praktiziert. Die europäischen → *Missionare* hatten ganze Arbeit geleistet. Erst seit den 1970er Jahren besinnen sich die Menschen wieder vermehrt auf die alte Tradition. Sogar noch mehr: Das kulturelle Eigentum Polynesiens hat im Zuge der Dekolonialisierung der Region politischen Stellenwert erlangt und findet seine Bewahrung vor erneutem Zugriff in emanzipatorischen Bewegungen wie Maoritanga (Neuseeland), Fa'a Samoa (Samoa) und Mao'hi-Culture (Tahiti). 60 Prozent aller Einwohner Polynesiens haben wieder ein Tatau. In Samoa gehören die Pe'a und → *Malu* sogar wieder zum alltäglichen Straßenbild; in Auckland, Neuseeland, hat sich 1999 das erste von Maori für Maori geführte Tatauierstudio »Moko Inc.« etabliert, das zwischen traditioneller und »moderner« Auffassung von Moko zu vermitteln sucht. Sein Inhaber, Inia Taylor, betont, daß Moko keineswegs nur ein Modeaccesoire ist: »Es ist eine Angelegenheit, die den Kern unserer kulturellen Identität betrifft.« Die Tatauierung als Symbole einer neuen Identität, an der Europäer nur unter bestimmten Voraussetzungen partizipieren können. Kein ausgewiesener Meister seines Fachs würde heute einem »pakeha« oder »papalagi«, einem Weißen also, eine traditionelle Tatauierung schlagen, wenn sich dieser hierfür nicht als würdig erweist, d.h. die Bedeutung der Zeichen und ihren gesellschaftlichen Kontext genau kennt. Zu tief sitzen die Angst und das Mißtrauen, nach Jahrzehnten kolonialer Fremdherrschaft wiederum die eigene Kultur ausgebeutet zu sehen. Das war wohl auch der Grund, der dem berühmtesten, zeitgenössischen Polynesen, dem Samoaner → *Paulo Sulu'ape*, der auf internationalen Conventions die uralte Pe'a-Kunst demonstrierte, den Kopf gekostet hat. Ende 1999 wurde er Opfer eines Gewaltverbrechens. Gerüchte besagen, es sei die gerechte Strafe seiner Stammesgenossen gewesen dafür, daß er dem kommerziellen Ausverkauf der Tatauierungskunst auf Conventions in den → *USA* und in → *Europa* Vorschub geleistet hat. *Info: 1) Gotz, Koessler & Allouch: Tatouage Polynésien, Pacific Promotion; 2) Gian P. Barbieri: Tahiti Tattoos, Taschen Verlag, Köln 1998; 3) www.tahititattoo.com*

PORTRÄT TATTOS
Tattoo-Stil
Porträt-Tattoos sind auf die grundsätzliche Neigung des Menschen zurückzuführen, sich Idole und Stars zu schaffen. Denn die sind keine Phantasiegestalten, sondern Menschen aus Fleisch und Blut, denen man nacheifert – oder die man liebt. Ein Porträt seiner Partnerin oder seines Partners mag in den heutigen Zeiten wohl eher selten anzutreffen sein (was ist, wenn man sich trennt?), dafür aber Bilder prominenter Persönlichkeiten. Häufig werden mit den Porträt Tattoos verstorbene Helden geehrt. Beliebt sind vor allem Marilyn Monroe, Martin Luther King, John F. Kennedy und James Dean.

Tätowierer, die Porträt Tattoos stechen, müssen wahre Meister der → *Realistic*-Technik sein.

PREIS
Kosten
Der Preis, so raten Tätowierer, sollte niemals eine übergeordnete Rolle spielen. Es gibt teure Tätowierer, die sind mies, es gibt Spitzentätowierer, deren Preise zivil sind. Deshalb sollte man sich vorher über → *Studios* hinreichend informieren.

PRINZ ALBERT
→ *Intimpiercing für Männer*
»Prinz Albert« ist das Piercing von der Harnröhrenöffnung zum Vorhautbändchen. Die Stimulation der Harnröhre wird von vielen Männern als sehr angenehm empfunden. Bevor es dazu kommt, muß allerdings erst eine Heilungszeit von bis zu acht Wochen in Kauf genommen werden. Später sollten vor allem Stehpinkler daran denken, daß der Ring die Richtung des Urinstrahl verändert. Siehe dazu auch → *Umgekehrter Prinz Albert* und → *Prinzessin Albertina*.

PRINZESSIN ALBERTINA

→ *Intimpiercing für Frauen*
Bei der Frau heißt das vertikale Piercing von der Harnröhrenöffnung bis vor die Vaginalöffnung »Prinzessin Albertina«. Da die wenigsten Frauen eine Stimulanz der Harnröhre als angenehm empfinden, ist das Piercing kaum verbreitet. Siehe dazu auch → *Prinz Albert*.

PRINZ CONSTANTIN

Amerik. Tattoo-Wunder, geb. 1827, gest. ?
1873 war George Constantin, genannt Prinz Constantin (oder auch: Kapitän Georgi, Captain Constantenus, Prince C., »The Turk« oder »The Living picture gallery«), nicht nur tätowierter Höhepunkt im »größten Zirkus der Welt«, dem → *American Museum* von → *Phineas T. Barnum*, sondern, darin sind sich Historiker einig, der berühmteste, der schönste und geheimnisvollste Tätowierte des 19. Jahrhunderts überhaupt. Die 388 symmetrisch angeordneten und ineinandergreifenden Bildfolgen, die den ganzen Körper bedeckten, zeigten gekrönte Sphinxe, Drachen, Schlangen, Affen, Elefanten, Leoparden, Tiger, Löwen, Panther, Gazellen, Katzen,

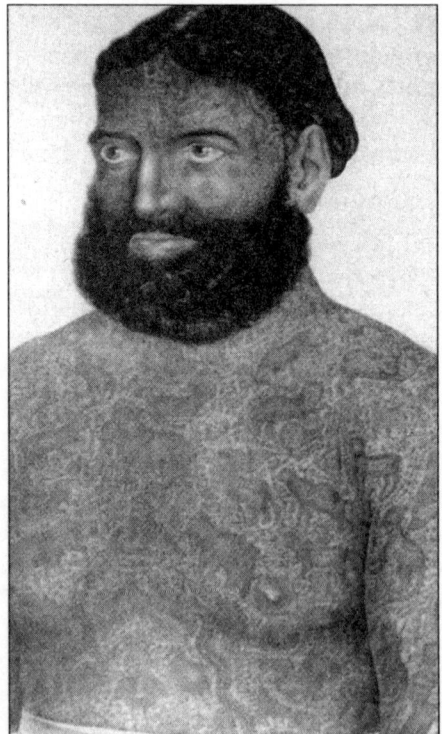

Krokodile, Eidechsen, Adler, Störche, Schwäne, Pfauen, Eulen, Fische, Salamander, auch Männer und Frauen, Früchte, Blätter und Blumen. Die Motive verteilten sich wie folgt: 50 Bilder auf der Brust, 51 auf dem linken Arm, 50 auf dem rechten Arm, 37 auf dem Rücken, 8 im Nacken, 52 auf der Hüfte und in der Taille, 1 auf dem Penis, 137 auf den Beinen, 2 auf der Stirn.

Über eine Entstehungsgeschichte dieser vielen Tattoos konnte sich Prinz Constantin zeit seines Lebens nicht einig werden. Sie klingt wie eine abenteuerliche Kombination aus denen, die → *Jean Baptiste Cabri* und → *Rutherford* jedem

Prinz Constantin.
© Archiv Theodor Vetter

252

erzählten, der es hören wollte. So behauptete Constantin einmal, in der Südsee die Prinzessin eines Eingeborenenstammes geheiratet zu haben, gefangen worden zu sein, höllische Torturen durch Tätowierungsriten erlitten zu haben, bevor er schließlich entkommen und durch → *Asien* und → *Afrika* bis nach → *Europa* fliehen konnte, nicht ohne vorher noch allerhand unglaubliche Abenteuer zu erleben. Nach eigenen Angaben war er »der größte Gauner und Dieb der Welt, und stets von den schönsten Frauen umschwärmt«. Ein anderes Mal erzählte er, daß er den Franzosen im Kampf gegen die Chinesen beigestanden hätte und dabei von den Chinesen gefangengenommen wurde. Diese hätten ihn eingesperrt und in einer schmerzhaften Prozedur über drei Monate täglich drei Stunden lang tätowiert. Vier starke Männer hätten ihn dabei festhalten und mit dem Tod drohen müssen. Was immer die Wahrheit war, sie wurde nicht ans Licht gebracht. Prinz Constantin aber zog in den siebziger Jahren des 19. Jahrhunderts nicht nur Scharen schaulustiger Gaffer an, sondern auch das Interesse der medizinischen Wissenschaft. Man stellte ihn auf Ärztekongressen vor, machte seine Bekanntschaft in der »Schlesischen Gesellschaft für Vaterländische Kultur«, untersuchte seine Tätowierungen und verfaßte interdisziplinäre Abhandlungen über ihn. Den Wissenschaftlern galt schließlich die → *burme*sische Herkunft seiner Tätowierungen als gesichert, so daß Prinz Constantin auch unter dem Namen der »Tätowierte von Birma« bekannt wurde. Constantin war Vorbild für alle späteren Schausteller, die ihre Haut auf → *Sideshows* und im → *Zirkus* zur Schau trugen.

PRINZ GIOLO

Polyn. Eingeborener

Der Pirat und Entdeckungsreisende → *William Dampier* entdeckte 1691 auf der Insel Meangis zwischen Sumatra und Sri Lanka einen Stamm Ureinwohner, die → *tatauiert* waren. Besonders hatte es ihm ein würdevoller Häuptling angetan, der den Namen Prinz Giolo (auch: *Jeoly*) trug. In seinen Aufzeichnungen beschrieb Damier Giolo wie folgt: »He was painted all down the breast, between his shoulders behind; on his thighs (mostly) before; and in the form of several broad rings, or bracelets, round his arms and legs. I cannot liken the drawings to any figure of animals, or the like, but they were very curious, full of great variety of lines, flourishes, checkered work, etc. keeping a very graceful proportion, and appearing very artificial, even to wonder, especially that upon and between his shoulder blades. By the account he gave me of the manner of doing it, I understand that the painting was done in the same manner, as the Jerusalem Cross is made in men?s arms, by pricking the skin, and rubbing in a pigment. But whereas [gun] powder is used in making the Jerusalem Cross, they at Meangis use the gum of a tree beaten to a powder called in English,

Dammer, which is used instead of pitch in many parts of India. He told me that most of the men and women of the island were thus painted, and also that they all had ear rings made of gold, and gold shackles about their legs and arms. *(aus: William Dampier, Giolo in a popular travel book, A New Voyage Round the World, 1697)*

Er kaufte Prinz Giolo gegen dessen Willen seinem Stamm ab und lockte ihn mit dem Versprechen, ihn reich zu machen und anschließend zurück in seine Heimat zu bringen, nach London. Als Dampier 1691 in England eintraf, glaubte die Öffentlichkeit dort anfangs nur an einen Scherz, bei dem man den wilden Sklaven mit Farbstoffen angemalt hatte. Als Dampier den Beweis erbringen wollte, daß die Körperkunst sehr wohl durch Stiche unter die Haut entstanden war, erkrankte Giolo, dem Dampier den Namen »Giolo, the Famous Painted Prince« verpaßt hatte, an Pocken und starb fern seiner Heimat.

PSEUDO-TATTOOS
Tattoo für Farb-Allergiker
Pseudo-Tattoos sind aus dehnbarem Kunststoff (weil zum Überstreifen) und sehen aus wie ein filigran gezeichneter Reif. Sie verzieren den Knöchel, Unterschenkel, Oberarm, Handgelenk oder Hals mit einem Tattoomuster, über das jeder, der selbst ein Tattoo hat, meistens nur herzlich lacht. Sehr beliebt bei Kindern, denen die → *Abziehbilder* zu ekelig geworden sind. Es gibt aber auch schon Berichte davon, daß sich erwachsene Menschen mit dem Pseudo-Tattoo in die Disco vorgewagt haben.

PUBIC
→ *Intimpiercing für Männer*
Als »Pubic« wird das horizontal am oberen Penisansatz gestochene Piercing mit Ring oder Kugelstift genannt. Da die Bauchdecke an dieser Stelle meist einer extremen Belastung unterliegt, liegt die Heildauer bei vier bis sechs Monaten.

PUNK
Subkultur
Punk bezeichnet auf der einen Seite eine um 1976 im angloamerikanischen Raum aufkommende Richtung der Rock-Musik, charakterisiert durch kurze, extrem schnell gespielte Hard-Rock-Stücke mit wenigen Akkorden und aggressiven Texten (Sex Pistols, Dead Kennedys), andererseits steht es als Begriff für Jugendliche, die sich unter dem Eindruck von sozialen und wirtschaftlichen Problemen, besonders der Jugendarbeitslosigkeit, von der Gesellschaft abwenden und durch betont provozierende Aufmachung - gefärbte oder verklebte, strähnig gestellte, teilweise ausrasierte Haare, zer-

rissene Kleidung, Rasierklingen – schockieren wollen. Neben einigen Ausläufern der → *Hippie*-Kultur der späten sechziger Jahre war die Punkbewegung der siebziger Jahre die erste große Subkultur, deren Anhänger mit → *Modern Primitives*-Elementen auf sich aufmerksam machten. Mit Sicherheitsnadeln wurden temporäre Piercings – vor allem im Gesicht – vorgenommen. In dem No-Future-Bewußtsein spielten auch die erstmals hemmungslos offen getragenen Tätowierungen eine Rolle. Von der Bevölkerung ehedem mit dem Signal eines Bürgerschrecks und Außenseiters stigmatisiert, waren düstere → *Horror & Tod Tattoos,* die das Elend des Lebens symbolisierten, ein beliebtes Element bei den Punks.

Der amerikanische Tätowierer → *Leo Zulueta,* selbst ein Kind der Punk-Bewegung, brachte die Kids Anfang der 1980er mit den → *Tribal Tattoos* in Berührung. Auf Bildern in → *Lyle Tuttles* Tattoo Museum sah er die kräftigen, schwarzen ornamentalen Tätowierungen des Iban-Stammes von → *Borneo* und glaubte eine Verbindung von archaisch tribalen Gesellschaften zur damaligen Punkszene, die einer festen Stammesgesellschaft ähnelte, herzustellen. Seine Punkerfreunde waren die ersten, die sich die scherenschnittartigen Motive stechen ließen, bevor die Tribal-Welle 1988 vom Punk-Fotografen → *Chris Wroblewski* und seinem vielbeachteten Bildband »Modern Primitives« um die Welt getragen wurde. Auch in → *Europa* erfreute sich die Punkrock-Bewegung an den Hautbildern: Die Österreicher → *Bernie Luther* und → *Claus Fuhrmann* sehen sich noch heute als zünftige Punkrocker.

PUNKTE
Tattoo-Motiv
Ähnlich den → *Strichen* listeten Punkte für tätowierte Kriminelle zu Beginn dieses Jahrhunderts die Tage im Gefängnis auf.

PURDY, DAVID W.
1. brit. Tattoo-Künstler
Der erste professionelle Tattoo-Künstler Großbritanniens war D. W. Purdy, der 1879 in England, in Halloway nördlich von London, sein Geschäft eröffnete. Obwohl man nichts von der Existenz von Visitenkarten seines Studios weiß, so ist ein Handbuch mit dem praktischen Titel »Tatooing« erhalten geblieben, das er kurz vor dem Ende seiner Karriere 1896 veröffentlicht hatte. Darin beschreibt er detailliert, wie die Haut vor der Auftragung einer Tätowierung vorzubereiten ist und wie die Nadeltechnik funktioniert. Purdy arbeitete zeit seines Lebens → *Freehand.* Unter seinen Motiven fanden sich Londons Tower Bridge, das House of Parliament und britische Kriegsschiffe.

R

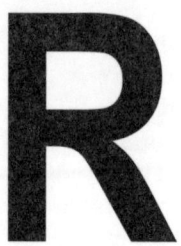

RADIO
→ *Body Modification Eradio*

RASIERER
A & O beim Tätowieren
Die zur Tätowierung vorgesehenen Hautpartien werden vor der Arbeit mit einem Einwegrasierer von Haaren befreit, damit die → *Nadeln* der → *Tätowiermaschine* die Haare nicht unter die Haut stoßen. Das könnte nämlich zu einer Infektion führen.

REALISTIC
Tattoo-Technik
Tattoos, die »Realistic« gestochen sind, besitzen Fotoqualität. Sie sind meist nach Porträts oder Naturszenen tätowiert.

REIME, ERIK
Norweg. Tätowierer, geb. 1950
Erik Reime, geboren in Norwegen, zog im Alter von 15 Jahren nach Dänemark, wo er in Kopenhagen die Schule besuchte und schließlich Soziologie studierte. 1975 verweigerte er den Kriegsdienst und arbeitete stattdessen in einer Bücherei. Es folgten zehn

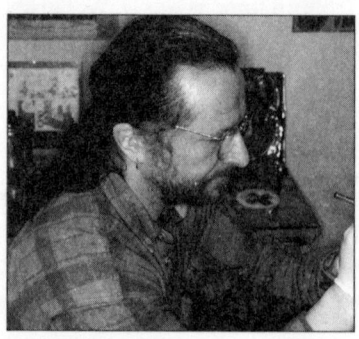

Jahre in einem politischen Buchladen. Nebenher engagierte er sich für Greenpeace und begann zu tätowieren. 1988 rief er die Aktion »Kunsten pa Kroppen« ins Leben, was übersetzt soviel

Unten: Erik Reime aus Kopenhagen, Dänemark, hier bei der Arbeit, ist einer der wenigen Tätowierer Europas, die Aufnahme in einen Künstlerverband fanden. – © Erik Reime

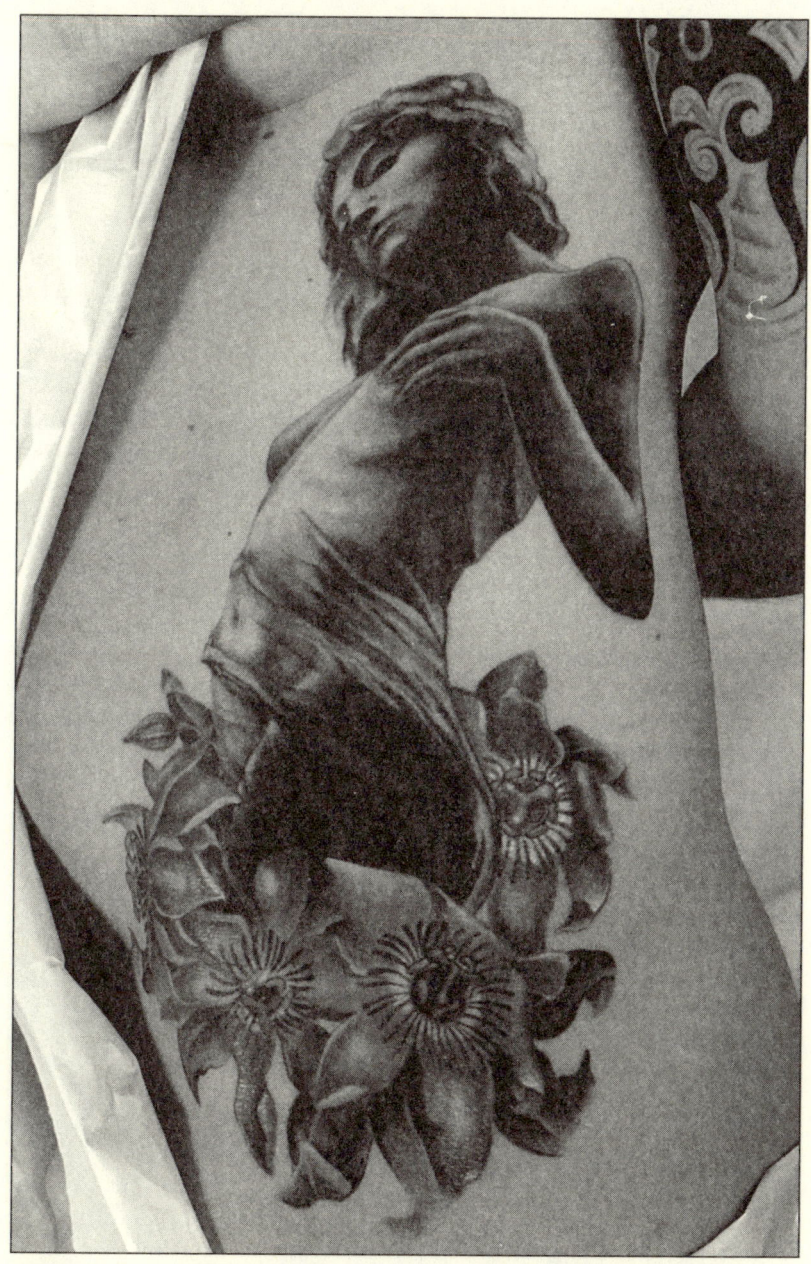

Bei den »Realistic Tattoos« stimmen die Proportionen, die Schattierungen, die Verläufe; das bezaubernde Mädchen wurde in Szene gesetzt von Berit Ulhorn, Tatau Obscur Berlin.
© Gregor von Glinski

heißt wie: »Die Kunst auf dem Körper«. Dazu bediente er sich als einer der ersten Tätowierer in → *Europa* der traditionellen → *Tatau*-Technik mit dem Tatauierkamm → *Au* und dem Stock → *Iapalapa*. Seine bevorzugten → *Blackwork Tattoos* sind dementsprechend durch ethnische und historische Designs der Urvölker inspiriert. Eriks Motto, mit dem er sich inzwischen einen Namen auf hicsigen → *Conventions* gemacht hat: mit ausdrucksvoller Simplizität den Körper »erhöhen«.

Dazu hat Erik über viele Jahre mit dem Studium der alten Kunst und Geschichte der Tattoo-Kultur verbracht, ein Wissen, das er sich heute gerne auch in Vorträgen und Referaten zu Nutze macht. Außerdem ist Erik gern gesehener Gast im Radio und Fernsehen. 1996 hat dieses omnipräsente Engagement zu einem beachtenswerten Erfolg geführt: Erik wurde als erster Tätowierer Europas Mitglied einer Künstlerorganisation, der BKF, einem Zusammenschluß renommierter Künstler in Dänemark. Es verwundert also nicht, daß Erik als einer der wenigen → *Meisterstecher* Europas auf eine Fülle an Vernissagen und Ausstellungen zurückblicken kann.

Kontakt: Erik Reime, Kunsten pa Kroppen, Radhusstrade 15,2, 1466 Kopenhagen K, Dänemark, Telefon 0045/33/144826, Telefax 0045/33/144826, http://www.tattoo.dk, erik@tattoo.dk

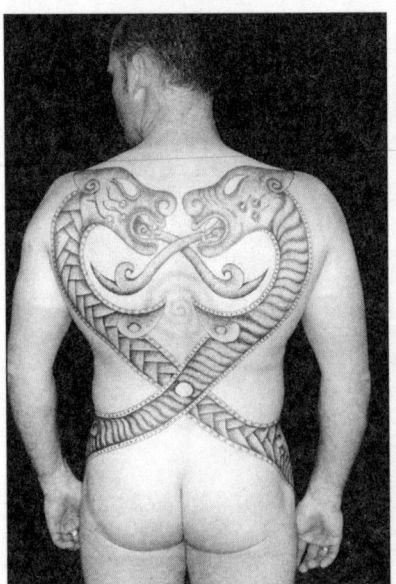 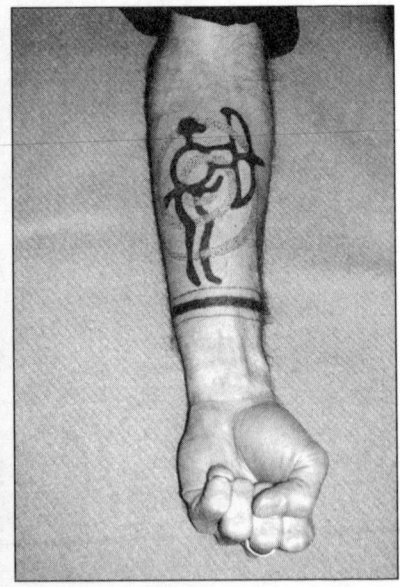

Links: Vor allem die keltischen Mythen mit ihren verschlungenen Ornamenten haben es Erik Reime angetan, wie dieses aufwendige Tattoo zeigt •
Rechts: Stilisierte Motive, die bisweilen an die Höhlenmalereien unserer Vorfahren erinnern, sind ein Markenzeichen von Erik Reime. © Erik Reime

258

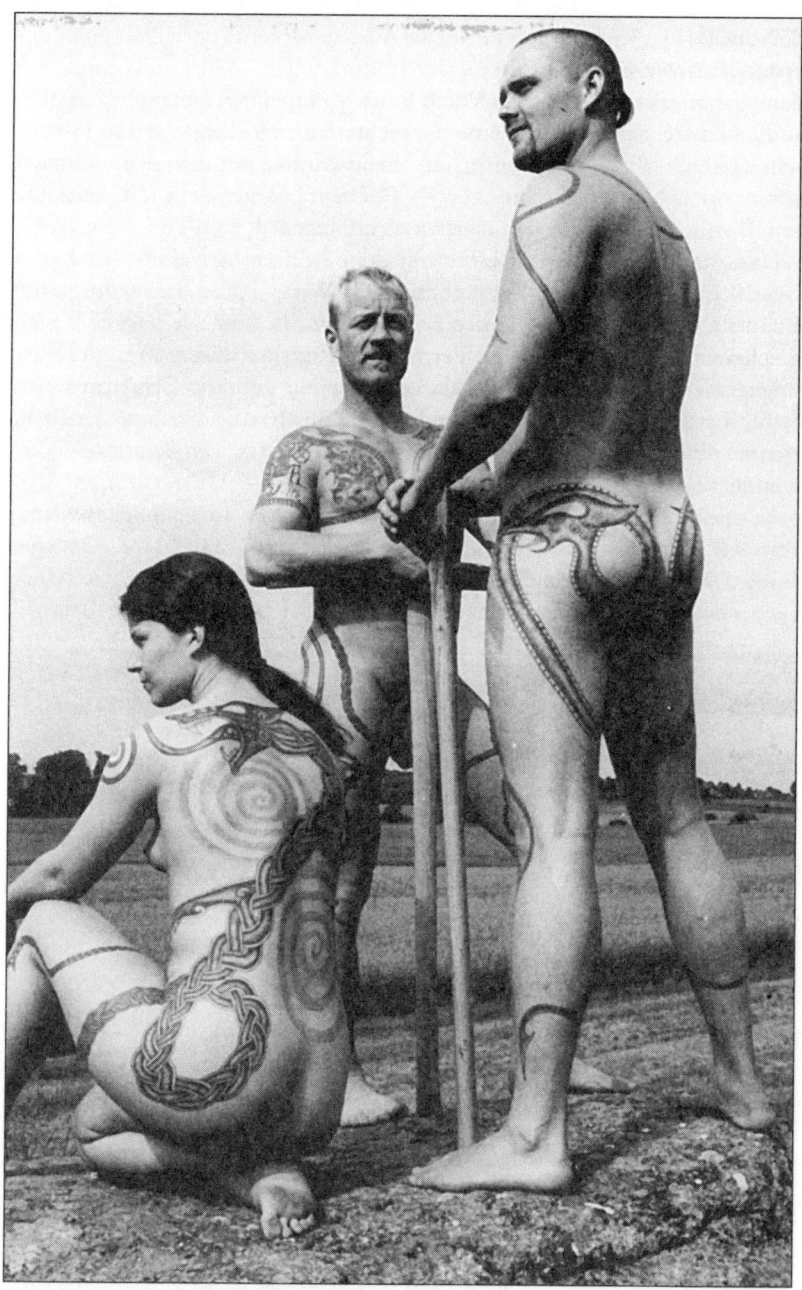

Erik Reime hat viele Jahre mit dem Studium alter Künste und der Geschichte der Tattoo-Kultur verbracht, was sich nicht selten in seinen Motiven widerspiegelt. – © Erik Reime

REKORDE
Höchstleistungen

Auch in der Tattoo-Szene fühlt sich so mancher zu besonderen Höchstleistungen angespornt, und das nicht erst in unseren ausgeflippten, modernen Zeiten. → *Prinz Constantin*, ein albanischer Grieche, tourte in dem → *Zirkus* → *American Museum* von → *Phineas T. Barnum* durch Amerika; sein Tattoo bestand aus 388 symmetrisch angeordneten und ineinandergreifenden Bildfolgen, die seinen ganzen Körper bedeckten, auch das Gesicht, die Augenlider, Ohren und den Penis. Einer der wohl ersten Rekorde war der von → *Horace Ridler*, der zu Beginn der 1920er seinen ganzen Körper, auch den Kopf, mit zebraartigen schwarzen Streifen versehen ließ. Er feilte seine Zähne ab, ließ seine Nase durchbohren (um einen Stoßzahn zu tragen), durchlöcherte und dehnte seine Ohrläppchen und nannte sich fortan → *The Great Omi*. Als solcher trat er in diversen → *Zirkus*-Shows auf.

Kommen wir zur Jetzt-Zeit: Auf der Haut von Walter Stiglitz aus New Jersey (USA) beispielsweise sollen sich sechs Künstler mit 5.488 Tätowierungen verewigt haben. Die 60jährige → *Isobell Varley*, gern gesehener Gast auf internationalen Conventions, nennt sich selbst »the walking of art« – das laufende Kunstwerk – und ist zweifelsohne eine der meist tätowierten Seniorinnen der Welt. Immer wieder lüpft sie auf Veranstaltungen ihren Rock und zeigt, wo man (frau) sich alles tätowieren lassen kann...

Das → *Guinness Buch der Rekorde* hat inzwischen auch die Tätowierungen und → *Piercings* entdeckt. Folgende Rubriken sind in dem Rekordbuch zu finden:

→ *Berühmteste Tätowierung*
→ *Meiste Künstler, die gleichzeitig tätowierten*
→ *Längste Tätowierungssitzung*
→ *Dichteste Tätowierung*
→ *Individuellste Einzeltätowierungen*
→ *Meiste Tätowierungen einer Frau*
→ *Meiste Tätowierungen eines Mannes*
→ *Größtes Tätowierungsarchiv*
→ *Größtes Tätowierungsmuseum*
→ *Älteste Tätowierungen*
→ *Einflußreichster Körperkünstler*
→ *Meiste Körperteile als Kunstwerk*
→ *Meistgepiercter Mann*

Im Guinness Buch der Rekorde nicht verzeichnet sind die 40 deutschen Tätowierer, die sich 1997 auf der Convention in Wien in 45 Sekunden gleichzeitig mit einem eigenen → *Flash* auf dem Körper der deutschen Ikone → *Tattoo-Theo* verewigen wollten. Die Redaktion des Guinness Buches der Rekorde nannte die Aktion schlicht »Verstümmelung«.

RELIGION
Glaubenssache

Der »Glauben« spielte immer eine bedeutsame Rolle, wenn es darum ging, daß sich Menschen kunstvoll verzierten. Als religiöses Symbol, das böse Geister abhalten, und magisches Ritual, das die Schutzgötter wohlgesonnen stimmen sollte, wurden Tätowierungen bei den Urvölkern auf → *Borneo*, bei den → *Indianern* in → *Nord-* und → *Südamerika,* bei den Eingeborenen → *Indiens,* → *Indonesiens* und → *Polynesiens* ausgeführt. Nahezu jeder Kulturkreis nutzte die Tätowierung als besonderes Zeichen seiner Gläubigkeit; selbst die Völker der Semiten und Phönizier, die 1.500 v. Chr. die → *ägyptische* und babylonische Hochkultur im Mittelmeerraum verbreiteten, markierten sich auf Anweisung ihres Sonnengottes Baal die Hände mit prophetischen Zeichen, um so Kraft für ihr Leben zu erlangen.

Die christliche Kirche indes konnte zeit ihres Bestehens der Tätowierung nichts abgewinnen. Im Gegenteil: Nach dem Ende der → *keltischen* Kultur sorgte Kaiser → *Konstantin I.* im Jahr 332 dafür, daß bei Sklaven und Gefangenen Gesichtstätowierungen ab sofort nicht mehr ausgeführt wurden. Papst → *Hadrian I.* verbot im 8. Jahrhundert mit der dem Christentum eigenen Ignoranz die Tätowierung ganz, weil er in ihr Zeichen des Aberglaubens und der heidnische Symbole sah. Er stützte sich dabei auf die Bibelstelle: »Für einen Toten dürft ihr keine Einschnitte auf euren Körper anbringen, und ihr dürft euch keine Zeichen einritzen lassen. Ich bin der Herr.« (Levitikus, 19,28)

In den Jahrhunderten darauf war den kirchlichen → *Missionaren* diese Bibelstelle Rechtfertigung genug, um mit Hilfe der Inquisition für die strikte Einhaltung ihrer Gebote zu sorgen. Einzige Ausnahme waren vielleicht die Kreuzritter im 11. und 12. Jahrhundert, die sich Kreuze in die Haut ritzten. Grund: Im Todesfall wollten sie so ihre Identifikation erleichtern, um sich ein christliches Begräbnis zu sichern.

RIDLER, HORACE
→ *The Great Omi*

RILEY, TOM
Brit. Tattoo-Künstler

Tom Rileys Vater war Soldat, und Riley folgte seinem Beispiel und schlug die militärische Laufbahn ein. Er besaß ein zeichnerisches Talent, das er sich zu Nutze machte, als er tausende von Regimentswappen und andere, militärische Motive seinen Kollegen während des Burenkriegs tätowieren mußte. Nach seinem Abschied etablierte sich Riley als Tätowiermeister in London. Sein amerikanischer Cousin, → *Samuel O'Reilly*, war ebenfalls ein erfolgreicher Tattoo-Künstler in New York und erfand 1891 die erste elektromechanische → *Tätowiermaschine*. Folglich war Tom der erste britische Tattoo-Artist, der statt in der überlieferten → *Tatauierungs*-Methode mit der Tätowiermaschine seines Cousin arbeiten durfte. Er stand innerhalb kürzester Zeit an der Spitze der britischen Tätowierer. Mit ingesamt 17.000 Kunden (davon 2.500 Frauen) war er meistbeschäftigter Tattoo-Künstler des späten 19. Jahrhunderts.

Seine eigentliche Popularität verdankte Riley jedoch nicht seinen abertausenden → *Traditional Tattoos*, sondern seinem Hang zu spektakulären Auftritten. Eine seiner originellsten Darbietungen war die Ganzkörpertätowierung eines indischen Büffels, den er 1904 über drei Wochen im Pariser Hippodrome verzierte.

ROBERTS, BOB & CHARLIE
Amerik. Tätowierer
In die Lehre ging Bob Roberts 1973 bei → *Bert Grimm*, von dem er heute sagt, daß er »eine harte Schule« gewesen sei. Ende der 1970er Jahre lernte er → *Don Ed Hardy* kennen, mit dem er dreieinhalb Jahre zusammenarbeite und der ihm die künstlerischen Tricks und Kniffe einer → *Tätowiermaschine* beibrachte. In → *New York* eröffnete Roberts in den frühen Achtzigern seinen ersten eigenen Shop, tätowierte Rockabilly-Bands wie die Stray Cats. Nach drei Jahre kehrte er zurück zur Sonnenseite des Lebens, nach Los Angeles. Hier trieben inzwischen → *Jack Rudy* und → *Goodtime Charlie* die → *Fineline*-Technik voran. Bob sprang in seinem bis heute über die Grenzen der → *USA* hinaus bekannten »Spotlight Studio« auf diesen Zug, entwickelte sich selbst zum Meister der Details, nicht ohne dabei sein Geschick für die → *Traditional Tattoos* und den → *Japan*ischen Stil zu bewahren. Seit 1987 tritt Sohn Charlie in die Fußstapfen seines Vaters. *Kontakt: Bob & Charlie Roberts, Spotlight Tattoo, 5855 Melrose Ave., Los Angeles, CA 90036, USA, Telefon 001/213/8711084*

ROGERS, FRANKLIN PAUL
Amerik. Tattoo-Ikone, geb. 1905, gest. 1988
Den Großteil seiner Kindheit reiste Franklin Paul Rogers von einer Kleinstadt zur nächsten. Bereits im zarten Alter von 13 Jahren mußte er seinen Teil zum Familienunterhalt beitragen, indem er in Webereien arbeitete. »Nichts als Elend, Mann, es war hart für jeden«, ließ er es zeit seines Lebens jeden wissen, der danach fragte. Das Jahr 1926 sollte allerdings einen Wendepunkt markieren. Er hatte sich sein erstes Tattoo inken lassen und in der

Hautkunst endlich seine wirkliche Berufung entdeckt. 1928 schaffte er sich sein erstes Equipment an und hatte 1932 nahezu alle Leute im Umkreis seines damaligen Wohnortes tätowiert. In der Hoffnung auf Abenteuer – und unbefleckte Haut – schloß er sich der Sideshow von J.J. Page an. Noch im gleichen Jahr traf er auf die John T. Rae Happyland Show. Er heiratete die Tochter des Geschäftsführers und gemeinsam boten sie im Sommer auf Volksfesten ihre Tattoo-Dienste feil, während sie im Winter in den Fabriken arbeiteten. Das war sehr zermürbend und nicht sehr ertragreich: 42 Dollar pro Woche betrug das Fabrikgehalt.

Als sich Paul Rogers 1942 in Charleston, South Carolina die Möglichkeit bot, seinen ersten Laden zu eröffnen, ließ er die Chance nicht ungenutzt. 150 Dollar verdiente er ab da in der Woche. Weitere Shops in Norfolk, und Petersburg folgten. In Jacksonville, wo Paul viele Jahre den einzigen Tattoo-Shop im großen Umkreis betrieb, traf er 1955 auf → *Huck Spaulding*. Gemeinsam bauten sie die legendären »Paul Rogers → *Tätowiermaschinen*«, von denen einige noch heute zu den besten ihrer Art gehören. Gemeinsam gründeten sie auch den bis heute renommiertesten Tattoo-Equipment-Hersteller und Mail-Order-Service → *Spaulding & Rogers*. Nachdem Paul eines Nachts auf dem Parkplatz seines Studios in der Mainstreet von Jacksonville ausgeraubt wurde, machte er den Laden dicht und baute in Jacksonville nur noch für persönliche Kunden die handgefertigen Tätowiermaschinen.

Eric Inksmith (geb. 1945), den Rogers in den 70er Jahren kennenlernte, gab er die Genehmigung zur Benutzung seines Namens. Inksmith eröffnete 1984 das Studio »Inksmith & Rogers Tattoo« in Jacksonville. Es ist offizieller Nachfolger von Rogers' berühmtem Tattoostudio, gleichzeitig auch eine Huldigung und Gedenken an den »Vater der amerikanischen Tattoo-Bewegung«. 1983 wurde Rogers außerdem wegen seiner Verdienste in die → *Tattoo Hall of Fame* in San Francisco eingetragen. 1988 erlitt er einen Schlaganfall und verbrachte die letzten zwei Jahre seines Lebens in einem Pflegeheim. Dort starb er 1990 nach 56 Jahren im Tattoo-Biz.

Was bleibt, ist die Erinnerung an einen Mann, der weniger durch künstlerische Aspekte von sich reden machte, sondern mehr durch seinen Einsatz zur Konstitutionalisierung der Tätowierung. Andere berühmte Nadelkünstler jener Zeit wie → *Sailor Jerry Collins* oder → *Les Skuses* schätzten Rogers als wichtigen Impulsgeber. »Ohne Pauls Bereitschaft, sein Wissen und Talent zur Fortentwicklung der Tattoo-Kunst einzusetzen, wären die harterkämpften Geheimnisse vergangener Zeiten längst verloren gegangen«, befindet Doc Don Lucas, der 1990 Rogers' Biographie schrieb. Rogers' Sammlung wurde dem renommierten → *Tattoo Archiv* von → *C.W. Eldridge* gespendet. 1993 gründete dieser mit → *Don Ed Hardy* und →

Henk Schiffmacher die Stiftung → *The Paul Rogers Tattoo Research Center*, die seit Anfang 2000 im → *Guinness Buch der Rekorde* steht.
Info: Doc Don, The Father of American Tattooing, Lucas Enterprise, Los Angeles 1990

ROSE
Trad. Tattoo-Motiv
Die Rose symbolisiert ein Leben voller Dornen. Sie gehört noch heute zu den meistgestochenen Symbolen der → *Traditional Tattoos*.

ROYO, LUIS
Span. Maler, geb. 1954
Neben → *Franz Frazetta* ist Luis Royo der vielleicht wichtigste Inspirator für aufregend-erotische → *Fantasy Tattoos*. Royo studierte Malerei, Kunst und Design, und beschäftigte sich seit 1972 mit der ernsthaften Malerei. Viele seiner Werke konnten in gemeinsamen Ausstellungen mit den Bildern anderer Künstler bewundert werden. 1977 verwirklichte Royo seine erste eigene Ausstellung in Spanien. Royo zog es seit 1978 aber immer mehr in die Comic-Szene. Ab 1981 veröffentlichte er Geschichten in Zeitschriften wie »1984«, »Comic International«, »Rambla« und gelegentlich auch in »El Vibora« und »Heavy Metal«. 1983 begann Royo für den Verlag »Norma Editorial« Illustrationen zu zeichnen. Diese Zusammenarbeit führte dazu, daß seine Werke erstmals auch außerhalb Spaniens veröffentlicht wurden. Seitdem sind seine Werke nicht nur als Titelbilder diverser Bücher, als Cover für Zeitschriften, auf Kalendern und Postern zu finden, sondern auch auf der Haut begeisterter Tattoo-Fans, die sich bereits in Royo-Bildbänden wie »Secrets«, »Millennium«, »Malefic« oder »Women« ihre Motivvorlage geholt haben. In seinem aktuellen Buch »Prohibited Books« (1999) präsentiert der Künstler – wie so oft schon – Frauen, mal engelsgleich, mal brutal, stets wunderschön. Dazu tragen nicht selten die Piercings und Tattoos bei, mit denen Royo die Mädchen schmückte.
Herausragend ist Royos akribische Liebe zum Detail: Seine Protagonisten sind bis in die Haarspitze ausgefeilt. Kräftige Farben zaubern eine einzigartig lebendige Stimmung in fremde Fantasy-Welten.
Info: Luis Royo, Prohibited Book, Riedel & Krebs Verlag, Frankfurt 1999

RUSSLAND
Väterchen Frost
Mitte der fünfziger Jahre wurden in Rußland Mumien mit Tätowierungen entdeckt, die Aufschluß darüber geben, wie hoch entwickelt die Kunst des Tätowierens in Rußland war. So fand man im Norden, im Ukok-Plateau, die 2.400 Jahre alte Leiche einer Frau, die an den Armen und Schultern

kunstvolle und reich verzierte Tätowierungen von Vögeln, Hirschen und mystischen Tieren trug, die mit einer Knochennadel und Ruß unter die Haut gestochen worden waren. Bisher ist sie die älteste bekannte tätowierte Frau. Vermutlich war sie eine Kriegerin oder Erzählerin von Stammesgeschichten, und in ihrem Stamm der Pazyryker hoch angesehen. Am umfangreichsten war ein Pazyryk-Häuptling illustriert, und zwar mit Fabelwesen und Tieren, die seine besondere Stellung innerhalb des Clans verdeutlichten. Ansonsten ist bis heute wenig überliefert von den alten Riten und Kulturen in Rußland, nicht zuletzt, weil das kommunistische Regime der letzten 50 Jahre mehr an Kultur zerstört als bewahrt hat. Auch das Bemühen der Zentralpartei, jeden Funken Individualität beim Bürger – und damit seine künstlerische Aktivität – im Keim zu ersticken, hat Ausdrucksformen wie → *Körperbemalung* gar nicht erst zugelassen. Einzig die Tätowierung war beim Militär ein gerngesehenes Mittel, unbequeme Elemente der Gesellschaft zu brandmarken und damit auf Nimmerwiedersehen in die eisigen Tiefen Sibiriens zu verfrachten.

RUTHERFORD, JOHN
1. engl. Tattoo-Wunder
1816 wurde der englische Seemann John Rutherford auf einer Reise nach → *Neuseeland* von den Eingeborenen der → *Maori* gefangengenommen. Wider seinen Willen tätowierten ihn zwei Priester. Später fand er Aufnahme in die Stammesgemeinschaft, stieg zum Häuptling auf und durfte aus über 60 Mädchen des Stammes auswählen. Er heiratete zwei Töchter des Oberhäuptlings, lebte nach den Stammesbräuchen, wozu auch die Kopfjagd gehörte, bevor er 1828 gerettet (?) und nach England zurückgebracht wurde, wo er sich als erstes britisches Tattoo-Wunder in sogenannten → *Sideshows* auf Jahrmärkten verdingte.

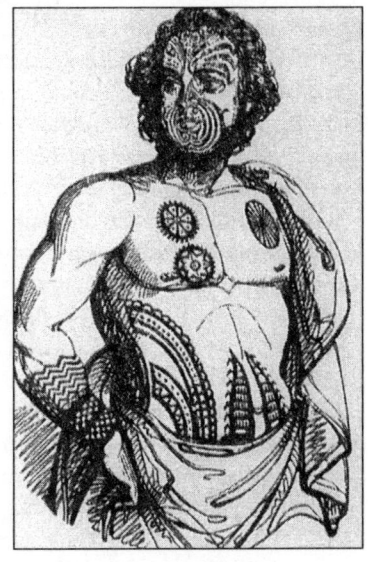

John Rutherford wurde von den Maori Neuseelands gefangengenommen und mußte sich dem Tatauierungsritual der Eingeborenen unterziehen. Nach seiner Rückkehr verdingte er sich als erstes britisches Tattoo-Wunder auf Jahrmärkten. © Archiv Marcel Feige

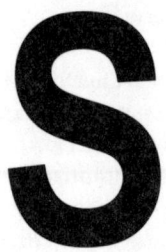

SACRED HEART
→ *Herz*

SAFER PIERCING
Aktion des → *1. O.P.P. e.V.*

Mit »Safer Piercing« setzen sich → *Deutschlands* professionelle Piercer für ein sicheres und sauberes Piercen ein. Dazu haben sie einige Richtlinien aufgesetzt, anhand derer der Kunde erkennen kann, ob er bei der Wahl seines Piercing-Studios richtig liegt: »1) Sehen Sie sich einige Studios an – Piercing erfordert Vertrauen. 2) Stellen Sie alle Fragen und versuchen Sie zu beurteilen, ob Ihr Piercer einen professionellen Eindruck macht. 3) Sehen sich das Studio genau an. Die Piercingkabine sollte separiert, sauber und wischdesinfizierbar sein sowie über ein → *Ultraschallgerät* und einen Dampfdrucksterilisator verfügen. 4) Räume, in denen geraucht wird, oder die aufgrund anderer Tätigkeiten starke Staubbelastungen aufweisen, sind für ein steril auszuführendes Piercing nicht geeignet. 5) Sie sollten unaufgefordert über Risiken und Spätfolgen informiert werden, die das von Ihnen gewünschte Piercing beinhaltet und eine detaillierte Einverständniserklärung vorgelegt bekommen. 6) Ihr Piercer sollte Sie nach Ihrem Gesundheitszustand sowie Allergien befragen. 7) Achten Sie darauf, daß alle Materialien für Ihr Piercing steril verpackt sind bzw. Einwegmaterialien verwendet werden und der Piercer ein neues Paar → *Handschuhe* trägt. 8) Lassen Sie sich bei der Schmuckauswahl bezüglich Material und Funktion ausführlich aufklären. Fragen Sie nach verträglichen Materialien für den Ersteinsatz. Chirurgiestahl ist ein Sammelbegriff, der nichts über die Materialzusammensetzung aussagt und durchaus hohe Nickelanteile in den Körper abgeben kann. Nicht jedes Design ist für jede Körperstelle geeignet. 9) OPP-Mitgliedern ist die Verwendung von Ohrlochpistolen nicht erlaubt. 10) Personen unter 18 Jahren dürfen sich nur mit einer schriftlichen Einverständniserklärung der Erziehungsberechtigten piercen lassen. 11) Sie sollten eine detaillierte Pflegeanweisung sowie einen sterilen Verband erhalten. Ihr Piercer sollte während der Abheilzeit für Sie da sein.«

SAFER TATTOO

Aktion des → D.O.T. e.V.

Mit »Safer Tattoo« setzen sich die Deutschen Organisierten Tätowierer für mehr → *Hygiene* in ihren Studios und ein professionelles Tätowieren ein. Dazu hat der Verein eigens Statuten festgeschrieben, an denen sich die Mitglieder orientieren: 1) Ein Heißluftsterilisator oder → *Autoklav wird zur* Reinigung der → *Tätowiermaschinen* benutzt. 2) Die sterilisierten → *Nadeln* und Griffstücke werden für jeden Kunden gewechselt. 3) → *Farbnäpfchen*, → *Rasierer*, → *Holzspatel* und → *Handschuhe* sind Einwegprodukte. 4) Bei Farbwechsel werden Nadeln und Griffstücke in einem Plastikbecher im → *Ultraschallgerät* gereinigt. 5) Telefon, Türklinken, Arbeitsmaterialien etc. werden während des Arbeitsprozesses nicht mit den Handschuhen angefaßt. Falls doch, werden die Handschuhe gewechselt. 6) Boden und Arbeitsplatte werden mit Flächendesinfektionsmittel gereinigt. 7) In Fotoalben sind nur eigene Arbeiten des Tätowierers, außer, sie sind anderweitig gekennzeichnet.

SALOMON-INSELN

Zwei pazif. Inselgruppen

Die Salomon-Inseln wurden 1568 erstmals vom Spanier Alvaro de Mendana entdeckt, der auf der Suche nach dem Südland »Ophir« war, der Bibel zufolge das Herkunftsland des Goldes für König Salomons Tempel. Auch wenn dies nur eine Legende war, so verlieh der Spanier der Inselgruppe schließlich König Salomons Namen, womit sich halbwegs der Kreis geschlossen hat. Die Salomon-Inseln gehören zum pazifischen Melanesien, der ozeanischen Inselreihe nordöstlich Australiens, von wo aus um 1.500 v. Chr. die Menschen der sogenannten Lapita-Kultur in den östlichen Pazifik, nach → *Polynesien*, auswanderten. Die Menschen der Lapita-Kultur kannten fein gearbeitete Töpferwaren, deren Dekoration aus geometrischen Mustern bestand, die wiederum den gestrichelten und gepunkteten Formen der → *Polynesen* ähneln. Es kann also davon ausgegangen werden, daß auf den Salomon-Inseln auch das Tätowieren bekannt war.

SAMOA

Polyn. Inselgruppe

Die Inselgruppe → *Samoa*, die westlich der Gesellschaftsinseln liegt, wurde bereits weit vor der eigentlichen Entdeckung und Benennung → *Polynesiens* 1722 von drei niederländischen Schiffen, die unter der Regentschaft des Holländers Jacob Roggeweins fuhren, gesichtet. Ein Mitglied der Expedition beschrieb die Eingeborenen damals wie folgt: »Sie reden höflich und ihr Verhalten ist überaus zuvorkommend, in keinster Weise geprägt von Wildheit und Grausamkeit. Sie malen sich nicht an, so wie es die Eingeborenen auf den anderen Inseln machen, aber am Unterkörper tragen sie raffiniert gewebte, seidene Hosen oder Reithosen.« Erst 1768, als die ersten → *Europäer* um den Franzosen Louis Antoine de Bougainville an Land gingen, stellte sich heraus, daß es sich nicht um Kleidungsstücke, sondern um eine → *Tatauierung* handelte, die entgegen der Gesichtsgravur → *Moko* der → *Maori* → *Neuseelands* und der Ganzkörpertatauierung der → *Marquesas* viel abstrakter war. 1787 folgte der Franzose Jean François de La Pérouse. Die ersten → *Missionare* von der London Missionary Society begannen 1830 auf Savai'i, neben Upolo die Hauptinsel Samoas, mit ihrer Tätigkeit; innerhalb von nur zehn Jahren hatten sie alle Samoaner zum christlichen Glauben bekehrt. Doch trotz der einschneidenden Einflüsse der westlichen Zivilisation auf die Inselkultur haben sich die Bewohner von Samoa, von denen die meisten in üppigen tropischen Regenwäldern leben, viele ihrer Sitten und Bräuche besser bewahren können als andere Inselgruppen → *Polynesiens*. Was vielleicht auch daran liegt, daß die Gesellschaftsstruktur heute wie früher auf den verzweigten Familienclans beruht, die jeweils von einem Matai, einem Häuptling, geführt werden. Großfamilien bilden gar eine ganze Dorfgemeinschaft (Nu'u), der ein Sprecher (Tulafale) und ein oberster Häuptling (Ali'i) vorstehen. In diesen Gemeinschaften hatten die → *Tatauierungen* schon vor der Landung der Europäer eine wichtige soziale Bedeutung für das einzelne Mitglied.

Die Muster und Motive samoanischer Tatauierung reichen von den Knien bis zum Oberkörper und sind flächig pigmentiert. Diese werden ausschließlich bei Männern von den sogenannten »Tufuga ta tatau«, den Tatauiermeistern, mit einem der Gartenhacke ähnlichen Gerät, das in die Haut gepreßt wird, durchgeführt. Ein samoanisches Sprichwort besagt: »Fanau le teine fana fanau, fanau le tama le tatau« – »Wenn ein Mädchen geboren wird, so wird es die Schmerzen des Gebärens ertragen müssen; wenn ein Junge geboren wird, so wird er die Schmerzen der Tatauierung ertragen müssen.« Nach Ansicht der samoanischen Initiationsriten kann ein Mann daher erst als »geschlossenes«, sprich tatauiertes Wesen seinen sozialen Verpflichtungen gegenüber dem Gemeinwesen nachkommen, wenn er tatauiert ist. Wenn ein Samoaner nicht tatauiert ist, wird er nicht beerdigt, sondern seine Leiche einfach irgendwo im Dschungel abgeladen.

Das Konzept der männlichen Tatauierung auf Samoa wird → *Pe'a* genannt. Ein Meister der Pe'a darf sich → *Tofuga* nennen. Auf Samoa wurden und werden aber auch Frauen tatauiert, mit einfachen oder doppelten Rauten in der Kniekehle, die → *Malu* genannt werden. Allen Traditionen zum Trotz wird die samoanische Tatauierung heute, vor allem in den Ballungszentren, weniger aus Initiationsgründen, sondern mehr als Stolz auf und Verbundenheit mit der Tradition und Kultur ausgeführt. Dagegen gefällt es den Samoanern überhaupt nicht, daß die westliche Welt die samoanische Hautkunst gleichbedeutend mit der polynesischen Tradition stellt und für sich entdeckt. Den Samoaner → *Paulo Sulu'ape*, der in → *Europa* als einer der wichtigsten Vertreter »polynesischer« Tatau-Art galt, hat sein Anbändeln mit dem Westen vermutlich sogar das Leben gekostet.

SAVAGE
Extrem-Magazin

Das Magazin, eine Übersetzung aus dem Amerikanischen, wirbt mit dem Untertitel: »Kranke Flashkunst, Piercings, Mischmasch und kranke Tattos«. Und da ist was Wahres dran. Ob das schlichte Vergrößern der Ohrlöcher oder Hardcore-Piercings und Freak-Tattoos, *Savage* ist für Anhänger der → *Extrem*-Kunst ein wahrer Augenschmaus.
Kontakt: Easyriders, Inc., 28210 Dorothy Dr., Agoura Hills, CA 91301, USA, Telefon 001/818/889-8740, http://www.easyriders.com; Kontakt Deutschland: MZ Vertrieb, Postfach 1123, 85386 Eching, Telefax 089/319006-13

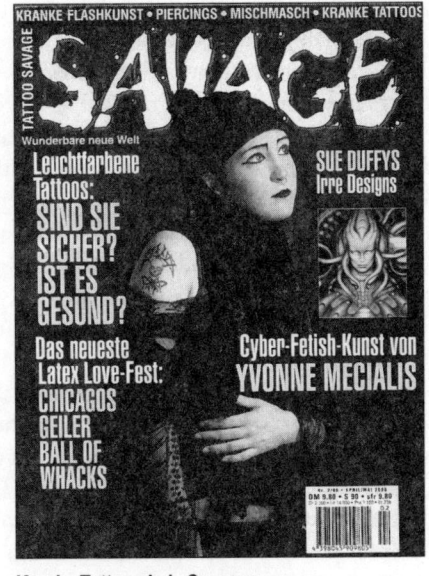

Kranke Tattoos bei »Savage«

SAYCE, PAUL
Brit. Tattoo-Kurator

Paul Sayce gilt als weltweit renommiertester Sachverständiger zum Thema Tätowierung und ist als Preisrichter bei den bedeutendsten Tattoo-Conventions zugegen. In seiner Funktion als emsiger Sammler historischer Tattoo-Artefakte hat er inzwischen über 39 verschiedene Länder bereist. Die Exponate sind im → *British Tattoo History Museum* in Oxford ausgestellt, dessen Kurator Sayce ist. Außerdem ist er Vizepräsident des → *Tattoo Club of Great Britain*. Nebenher arbeitet er als freier Fotograf und hat über 100 Beiträge zum Thema Tattoo in allen wichtigen Fachzeitschriften der Welt geschrieben.
Kontakt: British Tattoo History Museum, 389 Cowley Road, Oxford, OX4 2BS, Telefon 0044/ 1865/715253, Telefax 0044/1865/ 775610, http:// www. tattoo.co.uk, tcgb@tattoo. co.uk

SCHABLONE
Tattoo-Vorlage
Sofern ein Tätowierer nicht → *Freehand* arbeitet, erstellt er nach dem Motiv des Kunden eine Schablone: Sie wird spiegelverkehrt auf ein Spezialpapier gezeichnet. Dann wird die zu tätowierende Stelle mit einem Fett- oder Deostift eingericbcn und das Papier aufgedrückt. Die Konturen des entstehenden Tattoos sind dann auf der Haut abgebildet und bilden die → *Vorzeichnung* für das Tattoo. Eine Schablone ist sehr aufwendig in der Erstellung, deshalb wollen viele Tätowierer nach der → *Terminabsprache* eine → *Anzahlung*.

SCHAMBEINPIERCING
→ *Intimpiercing für Männer*
Beim Mann wird das Schambeinpiercing durch das Fleisch am Penisansatz angebracht. Die Wunde heilt innerhalb von zwei Monaten.

SCHAMLIPPENPIERCING
→ *Intimpiercing für Frauen*
Wie der Name schon sagt, befindet sich dieses Piercing entweder an den inneren oder äußeren Schamlippen. Das Piercing an den äußeren Schamlippen ist in der Regel bei allen Frauen unproblematisch. Die Heilungszeit dauert rund drei bis fünf Monate; danach können zusätzlich Gewichte oder Schlösser an den Ringen befestigt werden. Um die inneren Schamlippen piercen zu können, müssen sie deutlich zwischen den äußeren hervorschauen. Sie bestehen aus einem zarten Schleimhautgewebe und heilen deshalb innerhalb von vier bis sechs Wochen.

SCHIFFMACHER, HENK
→ *Hanky Panky*

SCHLANGE
Trad. Tattoo-Motiv
Die Schlange symbolisiert, ganz der biblischen Geschichte entsprechend, die Sünde. Auch in der Tattoo-Kunst → *Japans* verkörpert sie einen negativen Charakter.

SCHLEPPER
Kundenfänger
Zu Beginn des 20. Jahrhunderts hatten die deutschen Tätowierer in den Hafenstädten sogenannte Schlepper, die ihnen unter den gastierenden → *Matrosen* Kunden »einfingen«. Viele Schlepper waren bei den Tätowier-

meistern festangestellt, andere freischaffend und anteilmäßig am Gewinn der Tätowierer beteiligt.

SCHMERZEN
Relatives Empfinden
Nur Schwätzer schwätzen: *Tätowieren tut nicht weh.* Das stimmt so nicht. Die Regel ist: Jeder Mensch ist verschieden in seinem Schmerzempfinden. Während die einen es als »angenehmes Kribbeln« beschreiben, reden andere von »an die Decke gehen«. Die betreffende Körperstelle, auf die das Tattoo gepikert wird, ist ausschlaggebend für die Schmerzen. Ein → *Flash* auf dem Oberarm fühlt sich anders an als ein Bild, das direkt über den Knochen der Wirbelsäule gestochen wird. Empfindliche Stellen sind die Kniekehlen, Füße, Hals, Innenarme, also überall da, wo die Haut dünner ist. Das gilt auch für Gelenke. Wobei erwiesen ist, daß → *Outlines* schmerzhafter sind als Schattierungen und Füllarbeiten. Tröstlich, denn die Umrisse kommen bekanntlich zu Beginn einer Sitzung, so daß das Schlimmste schnell vorüber ist.

Es gibt Experten, die sich dem zu erwartenden Schmerz durch Einnahme von betäubenden Drogen oder durch das Rauchen eines Joints zu entziehen versuchen. Das genaue Gegenteil ist der Fall. Drogen jeglicher Art wirken bewußtseinserweiternd. Die Empfindlichkeit der Nerven erhöht sich also, und die Gefahr eines Kreislaufkollapses kommt auch noch hinzu. Und wer sich vorher einen antrinkt, erweitert seine Blutgefäße, was zu einer starken Blutung während des Tätowierens führt – und in einer solchen Sauerei möchte nun wirklich keiner arbeiten.

So oder so: Interessant ist sie schon, die völlig neue Art von Empfindung. Es ist nicht wie die Spritze, die ein Mediziner unter die Haut setzt. Es ist auch kein Messerstich, der ins Blut führt. Das Pikern brennt nicht, es kribbelt nicht, es sticht oder kratzt nicht, es ist einfach anders. Eines ist aber klar: »Man darf sich nichts vormachen: Ein schöner Rücken, für den man 60 Stunden Arbeit braucht, läßt sich nicht ohne Schmerzen herstellen«, sagt der Franzose → *Stéphane Chaudesaigues.* Aber der Schmerz vergeht und ist innerhalb kürzester Zeit vergessen. Das Tattoo bleibt erhalten. Oder wie sagte unlängst ein Tätowierer auf einer → *Convention:* »Eine alte Weisheit: Ein Tattoo muß eben auch verdient werden. Dafür wird man aber auch mit der lebenslänglichen Freude daran belohnt.«

PS: Und wer's wirklich nicht aushält, in allen Apotheken gibt es eine freiverkäufliche Creme names Emla, die sich aus Lidocain und Prilocain zusammensetzt und zur Lokalanästhesie ein bis zwei Stunden vor dem Tätowieren auf die Haut aufgetragen wird. Sie hält die Schmerzen für eine Stunde in Grenzen. Eine Tube kostet rund DM 20,-.

SCHWEIZ
→ *V.S.T.*

SEEFAHRER
Europ. Tattoo-Urväter

Bereits auf ihrer ersten Reise in die Südsee, 1769, ließen sich einige der Matrosen aus der Mannschaft vom Weltumsegler → *James Cook* ihre Haut zum Andenken an die ferne Reise und das Erleben einer fremden Kultur von den Eingeborenen → *Tahitis* verzieren. Sie waren die ersten, die die → *Tatauierungen,* einstmals rituelle Gebahren der Ureinwohner, als modisches Emblem nach Europa brachten. Anfangs waren es die tribalen Symbole der Eingeborenen, die Vorläufer heutiger → *Tribal Tattoos.* Gegen Ende des 18. Jahrhunderts waren Tätowierungen dann unter Matrosen

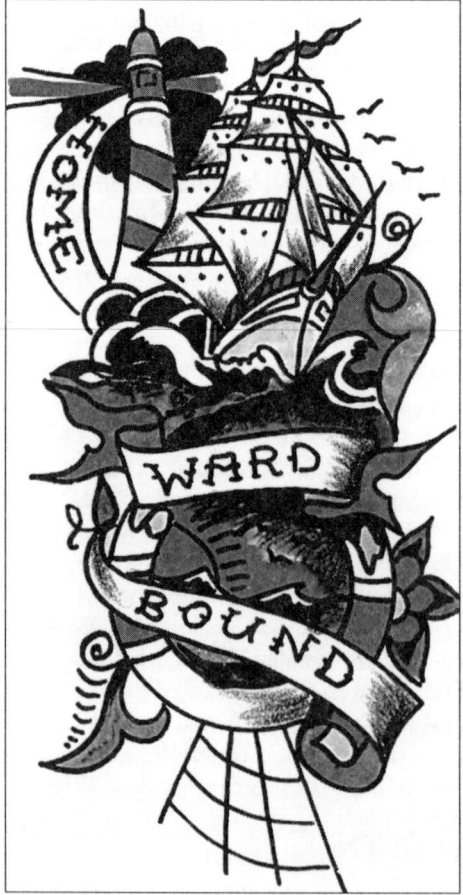

bereits so verbreitet, daß einige der Muster von der britischen Marine registriert wurden. Der russische Admiral Krusenstern sprach in seiner »Reise um die Welt« (1805) davon, daß alle Männer seines Schiffes tätowiert werden wollten. Ein professioneller Tätowierer, der sich an Bord befand, konnte den Nachfragen gar nicht mehr nachkommen. → *Samuel O'Reilly* statuierte seinerzeit: »Ein Matrose ohne Tattoo ist wie ein Schiff ohne Grog: seeuntüchtig.«

Die meisten der Tätowierungen wurden den Seeleuten von den Eingeborenen zugefügt, dabei vermengten sich immer häufiger die Tribal-Motive mit den europäi-

Maritime Motive wie der Leuchtturm, das Segelschiff, ein Herz und ein Kreuz waren bevorzugte Tattoos bei den Seefahrern.
© Archiv Theodor Vetter

schen Bilderwünschen: Anfangs → *Palmen* und → *Pin-ups,* Synonyme für die Südsee, später Vögel, Schiffe, Leuchttürme oder Anker. Maritime Motive, die eine große Bedeutung für den einzelnen Seefahrer besaßen: Die Zeichen zeigten die enge Verbindung zur Heimat und den Menschen dort, und wurden als Glücksbringer getragen. Heute kennzeichnen solche Motive die → *Stilrichtung* → *Traditional Tattoos.* Viele Seefahrer machten sich die Fertigkeiten der Ureinwohner zu eigen, wandten sie anfänglich auf den Schiffen und beim Landurlaub an und vermittelten sie wiederum weiter. Erste professionelle Tattoo-Shops entstanden in allen Hafenstädten der Welt. Die Besitzer waren meist ehemalige Matrosen, die die Tatauierung mangels Alternativen in der traditionellen Form der Eingeborenen ausführen mußten: Der an einem Holzstab befestigte Tatauierkamm, der → *Au,* der aus Knochen und Stoßzähnen besteht, wird mit Tusche getränkt und mit einem Stock, dem → *Iapalapa,* rhythmisch in die Haut geschlagen, wo er in das Unterhautgewebe eindringt und dort eine bleibende Verfärbung verursacht. Erst 1891 sorgte → *Samuel O'Reilly* mit seiner elektromechanischen → *Tätowiermaschine* für schnelle und ungleich schmerzärmere Abhilfe. Eigentlicher Vater der bis heute beliebten Seefahrer-Motive ist → *Charles Wagner.* Ihre Bedeutung ist/war:

- ein *Leuchtturm,* meist mit Namen der Heimatstadt, sollte dem Matrosen Glück auf seiner Reise bringen,
- ein *Kreuz* ist das Synonym für den christlichen Glauben,
- ein *Herz mit Flammen,* das »flammend Herz« steht für die ewigwährende Liebe,
- ein *Herz mit Dolch* kennzeichnete den Schwur der Rache,
- »*Hold*« auf den Fingerknöcheln der einen, »*Fast*« auf den Fingerknöcheln der anderen Hand stachelten den Seemann dazu an, die Seile besser zu vertäuen,
- ein *Schwein* auf dem einen, ein *Hahn* auf dem anderen Fußknöchel schützen den Seemann vor dem Ertrinken; beide Tiere können nicht schwimmen und würden den Matrosen deshalb schnell an Strand ziehen,
- ein *Anker* zeigt, daß der Seemann den Atlantischen Ozean überquert hat,
- ein *aufgetakeltes Schiff* zeigt, daß der Seemann Kap Horn umschifft hat,
- ein *Drache* zeigt, daß der Seemann in China gedient hat,
- eine *Schildkröte* zeigt, daß der Seemann den Äquator passiert hat,
- ein *goldener Drache* zeigt, daß der Matrose die Datumsgrenze überquert hat,

Info: Peter Gerds: Anker, Kreuz und flammend Herz. Tätowierungen, Hinstorff Verlag, Rostock 1996

SEIFENWASSER
Reinigungsmittel
Die entsprechenden Hautstellen werden während des Tätowierens regelmäßig mit Seifenwasser gereinigt. Dazu werden häufig auch destilliertes Wasser oder Vaseline verwendet.

SEX
Luststeigerung
Ein kunstvoll gestochenes Tattoo an der richtigen Stelle ersetzt ein Leben lang den Erwerb teurer Dessous. Wie wäre es also mit einer zarten → *Rose* auf der Pobacke? Ein sinnliches Tribal-Ornament, das um die Brüste gleitet? Selbst beim Mann wirkt ein Hautbild, geschickt platziert, als besonderer Blickfang. Daß auch → *Piercings* dem persönlichen Lustgewinn dienen, zeigt der Ursprung dieses besonderen Hautschmucks: So waren → *Intimpiercings* insbesondere in der SM-Szene eine besondere (An-) Triebfeder. Piercings gehören heute zwar zum normalen Erscheinungsbild, doch → *Zungenpiercing*, → *Brustwarzenpiercing* und die Genitalpiercings dienen noch heute der sexuellen Stimulanz.

SHODAIME
Jap.: Gründer einer Tätowierfamilie
Nachdem in → *Japan* ein Lehrling über viele Jahre zum → *Horishi*, Tätowiermeister, ausgebildet worden ist, wird aus einem Teil seines Namens und dem Begriff → *Hori* ein Künstlername gebildet. Dieser Künstlername bindet die Familie für die Zukunft an die Tätowierzunft und verpflichtet die Nachfahren, die nach ihrer Lehre den Titel vom Vater übernehmen, das Ansehen dieses Titels hochzuhalten. Der erste Vertreter einer Tätowierfamilie heißt »Shodaime«.

SIDESHOW
Engl.: Schaubude
Von Anfang an war der Jahrmarkt mit seinen Schaubuden ein Auffangbecken für die absonderlichsten Gestalten, die die Gesellschaft gebar. Die Sideshow war eine Freakshow, der einzige Ort, wo man das, was ansonsten als absurd, pervers oder krank beschimpft wurde – dreibrüstige Frauen, Zwerge, Übergewichtige, sechsfingrige Männer – unverhohlen bestaunen konnte, ohne einen Gedanken an die Verwerflichkeit verschwenden zu müssen. Auch die Körperkunst, also Tätowierungen, waren über viele Jahre hinweg – und sind es noch heute – ein beliebter Teil solcher Shows. Den Anfang machte → *Prinz Giolo*, ein Eingeborener → *Polynesiens,* den der Abenteurer und Entdecker → *William Dampier* 1691 mit nach Europa brachte. Giolo mußte sich und seine → *Tatauierungen* bis zu seinem Tod

auf europäischen Jahrmärkten präsentieren. Gleiches Schicksal, wenn auch nicht bis zum bitteren Ende, ereilte → *Omai*, den berühmtesten aller tätowierten Wilden, den der Weltumsegler → *James Cook* 1774 mitbrachte. In Staaten mit überseeischen Kolonien mußten Eingeborene noch häufiger ihre Körperkunst in den Schaubuden zur Schau stellen. »Die große Zeit der zur Schau gestellten Tätowierungen begann Ende des 19. Jahrhunderts«, erinnert der Historiker Stephan Oettermann. »Jetzt waren es jedoch nicht mehr ›Original-Wilde‹, sondern waschechte Europäer, die ihrem Publikum als Ersatz die abenteuerlichsten Geschichten von Verschleppung durch Indianer und anschließende Zwangstätowierung, Heirat mit einer Indianerprinzessin oder einem -prinzen u.ä. auftischten.«

Der erste einer lange Reihe am ganzen Körper tätowierter Europäer war 1804 der Franzose → *Jean Baptiste Cabri*. 1828 tingelte der Seemann → *John Rutherford*, der zwölf Jahre in der Gefangenschaft der → *Maori* in → *Neuseeland* verbracht hatte, auf den englischen Jahrmärkten. Ebenso berühmt wurde George Konstantin alias → *Prinz Constantin*, genannt »Der Tätowierte von Birma«. Er fand später auch eine Anstellung in dem berühmten → *Zirkus* → *American Museum* von → *Phineum T. Barnum,* der die Ära der Sideshows ablöste. Mit → *Circus of the Scars* ist 1999 ein Kompendium erschienen, das umfassend über das Phänomen Sideshows informiert.

SILBER
Ungeeigneter Piercingschmuck
Silber sollte niemals als Piercingschmuck eingesetzt werden. Silber läuft an und führt in den meisten Fällen zu Infektionen oder Entzündungen. Gold, Platin, Implantatstahl oder Titan sind besser.

SINGLE NEEDLE
Engl.: einzelne Nadel
»Single Needle« ist ein anderer Begriff für die in den 1980er Jahren typische → *Fineline*-Tätowierung.

SKARIFIZIERUNG
Engl. »scare«: Narbe
Seinen Ursprung hat die Skarifizierung bei den Ureinwohnern → *Afrikas.* Dort wurde die Haut mit einem Dorn – bei manchen Stämmen mit einem Angelhaken – hochgezogen. Anschließend brachte man die Einschnitte mit einem scharfen Messer oder einer Rasierklinge an bzw. schnitt das Hautstück komplett aus. Es entstanden kleinen Narbengeschwulste, das → *Keloid.* Dieses Narbendesign, oftmals am ganzen Körper kunstvoll ausgeführt, hatte bei den Volksstämmen symbolischen Hintergrund. Wer keine Narbe hatte, war kein »echter Mann« oder keine »echte Frau«. Insofern

dürfte diese Symbolik mit der Ansicht der Skarifizierten der westlichen Zivilisation, wo die Narben mit kleinen Messerschnitten in die Haut geritzt werden, übereinstimmen. Subformen der Skarifizierung sind neuerdings das → *Branding* und das → *Cutting*. Wer's ganz hart mag, der wählt die → *Amputation*.

SKELETTE
→ *Horror- & Tod Tattoos*

SKIN SHOW
Brit. Magazin von → Chris Wroblewski
Das Kult-Magazin der internationalen Szene, in dem der Pionier der Tattoo-Fotografie, → *Chris Wroblewski*, Tattoo-Motive aus aller Herren Länder veröffentlichte.

SKUSES, LES
Brit. Tattoo-Veteran, geb. 1912, gest. 1970
Der Bergarbeitersohn Les Skuses, der eigentlich Leslie Walter Harold Skuse hieß, gehörte in den 1950er und 1960er Jahren zu den umtriebigsten Tattoo-Künstlern Großbritanniens. Im Alter von 17 Jahren hatte er sich sein erstes → *Piece* stechen lassen und experimentierte fortan mit den Nadeln herum. Im Zweiten Weltkrieg diente er bei der Luftabwehr, war aber mehr mit der Verzierung der Soldaten beschäftigt als mit dem Kampf. Nach der Rückkehr in seine Heimatstadt Bristol besaß Les über derart viel Erfahrung, daß er umgehend seinen eigenen Tattoo-Shop eröffnete. Was ihn antrieb war weniger die Arbeit, sondern mehr die Anerkennung derselbigen in der breiten Öffentlichkeit.

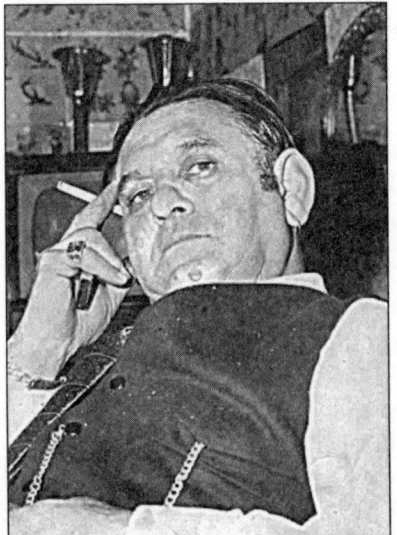

Er erkannte die Notwendigkeit eines Tattoo Clubs, der nicht nur als ein Forum für Tattoo-Fans, sondern als Sprachrohr für die Tattoo-Kunst dienen sollte. Les glaubte, »daß viele Vorurteile gegen das Tätowieren hauptsächlich auf Unwissenheit und mangelndes Verständnis zurückzuführen sind.« Also gründete er den → *Bristol Tattoo Club*, der zu jener Zeit einer der größten war und bis

Les Skuses

zu seiner Einstellung einer der bekanntesten. Das war nicht zuletzt der britischen und amerikanischen Presse zu verdanken, die sich interessiert zeigte an Aktionen wie z.B. dem weltweit ersten Tattoo-Wettbewerb 1955, dessen Gewinner übrigens Les Skuses höchstpersönlich war. Kontakte zu vielen anderen Künstlern der internationalen Szene entstanden auf diesem Weg, u.a. zu → *Franklin Paul Rogers*. Rogers war es auch, der Les Skuses 1956 auf einer → *USA*-Reise das von ihm und → *Huck Spaulding* entworfene Equipment demonstrierte. Les Skuses war nachhaltig beeindruckt, so daß er Stile, Ideen und Methoden der Amerikaner in Großbritannien einführte, was seiner Popularität nur dienlich war.

Sein Sohn Daniel George Leslie wollte ursprünglich nicht den Beruf des Tätowierers ergreifen. Doch nach dem Tod seines Vaters wollte er dessen Wunsch, den Namen Les Skuses am Leben zu erhalten, nachkommen. Les Skuses Junior griff zur Nadel, ebenso dessen Frau Rusty, die zu Beginn der 1970er Jahre als → *meisttätowierte Frau der Welt* und mit einem Eintrag ins → *Guinness Buch der Rekorde* Berühmtheit erlangte.

SLEEVES
Engl: Ärmel
Den kompletten Arm bedeckende Tätowierung.

SOCKEN-TATTOO
Tattoos für Warmduscher
Für alle die, denen es zu gewagt ist, sich ein kleines, feines → *Tat* auf die Waden stechen zu lassen, hilft seit zwei Jahren die Schuhfirma Dockers, die eigens eine Socken-Kollektion mit ausgewählten Motiven der → *Tribal Tattoos* auf den Markt geworfen hat.

SOMMER
Da ein frischgestochenes Tattoo für einen Monat nicht der → *Sonne* ausgesetzt werden sollte, ist der Sommer die denkbar ungünstigste Jahreszeit, um sich ein → *Tat* verpassen zu lassen.

SONNE
Tattoo-Bleicher
Sonneneinstrahlung ist zwar kein »Gift« für das Tattoo, doch durch regelmäßige Sonneneinwirkung kann das Hautbild ausbleichen. Die → *Farben* werden blass und verschwinden im Extremfall. Dann bietet sich nur noch ein sogenanntes → *Touch-up* an. Im Rahmen der → *Nachbehandlung* eines frischgestochenen Tattoos ist das Sonnenbad für mindestens einen Monat tabu.

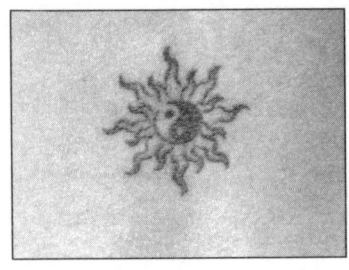

SONNE
Tattoo-Motiv
Die Sonne birgt Wärme und Licht. Sie ist lebensspendendes Element. Sie geht regelmäßig auf und unter und symbolisiert deshalb Auferstehung und Neuanfang. Weil sie auf alle Menschen gleich scheint, steht sie auch für Gerechtigkeit.

SPAULDING, HUCK
Amerik. Tätowierer
Anfang der 1970er begann Huck Spaulding gemeinsam mit Ehefrau Josie von seinem Appartment in Albany aus mit dem Tattoo-Supply-Business. Die meisten Geräte stellte er – wie auch später mit → *Franklin Paul Rogers,* mit dem er den bis heute weltgrößten Supply-Lieferanten → *Spaulding & Rogers* gründete, im Eigenbau her. An Wochenenden wiederum tätowierte Huck, und immer wieder kamen eifrige Nachwuchstätowierer wie → *Mike Malone,* um ihm über die Schulter zu schauen. »Er war der einzige in der Gegend, der uns ein wenig Hilfe leisten konnte«, erinnert sich Mike Malone. Aus der Feder von Huck Spaulding stammte auch der Werkführer »Tattooing A to Z«, mit dem er der Szene aus dem künstlerischen Tief

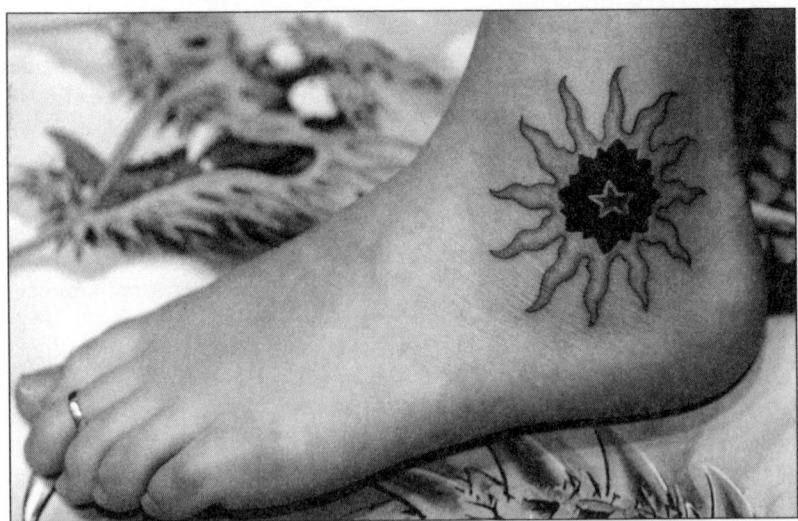

Oben: Die Sonne symbolisiert Auferstehung und Neuanfang. Sie scheint auf alle Menschen gleich, deshalb steht sie auch für Gerechtigkeit, was das innere Symbol verdeutlicht. © Marcel Feige • Unten: Die Sonne birgt Wärme und Licht. Sie ist lebensspendendes Element; gestochen von Loretta Leu, The Leu Family's Family Iron, Lausanne. © The Leu Family's Family Iron

verhalf, in das sie nach dem Zweiten Weltkrieg versunken war. → *Don Ed Hardy* sieht deshalb in Huck Spaulding neben Paul Rogers einen der »Urväter der Tattoo-Renaissance«.

SPAULDING & ROGERS
Führender Supply-Hersteller
Seit vierzig Jahren versorgt das amerikanische Traditionshaus die weltweite Tattoo-Szene mit → *Tätowiermaschinen*, → *Farben*, → *Nadeln* und anderen Gerätschaften, die notwendig sind, damit Leben unter die Haut kommt. Mitgründer ist → *Franklin Paul Rogers*, der als Vater der amerikanischen Tattoo-Bewegung gilt.
Kontakt: Spaulding & Rogers, P.O. Box 439, Rt. 85 New Scotland Road Voorheesville, NY 12186-0439, Telefon 001/518/7682070, Telefax 001/518/7682240, http://www.spaulding-rogers.de

SPIDER WEBB
Amerik. Tätowierer, geb. 1943
Spider Webb betrat Anfang der 1970er Jahren das → *New York*er Tattoo-Parkett, zu einer Zeit also, als im Big Apple das Tätowieren noch verboten war. Künstlerisch gesehen eher Mittelmaß, gelangte er schnell durch seine phantasievollen Aktionen, die er für die Verbreitung und Anerkennung der Hautkunst initiierte, zu Popularität. Unvergessen ist beispielsweise, als er demonstrativ und öffentlich auf dem Broadway eine Frau tätowierte. Prompt wurde er verhaftet. »Genau das wollte ich erreichen«, erklärt er der → *Tattoo Scene Live*. Er wolle »mit einem Präzedenzfall das Tätowierverbot aufheben. Das Gesundheitsamt begründete das Verbot mit der Hepatitis-Gefahr, die beim Tätowieren bestünde. In Wirklichkeit haben manche Politiker eine enge Verknüpfung zwischen Tattoos und Kriminellen gesehen. Mit dem Tätowierverbot glaubte man die Kriminalität einzuschränken.« Als Spider Webb vor Gericht mit dem Recht auf freie Entfaltung argumentierte, gewann er den Prozess. Aber nicht nur durch spektakuläre Öffentlichkeitsauftritte vermochte Spider Webb die Szene zu überzeugen. Mit einem Newsletter informierte er in unregelmäßigen Abständen über den aktuellen Stand der Kunst. Als Beitrag zur modernen Tätowierung gilt noch heute sein Buch »Pushing Ink« aus dem Jahr 1979.
Kontakt: Spider Webb, P.O. Box 1328, Cooper Station, New York City, NY 10276, USA, Telefon 001/212/2551490, Telefax 001/212/6916643

STARS
Meisterstecher
Einige der Tätowierer gelten in der Szene als regelrechte »Stars«, bei denen die Tattoo-Fans auf Conventions Schlange stehen, um sich von ihnen ein

Bildchen unter die Haut stechen zu lassen. Die Tätowierer selbst hören diesen Begriff gar nicht gerne. Viel lieber sehen sie sich als → *Künstler* oder »Artisten«; sie schließen sich in → *Vereinen* wie dem deutschen → *D.O.T. e.V.* oder der internationalen → *A.P.T.A.* zusammen, um für ein größeres Renommé ihrer Kunst in der Öffentlichkeit zu kämpfen. Jene Künstler, die sich dank besonderer Qualität ihrer → *Flashs* auszeichnen und ihre Kunst dadurch populärer machen, werden in der Szene → *Meisterstecher* genannt.

STERILISATOR

A & O beim Tätowieren
Um eine absolute Keimfreiheit zu gewährleisten, müssen Geräte, die direkt mit der Haut in Berührung kommen, sterilisiert werden. Ein Sterilisator, ein sogenannter → *Autoklav*, arbeitet mit Heißluft.

STICHTIEFE

Die Stichtiefe einer Tätowierung liegt je nach Art und Zweck der Tätowierung zwischen 0,5 und 1,5 Millimeter. Wird zu tief in die → *Haut* gestochen, bilden sich Narben oder bläuliche Schatten, sogenannte → *Blow out*.

STILRICHTUNGEN

Viele Stilrichtungen, geprägt jeweils durch die kulturelle Entwicklung eines Landes, stehen einem Tattoo-Freund heutzutage zur Auswahl. Die wichtigsten sind: → *Keltische Tattoos,* die sich auf die → *englische* Geschichte beziehen, → *Tribal Tattoos,* mit denen die Motive der → *polynesischen* Ureinwohner eine Renaissance erfahren, → *Traditional Tattoos,* die die klassischen Seefahrer-Bilder aus dem 19. Jahrhundert beschwören, → *Japan Tattoos,* die die aufwendige Ganzkörpertätowierung → *Irezumi* beinhalten sowie die modernen Stilrichtungen → *Fantasy Tattoos,* → *Horror & Tod Tattoos,* → *Indianer Tattos,* → *Comic Tattoos,* → *Porträt Tattoos* und → *Natur Tattoos.*
   → *Blackwork Tattoos* und → *Black & Grey* bezeichnen keine eigene Stilrichtung, sondern nur die Farbgebung eines Motivs. → *Old School Tattoos* und → *Newschool Tattoos,* → *Realistic* und → *Fineline* sind die → *Techniken,* mit denen Tattoos gestochen werden.

STRASSTATTOOS

Tattoos für Warmduscherinnen
Der Trend heißt Strasstattoos – wenn man dem Urteil der Boulevard-Journalisten von RTL glauben darf. »Strasstattoos sind schmerzfrei, billig und leicht anzubringen«, heißt es. Und siehe da: Strasstattoos werden mit einer Folie auf die Haut gedrückt und angefeuchtet. Dann wird die Folie abgezogen und die glitzernden Pseudo-»Tattoos«, die für zwei Tage auf der

Haut bleiben, ähneln einem → *Bindi*. Diese Zierden haben die Vielfalt vom einfachen Steinchen bis hin zum Chanel Logo. Doch sollte man nicht sauer sein, wenn es echten Tattoo-Fans nur ein müdes Lächeln entlockt...

Kontakt: Kaufhaus »Emotions« (Erstes Frauenkaufhaus), Schildergasse, Köln

STUDIOS
Tätowieranstalten
Fast jede mittelständische Stadt → *Deutschlands* besitzt heute ein oder zwei Tattoo-Studios. Informationen über Studios gibt's genug. Entweder man informiert sich vor Ort – jeder Tätowierer kann mit einer Fotoauswahl seiner »Kunstwerke« und damit seiner Qualität dienen, oder man blättert in den einschlägigen → *Zeitschriften* wie → *Tätowiermagazin* und → *Tattoo Scene Live* oder informiert sich auf den → *Internet*-Seiten vom → *Tattoo-Net* (http://www.tattoonet.de) bzw. beim European Tattoo Ring (http://www.tattoo-germany.de/ring.htm) oder http://www.tattoo-guide-europa.de, wo beinahe alle deutschsprachigen bzw. europäischen Studios aufgelistet sind. Wer besonderen Wert auf Qualität und Hygiene legt, sollte sich direkt beim → *D.O.T. e.V.* (Deutsche Organisierte Tätowierer, http://www.dot-ev.de), → *V.S.T.* (Verband Schweizerischer Berufstätowierer, http://www.tattoo-association.ch) oder → *P.A.T.* (Vereinigung der Österreichischen Tätowierer, http://www.tattoo-world.net/pat) erkundigen. Die Vereinigungen helfen gerne weiter bei der Suche nach einem ausgezeichneten Studio in Wohnortnähe. Hat man sich erst einmal für ein Studio entschieden, muß man, da der Run auf die Studios gegenwärtig sehr groß ist, Termine drei Monate im Voraus in Kauf nehmen. In der Regel muß man bei Terminvereinbarung auch eine kleine → *Anzahlung* leisten.

STRECKENBACH, HORST
Dt. Tätowierer, geb. 1925
Horst »Samy« Streckenbach, geboren in Weißwasser/Oberlausitz, kämpfte für die Deutsche Reichswehr im Zweiten Weltkrieg, wurde dabei verwundet und verlor sein Augenlicht. Nach Kriegsende mußte er als Kriegsgefangener lange Zeit in → *Großbritannien* einsitzen. Nach einer Operation erlangte er die Sehkraft wieder zurück. Später lernte er in England → *Les Skuses* kennen, über ihn → *Lyle Tuttle*, der Samy mit der Tätowierung vertraut machte. Ende der 40er kehrte Samy zurück nach Deutschland und eröffnete in Frankfurt seine Tattoostube. Da es zu jener Zeit in Deutschland nur wenige professionelle Tätowierer gab – im Grunde mit → *Christian Warlich* nur den König –, konnte sich Samy über Arbeit nie beklagen. Seinen besonderen Ruf erlangte Samy, weil er alles anders machte als die anderen: Seine → *Tätowiermaschinen* bastelte er bis zuletzt selbst. Sie unterschieden sich gewaltig von den gängigen Modellen, die → *Samuel O'Reilly*

sich hatte patentieren lassen. Samy war auch der einzige, der damals schon
→ *Intimpiercings* machte. Für Freunde der Körpermodifikation war Samy
daher viele Jahre lang ein absolutes Muß. Auch wenn seine Motivauswahl
– maritim und traditionell – nicht revolutionär war, so war Samy doch über
viele Jahre der einzige deutsche Tätowierer, der auch im Ausland tätowierte. Insgesamt 38mal besuchte er allein die → *USA*.

Für alteingesessene Tätowierer ist Streckenbach heute ein tragisches Symbol für die Schwierigkeiten, mit denen die Tätowierer – nicht nur – in
Deutschland viele Jahre zu kämpfen hatten. So war er zwar der einzige
Tätowierer, der vom Finanzamt als »Künstler« eingestuft worden war und
dementsprechend nur einen verringerten Steuersatz zu zahlen hatte. Nach
zehn Jahren wurde ihm dieser günstige Status aber Ende der 1980er rück-
wirkend aberkannt. Plötzlich hatte er Steuern in Höhe von über 100.000
Mark zurückzuzahlen. Sein Tattoo-Studio in Frankfurt ging Pleite. Nach
dem Tod seiner zweiten Frau lebt er heute nicht nur von der Sozialhilfe,
sondern auch schwer krank in seiner kleinen Wohnung. Auf der → *Convention* in Frankfurt im Mai 2000 haben die Tätowierer, allen voran sein
alter Freund Lyle Tuttle, mit einer großangelegten Spendenaktion ihrem
einstigen Idol geholfen.

SAMY: »HAFENSTADT-TÄTOWIERER
WAREN EIN GREUEL«

**Normalerweise gibt Samy Streckenbach keine Interviews mehr, da
er sehr verbittert ist. Für das Tattoo-Lexikon machte er eine Ausnahme. Trotzdem war das Gespräch nur unter erschwerten Umständen möglich. Samy hatte wieder in geistiger Umnachtung seinen
Schlüssel verlegt, so daß er seit fast einer Woche in seiner Wohnung gefangen war. Die Antworten wurden von ihm durch das WC-
Fenster gegeben...**

**Lieber Samy Streckenbach, wie haben Sie Ihre Liebe für die Täto-
wierung entdeckt?**

Samy Streckenbach: Tätowierungen haben mich schon immer interessiert.

Was genau hat Sie an den Tätowierungen damals so fasziniert?

Samy Streckenbach: Das war damals ganz weit weg. In der Nazizeit war Tätowieren verboten.

Wann sind Sie selbst zum ersten Mal tätowiert worden?

Samy Streckenbach: Ich war zehn Jahre alt. Das war ganz zufällig. Ich war in der Kreisstadt zum Einkaufen, und da habe ich mich dann spontan tätowieren lassen. Das war ein Herz auf dem Arm.

Und wann haben Sie selbst zu tätowieren begonnen?

Im Alter von ca. 13 oder 14 Jahren habe ich dann begonnen zu tätowieren. Das war in Eslich, einem kleinen Dorf in Schlesien. Ich habe mir alles selbst beigebracht. Vorbilder hatte ich keine, es gab ja auch keine, da das Tätowieren, wie gesagt, in der Nazizeit verboten war. Außer mir gab es damals in Deutschland nur zwei weitere Tätowierer: Warlich in Hamburg, und einen Schwulen in Berlin.

Stichwort Warlich. War er ein Vorbild für Sie?

Für mich waren diese Hafenstadt-Tätowierer ein Greuel!

Sie waren der erste, der Intimpiercings gemacht hat – stimmt das?
Ja. Keiner hat sich getraut, damals so etwas zu machen. Das war in der Zeit von 1946/47.

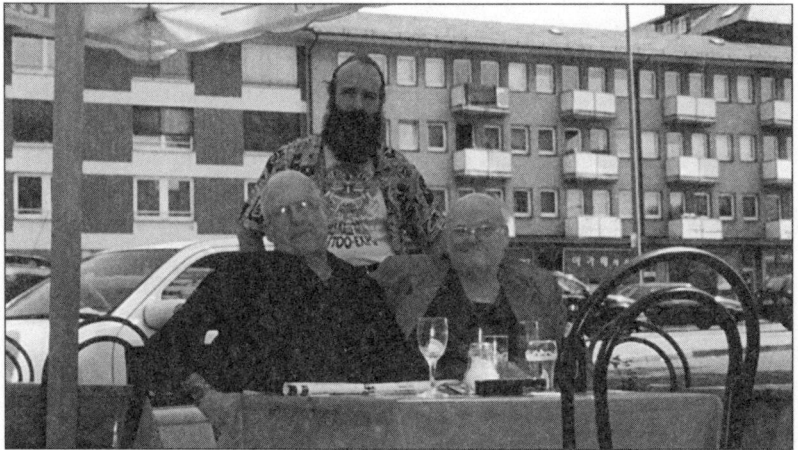

Horst »Samy« Streckenbach im Kreise seiner Freunde (v.li.): Lyle Tuttle, Tattoo-Legende aus San Francisco, Herry Nentwig vom Tattoo Center in Koblenz und Samy. © Herry Nentwig

283

Wie wichtig waren Ihnen Kontakte ins Ausland? Waren die dortigen Tätowierer ein Vorbild für Sie?

Das Tätowieren war besser als in Deutschland. Ich war in englischer Kriegsgefangenschaft und habe da viel tätowiert. Ich hatte gute Kontakte zu Les Skuse in England. Ein anderer, guter Freund ist Lyle Tuttle in San Francisco. Desweiteren habe ich die Art des Lebens in Dänemark genossen. Dort hatte ich schöne Erlebnisse. Vorbilder waren es allerdings nicht. Ich habe immer alles ein bißchen anders gemacht als die anderen.

Was hat das Tätowieren damals für Sie bedeutet?

Außer mir waren damals nur zwei Tätowierer in Deutschland, und die waren weit weg von Frankfurt. Ich habe viele alte Sachen ausgemerzt. Ich habe, so gesagt, eine Revolution unter den Tätowierern entfacht. So hat man mir in meiner Laufzeit mehr als 30 Mal das Schaufenster eingeworfen, was mich eine ganze Menge Geld gekostet hat. Aber das hat mir nichts gemacht.

Was, glauben Sie, hat damals einen guten Tätowierer ausgemacht? Die solide, saubere Technik oder das ausgefallene Motiv?

Beides. Ich war jahrelang der führende Mann in Deutschland, was viele Neider mit sich brachte.

Wie sehen Sie als jemand, der die Szene von Anfang an begleitet hat, die heutige Entwicklung?

Ich will mit der Szene nichts mehr zu tun haben. Keiner hat sich um mich bemüht und hat mir als Vorreiter danke gesagt. Ich lebe jetzt von Sozialhilfe. So habe ich fast keine Convention besucht. Bei meinem ersten Conventionbesuch wurde mir soviel Feindschaft entgegengebracht, daß ich mich gefühlt habe wie einer aus Südafrika.
Es gibt in Deutschland immer noch viele Bedenken gegenüber Tätowierten. Ganz anders ist das in Dänemark und Nordengland, wo ich mehr phantastische Leute kennengelernt habe wie in Deutschland.

Was macht für Sie heute einen guten Tätowierer aus?
Ein Tätowierer sollte einen ganz klaren Charakter haben und den Kunden gegenüber ein bißchen Raum geben.

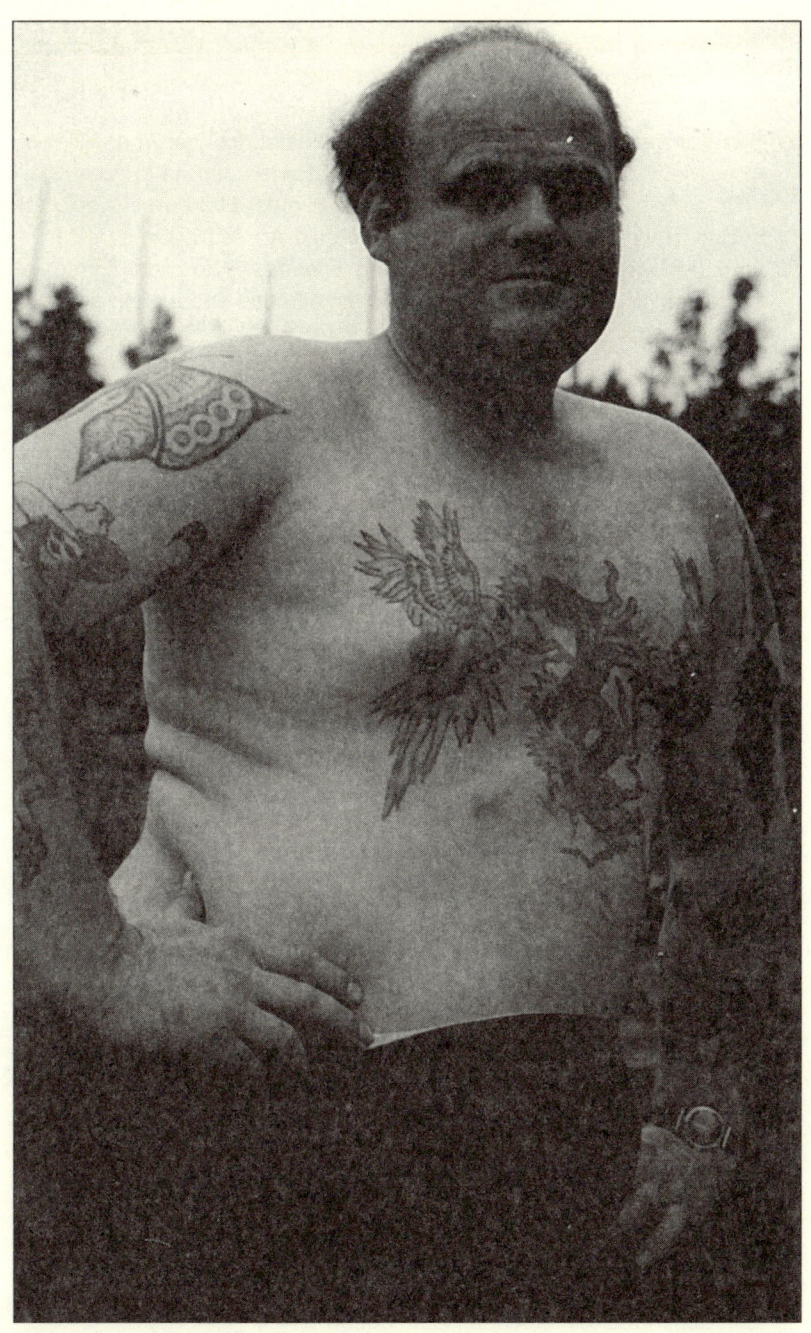

Samy Streckenbach © Archiv Theodor Vetter

STRICHE

Tattoo-Motiv

Ähnlich den → *Punkten* listen Striche für die tätowierten Kriminellen zu Beginn dieses Jahrhunderts die Tage im Gefängnis auf.

SÜDAMERIKA

Mexiko, Brasilien, Chile u.a.

Ähnlich der Prärie-→ *Indianer* in → *Nordamerika* haben auch die Urvölker der Azteken und Mayas (in Mexiko und Guatemala) und der Inkas (Ecuador, Peru und Chile) die Symbolkraft geschmückter Haut gekannt. Dazu klügelten sie aufwendige Muster aus. Der Indianer-Forscher Ferdinand Anton bescheinigt:»Mit unglaublicher Kühnheit vereinte die Körperbemalung die unterschiedlichsten Stile, Kubismus mit Tachismus, Abstraktion mit Konstruktivismus und Surrealismus; sie setzte sie nebeneinander, übereinander und scherte sich weder um Grenzen noch um formale Gesetzmäßigkeiten.« Das Vorbild liege in der Natur: Raubkatzen, Vögel, Schildkröten, Fische und anderes. Die nackte Haut erweise sich durch ihre abstrahierte Bemalung als die einigende Kraft für alles, was in den Dingen enthalten sei und über sie hinausgehe. Durch ein paar Punkte im Gesicht schlüpfte der Träger in die Haut einer Schlange. Jaguarflecken machten ihn zu einer gefährlichen Raubkatze, Vogelschwingen im Gesicht zu einem Raubvogel. Mit der Bemalung wurde ihm die jeweilige Kraft verliehen, mit der ihm alles gelang.

Die Stämme der Shipibo, Stetebo und Conibo in Peru bemalten sich dagegen in einem zarten Ziselierstil, in dem sie Melodien von Liedern erkannten, wenn sie bei rituellen Anlässen halluzinogene Drogen intus hatten. Die Txukahamae-Indianer, ein Stamm am brasilianischen Rio Xingu, trugen wiederum mit Holzkohle und dem blauschwarzen Saft des Genipa-Baums Muster auf ihre Haut, die zu den komplexesten ihrer Art gehörten. Wie in anderen Ländern waren die Körperbemalungen auch in Initiationsriten eingebunden. Die Gesichtsbemalung bei jungen Knaben war die Auszeichnung für bestandene Mutproben. Bei jungen Mädchen zeugte sie vom jeweiligen Entwicklungsstadium der Pubertät.

Die → *Tatauierung* war vor allem bei den Mayas ein beliebter Ritus. Als der spanische Konquistador Hernando Cortés 1519 an der Küste Mexikos landete, stellte er fest, daß die Eingeborenen Geister und Dämonen verehrten, indem sie nicht nur Statuen errichteten, sondern diese Götzenbilder unauslöschlich in ihre Haut ritzten. Die Spanier, die bis zu diesem Zeitpunkt noch nichts von Tatauierungen gehört hatten, verdammten die Hautzierde als Teufelswerk. Der Jesuit Jean Baptiste le Pers attestierte:»Es verwundert also nicht, daß sie, da sie die Bilder ihrer Götzen unaufhörlich vor

Augen haben, häufig von ihnen träumten. Die Bilder waren alle grauenhaft.«

Eine der umfangreichsten Schilderungen der Maya-Kunst verfaßte Diego de Landa, ein Franziskanermönch, der als → *Missionar* zwischen 1549 und 1562 Mexiko durchreiste: »Sie tätowieren ihre Körper, und je mehr sie es taten, für so mutiger und tapferer wurden sie gehalten, denn Tätowieren war eine große Qual. Es geschah folgendermaßen: Der Tätowierer markierte die ausgewählte Stelle mit Tinte und ritzte dann die Bilder ein, die auf dem Körper mit Blut und Tinte zurückblieben. Weil es solche Schmerzen bereitete, geschah die Arbeit Stück für Stück. Anschließend wurden sie krank, weil die Arbeit eiterte und nässte. Aber trotz alledem, diejenigen, die sich nicht tätowieren ließen, wurden verhöhnt... Sie bestraften Diebstahl, selbst den kleinsten, indem sie einen Sklaven aus dem Dieb machten... Wenn sie einen Kriminellen gefangen hatten, tätowierten sie zur Strafe sein Gesicht vom Kinn bis zur Stirn, denn das war für sie eine große Schande... (Die Maya-Frauen) durchstachen den Knorpel, der die beiden Nasenlöcher trennt, und schoben durch das Loch ein Stück Elfenbein. Das wurde als Schmuck betrachtet. Sie durchstachen ihre Ohren, um die gleichen Ohrringe wie ihre Ehemänner zu tragen. Sie tätowierten ihre Körper von der Taille an, ließen aber die Brüste frei, um ihre Kinder zu stillen.«

De Landa war ein fanatischer Priester, der alles daransetzte, Götzenverehrung, Hexerei, Tätowierungen und andere teuflische Praktiken auszurotten. Nach 12 Jahren missionarischer Arbeit mußte er aber erkennen, daß sich viele Mayas, die zum Christentum konvertiert waren, heimlich noch immer ihrem heidnischen Glauben hingaben und auch tätowierten. De Landa gelangte zur Ansicht, daß den Mayas wohl nur mit Folter beizukommen sei. Ein spanischer Augenzeuge berichtete, daß de Landa die Mayas mit großen Steinen an den Füßen aufhängte, auspeitschen ließ und, als sie immer noch nicht ihren Götzen abschworen, mit brennendem Wachs überschüttete. De Landa »missionierte« über 4.500 Eingeborene. 30 verübten im voraus Selbstmord, zahllose andere endeten als Krüppel. Die wenigen, die die Tortur überlebten und trotzdem nicht zum Christentum übertraten, wurden öffentlich verbrannt. Die, die ihren Göttern abschworen, zerstörten auf Anweisung ihre Bilder und Statuen und verbrannten tausende Seiten, in denen sie das Wissen über ihre Geschichte, Mythologie, Wissenschaft, Astrologie, Medizin und Körperkunst niedergeschrieben hatten. Im Gegensatz zu den englischen → *Seefahrern,* die zwei Jahrhunderte später → *Polynesien* entdecken sollten, ließen sich nur wenige der spanischen und portugiesischen Matrosen tätowieren. Gonzalo Guerrero ist einer von ihnen. Er überlebte 1511 einen Schiffbruch vor der Küste Jamaikas und strandete nach zwei Wochen auf hoher See an der Küste von Yucatan. In einer nahegelegenen Maya-Siedlung machte man ihn zum Sklaven.

Guerrero bewies allerdings außerordentliches Geschick bei der Kriegsführung und gelangte bei den Mayas zu Ansehen. Er bekam die zentrale Befehlsgewalt, heiratete die Tochter eines Adligen, bekam sieben Kinder und konvertierte zum Maya-Glauben. Seinem Status entsprechend ließ er sich tätowieren und kämpfte zwei Jahrzehnte lang an der Seite der Eingeborenen gegen die spanischen Eroberer. Diese bemühten sich zwar redlich, konnten aber vor allem im Landesinneren, am Amazonas-Tiefland, nie die Tatauierungskunst vollständig ausrotten. Noch heute leben allein im Urwald Brasiliens nach vorsichtigen Schätzungen etwa 180.000 Ureinwohner in ihren urtümlichen Stammesgemeinschaften. Hier hat auch die rituelle Hautkunst überlebt. Erst Ende des 19., Anfang des 20. Jahrhunderts entdeckten die südamerikanischen Einwanderer die Tätowierung als schmückende Hautzierde. Als eigentlicher Vater der modernen südamerikanischen Bodyart gilt der Däne → *Lucky Tattoo,* der sich 1959 im brasilianischen Santos, Südamerikas größter Hafenstadt, niederließ und lange Zeit als einziger Tätowierer zehntausende Matrosen zierte. Heute gehört insbesondere für die Brasilianer, die ein ausgeprägtes Körperbewußtsein besitzen, das Tätowieren unabdingbar zum Leben hinzu. Selbst die Touristen lassen sich von dem Hautfieber am Sündenbabel Copacabana anstecken; da mit einem frischen Tattoo aber kaum den ganzen Tag am Strand stolziert werden kann (siehe → *Sonne*), bieten »Stick On«-Künstler ihre Dienste an. Sie tragen kleine Designs auf die Haut auf, die nach dem Urlaub durch den Tätowierer daheim zu permanenten Tattoos umfunktioniert werden können.

SUIKODEN
Jap.: »Geschichten vom Strand«

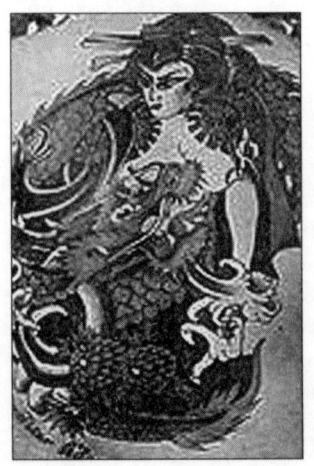

Die chinesische Räuber- und Rebellengeschichte aus dem 14. Jahrhundert, deren Originaltitel »Shui hu chuan« lautet, berichtet von vier Gesetzlosen, die sich wie Robin Hood in den Dienst der kleinen Bürger stellen. Sie wurde Mitte des 18. Jahrhunderts von Takai Ranzan ins Japanische übertragen und erfreute sich Anfang des 19. Jahrhunderts,

Die tätowierten Suikoden-Helden waren im 18. Jahrhundert für viele Japaner ein Vorbild, nach dem sie sich selbst ihre Hautbilder anlegen ließen. Das Bild rechts zeigt einen der Holzdrucke von Kuniyoshi aus dem Jahr 1827, die der Grundstock für die heutige Irezumi-Kunst (Bild links) waren. © Archiv Marcel Feige

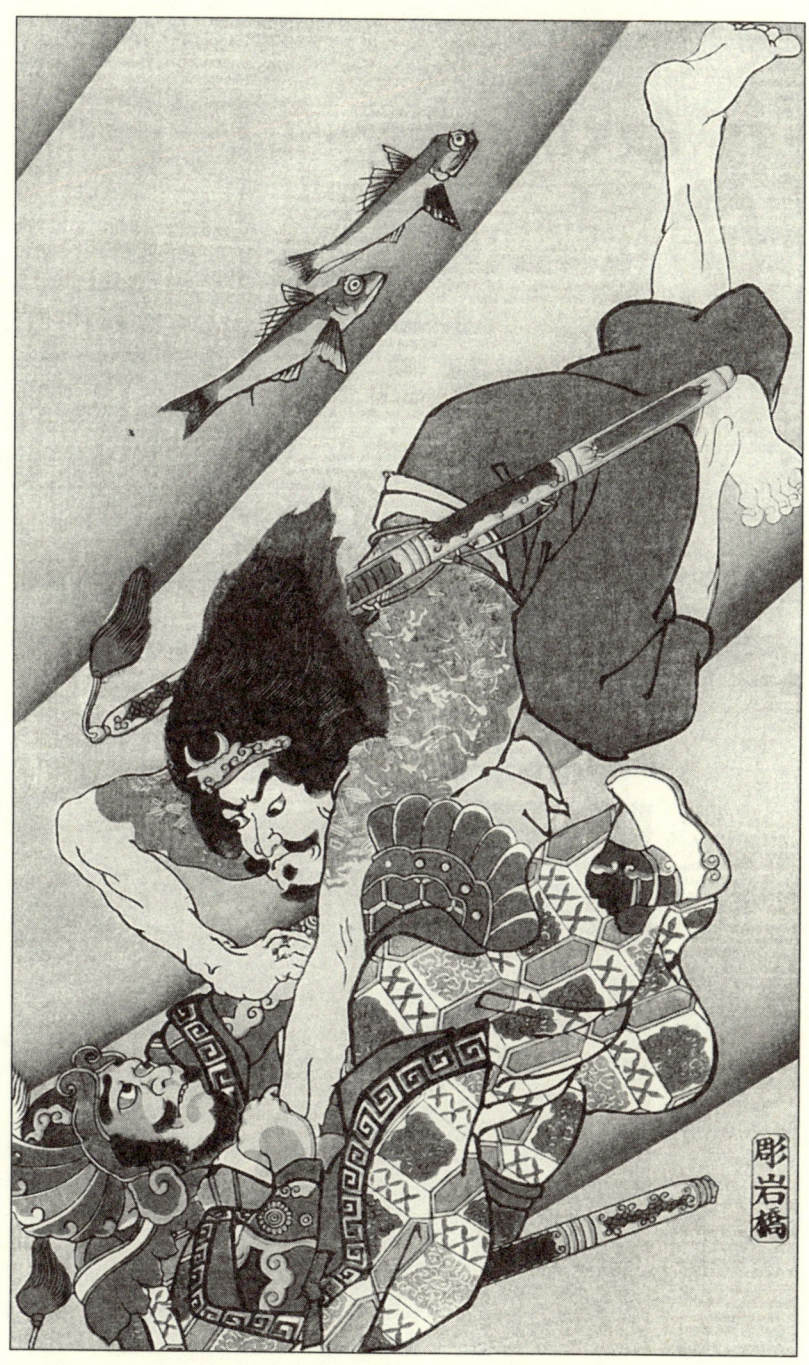

zur → Edo-Zeit, großer Beliebtheit, denn die japanische Bevölkerung war es satt, sich ständig durch die Diktatur ihrer Shogune gängeln zu lassen. Der Holzschnittkünstler Katshushika Hokusai entwarf Illustrationen, mit denen er die vier tätowierten Rebellen und ihre Hautbilder darstellte. Er hielt sich an die im Suikoden beschriebenen Motive: → Drachen, Kirschblüten, Kiefernzweige und Pfingstrosen, die er in lockerer Folge über den ganzen Körper verteilte. Vor allem die von den Herrschern rekrutierten Feuerbekämpfer Edos, die sich als Beschützer des Volkes sahen, identifizierten sich mit den Helden der Novelle und ließen sich, nicht zuletzt auch zur Bekundung berufsständischer Solidarität, Hokusais → Flashs auf den ganzen Körper tätowieren, mit Ausnahme von Kopf, Händen und Füßen. Als der Künstler Utagawa Kuniyoshi 1827 abermals Holzschnitte anfertigte, stellte er die Körper der Rebellen aufwendiger dar, und zwar mit Bildern von Leoparden, → Tigern, Raben, Affen, Tintenfischen, Oktopussen und neunschwänzigen Katzen. Diese Bilder waren der Grundstock für die heutige japanische Kunst des → Irezumi.

SUJIBORI

Jap.: Linien

Das, was bei uns die → Outlines, die Konturen und Linien sind, sind in Japan die Sujibori.

SULU'APE, PAULO

Samoan. Tatau-Meister, geb. 1950, gest. 1999

Paulo wurde in einem kleinen Dorf auf Upalu, einem Teil der Inselgruppe → Samoa, geboren. Nach seinem College-Abschluß in Samoas Hauptstadt Apaia begann er mit dem Tätowieren. Das lag auf der Hand, schließlich entstammte er einer Familie von Tätowiermeistern, deren Ursprung bis in die mythische Vergangenheit reicht. Der Überlieferung nach erhielt der Gründerahn seines Clans, Sua, Tätowierkamm und -schlegel unmittelbar von den Göttern. Paul stammte, so die Legende weiter, in direkter Linie von diesem Ahnherrn ab und trug, wie sein Vater, von dem er die Kunst des → Tatau erlernte, den samoanischen Häuptlingstitel Sua Sulu'ape.

Vorlagen benutzte Paulo während seiner Arbeit nie. Bestenfalls zeichnete er das Muster für die samoanischen → Pe'as und → Malus in groben Linien auf dem Körper vor. Paulo arbeitete später mit seinem Bruder in Auckland auf → Neuseeland. Von dort bereiste er die → USA und → Europa und brachte den Menschen hier wie dort das Verständnis der Körperzeichen innerhalb seiner Kultur näher, ohne dabei die innovative Notwendigkeit außer acht zu lassen. Noch kurz vor seinem Tod richtete Paulo die erste »Samoan International Tatau/Tattoo Convention« in Apia aus. Er gilt als einer der bedeutendsten Vertreter der traditionellen Tatau-Kunst Polynesiens, insbesondere Samoas. Er hat als beliebter → *Star* auf Conventions in Europa und Amerika nicht unwesentlich damit verdienen können. Er beschritt zweifelsohne neue Wege, verlieh dem traditionellen Tatau neue Impulse und erntete dafür die harsche Kritik seiner »traditionellen« Kollegen. Am 25. November 1999 wurde seine Leiche in seinem Studio in Oatara, Auckland, gefunden. Die Umstände seines gewaltsamen Todes sind bisher ungeklärt. Es gibt Gerüchte in der Szene, daß die Angehörigen seines Stammes ihn ermordet haben, weil sie ihm in der Vergangenheit mehrfach den kommerziellen Ausverkauf ihrer Tatau-Tradition vorgeworfen haben.

SUMI
Jap.: Farbe
Eine dicke, auf Holzkohle basierende Farbe, wie man sie auch für Pinselstrichzeichnungen benutzt, die die japanischen → *Meisterstecher* ihren Kunden mit dem → *Tebori Stick* unter die Haut zupfen.

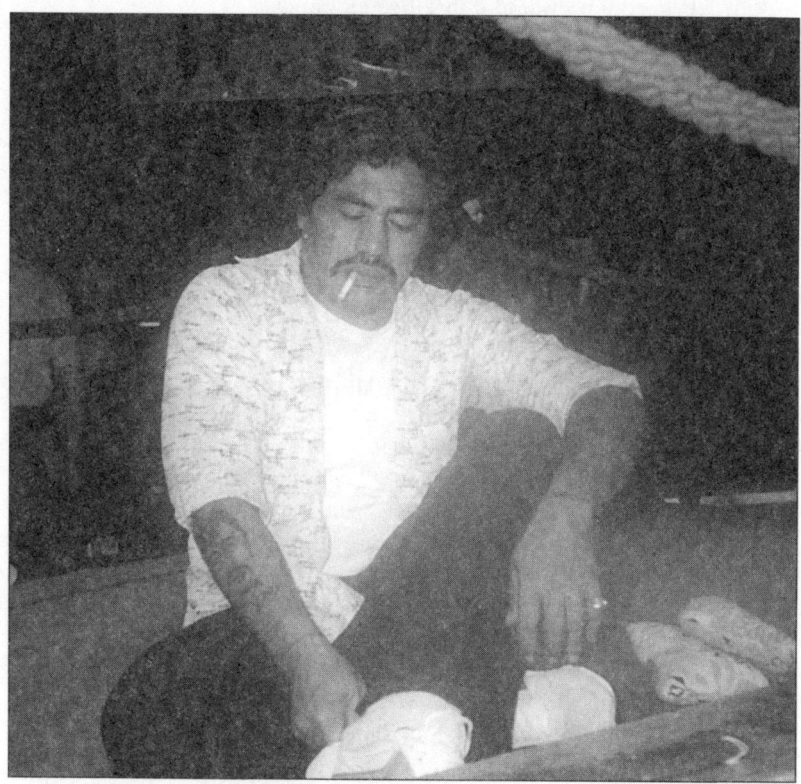

Paulo Sulu'ape gehörte bis zu seinem jähen Tod Ende 1999 zu den wichtigsten Vertretern der samoanischen Tatau-Kunst. © Archiv Theodor Vetter

SUNSHINE TATTOOS

Tattoo für Arme

Vor dem Sonnenbaden wird ein aus Heftpflaster oder selbstklebender Plastikfolie geschnittenes Motiv auf die Haut gepappt. Dort bleibt es, bis die Haut eine annehmbare Bräune erreicht hat. Man zieht es ab, und voila: Das kleine Stück heller Haut hebt sich von der braunen Haut ab. Empfehlung: → *Outlines* mit einem Stift nachziehen, und man hat das, was keiner hat: ein weißes Tattoo. Toll!

SYMBOLE

Viele → *Motive* haben eine bestimmte Bedeutung. Insbesondere für die Urväter der heutigen Tattoo-Kunst, die → *Seefahrer*, hatten ihre maritimen Bilder eine tiefergehende Symbolik (siehe dazu auch das Stichwort: *Seefahrer*).

Nachfolgend einige der beliebtesten → *Traditional Tattoos*, die nicht der Seefahrt zuzuordnen sind, und ihre Bedeutung:

Drache	=	*Europa*: Böses; *Japan*: Glücksbringer
Engel	=	Hoffnung
Fäuste	=	Rachedurst
Fisch	=	Gesundheit, Glück
Hände	=	Freundschaft
Hände mit		
Sonne	=	ewige Liebe
Karpfen	=	*Japan*: Mut, Ausdauer und Erfolg
Kinder	=	Unschuld
Löwe	=	Mut, Stärke.
Rosen	=	*Früher*: Leben voller Dornen; *Heute*: Liebe
Schlange	=	Sünde
Sonne	=	Leben
Tiger	=	*Europa*: Verwegenheit, Wildheit. *Japan*: Kraft, Macht.
Totenkopf	=	Zukunftsangst

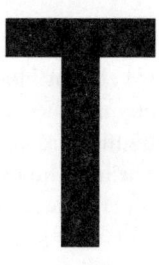

TAHITI
Polyn. Inselgruppe
Im April 1769 landete der Weltenumsegler → *James Cook* auf Tahiti. Die Entdecker der neuen Welt wurden zum ersten Mal mit der Kunst der → *Tatauierung* bekannt. Die Ureinwohner Tahitis beherrschten im Gegensatz zu den Völkern der → *polynesischen* Nachbarinseln → *Samoa* oder → *Marquesa* die Ganzkörpertatauierung. Einige der → *Matrosen* waren derart begeistert, daß auch sie ihre Arme mit Bildern verzieren ließen. Von seiner zweiten Reise brachte James Cook den Tahitianer → *Omai* mit nach England, wo er an Höfen und in Schlössern als Anschauungsobjekt vorgeführt wurde.

TAMATORI HIME
Jap. Tattoo-Motiv
Das Motiv der Tamatori Hime ist eine der wichtigen Legenden, die sich in der Tätowierungkunst → *Japan*s niederschlägt: Den kostbarsten Besitz, eine Perle, hat Tamatori Hime dem König der Unterwasserwelt, einem riesigen → *Drachen*, gestohlen. Um auf der Flucht schneller schwimmen zu können, hat sie sich den eigenen Leib aufgeschnitten und die Perle darin verborgen. Am Ende erliegt sie diesen Verletzungen und ist Opfer ihrer Habgier geworden.

TAT
Abk.: Tattoo
Eine große Tätowierung, die über den ganzen Arm, das ganze Bein oder den Rücken verläuft, nennt man allgemein »Tat«. Ein kleineres Einzelmotiv heißt → *Flash* oder → *Piece*.

TATAU
Tahit.: Wunden schlagen
Tatau bezeichnet den traditionellen Akt der Körperverzierung auf den verschiedenen Inselgruppen → *Polynesiens.* Er geschieht mit dem Tatauierkamm, → *Au,* der aus Knochen und Stoßzähnen besteht. Er wird auf einen Holzstab gesetzt,
mit Tusche getränkt und mit einem Stock, dem
→ *Iapalapa,* rhythmisch in die Haut geschlagen,
wo er in das Unterhautgewebe eindringt und dort
eine bleibende Verfärbung verursacht. Die Völker Polynesiens verwendeten als Farbstoff fetti-
gen Ruß, der durch Verbrennen von Samenker-

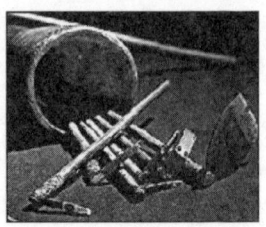

**Das traditionelle Au und Iapa-
lapa, mit dem die Polynesen
das Tatau durchführten.**
© Archiv Marcel Feige

nen gewonnen und mit Kokosöl zu einer feinen Paste angerührt wurde.
Der wohl bedeutendste Darsteller des traditionellen Tatau war der vor
kurzem verstorbene → *Tofuga* → *Paulo Sulu'ape.*

TÄTOWIEREN
Oder auch: Pikern, sticheln
Anders als bei den → *Japanern* oder → *Polynesen,* die ihre → *Tatau*-Kunst
vielfach noch auf die traditionelle Weise ausführen, wird in der westlichen
Zivilisation das Tattoo mit der → *Tätowiermaschine* ausgeführt. Doch
bevor diese zum Einsatz kommt, muß erst einmal ein → *Motiv* ausgewählt
werden. Die Suche nach einem geeigneten Bild, einem kleinen → *Piece,*
einem großen → *Tat* oder einer Ganzkörpertätowierung, einem → *Bodysuit,* ist vielleicht das Wichtigste am ganzen Tätowiervorgang, denn der Aufwand des Tattoo-Künstlers und der folgende → *Schmerz* sind ein kurzzei-
tiges Vergnügen, das Tattoo nicht. Nicht vergessen werden sollte der →
Termin, denn die → *Studios* sind in diesen Tagen häufig bis zu drei Monate
im voraus ausgebucht. In dieser Zeit wird der Tätowierer meist schon eine
→ *Schablone* des ausgesuchten Motives erstellen. Wichtig ist, daß der Tätowierer die → *Hygiene* beachtet. Der → *D.O.T. e.V.* hat Richtlinien für ein
→ *Safer Tattoo* aufgestellt. Mit einem → *Rasierer* wird jene Körperstelle,
die tätowiert werden soll, von den → *Haaren* befreit, um Infektionen zu
vermeiden. Anschließend wird die → *Haut* mit einem Desinfektionsmittel
behandelt. Das Motiv wird anhand der Schablone auf die Haut übertragen. Die → *Farben* sind in kleinen Näpfchen untergebracht, aus denen der
Tätowierer während der Arbeit schöpft. In den meisten Fällen werden
zuerst die → *Outlines* eines Motives gestochen. Das ist der sogenannte
»Vorstich«. Das Motiv wird dann schattiert und je nach Wunsch des Kunden eingefärbt. Die → *Farb*pigmente werden dabei von den → *Nadeln* der
→ *Tätowiermaschine* mit einer → *Stichtiefe* von 0,5 bis 1,5 Millimeter bis

in das Unterhautgewebe gestochen. Da die Zellschichten in dem Unterhautgewebe durch die Nadeln absterben, ist das menschliche Abwehrsystem nicht mehr in der Lage, diese Stoffe abzutransportieren. Die Farbpigmente werden in die intakten, unverletzten Zellen mittels des chemischen Prozesses der Osmose eingelagert – und damit kommt dann die lebenslange Tätowierung zustande. Je nach Größe und Art des Motives kann die Tätowierung nicht in einem Arbeitsgang fertig gestochen werden. In diesem Fall wird die Arbeit auf mehrere Sitzungen aufgeteilt. Zum Abschluß wird die Tätowierung noch einmal gründlich gereinigt, desinfiziert und eingecremt. Daheim beginnt die → *Nachbehandlung*.

TÄTOWIERMAGAZIN
1. dt. Magazin
Das »Tätowiermagazin« erscheint seit April/Mai 1994 und ist Deutschlands erstes, von Profis für Profis gemachtes Tattoo-Magazin. Es berichtet sowohl journalistisch als auch grafisch ambitioniert über Künstler, deren Themen und Stile, über die Tattoo-Kultur und die entsprechende soziologische und historische Kultur, über genrenahe → *Literatur* und → *Filme*, über Musiker, Bands und diverse Strömungen innerhalb der Body Modification, die die Tattoo-Szene tangieren. Bis zum Januar 1998 erschien das Tätowiermagazin zweimonatlich, seitdem ist es monatlich im Zeitschriftenhandel zu erwerben. Für alle, die sich ernsthaft mit dem Thema Bodyart auseinandersetzen und auch nicht den Blick über den Tellerrand scheuen, sind die Hintergrundreportagen im »Tätowiermagazin« Pflichtlektüre.

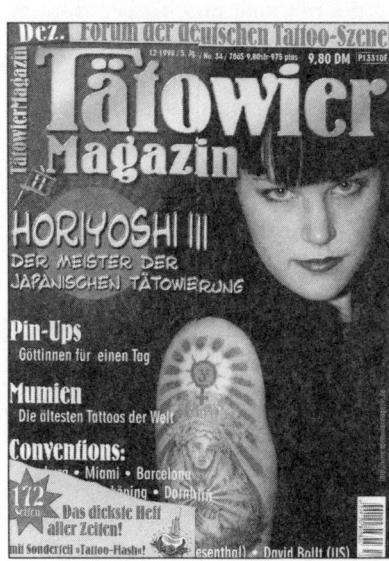
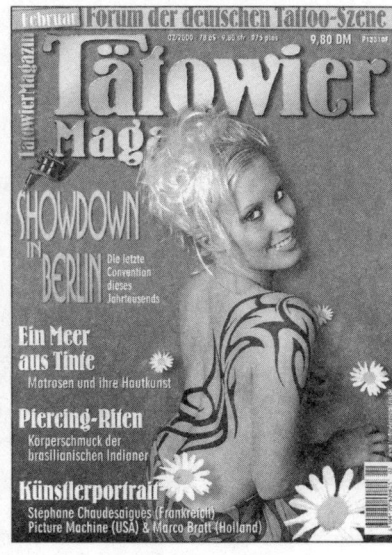

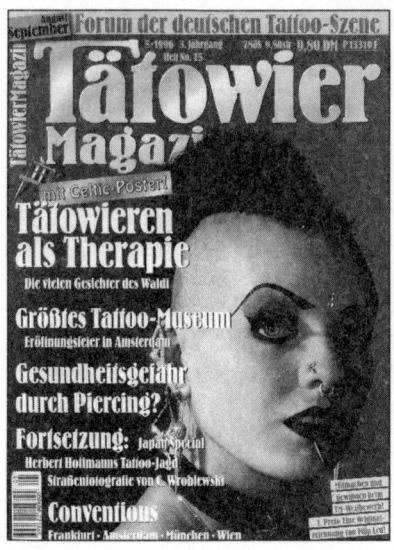
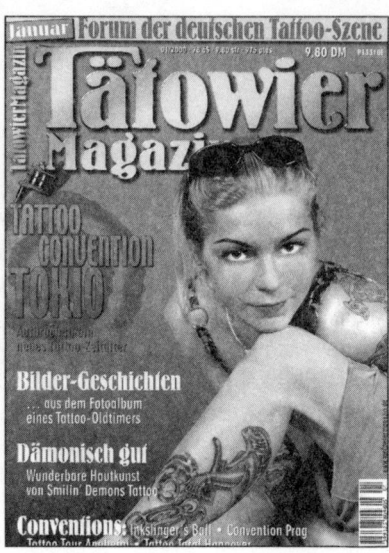

Kontakt: Hubert Verlag, Ottenhöferstr. 8, 68239 Mannheim, Telefon 0621/48361-0, Telefax 0621/4836111, http://www.taetowiermagazin.de, post-master@taetowiermagazin.de

TÄTOWIERMASCHINE

A & O beim Tätowieren

Von Alaska bis Tierra del Fuego, von Island bis → *Japan* verzierten Menschen, Stämme und Nationen ihren Körper mit unauslöschlichen Bildern. Jeder hatte seine eigenen Beweggründe, und mit ihnen auch eigene → *Techniken*.

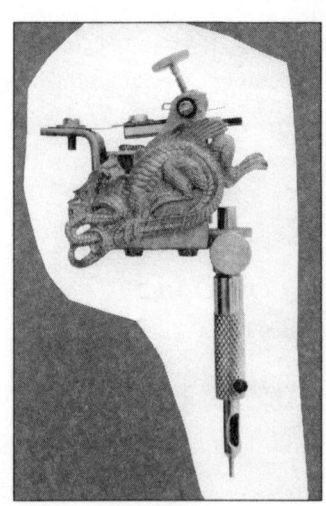

Die → *Eskimos* bearbeiteten ihre Haut bispielsweise mit rußigen Fäden, die narbenähnliche Markierungen hinterließen. Die → *Maoris* in → *Neuseeland* schnitten mit meißelähnlichen Holzinstrumenten → *Farbe* in die Gesichtshaut ein. → *Samoaner* hämmerten eine kammähnliche Hacke, die bisweilen aus bearbeiteten Menschenknochen bestand. Die Eingeborenen auf → *Tahiti* tatauierten mit spitzen Knochen oder Haifischzähnen. → *Japaner* zupften – und zupfen noch heute – die Farbe mit hölzernen Stecknadelstiften, dem → *Hari*, in die Haut. Die → *Mayas und* → *Azteken*

Tätowiermaschine

in Mexiko benutzten frische Dornen und Kakteenstacheln. Die → *norda-merika*nischen Indianer gravierten mit in Holzstäben gefaßten Feuersteinspitzen. Nachdem der Seefahrer und Kapitän → *James Cook* 1774 den ersten → *Polynesen* → *Omai* mit Tätowierung den Adelsstuben Großbritanniens präsentierte, und auch immer mehr → *Seefahrer* sich

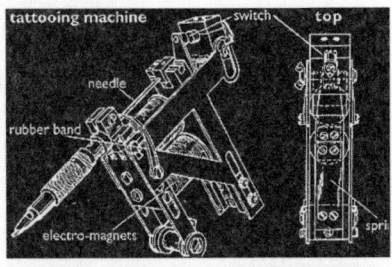

Die Tätowiermaschine und ihre Bestandteile.

von den Eingeborenen verzieren ließen, erlebte die Bodyart ihre erste Blüte. Doch trotz aller Begeisterung: Der Tätowiervorgang war ein schmerzvoller, schmutziger und zeitraubender Prozeß, der zu allem Übel nur selten ein ordentliches Resultat erbrachte. Erst als → *Samuel O'Reilly* am 8. Dezember 1891 seine Tatöwiermaschine patentieren ließ, erlebte die Zunft den Beginn einer neuen Ära. Der Weg war frei für relativ einfaches, fast schmerzfreies und – ganz wichtig – ordentliches Arbeiten. Die Tätowiermaschiene von O'Reilly beruhte auf einem von Thomas Alva Edison (1847–1931) erfundenen und am 29. Oktober 1875 in London patentierten Stift – »Autographic Printing Pen« (Patent Nr. 3762). »Warum Edison, gebürtiger Amerikaner, seinen Stift in England patentieren ließ, bleibt unbekannt«, erklärt der Tattoo-Historiker → *Paul Sayce*, »jedenfalls erhielt er das amerikanische Patent erst ein Jahr später. Wenn die Maschine von O'Reilly dem Stift von Edison glich, so kann man behaupten, daß das Patent der ersten britischen Tätowiermaschine, am 12. Februar 1894 an → *Sutherland MacDonald* übergeben, seinen Ursprung in einem Locher findet, den drei Engländer, Newton Wilson, Andrew Hanson und Michael Treinen, erfunden und am 7. Dezember 1878 patentieren ließen (Patent Nr. 5009).«

Im Prinzip gehen alle modernen Tätowiermaschinen, die im landläufigen Anglizismuswahn auch gerne »Gun« (engl: Pistole) genannt werden, auf O'Reillys Erfindung zurück: Sobald der Strom aktiviert wird, fungieren ein oder zwei Spulen aus glühendem Kupferdraht als Elektromagnet und ziehen eine Metallfeder an, die rückwärtig am Maschinenrahmen befestigt ist. Auf der anderen Seite der Feder hängt die → *Nadelstange*, die sogenannte → *Flatt,* mit den angelöteten → *Nadeln,* deren Anzahl je nach Detail-

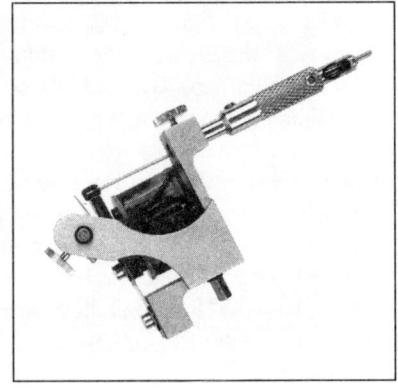

genauigkeit des Motivs variieren. Die Feder, die nun die Nadelstange nach unten zieht, deaktiviert den Stromkreis, sobald sie unten anlangt, so daß die Feder mitsamt der Nadelstange in die ursprüngliche Position zurückspringt. Wenn der Tätowierer nun durch Schalterdruck den Stromkreis aktiviert (hält), beginnt der Prozeß von neuem, was zu einem schnellen Auf und Ab der Nadeln führt. Manchmal bis zu 5.000 Stiche in der Sekunde, die die Farbe unter die Haut bringen. Diese Schnelligkeit wiederum ermöglicht erst das Zeichnen geradliniger und scharfer Konturen. Die variable Nadelanzahl an der Stange ermöglicht zudem saubere Farbfüllungen, Verläufe und Schattierungen.

TÄTOWIERUNG
Von: Tatauierung
Der Begriff »Tätowierung« geht auf die Bezeichung → *Tatauierung* zurück, den die Ureinwohner → *Polynesiens* für das »Bemalen« des Körpers mit einem »Tatau« benutzten. Die → *englischen* → *Seefahrer*, die sich im 18. Jahrhundert von den Eingeborenen verzieren ließen, machten für den englischen Sprachgebrauch scherzeshalber ein »Tattoo« daraus. Der Begriff hat sich gehalten; ins Deutsche übertragen wurde er mit »Tätowierung«.

TÄTOWIERUNG
Dt. Film
Der Jugendliche Benno (Christoph Wackernagel) wird vom Ehepaar Lohmann adoptiert, das mit Gaby bereits eine Tochter adoptiert hat. Doch in seinem neuen Zuhause fühlt Benno sich unwohl. Die demonstrative Milde und das aufgesetzte Verständnis seiner neuen Eltern sind ihm zuwider. Nebenbei versucht Lohmann ihm deutsche Geschichte, bürgerliche Verhaltensregeln und Moralverständnis beizubringen. Benno blockt ab und fühlt sich eher zur Welt des Kleinkriminellen Sigi hingezogen. Als Benno seinen Job als Koch schmeißt, gibt ihm der Bruder Lohmanns eine Chance in seinem Teppichgeschäft. Doch Bennos unpassendes Verhalten auf einer Auktion und das Stehlen eines Teppichs kosten ihn auch diese Arbeitsstelle. In der kommenden Nacht schläft Gaby mit Benno, doch am Morgen sagt sie ihm, daß sie nichts mehr mit ihm zu tun haben will. Enttäuscht rennt Benno zum Jugendhof, wo er als Außenseiter behandelt wird. Er kehrt zurück nach Hause und unternimmt mit seiner Familie einen Frühlingsspaziergang. Der Vater rezitiert klassische Gedichte, während Gaby sich von einem jungen Mann im Auto mitnehmen läßt. Da erschießt Benno völlig unvorbereitet seinen Vater mit der gestohlenen Waffe und rennt davon. In einer leeren Schwimmhalle tollt er im Wassser herum, bis die Polizei ankommt, um ihn festzunehmen.

Der Film, der seine Premiere am 27. Juni 1967 auf den Internationalen Filmfestspielen in Berlin feierte, ist ein präzises, generationstypisches Zeitbild: In Erziehungsheimen aufgewachsener Junge läuft Sturm gegen die Scheinheiligkeit seiner großbürgerlichen Stiefeltern. Kritiker bescheinigten dem Film, daß er die damalige Jugend glaubwürdig porträtiere, die aktuelle Lage rigoros analysiere und deren Zuspitzung im Revolutionsjahr 1968 präzise voraussage. Nachhaltig prekär wurde der Film durch das weitere Schicksal seines Hauptdarstellers, Christoph Wackernagel, der zehn Jahre nach der Filmpremiere als RAF-Terrorist in den Knast muß. – Der Filmtitel »Tätowierung« indes ist als Gleichnis zu verstehen. Schließlich waren die Hautbilder in Deutschland zur damaligen Zeit ebenfalls eine Ausdrucksform des Protests junger Menschen gegen das Etablishment.
Info: BRD 1967, Regie: Johannes Schaaf, Darsteller: Helga Anders (Gaby), Christoph Wackernagel (Benno), Rosemarie Fendel (Frau Lohmann), Alexander May (Herr Lohmann) u.a.

TATUART

Polynes. Magazin

Zweimal jährlich erscheint das Magazin in englischer und französischer Sprache, mit dem der in → *Polynesien* lebende, französische Künstler Gotz (geb. 1964) über die Geschichte der → *Tatauierung* sowie Bedeutung und Einfluß in der Moderne berichtet.
Kontakt: www.gotz.pf

TATTOO

Amerik. Magazin

In dem monatlich erscheinenden »meistgekauften Tattoo-Magazin der Welt« (Eigenwerbung) aus dem amerikanischen Verlag Easyriders, Inc., der dem → *Biker*-Umfeld entstammt, werden → *Künstler* und ihre Themenfelder sowie Hautfetischisten und ihre Motive vorgestellt. Gelegentlich gibt es auch ein Porträt bekannter Rock-Musiker, die ihre eigenen → *Tats* fotografieren lassen. Da das Magazin eine (mittelprächtige) Übersetzung aus dem Amerika-

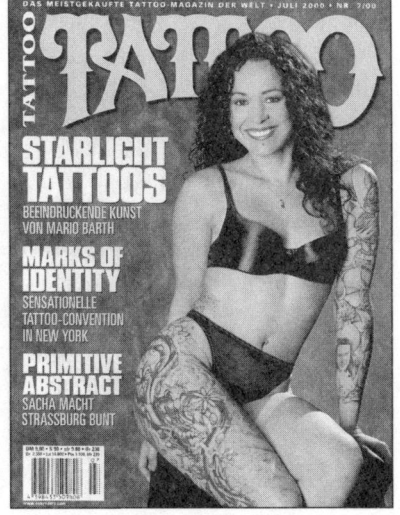

Tattoo – monatlich erscheinendes
amerikanisches Magazin

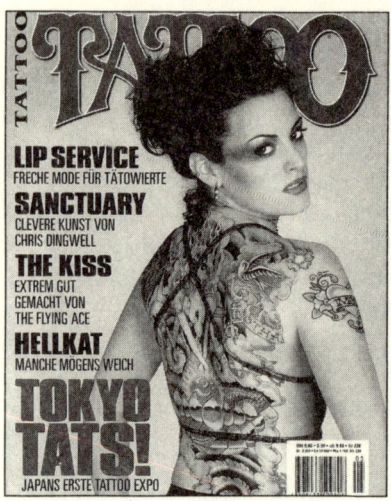

nischen ist, finden sich fast nur Anzeigen amerikanischer Shops, was auch für die Adressenliste gilt. *Kontakt: Easyriders, Inc., 28210 Dorothy Dr., Agoura Hills, CA 91301, USA, Telefon 001/818/889-8740, http://www.easyriders.com; Kontakt Deutschland: MZ Vertrieb, Postfach 1123, 85386 Eching, Telefax 089/319006-13*

TATTOO ARCHIVE
Historische Sammlung
1990 gründete → *C. W. Eldridge* in Zusammenarbeit mit dem → *The Paul Rogers Tattoo Research Center* in Berkley das Tattoo Archive, in dem er altes Equipment und umfangreiche Sammlungen aus der ganzen Welt zusammenträgt, um die Geschichte der Hautkunst auf Ausstellungen und in Museen dokumentieren zu können.

Die Sammlung gilt laut → *Guinness Buch der Rekorde* heute als → *Größtes Tätowierungsarchiv*. Um Menschen für ihre Verdienste um die Tattoo-Kunst zu würdigen, hat das Tattoo-Archive den → *Betty Broadbent* Award ins Leben gerufen.

Kontakt:Tattoo Archive, 2804 San Pablo Aveneu, Berkeley, CA 94702 USA, Telefon 001/510/548-5895, http://www.tattooarchive.com, tattoo@tattoo-archive.com

TATTOO ART MUSEUM
Sammlung v. → Lyle Tuttle
In seinem Studio in San Francisco, Columbus 841, North Beach, beheimatet der Tattoo-Oldtimer Lyle Tuttle eine sich ständig erweiternde Sammlung historischer Utensilien, z.B. alte → *Flashs*, Fotografien und → *samoanische* Tätowiergeräte.

Ein Großteil der Sammlung ist allerdings an einem sicheren Ort gelagert, denn nach Auskunft Tuttles besitzt sie einen Gesamtwert von einer Million Dollar. Sie ist damit die größte Privatsammlung dieser Art und fand sogar in Zusammenhang mit dem → *Tattoo Archive* Eintrag in das → *Guinness Buch der Rekorde*.

Dort heißt es: »Lyle Tuttle besitzt eine Privatsammlung mit amerikanischen Stücken über das Tätowieren, dazu gehören Zehntausende von Visitenkarten und Geräten.«

TATTOO COLOUR
Ital. Motiv-Magazin
Seit 1998 bietet *Tattoo Colour* zweimonatlich neue Motive der verschiedensten Themenkreise.
Kontakt: Edizioni Trentini S.t.l., Via P.I. Nervi 1/b, 44011 Argenta, FE, Telefon 0039/0532/852085, Telefax 0039/0532/852692; Kontakt Deutschland: Special Interest Vertrieb, Waldstraße 70, 63128 Dietzenbach, Telefon 06074/8235-0, Telefax 06074/8235-23

TATTOO CLUB OF GREAT BRITAIN
Brit. Verein
Als die Tätowierer 1978 den Wunsch äußerten, für ihre Kunden in den Schaufenstern ein Gütesiegel plazieren zu können, gründete sich der Tattoo Club of Great Britain. Die Vereinigung ist die größte ihrer Art im UK. Sie umfaßt das → *British Tattoo History Museum*, das Tattoo Studio ihres Gründers → *Lionel Titchener* und den monatlichen Newsletter → *Tattoo International*.
Kontakt: Tattoo Club of Great Britain, 389 Cowley Road, Oxford, OX4 2BS, Telefon 0044/1865/715253, Telefax 0044/1865/775610, http://www.tattoo.co.uk, tcgb@tattoo.co.uk

TATTOO ENERGY
Brit. Magazin
Das zweimonatlich in äußerst schlechter Übersetzung erscheinende Magazin, ein Ableger von → *Tattoo Life*, hat sich auf die ausführliche Präsentation von → *Motiven*, Motivthemenfeldern (z.B. → *Indianer Tattoos* oder → *Drachen*) und dem Vorher/Nachher-Vergleich bei → *Cover-ups* spezialisiert.
Kontakt: Tattoo Life, Media Friends, Via de Amicis 35, 20123 Mailand, Italien, Telefon 00039/2/8322431, Telefax 00039/2/89424686, mediafriends@planet.it; Kontakt Deutschland: Special Interest Vertrieb, Waldstraße 70, 63128 Dietzenbach, Telefon 06074/8235-0, Telefax 06074/8235-23

TATTOO FLASH
Amerik. Magazin
Ein weiteres Magazin aus dem → *Biker*-Verlag Easyriders, Inc., aus den → *USA*. Themenpalette ist ähnlich der des → *Tattoo* und der → *Tattoo Motiv*. Das Magazin ist ebenfalls eine halbherzige Übersetzung.
Kontakt: Easyriders, Inc., 28210 Dorothy Dr., Agoura Hills, CA 91301, USA, Telefon 001/818/889-8740, http://www.easyriders.com; Kontakt Deutschland: MZ Vertrieb, Postfach 1123, 85386 Eching, Telefax 089/319006-13

TATTOO HALL OF FAME
Amerik. Ikonen-Liste
Die Tattoo-Attraktion → *Betty Broadbent* war die erste, der → *Lyle Tuttle* in seinem → *Tattoo Art Museum* in San Francisco eine gesonderte Ehre zuteil werden ließ. 1983 kam der Vater der amerikanischen Tattoo-Bewegung hinzu, → *Franklin Paul Rogers*.

TATTOO IDEA
Ital. Motiv-Magazin
Seit einem Jahr bietet »Tattoo Idea« zweimonatlich neue Motive der verschiedensten Themenkreise.
Kontakt: Edizioni Trentini S.t.l., Via P.I. Nervi 1/b, 44011 Argenta, FE, Telefon 0039/0532/852085, Telefax 0039/0532/852692; Kontakt Deutschland: Special Interest Vertrieb, Waldstraße 70, 63128 Dietzenbach, Telefon 06074/ 8235-0, Telefax 06074/8235-23

TATTOOING
→ *Tätowierung*

TATTOO INTERNATIONAL
Brit. Magazin
Im August 1978 startete → *Lionel Titchener* den Newsletter »Tattoo International«. Die Resonanz auf das Info-Mag seitens der britischen Tätowierer war so groß, daß Lionel wenig später den → *Tattoo Club of Great Britain* ins Leben rief. »Tattoo Interna-

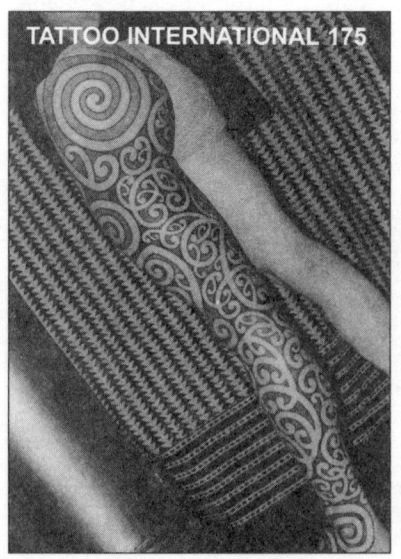

tional« ist heute das monatliche Sprachrohr des größten Tattoo-Vereins im UK. Es informiert über → *Meisterstecher*, → *Stilrichtungen* → *Conventions* sowie technische Neuheiten.
Kontakt: Tattoo International, 389 Cowley Road,Oxford, OX4 2BS, Telefon 0044/1865/715253, Telefax 0044/1865/775610,http://www. tattoo.co.uk; tcgb@tattoo. co. uk

Tattoo International

TATTOO JIMMY

Dt. Tätowierer, geb. 1961

Friedhelm van Genabith hat 1978 das erste Tätowierstudio »Tattoo Jimmy« im süddeutschen Raum eröffnet. Seine Tätowierarbeit ist mit vielerlei Preisen ausgezeichnet und in Fachpublikationen aufgenommen worden. Seine eigentliche Popularität erlangte der ehemalige Medizinstudent Friedhelm alias Tattoo Jimmy indes mit der Erfindung der → *Diathermie*, die die bisher begrenzten Möglichkeiten zur → *Entfernung* einer mißliebigen Tätowierung revolutionierte. Inzwischen hat er die Technik samt Gerätschaft als → *Tattoo Remove* patentieren lassen und seine Erfindung an interessierte Tätowierer in aller Herren Länder verkauft, die diese erfolgreich bei Kunden anwenden.

Kontakt: Tattoo-Jimmy, Friedhelm van Genabith, Hauptstr. 41, 79804 Dogern, Telefon 07751/3455, Telefax 07751/800 532, http://www.tattoomove.de, info@tattooremove.de

TATTOO LIFE

Brit. Magazin

Das zweimonatlich erscheinende Magazin gilt unter Deutschlands Tätowierern, neben dem heimischen → *Tätowiermagazin*, als das Highlight unter den Fachpublikationen. Neben den obligatorischen → *Motiv*bildern gibt es Hintergrundberichte, → *Convention*reviews und → *Künstler*porträts. Einziger Wehrmutstropfen sind die teilweise grottenschlechten Übersetzungen, die solche Stilblüten zutage befördern wie beim Review der

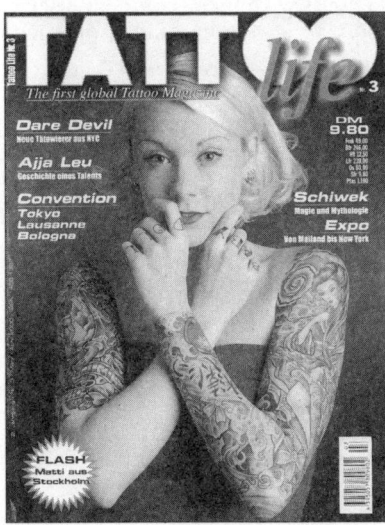 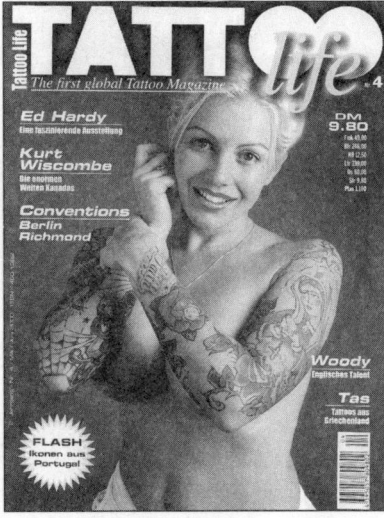

Tattoo Life

ersten Convention auf → *Samoa*: »Der Terasse des Motels versammelte sich eine bunt-bleiche Gesellschaft in Unterwäsche, um empfangen zu werden, von warmem Regen und winkenden Leuten, mit kühlem ›Vailima‹-Bier, nach deutschem Reinheitsgebot gebraut.« Oder: »Die samoanische Weg, den Preis für eine Dienstleistung oder ein Ding zu finden ist einfach dem Käufer die Höhe und Art des Preises zu überlassen, wobei in Samoa nicht groß gefeilscht wird.« In dem Ableger → *Tattoo Energy* werden → *Motive* zu ausgewählten Themenfeldern in ausführlichen Bilderstrecken vorgestellt.

Kontakt: Tattoo Life, Media Friends, Via de Amicis 35, 20123 Mailand, Italien, Telefon 00039/2/8322431, Telefax 00039/2/89424686, mediafriends@planet.it; Kontakt Deutschland: Special Interest Vertrieb, Waldstraße 70, 63128 Dietzenbach, Telefon 06074/8235-0, Telefax 06074/8235-23

TATTOO LUCKY
Dän. Tattoo-Künstler, geb. 1928, gest. 1998

Neben → *Ole Hansen* ist Knud Harald Lykke Gregerson alias Tattoo Lucky aus Kopenhagen der berühmteste Tätowierer aus unserem Nachbarland im Norden, wenngleich die Qualität seiner → *Flashs* nur selten über das schlichte → *Traditional Tattoo* hinausgelangte. Seinen eigentlichen Ruf machten die abenteuerlichen Reisen aus, auf denen er sein Handwerk feilbot. Bereits in jungen Jahren bereiste er mit seinem Motorradgespann → *Europa*, im Gepäck die Campingausrüstung und das mobile Tattoo-Studio seines Vaters. Er landete bei der Handelsmarine und umschiffte die Welt. Zurück in Kopenhagen lernte er → *Ole Hansen* kennen, von dem er eine neue Tattoo-Ausrüstung erstand. 1959 ließ er sich in Santos, → *Südamerikas* größter Hafenstadt, nieder. Zehntausende → *Seefahrer* vergnügten sich dort bei Wein, Weib und Gesang. Lucky Theo war der einzige Tätowierer vor Ort und erlangte schnell ein hohes Maß an Popularität. Sogar das → *Life Magazin* berichtete über ihn.

Nebenher malte Tattoo Lucky mit außerordentlicher Leidenschaft. Seine Bilder waren Studien des Hafenmilieus; Transvestiten, Seeleute und Huren seine bevorzugten Motive, die er in einer verqueren Mischform aus Dadaismus und Surrealismus darstellte. Einige seiner Bilder wurden in den 1970er Jahren auf einer Ausstellung in der Staatsgalerie von São Paulo gezeigt. Häufiger waren seine Bilder aber in den Bars und Restaurants von Santos zu finden. Nach einem Einbruch, bei dem sein ganzer Tattoo-Shop geplündert wurde, setzte er sich zur Ruhe, malte und trank. Nach zwei Herzanfällen lag er die letzten Tage seines Lebens im Koma.

TATTOO MOTIV

Amerik. Magazin

In dem zweimonatlich erscheinenden Magazin, einem Ableger des Periodikums → *Tattoo*, stellen ausgewählte, angloamerikanische Tattoo-Künstler ihre Kreationen sowie Themen- und Motivspektren ausführlich vor. Ergänzt wird das Heft durch eine umfangreiche Galerie. Die deutsche Ausgabe ist nur eine in den Staaten angefertigte Übersetzung, so daß der geneigte Leser sich mit gelegentlichen sprachlichen Holprigkeiten anfreunden muß.

Easyriders, Inc., 28210 Dorothy Dr., Agoura Hills, CA 91301, USA, Telefon 001/818/889-8740, http://www.easyriders.com; Kontakt Deutschland: MZ Vertrieb, Postfach 1123, 85386 Eching, Telefax 089/319006-13

TATTOO MUSEUM & LIBRARY AMSTERDAM

Ständige Ausstellung

Ins Leben gerufen hat die Dauerausstellung der niederländische Tätowierer Henk Schiffmacher alias → *Hanky Panky*, der die Exponate jahrelang in seinem Tattoo Shop sammelte, bevor er ein altes Tabaklager mitten im Amsterdamer Rotlichtviertel zum Museum umfunktionierte. Seit dem 6. Mai 1996 ist dort eine aufschlußreiche Bilder- und → *Flash*-Schau zu sehen, ferner ein Überblick über alte und moderne → *Tätowiermaschinen*. Anhand der vielen Ausstellungsstücke läßt sich die Geschichte der Tattookunst sehr gut nachvollziehen. Die weltgrößte, der Öffentlichkeit zugängliche Sammlung von Tattoo-Fotos und Tätowiermaschinen steht als → *Größtes Tätowierungsmuseum* seit Beginn 2000 im → *Guinness Buch der Rekorde*. Noch bis zum 30. September 2000 ist in dem Tattoo Museum Amsterdam die Sonderausstellung zur traditionellen Tätowierkunst → *Irezumi*, aus → *Japan* zu sehen. Das Museum ist geöffnet dienstags bis sonntags von 12 bis 18 Uhr.

Tattoo Museum & Library, Oudezijds Achterburgwal 130, 1012 DT Amsterdam, Niederlande, Telefon: 0031/20/6351565, Telefax: 0031/20/6204634, http://www.tattoomuseum.com, info@tattoomuseum.com

TATTOO MUSEUM TOKIO

Dauerausstellung

In dem Museum des japanischen → *Meisterstechers* → *Horiyoshi III* werden seit 1999 die im Laufe seiner 30jährigen Tätigkeit als Tätowierer zusammengetragenen Farbholzschnitte, Fotografien, alte Tätowiervorlagen und Tätowier-Utensilien der interessierten Öffentlichkeit zugänglich gemacht. Von den Kinoplakaten alter → *Yakuza*-Gangsterfilme über Hand-Tätowiergeräte aus → *Polynesien* bis hin zu Fotografien und Original-

schriftstücken der Ureinwohner Japans, der → *Ainu,* und der → *Edo*-Dynastie vervollständigen das Sammelsurium.
Kontakt: Tattoo Museum, Horiyoshi III, Imai Bil 1F 1-11-7 Hiranuma, Nishi-Ku Yokohama, Japan, Telefon 0081/45/3231073, Telefax 0081/45/ 3231073

TATTOO ORIGINAL
Schmales, hochformatiges Magazin
Herausgegeben vom Verlag Kinlake LDA aus dem portugiesischen Madeira unterbreitet das Magazin zweimonatlich eine Vielzahl an Schwarzweiß-Motiven. Seit 1999 erscheint *Tattoo Original* auch in deutscher Übersetzung.
Kontakt: Kinlake LDA, Avenida Arriga 77, Funchal, Madeira; Kontakt Deutschland: Special Interest Vertrieb, Waldstraße 70, 63128 Dietzenbach, Telefon 06074/8235-0, Telefax 06074/8235-23

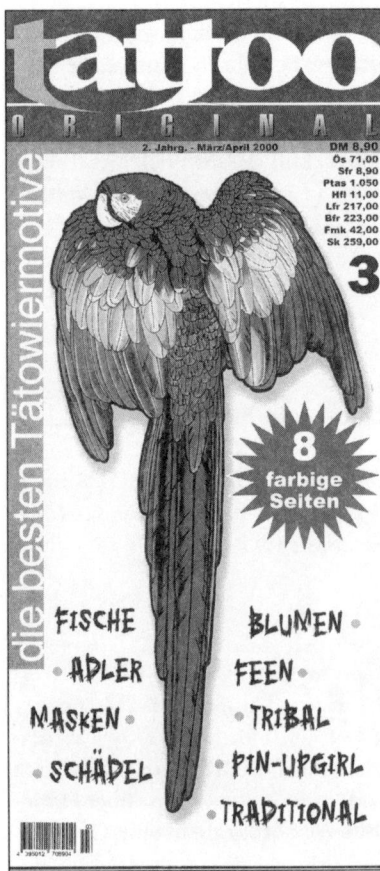

Tattoo Original

TATTOO PETER
Niederl. Tätowierer, geb. 1926, gest. 1984
Geboren in dem niederländischen Fischerörtchen Ijmuiden vernahm Peter de Haan schon als kleiner Junge den verlockenden Ruf des Meeres. Im Alter von 15 schrieb er sich bei der Marine ein, mit 17 Jahren mußte er aber seinen innigen Berufswunsch – → *Matrose* – begraben: Ein tragischer Unfall kostete ihm das linke Bein. Nach einem Krankenhausaufenthalt von über sechs Monaten suchte er sich einen Job an Land, verkaufte Souvenirs und spielte Mundharmonika. Er heiratete zweimal, ließ sich zweimal scheiden, und tourte schließlich mit seiner dritten Frau Thérèse, die eine vorzügliche Sängerin war und mit der er drei Töchter Antoinette, Georgette und Renata sowie zwei Söhne Tonnie und Pieer hatte, durch die Lande. Thérèses Bruder Bruno

ging Jahre später bei Peter in die Lehre und eröffnete als »Bruno der Große« einen Tattoo Salon in Paris. In Rotterdam, wo Peter mit Thérèse Pudel trainierte und zu Akkordeonmusik Kunststücke vorführen ließ, traf er auf den Weltenbummler → *Tattoo Lucky* aus Dänemark. Die Begegnung sollte sein Leben verändern. Als er wenig später in der Hafenstadt den kleinen Tattoo-Shop von → *Albert Cornelissen* entdeckte, begann die Idee, selbst ein Tätowierer zu sein, in ihm zu reifen. Auf diesem Weg konnte er den Kontakt zur Seefahrt aufrecht halten. Er begab sich in den Laden und ließ sich von Albert in die Kunst des Tätowierens einweisen. Auf seinem verbliebenen Bein testete er erste Techniken und Pigmentierungen. Später entwickelte er die für ihn charakteristische, hölzerne → *Tätowiermaschine*. Nach einigen Jahren als umherreisender Tätowierer eröffnete er 1955 als Tattoo Peter am St. Olafssteeg den ersten Tattoo-Shop von Amsterdam. Dort erfreute er sich vor allem bei den Matrosen großer Beliebtheit. Meist teilte Peter sich die Arbeit mit seinem Bruder Jan. Während Peter die für ihn charakteristischen dichten schwarzen → *Outlines* stach, war Jan für die Kolorierung verantwortlich. Die traditionellen Seefahrer-Tattoos, die Peter de Haan entwarf, sorgten dafür, daß Amsterdam in den Folgejahren eine

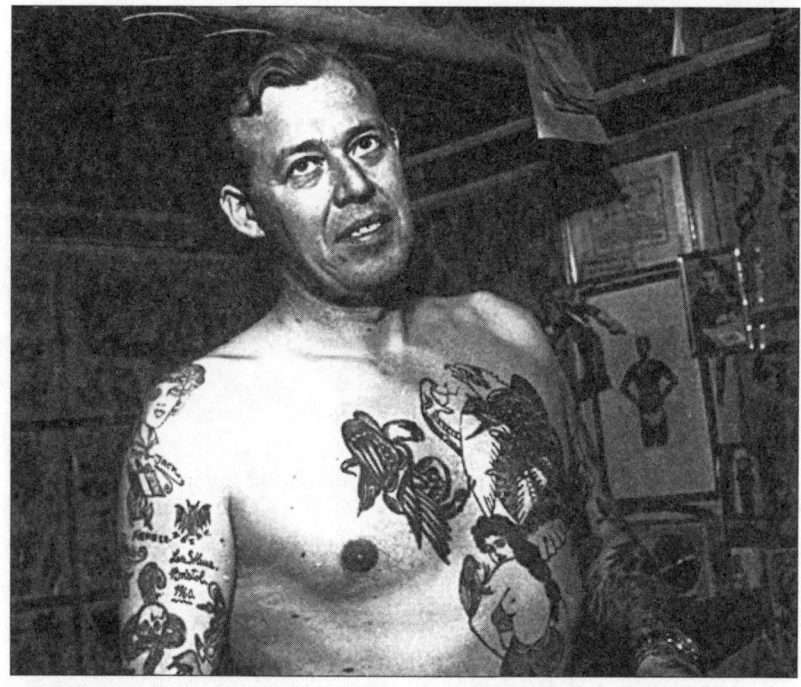

Tattoo Peter sorgte in den 1950er Jahren für den Tattoo-Aufschwung in Amsterdam.
© Archiv Theodor Vetter

der wichtigen Tattoo-Metropolen der Welt wurde. Bekannte Meisterstecher wie → *Les Skuses* oder → *Ole Hansen* waren bei ihm zu Gast, und 1960 wurde er Mitglied im illustren → *Bristol Tattoo Club*. Als das Amsterdamer Rotlichtviertel, das seinen Shop beherbergte, zunehmend ein Treffpunkt von Junkies und Drogendealern wurde, und auch sein 14jähriger Sohn Tonnie ins Milieu abrutschte, verlor Tattoo Peter zunehmend das Interesse an seiner Arbeit. 1984 erlag er einem Gehirntumor.

TATTOO REMOVE
→ *Diathermie*

TATTOO REVUE
Ital. Magazin
Seit vier Jahren erscheint die *Tattoo Revue* in deutscher Übersetzung mit dem bunten Einerlei aus Motiven, Künstlern und Conventions.
Kontakt: Via Pecchio, 1; 20131 Milano, Telefon 0039/2/29402448, Telefax 0039/2/29400529, flamingo@panet.it, Kontakt Deutschland: Special Interest Vertrieb, Waldstraße 70, 63128 Dietzenbach, Telefon 06074/8235-0, Telefax 06074/8235-23

TATTOO SCENE LIVE
Dt. Fanzine
Seit 1998 erscheint das Fanzine zweimonatlich mit Convention-Pre- und Review, Berichten aus und über diverse Shops und einer farbenprächtigen

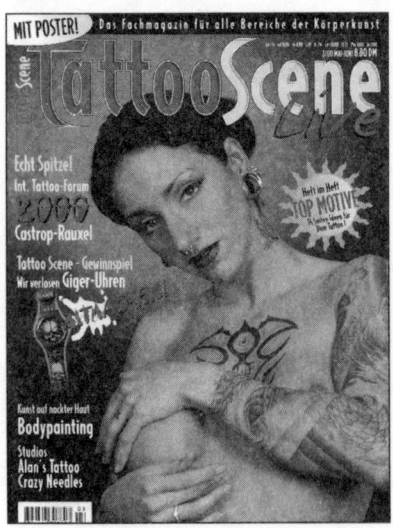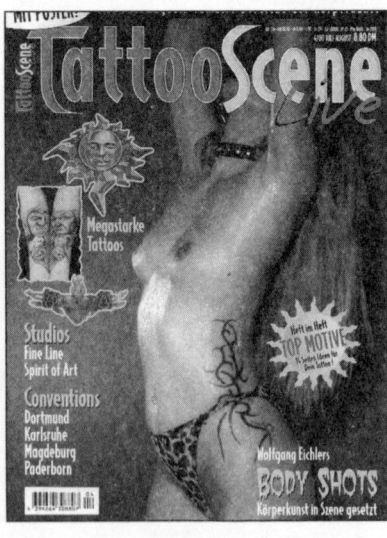

Tattoo Scene Live

Motivschau. »Tattoo Scene Live« ist mehr ein Begleiter der internationalen Szene denn ein Informant für Hintergründe, Geschichtliches und Soziokulturelles.

Kontakt: Tattoo Scene Live, MI Medieninformationsdienst, Postfach 1464, 45672 Herten, Telefon 02366/808-100, Telefax 02366/808-190, vmkd@realnet.de

TATTOOS.COM
Amerik. Ezine

Herbst 1995 wurde Tattoos.Com unter eben jener URL, http://www.tattoos. com, gegründet von → *Lyle Tuttle*, dem vielleicht bekanntesten Tattoo-Künstler der Welt, Stu Kay, William DeMichele und Damian McGrath. Ziel war, das neue Medium Internet als Kommunikationsplattform für eine erstarkende Kunstform zu nutzen. Heute ist Tattoos.com mit Links, → *Flashs*, → *Studios*, → *Meisterstechern* und → *Stars* die

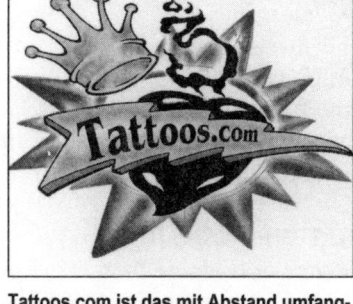

Tattoos.com ist das mit Abstand umfangreichste Tattoo-Ezine. Es besitzt sogar eine eigene Suchmaschine.

wichtigste, internationale Adresse für alle, die sich für Tattoos interessieren bzw. der Bodyart verschrieben haben. Äußerst interessant ist auch der umfangreiche, fundierte Geschichtsrückblick in 15 Kapiteln, den → *Don Ed Hardy*, → *Tricia Allen* und Steve Gilbert unter Tattoos.com verfaßt haben. Tattos.com bietet außerdem die erste, internationale Suchmaschine zum Thema Tattoo.

TATTOO SHOP
→ *Studios*

TATTOO STRIP
Schmales, hochformatiges Magazin

Herausgegeben vom Verlag Kinlake LDA aus dem portugiesischen Madeira unterbreitet das Magazin zweimonatlich eine Vielzahl an Schwarzweiß-

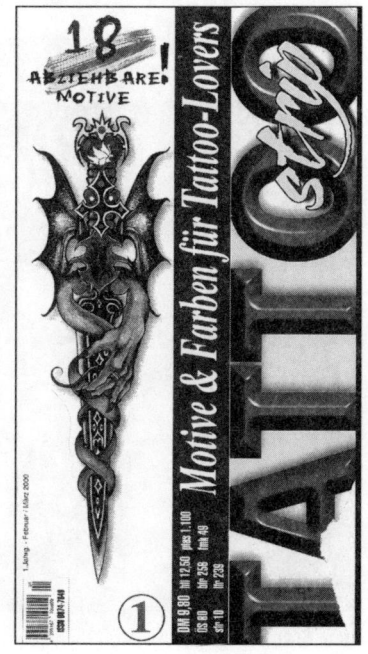

Tattoo Strip

Motiven. Seit Beginn 2000 erscheint *Tattoo Strip* (mit haarsträubenden grammatikalischen Fehlern) auch in deutscher Übersetzung. Als kleinen Bonus gibt's eine Doppelseite mit Aufklebern für all jene, die auch ihrem Auto ein → *Piece* verpassen möchten.

Kontakt: Kinlake LDA, Avenida Arriga 77, Funchal, Madeira; Kontakt Deutschland: Special Interest Vertrieb, Waldstraße 70, 63128 Dietzenbach, Telefon 06074/8235-0, Telefax 06074/8235-23

TATTOO TAROT
Kartenspiel
Für hartgesottene Fans gibt es neuerdings das Tattoo Tarot. Wollen wir doch mal schauen, welche Tattoos uns die Zukunft bringt... Illustriert sind die 22 Karten von dem britischen Tätowierer Steve Hartnoll.

Kontakt: Demonic Tattoz, 819 Stratford Road, Birmingham, B11 4DA, Großbritannien, Telefon 0044/121/7783779, http://www.tattooz.com

TATTOO THE EARTH
Rock- und Tattoo-Tour
Eine ehrgeizige Idee von → *Hanky Panky*, → *Sean Vasquez* und → *Hori Hiro*, die Rockgrößen wie Lenny Kravitz, Red Hot Chili Peppers, Cypress Hill, Soulfly, Sevendust und Smashmouth mit bekannten → *Meisterstechern* wie → *Paul Booth*, → *Filip Leu* und → *Tin Tin* seit Juli 2000 auf große Welttour schicken. Vorerst wird »Tattoo The Earth« aber nur in den → *USA* Halt machen.

Info: http://www.tattootheearth.com

TATTOO-THEO
Dt. Tattoo-Ikone, geb. 1932
Als Gesamtkunstwerk und Lebenskünstler macht Tattoo-Theo alias Theodor Vetter Furore: Er ist begehrter Statist in Filmen und Werbespots, belebt Talkshows von Hans Meiser bis Harald Schmidt, Ausstellungen von Kunst bis Sex. Seine Fotos und seine bloße Haut wurden in der Wilhelmina in Stuttgart

Tattoo-Theo aus Hamburg ist als Gesamtkunstwerk ein begehrter Talkgast in TV und Radio. – © Theodor Vetter

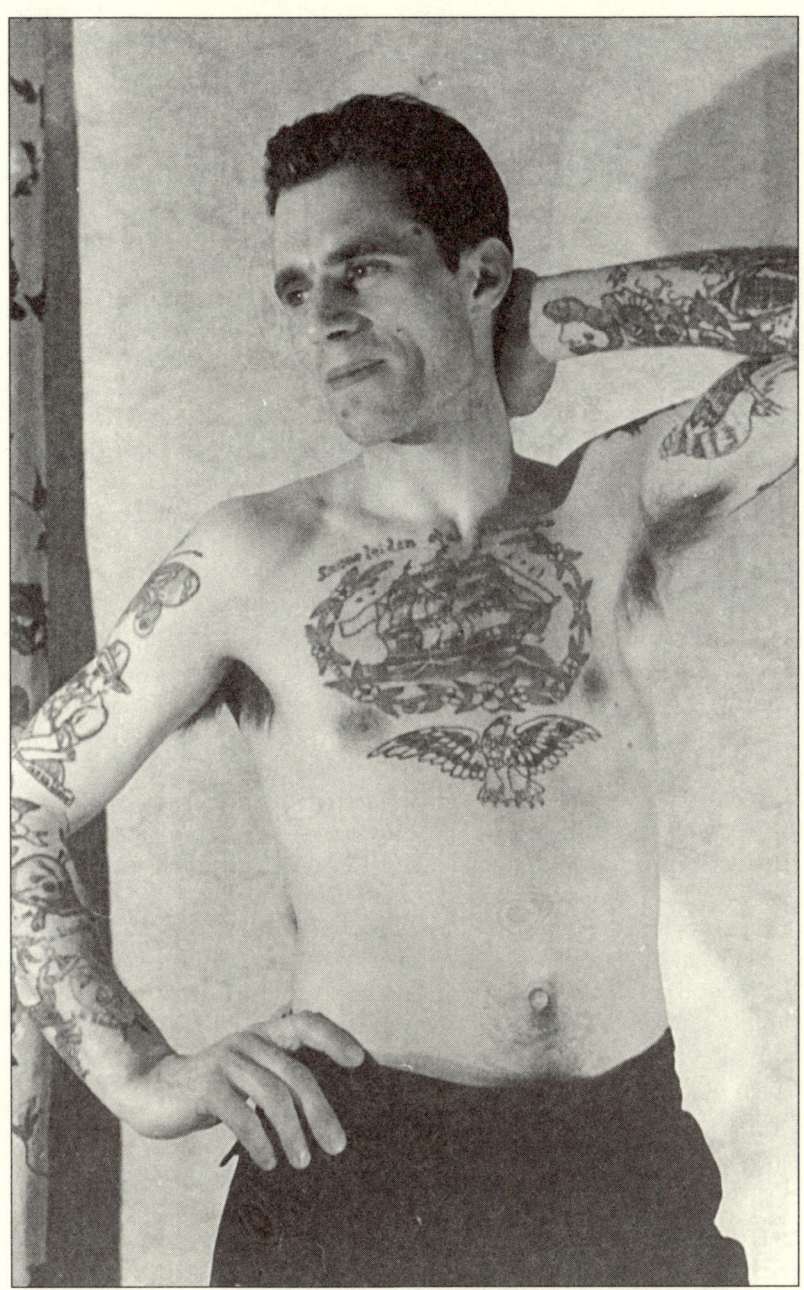

Und so fing alles an: Tattoo-Theo alias Theodor Vetter vor vierzig Jahren. Die Motive auf Arm und Brust stammen vom König der Tätowierer, Christian Warlich. © Theodor Vetter

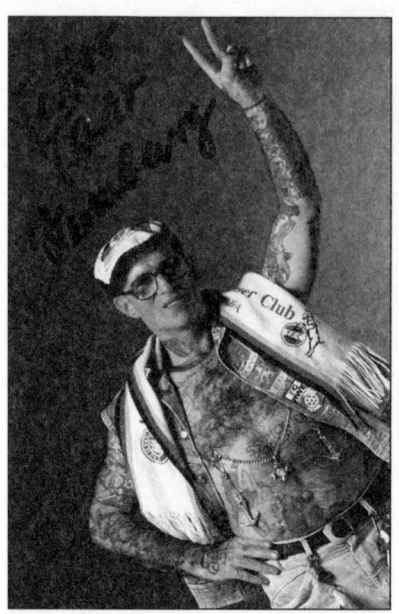

Nichts geht über ein gutes Fußballspiel, findet St. Pauli-Fan Tattoo-Theo. © Theodor Vetter

gezeigt, und in Linz in Österreich auf einer Schmuckausstellung. Auf → *Conventions* heimst er Preise und Urkunden ein.

Im Alter von 13 Jahren griff der auf St. Pauli gebürtige Theo zu Bleistift und Kohlenruß: Das verblichene Herz mit dem Dolch auf der linken Wade war das erste, eigene Machwerk. Das erste richtige Tattoo ließ er sich noch im gleichen Jahr vom Hamburger König → *Christian Warlich* stechen: die »Gorch Fock« auf die Brust. Von da an ist Theo der Hautkunst gänzlich verfallen, eifert seinem großen Vorbild Warlich nach und wird selbst Tätowierer, wenn auch nie ein so guter wie Warlich, bekennt Theo bescheiden.

Viel mehr und viel lieber läßt er sich selbst zum Kunstwerk verzieren. In den letzten vierzig Jahren tobten sich insgesamt 230 Tätowierer auf seiner Haut aus. Für das → *Guinness Buch der Rekorde* wagte Theo 1997 auf der Convention in Wien einen Versuch: 40 Tätowierer arbeiteten gleichzeitig für 45 Sekunden an seinem Körper: »Ein Gefühl war das... so könnte ich sterben«, erklärte Tattoo-Theo anschließend, doch die Guinness-Redaktion erkannte den Weltrekord nicht an: »Menschenverstümmelung«, so die Begründung. Zusätzlich ist Theo gepierct mit über 70 Ringen und Steckern an Brust, Bauch, Penis und Hoden. Am beeindruckendsten aber ist bei dem Rentner der aus über 20 Steckern geformte Anker auf seinem Bauch. Als der Fotograf und Prinz Phillipp von Hessen Anfang 2000 eine Ausstellung in der Hamburger Galerie Barlbach macht, sind auch Fotos von Tattoo-Theo dabei. Der Prinz erklärt der Illustrierten *Bunte*: »Das absolute Highlight der Ausstellung ist für mich Tattoo-Theo. Der Mann sieht aus wie ein Banker, war Dritter bei den Tattoo-Weltmeisterschaften. Wenn er seine Hüllen fallen läßt, denkt man: Das kann doch nicht wahr sein. Sein Körper ist von oben bis unten mit Tattoos übersät. Das Porträt, das in diesem Fall aus verschiedenen Einzelteilen besteht, ist bereits für 10.000 Mark verkauft.« Kein Wunder also, daß sich Tattoo-Theo, das wandelnde Kunstwerk, seinen Körper hat versichern lassen. Aufwendige Pflege ist Ehrensache: Es wird ständig geduscht, gesalbt und geölt. Vor Auftritten greift er gar zur Enthaarungscreme. Als

Hausmeister in Hamburg verdient er sich ein Zubrot zur Rente. Er ist Vater von 11 Kindern und Sammler wahrer Raritäten und Kunstschätze aus den ganz frühen Tagen der Tätowierkunst. Als 1964 Christian Warlich unerwartet an einem Gehirnschlag starb, rettete Tattoo-Theo dessen Nachlaß und hortet ihn seitdem als wohl umfangreichstes Archiv Deutschlands daheim. Sein Ziel: Deutschlands erstes Tattoo-Museum, doch dazu fehlt bisher der Sponsor.

TATTOO TIME
Amerik. Kult-Magazin
Was die gedruckte Information betrifft, war die Tattoo-Szene über viele Jahre hinweg ein unbeschriebenes Blatt. Natürlich hat es einige Fachpublikationen gegeben, doch die → *Literatur* zum Thema ließ sich lange Zeit an einer Hand abzählen. Erst mit »Tattoo Time« von → *Don Ed Hardy* vollzog sich ein Wandel. »Tattoo Time« war das Magazin, das die Szene nachhaltig veränderte. Die erste Ausgabe, für die sich neben Ed Hardy auch → *Leo Zulueta* verantwortlich zeigte, trug den Titel »New Tribalism«, und unterbreitete den Lesern die → *Tribal Tattoos* aus → *Borneo* und → *Samoa*. Was anfangs niemand für möglich hielt: Die Tribal-Motive fanden überschwenglichen Anklang, und bis heute hat die Begeisterung für die Symbole der Ureinwohner Hochkonjunktur. Nachfolgend erschienen noch unregelmäßig vier weitere Ausgaben der *Tattoo Time*, die zwar nicht mehr einen durchschlagenden Erfolg genießen konnten wie die erste – zuviele neue Magazine überfüllten den Markt –; sie gehören aber trotzdem zu den Zeitschriften-Klassikern der globalen Tattoo-Community.

Im Eigenverlag bietet Ed Hardy die Magazine heute als Reprints zum Kauf an: *Tattootime 1– New Tribalism* (1982), Themen: Tribal Tattoos, Borneo, Samoa, Sailor Jerry Collins, Franklin Paul Rogers (ISBN 0-945367-02-3); *Tattootime 2 – Tattoo Magic* (1984), Themen: Christliche Tattoo Tradition, Tailand, Drachen-Mythos (ISBN 0-945367-03-1); *Tattootime 3 – Music and Sea Tattoos* (1994), Themen: Maritime Tattos, Meerjungfrauen, Piraten, Pinky Yun, Greg Irons, Doc Webb, Japanische Tattoos, Bob Roberts, Leo Zulueta (ISBN 0-945367-04-X); *Tattootime 4 – Life and Death Tattoos* (1987), Themen: Liebes-Tattoos, Technische Motive, Donald Richie, Dan Thome, Psychophaten und Outlaws (ISBN 0-945367-05-8); *Tattootime 5– Art from the Heart* (1991), Themen: Bob Shaw, Thom deVita, Mike Malone, Cynthia Witkin (ISBN 0-945367-09-0).

TEBORI
Jap.: »mit der Hand geschnitzt«
»Tebori« bezeichnet die traditionelle Art, mit der ein → *Horishi*, ein japanischer Tätowiermeister, tätowiert. Mit dem → *Tebori Stick,* einem Bam-

busstock, an dem das → *Hari*, das Nadelbündel, befestigt ist, wird die → *Sumi*, die Farbe, unter die Haut gezupft. Beim gleichmäßigen Einfärben entstehen keine Geräusche, beim Schattieren jedoch werden die Nadeln nach dem Einstechen nicht herausgezogen, sondern leicht herausgerissen, wodurch es zu einem Schmatzgeräusch kommen kann. Das → *Japan Tattoo Institute* ist 1981 eigens zur Erhaltung dieser klassischen Tätowiermethode gegründet worden.

TEBORI STICK

Jap.: »Schnitzstock«
Japanischer Bambusstab, an dessen Ende sich die → *Hari*, das Nadelbündel, befindet, mit dem der Tätowierkünstler die Farbe, die → *Sumi*, unter die Haut zupft.

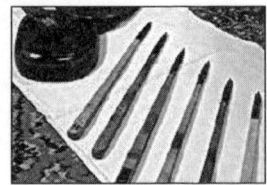

Tebori Stick

TECHNIK

A & O für den Tätowierer
Technik ist ganz wichtig beim Tätowieren, denn nur die Technik, die ein Tätowierer anwendet, garantiert auch ein qualitativ hochwertiges Hautbild. Allerdings gibt es einige Unterschiede in den Techniken, die sich über die Jahre hinweg in der Szene gebildet haben: → *Oldschool* entstammt der Zeit, als → *Traditional Tattoos* wie → *Anker*, → *Rosen*, → *Herzen* oder → *Pin-ups* in Mode standen. → *Newschool* hat zwar die gleichen, fetten → *Outlines* und prägnanten → *Farben* wie das Oldschool-Tattoo, doch liegt die Betonung hier auf modernen, ausgefallenen → *Motiven*. → *Fineline* bezeichnet wiederum klar strukturierte, feinlinige, bis ins Detail ausgearbeitete Muster und Bilder, während → *Realistic*-Tattoos Fotoqualität besitzen.

TEMPORÄRE TATTOOS

→ *Temptoos*

TEMPTOOS

Temporäre Tattoos, oder auch: Tattoo auf Zeit
Es gibt Leute, die behaupten, daß das Tattoo bei der Einarbeitung der → *Farb*pigmente nur in die oberste Hautschicht nach zwei bis sieben Jahren von selbst wieder weggehe. Vorsicht, das ist Schmarrn unseriöser Tätowierer. Ebenso wird kein professioneller Tätowierer sogenannte → *Biotattoos* oder Temptoos anbieten, also Tätowierungen mit Farben, die sich, ganz biologisch korrekt, nach einigen Monaten oder Jahren von selbst auflösen. »Alles, was nach 28 Tagen, der normalen Revisionszeit der Haut, nicht aus der Haut heraus ist, bleibt ein Leben lang drin«, erklärt der süd-

deutsche Tätowierer → *Tattoo Jimmy,* der das → *Tattoo Remove* erfunden hat, mit dem er Menschen hilft, die auf die Ammenmärchen der Temp- und Biotätowierer hereingefallen sind.

Bekommt man als Kunde eines Tattoo-Studios oder bei einem Kosmetiker wider Erwarten ein Temptoo oder Biotattoo angeboten, sollte man zuvor nach einer schriftlichen Garantie verlangen – oder sich einfach beim Verband Deutscher Tätowierer, dem → *D.O.T. e.V.,* über die Seriosität solcher Nadelartisten erkundigen. Wer wirklich ein zeitlich begrenztes Farbbild auf seinem Körper tragen möchte, der sollte zum → *Airbrush,* zur → *Körperbemalung* oder zum → *Mehndi,* der indischen → *Henna*-Malerei, greifen. Darüber hinaus gibt es das Produkt → *Temptu,* das im Stil der bekannten Abziehbildchen funktioniert. Aber das treibt jedem gestandenen Tätowierer nun wirklich endgültig die Schamesröte ins Gesicht...

TEMPTU
Abziehbildchen
Nachdem sich bei Dreharbeiten zu dem → *Film* »Tattoo« (1981) herausgestellt hatte, daß herkömmliche Schminke den Anforderungen der Maskenbildner nicht gewachsen war – die Film-Tätowierungen sollten echt aussehen, griff- und wischfest sein und möglichst nicht jeden Tag erneuert werden müssen – entwickelte der New Yorker Kosmetikchemiker Dr. Zuckerman eine Farbe und ein System, mit dem man → *Temporäre Tattoos* leicht auftragen konnte: bunte → *Abziehbildchen,* die wir aus Kaugummipackungen unserer Kindheit kennen.
Kontakt: Schminktöpfchen, Tullastr. 38, 79108 Freiburg, Telefeon 0761/ 500 433, Telefax 0761/500446, http://www.temptu.de

TEODORO, MAURIZIO
Brasil. Tätowierer, geb. 1967
Maurizio Theodoro ist ein junger Künstler, der vor 13 Jahren mit einer einzigartigen Serie von Tattoo-Vorlagen frischen Wind in die Szene brachte. Die aufregende Mischung aus westlicher → *Motiv*-Tradition, → japanischem → *Irezumi* und vor allem der schillernden Fantasy-Symbolik eines → *Frank Frazetta* hängt noch heute weltweit an den Wänden vieler Studios, sozusagen als Inspiration für Tattoos der anspruchsvollen Art.

Aufgewachsen ist Maurizio in São Paulo, wo er in sieben verschiedenen Studios das Tätowieren lernte. Im Januar 1998 eröffnete er sein eigenes Studio »Black Dragon« in einem exklusiven Stadtviertel. Maurizio gehört neben → *Robert Hernandez,* → *Filip Leu,* → *Vyvyn Lazonga* und → *Paul Booth* mit Sicherheit zu der neuen Garde internationaler Hautkünstler.
Kontakt: Maurizio Theodoro, Tattoo Black Dragon, Rua Melle Alves 488, Jardins, SP, Sao Paulo, Brasilien

TEUFEL

Griech. »diabolos«: Verleumder
In der christlichen Mythologie ist der Teufel der gefallene Engel und Wider-sacher Gottes. Alle die, die im Mittelalter nicht mit der Kirche paktieren wollten, standen mit dem Teufel im Bunde, waren sogenannte Ketzer. Aus jener Zeit stammen auch die meisten Geschichten vom Teufelspakt.

Im allgemeinen Sprachgebrauch steht der Teufel – als Satan, Luzifer, Fürst der Finsternis oder Höllenfürst – für die Verkörperung des Bösen. Als der »Gehörnte« wird er manchmal gerne auf die Schippe genommen. In der Tattoo-Szene ist der Teufel in aggressiver oder bedrohlicher Form gezeichnet aufgrund seiner Symbolik den → *Horror- und Tod Tattoos* zuzu-ordnen, in seiner verspielten Form, dem listigen Teufelchen, den → *Fan-tasy-* oder → *Comic Tattoos*. Vor allem → *Sailor Jerry Collins* war bekannt dafür, daß er den Teufel als niedlichen, neckischen Kobold darstellte, der List, Lust und Freude am Leben symbolisierte. Als Gegenspielerin gibt es die »Teufelin«, die zwar rote Haut, Hörner und einen Schwanz, dazu aber einen üppigen Körperbau besitzt und damit den sinnlichen und sexuell ver-führerischen Aspekt unterstreicht.

THE GAUNTLET

1. amerik. Piercing-Studio
Jim Ward und Doug Malloy, bekennende Hardcore-Schwule, eröffnete 1978 im Westen Hollywoods das erste professionelle Piercing-Studio in den → *USA* und verschafften den Piercings, bisher im Underground der → Biker, Punks und hetereosexuellen S/M-Szene gehuldigt, ein gemeinsames Forum.

THE GREAT OMI

Brit. Tattoo-Exponat, geb. 1892, gest. 1969
Horace Ridler gilt nicht nur als eigenwilligster Kopf der → *Zirkus*-Szene, die Anfang des 20. Jahrhun-derts weltweit auf sich aufmerksam machte, son-dern wohl auch als berühmtester Tätowierter des 20. Jahrhunderts. Ridler stammte aus einer begü-terten Familie und bekam sogar Privatunterricht. Im Ersten Weltkrieg wurde er mit einer Tapfer-keitsmedaille ausgezeichnet und wurde im Range

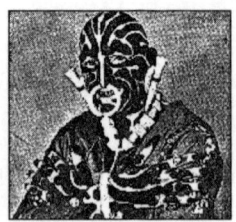

The Great Omi

eines Majors verabschiedet. Ziellos irrte er durch die Lande, bis er erkannte, daß seine Zukunft im Zirkus liege. Er überredete → *George Burchett*, den bekanntesten Londoner Tätowierer, seinen ganzen Körper, auch den Kopf, mit zebraartigen schwarzen Streifen zu versehen. Über sieben Jahre lang, von 1927 bis 1934, ließ sich Ridler drei Mal die Woche von Burchett tätowieren, insgesamt mit schätzungsweise 15 Millionen Stichen im Gesicht und am Kopf sowie noch einmal rund 500 Millionen an den übrigen Körperteilen. Dann feilte Ridler seine Zähne ab, ließ seine Nase durchbohren (um einen Stoßzahn zu tragen), durchlöcherte und dehnte seine Ohrläppchen und nannte sich, in Anlehnung an den berühmten → *Polynesen* → *Omai* fortan »The Great Omi«.

Horace' Frau Gladys stand tapfer zu ihm. Jahre später sollte er sich erinnern: »Wir wußten natürlich, daß wir uns jeglichen sozialen Status verspielen würden. Es war uns klar, daß unsere Freunde und sogar unsere Familien uns ächten würden. Ich erklärte meiner Frau, daß sie mein Aussehen möglicherweise hassen und sich davor ekeln würde, mich anzufassen oder sogar in meiner Nähe zu sein.« Doch das genaue Gegenteil trat ein. Seine Frau Gladys nannte sich »Omette«, und wurde selbst Künstlerin mit großem Erfolg. »Meine Frau ist wunderbar«, bescheinigte Horace. »Einige Menschen würden ja behaupten, ich sähe wirklich schrecklich aus und würde jede Frau nur ängstigen. Aber meine Frau versicherte mir, daß es lediglich eine Sache der Einstellung ist, und ich glaube, heute liebt sie mich sogar mehr, als wenn ich nur normal aussehen würde.«

Kaum, daß Burchett seine Arbeit an The Great Omi abgeschlossen hatte, bekam dieser im Londoner Olympia sein erstes, gutbezahltes Engagement. Er tourte durch Großbritanniens Konzertsäle und Varietés, wo Tausende ihn als meisttätowierten Mann bestaunen wollten. 1938 ging er mit Omette in die → *USA*. Ein halbes Jahr lang trat er am Broadway auf und tourte anschließend mit den Ringling Brothers sowie → *Phineas T. Barnum* durch die Staaten. Als der Zweite Weltkrieg ausbrach, kehrte er nach London zurück und wollte sich der Armee verpflichten, doch die gewährte ihm nur noch Bühnenauftritte – *vor* den Soldaten, nicht an ihrer Seite.

THE LEU FAMILY'S FAMILY IRON
Schweizer Studio d. Tattoo-Familie Leu
Hippies, Weltenbummler, Maler, Zigeuner, Lebeleute, Vagabunden, Künstler. Oder: Die letzte Bastion gegen die Kommerzialisierung des Tattooing. Was an sich schon wieder paradox ist. Denn wenn jemand den Status »Star« verdient hätte, dann die Schweizer Familie Leu. Egal. Jede der vorgenannten Titulierungen trifft auf die wohl eigenwilligste Tattoo-Familie auf diesem Globus zu. Vater Felix Leu (geb. 1945) verließ die Schweiz 1961 und studierte die bildenden Künste an der Brooklyn Museum Kunsthochschule und am San Francisco Art Institute. Mutter Loretta (geb. 1945), Amerikanerin, studierte an der Universität New York Pädagogik und wie ihr späterer Gatte an der Brooklyn Museum Kunsthochschule. 1967 wurde ihr Sohn → *Filip Leu* geboren, kurz darauf folgten die Töchter Ama (geb. 1968), Aia (geb. 1971) und Sohn Salvador Felix (geb. 1975). Viele Jahre

durchreiste die Familie die Welt, besuchte und inspirierte Tätowierer in Frankreich, → *Großbritannien*, Spanien, Griechenland, → *Indien* und Nepal. Vor allem Felix machte sich dabei mit einfachen, aber zugleich mit viel Energie versehenen → *Flashs* einen Namen. 1981 ließ sich die Familie in Lausanne nieder und eröffnete ihr Studio »The Leu Family's Family Iron«. Da es in dem Kanton erlaubt war, daß Eltern ihre Kinder daheim unterrichteten, nahm sich Loretta der Erziehung und Bildung ihrer Kinder an. Diese ist offenkundig nicht fehlgeschlagen. Filip folgte den Tattoo-Fußstapfen seines Vaters, und gehört trotz seines verhältnismäßig jungen Alters zu den meist bewunderten Tattoo-Künstlern der Gegenwart. Sein Bruder Salvador Felix »Ajiu« beherrscht eine Vielzahl von Instrumenten und veröffentlichte als Bluesmusiker eine Reihe von Alben. In den letzten Jahren arbeitet er aber ebenfalls verstärkt als Tätowierer, wobei er sich vorerst auf kleinere → *Tats* beschränkt. Er ist verheiratet mit Tracy (geb. 1967) und hat zwei Kinder: Kirk (geb. 1985, aus Tracys erster Ehe) und Cajun Phoenix (geb. 1999). Lorettas und Felix' Tochter Ama arbeitet seit 15 Jahren als Model, derzeit mit Ehemann Doug in London. Aia lebt als Grafikdesignerin mit Ehemann Steve und Tochter Indica (geb. 1997) in County Kerry in Irland. Felix hat sich aus dem aktiven Tattoo-Biz zurückgezogen und erholt sich gegenwärtig in Lausanne von einem Krebsgeschwür. Loretta

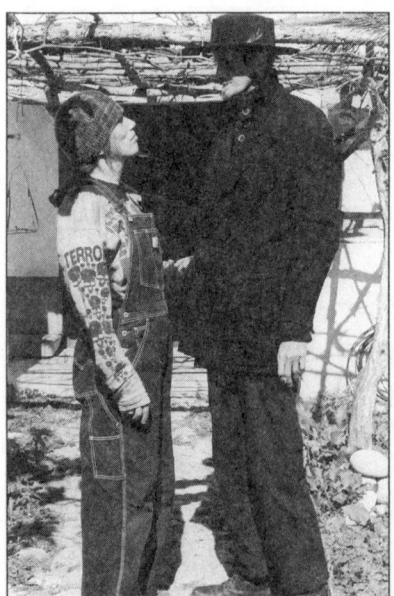 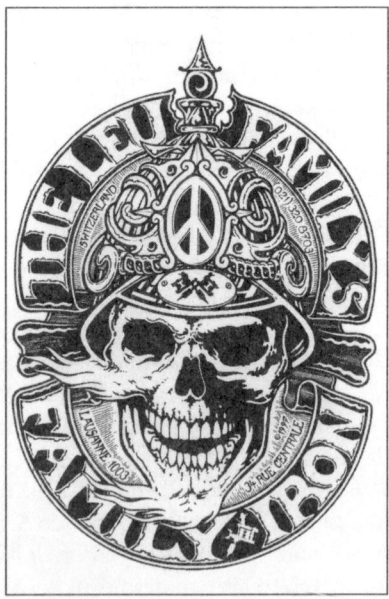

Links: Loretta und Felix Leu 1997 auf Ibiza. © The Leu Family's Family Iron
Rechts: Das Enblem der Leu-Family.

steht ihm bei der Genesung zur Seite und hilft bei der Arbeit an einem auto-
biographischen Buch. Felix wird darin viel zu berichten haben: So war er
einer der ersten, der 1984 auf einem Bein ein durch → *H. R. Giger* inspi-
riertes, sogenanntes biomechanisches Tattoo stach. Eine Idee, die später
von anderen Tätowierern für → *Bodysuits* übernommen wurde. Sohn Filip
prägte in den späten 1980er Jahren mit seinen knallbunten Hörnern, Klauen,
Vaginen und Schädeln den bis heute beliebten psychedelischen, comices-
ken Gore-Stil. Nicht zu vergessen ist Filip und Aia's skizzenhaftes Design,
das zum ersten Mal in → *Chris Wroblewskis* Büchern → *Skin Show* (1989)
und »Skin Show II« (1991) aufgegriffen wurde und über Jahre für alle wichtigen Tattoo-Publikationen als Basislayout adaptiert wurde.
Kontakt: The Leu Family's Family Iron, Filip & Titine Leu, Felix & Loretta
Leu, S.F. Leu & Tracey, 34 rue Centrale, 3rd Floor, 1003 Lausanne, Schweiz,
Telefon 0041/21/3208703, Telefax 0041/21/3208703, filip_leu@vtx.ch;
loretta_leu@vtx.ch

Die international wohl bekannteste Tätowiererfamilie ist die in Lausanne, Schweiz, ansässige
»Leu Family«. Das Foto zeigt oben von links: Filip Leu, Ehefrau Titine Leu, Steve Leu-Allin,
Doug Wilson, Ama Leu. Unten von links: Aia Leu-Allin, Felix Leu, Loretta Leu, Tracey Leu,
Aija S.F. Leu. – © The Leu Family's Family Iron

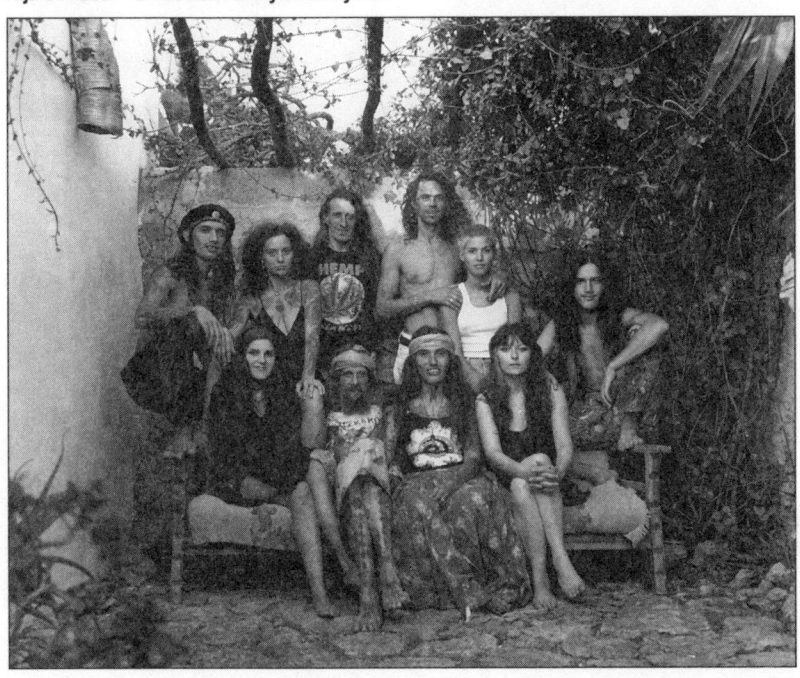

THE NATIONAL TATTOO ASSOCIATION
Amerik. Tätowierer-Verband
1976 gründeten Crazy Eddie Funk und Terry Wrigley »The National Tattoo Association«, die erste amerikanische Vereinigung der Tätowierer. Zwar hatte es vorher auch schon viele kleine, regionale Clubs gegeben, und es gibt Hinweise auf Bemühungen in den 1960er Jahren, den »The Tattoo Club of the United States« mit Sitz in → *New York* zu etablieren, doch keiner hatte in solchem Ausmaß Erfolg wie »The National Tattoo Association«, der sich auf Anhieb eine große Anzahl altgedienter Tätowierer anschlossen. Was mit Sicherheit auch daran lag, daß Mitte und Ende der 1970er Jahre die Tattoo-Szene in → *Nordamerika* im Umbruch begriffen war und durch → *Lyle Tuttle* und → *Don Ed Hardy* publikumswirksame Impulse erhielt.

THE PAUL ROGERS TATTOO RESEARCH CENTER
Amerik. Stiftung
1990 von → *C.W. Eldridge*, → *Don Ed Hardy* und → *Henk Schiffmacher* gegründeter, gemeinnütziger Verein, der es sich zur Aufgabe gemacht hat, der Hautkunst ein historisches Forum zu verschaffen. Dazu arbeitet die Stiftung eng mit Eldridges → *Tattoo Archive* zusammen, das heute als → *Größtes Tätowierungsarchiv* im → *Guinness Buch der Rekorde* steht.
Kontakt: PRTRC c/o 2804 San Pablo Aveneu, Berkeley, CA 94702 USA, Telefon 001/510/548-5895, http://www.tattooarchive.com, tattoo@tattooarchive.com

TIGER
Tattoo-Motiv
Ein Tiger symbolisiert die Verwegenheit und Wildheit. In → *Japan* ist der hoheitsvolle und zugleich kraftstrotzende Tiger wie der → *Kokaikarpfen* und → *Drache* ein Kraft- und Machtsymbol. Hierzulande gehört er zu den → *Traditional Tattoos*.

TILL
Hondur. Tätowierer, geb. 1959
Till, der richtig Slavek Wendt heißt, ist offenkundig ein Naturtalent. Innerhalb kürzester Zeit hat er sich zu einem der gefragtesten Tätowierer etabliert. Als das Tattoo-Studio »Hot Flash by Olaf« in Unna 1994 einen Tätowierer suchte, war Till, was das → *Pikern* betraf, noch ein Greenhorn. Da er jedoch auf der Suche nach einer neuen Beschäftigung war und als Porträtzeichner sein Können unter Beweis gestellt hatte, wurde der Versuch gewagt. Noch heute erinnert sich Olaf von Hot Flash mit Freude an seinen jungen Schützling: »Die realistischen Porträts haben mich wirklich

beeindruckt.« Till wechselte 1996 zu »Fineline Tattooing« von → *Ralf Gut-*
termann in Düsseldorf, wo er bis 1998 sein Spektrum auf große → *Tats*
erweiterte und zum Meister der → *Tätowiermaschine*, insbesondere hier
der → *Black & Grey Tattoos* reifte. Anhänger seiner Kunst schätzen die →
Realistic Tattoos. Wer sich von Till verzieren lassen möchte, muß bisweilen Monate warten. Till arbeitet seit 1998 nicht mehr fest in einem Studio.
Inzwischen hat sich sein Können herumgesprochen und er ist ein heißbegehrter Gasttätowierer rund um den Globus. In Deutschland gibt er sich
gelegentlich, eher seltener auf → *Conventions* die Ehre (man sollte die
Augen offen halten), mindestens zwei Mal im Jahr ist er für einige Wochen
als Gast im South-West-Tattoo Studio in Nidda. Unter http://www.south-
west-tattoo.de werden regelmäßig die aktuellen Tätowiertermine von Till
bekanntgegeben.
*Kontakt: South West Tattoo by Tommy, Mühl-Str. 28, 63667 Nidda, Telefon
06043/3317, Telefax 06043/8308, http://www.south-west-tattoo.de*

TIN-TIN
Franz. Tätowierer, geb. 1956
Als Soldat in Berlin ließ sich Tin-Tin, der mit Vor- und Nachnamen tatsächlich Tin heißt, seine ersten beiden Tätowierungen stechen. Es war, als sei
mit der Farbe auch das Tattoo-Fieber in ihn eingedrungen, denn fortan
wollte er alles über die Hautkunst wissen. Er bereiste die Welt, besuchte
die berühmtesten Künstler und brachte sich das Tätowieren praktisch autodidaktisch bei. 1986 eröffnete er seinen ersten eigenen Tattoo-Shop in
Toulouse. 1992 ließ er sich in Paris nieder. Dort richtet er seit 1999 die
»Mondial du Tatouage« aus, eine Convention, auf der sich alljährlich die
Großen der internationalen Szene treffen. Er sucht ferner den intensiven
Kontakt zu den Medien, um zu zeigen, was mit dem Medium Haut alles
möglich ist.
    Fans von Tin-Tin wissen das schon lange. Er, der französische Bruce Wil-
lis, König der Nacht, ist der berühmteste → *Freehand*-Tätowierer Europas,
laut → *Tätowiermagazin* die Verkörperung der europäischen Tattoo-Szene.
Selbst Tattoo-Oldtimer → *Don Ed Hardy* läßt aus dem fernen Amerika ehr-
fuchtsvoll verlauten: »Tin-Tin in France is fantastic.« Das Erstaunliche ist,
daß Tin-Tin sich dabei nicht einer → *Stilrichtung* unterwirft, sondern
nahezu alle beherrscht. Comiceske Tiere, traditionelle → *Pin-ups*, → *Hor-
ror- und Tod Tattoos* mit → *Drachen* und Dämonen oder Hautbilder, in
denen sich fernöstliche Symbole mit der Verwegenheit des Westens ver-
mischen – »ich will meinen Stil nicht beschreiben, das tun andere für mich.
Ich bin einfach vielseitig, ich mache praktisch alles, auch → *Flashs* oder
kleine Tattoos.«

»Es sind Werke in brillanten Farben und beeindruckender Perspektive. Ein Rückenstück zeigt eine Unterwasserlandschaft, mit Fischen und Delphinen; man glaubt, man schaue auf ein Aquarium, nicht auf den Rücken eines Menschen«, lobt das *Tätowiermagazin.* »Von dem Tiger auf dem Arm eines anderen Kunden könnte man glauben, er setze jeden Moment zum Sprung auf seine Beute an. Ein kleiner bunter Vogel scheint im nächsten Moment von der Haut abzuheben und davonzufliegen. Sämtliche Tiere, die Tin-Tin tätowiert, sehen absolut lebendig aus. Es ist, als würde er Zeichentrickfilme produzieren, die auf der Haut der Kunden ablaufen.«

In seinem Studio »Universal Tattoo« in Paris arbeitet Tin-Tin seit 1993. Wer sich von ihm verzieren lassen möchte, braucht Geduld, denn Tin-Tin ist bis auf drei Monate im voraus ausgebucht.

Kontakt: Studio Universal Tattoos, Tin-Tin & Luc, 34, Rue St. Sébastien, 75011 Paris, Frankreich, Telefon 0033/1/48051489, Telefax 0033/1/48051489

TITAN

Piercingschmuck
Was in der Raumfahrt gut ist, kann für die Nippel nicht schlecht sein. Dieser Werkstoff wird neben Implantatstahl gerne für Piercingschmuck verwendet.

TITCHENER, LIONEL

Brit. Tattoo-Artist, geb. 1953
Lionel Titchener war über viele Jahre Schriftführer bei der → *British Tattoo Artist Federation,* wo er maßgeblich an der Ausarbeitung neuer Richtlinien fürs Tätowieren im UK beteiligt war. Die Richtlinien bildeten die Grundlage für Gesetze, die die Regierung erließ. Weil es kein Tattoo-Magazin auf der Insel gab, gründete er im August 1978 den Newsletter → *Tattoo International.* Die Resonanz auf das Info-Mag seitens der britischen Tätowierer war so groß, daß der → *Tattoo Club of Great Britain* ins Leben gerufen wurde, dessen Sprachrohr das Magazin heute ist. Lionel Titchener ist der Vorsitzende des Vereins. 1983 wurde das → *British Tattoo History Museum* gegründet, dessen Vize-Chef Titchener ist.

Kontakt: Lionel Titchener, 389 Cowley Road, Oxford. OX4 2BS, Telefon 0044/1865/716877, Telefax 0044/1865/775610, http://www.tattoo.co.uk, Email: tcgb@tattoo.co.uk

TOFUGA

Samoan.: Tatau-Meister
Ein Meister der → *Pe'a,* der männlichen → *Tatauierung* der → *polynesischen Inselgruppe* → *Samoa,* darf sich → *Tofuga* nennen.

TOHUNGA-TA-MOKO

Polynes.: → *Meisterstecher des* → *Moko*
Die aufwendigen Gesichtstätowierungen der → *Maori*-Eingeborenen auf
der polynesischen Inselgruppe → *Neuseeland* durften nur von verehrten,
hochbezahlten Experten, den Tohunga-ta-moko, ausgeführt werden.

TOTENKOPF

Tattoo-Motiv
Der Totenkopf symbolisiert die moderne Zukunftsangst, die Furcht vor
dem Ungewissen.

TOUCH UP

Engl.: auffrischen
Touch Ups kommen in der Regel dann zum Einsatz, wenn das Tattoo
schlecht und ungleichmäßig gestochen ist, die Linien ausbrechen oder die
Farben stark verblaßt sind (→ *Sonnen*). Ein Touch Up kann aber auch das
Aufpeppen bzw. Erweitern eines bestehendes Motives sein, das man nach
einigen Jahren als langweilig empfindet.

TRADITIONAL TATTOOS

Tattoo-Stil
Tätowierungen wurden nach der Entdeckung der Inselgruppen → *Poly-
nesiens* zum Souvenir der Seefahrer,
die die Südsee bereisten, wobei sich
allerdings schnell die tribalistische
Kunst der Urvölker, die später ihre
Renaissance in den → *Tribal Tattoos*
fand, mit den Bilderwünschen der
Kunden, der Matrosen, zu einer
neuen, meist aber einfach struktu-
rierten Symbolsprache verband:
Anfangs → *Palmen* und → *Pin-ups*.
Im Verlauf der Zeit ergaben die
Wünsche einen ganzen Katalog
maritimer Symbole, die wir heute als
»Traditional Tattoo« bezeichnen:

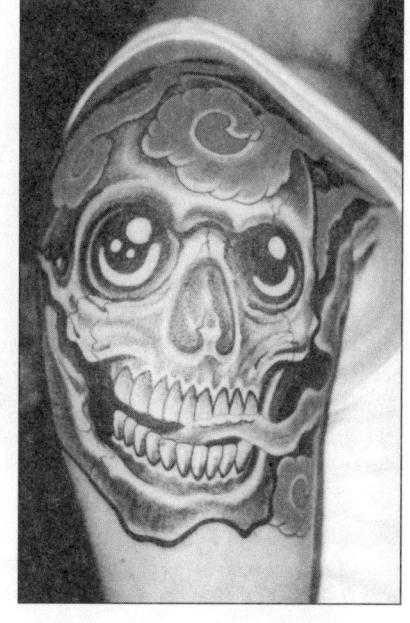

Um dem Totenkopf seinen Schrecken zu
nehmen, stellen ihn viele Tätowierer auch
mit einer comicesk-humorvollen Note dar;
gestochen von Ralf Guttermann, Fineline
Düsseldorf. © Ralf Guttermann

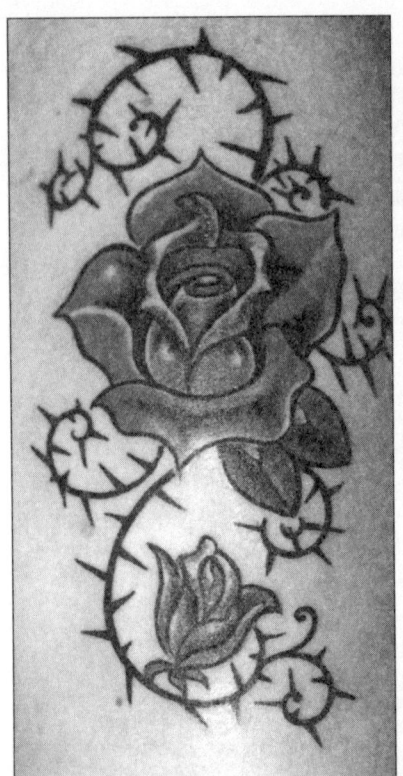
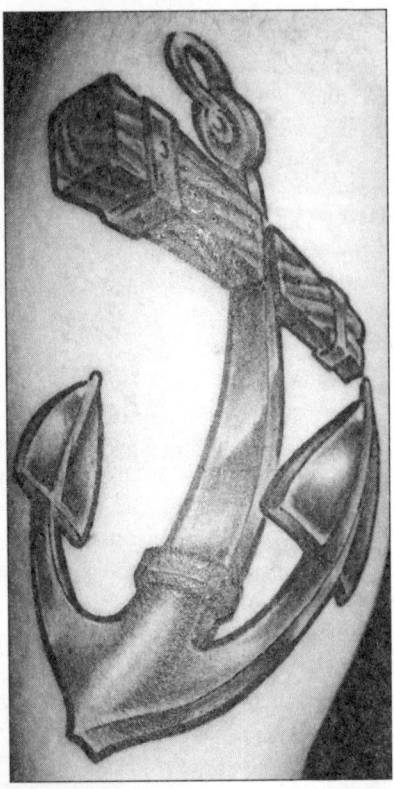
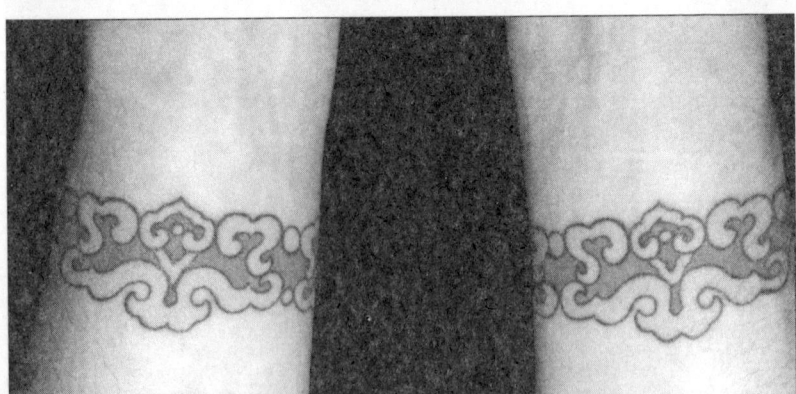

Oben: Seit vielen Jahrzehnten gehören die Rose (gestochen von Hennes, Fineline Düsseldorf) und der Anker (gestochen von Ralf Guttermann, Fineline Düsseldorf) zu den traditionellen Tattoo-Motiven. – © Ralf Guttermann • Unten: Das zarte Armbändchen, ebenfalls ein beliebtes »Traditional Tattoo«, wurde von Felix Leu, The Leu Family's Family Iron, Lausanne, gestochen. © The Leu Family's Family Iron

Segelschiffe, → *Anker*, → *Kreuz*, gekreuzte Schwerter, Kanonen, Spruch-bänder, Jahreszahlen, Panther-Köpfe, → *Tiger*, → *Rosen*, → *Schlangen*, → *Hände*, → *Herzen* mit Initialien, Herzen mit einem Dolch, Herzen mit Flammen.

Wahre Meister der Traditional Tattoos waren → *Charles Wagner* und → *Christian Warlich*, die zum Ende des 19. Jahrhunderts bis in die späten 1940er Jahre ihre Blütezeit erlebten. Traditional Tattos überzeugen heute durch fette → *Outlines*, kräftige → *Farben* und einfach strukturierte Motive. Meist nennt man sie dann auch → *Oldschool*.

TRAGUS
Piercingart
Als »Tragus« bezeichnet man das Piercing durch das Knorpelgewebe vor dem Ohrtunnel. Im Gegensatz zum → *Ohrring* wird der »Tragus« nicht mit einer Ohrlochpistole durchstochen, denn die ist nur für weiches Gewebe zulässig. Der Ohrknorpel indes gehört zum härtesten Körperteil; ein Piercing hier gehört mit zu den schmerzhaftesten. Verletzungen bzw. Piercingwunden heilen dort dementsprechend lange: bis zu zehn Monate.

Nur erfahrene Piercer sollten den »Tragus« durchstechen, denn in seiner Nähe verlaufen einige der Hauptnervenbahnen zum Gehirn. Bei fehlerhaften Piercings droht Gehirnhautentzündung.

TRIANGEL
→ *Intimpiercing für Frauen*
Unter »Triangel« versteht man das waagerechte Piercing durch das Gewebe an der Hinterseite des Klitorisschaftes. Die zu piercende Stelle findet sich als weiches Dreieck dicht am Schambein und heilt innerhalb von vier bis sechs Monaten.

TRIBAL TATTOOS
Tattoo-Stil
Die heutigen Tribal-Motive gehen auf die schwarzen, scherenschnittartigen bzw. geometrischen → *Tatau*-Ornamente der → *Polynesen* zurück. Es waren auch Tribal-Tattoos, die die → *Seefahrer* zum allerersten

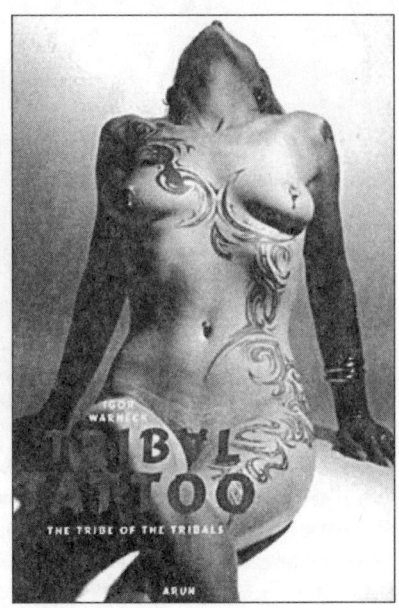

Tribal Tattoos

325

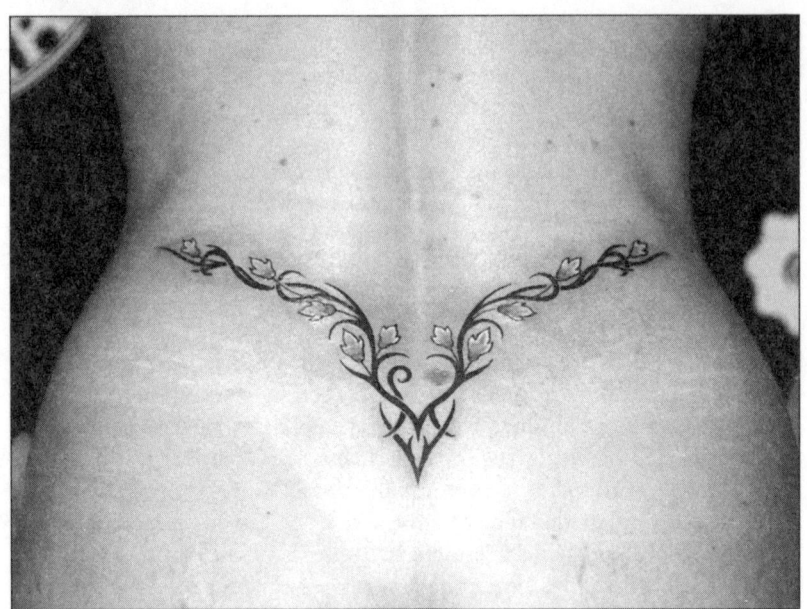

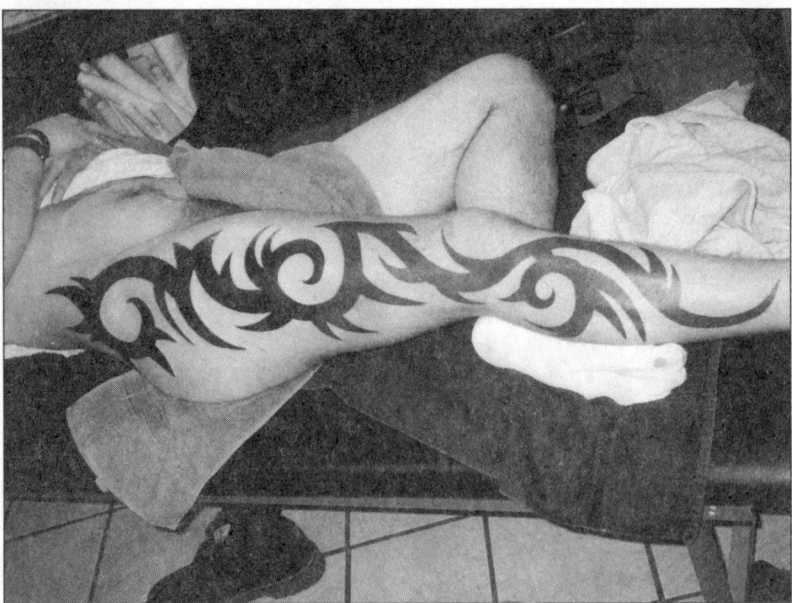

Oben: Bei Frauen ist die Hüfte am Rücken die beliebteste Stelle für ein Tribal Tattoo; gestochen von S.F. Leu. – © The Leu Family's Family Iron • Unten: Ihren Ursprung haben die Tribal Tattoos bei den polynesischen Tatauierungen. Dieses über Ober- und Unterschenkel fließende Motiv wurde von Ralf Guttermann, Fineline Düsseldorf, gestochen. – © Foto. Ralf Guttermann

Mal aus → *Tahiti* mit nach → *Europa* brachten, bevor schließlich durch den Einfluß der Matrosen die maritimen Symbole, die heutigen → *Traditional Tattoos,* entstanden und die Stammeszeichen der Urvölker verdrängten. 1982 erlebten die Tribal Tattoos eine fulminante Renaissance, als der amerikanische Innovator → *Don Ed Hardy* gemeinsam mit → *Leo Zulueta* das Magazin → *Tattoo Time* herausbrachte. Aufmacher der ersten Ausgabe: »New Tribalism.« Vorgestellt wurden Stammestätowierungen aus → *Samoa* und → *Borneo*, die die Tattoo-Szene als neue (bzw. alte) → *Stilrichtung* für sich entdeckte. Und nicht nur das: Die höchst eigene Ornamentik der Tribal Tattoos, schwarz und nicht selten gediegen, schwächten die negativen Assoziationen, mit denen Tattoos die Jahre zuvor immer belegt worden waren. Schon nach einem halben Jahr waren die schwarzen Tribals das Symbol Nummer 1. Auch heute gehören die Tribal-Bilder zu den beliebtesten Hautmotiven. Es gibt viele Tätowierer, die sich weigern, simple Tribal-→ *Flashs* zu stechen, weil sie ihrer Meinung nach kaum eine Herausforderung für den Künstler darstellen. Das ist nicht ganz korrekt: Denn Tribal-Muster richtig gestochen, ordnen sich der natürlichen Linienführung der Muskulatur an und wirken so wie ein gewachsener Teil des

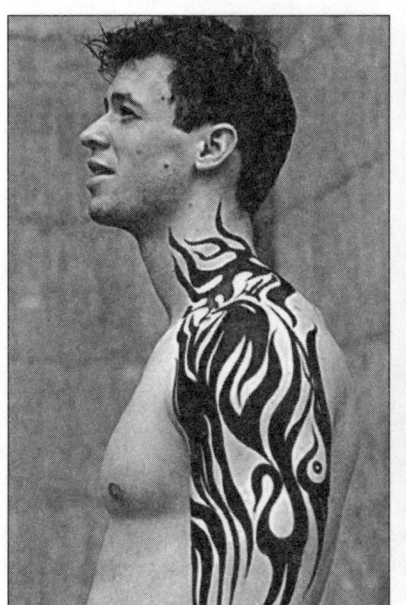 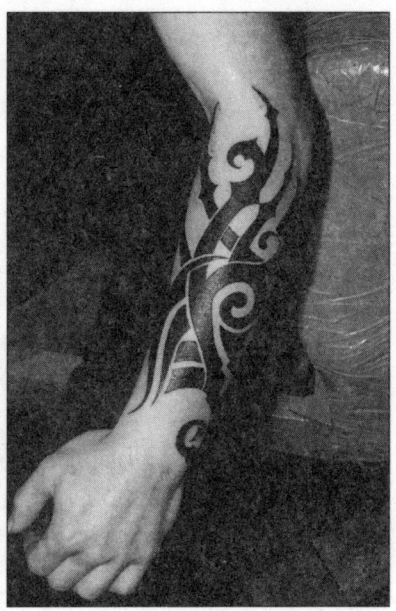

Links: Schwarz und geheimnisvoll; ein bestechendes Tribal Tattoo; Künstler leider unbekannt. © Marcel Feige • Rechts: Dieses wuchtige Tribal Tattoo am Unterarm wurde von Loretta Leu gestochen. © The Leu Family's Family Iron

Körpers, der zusammen mit dem Tattoo zum Gesamtkunstwerk wird. Ein wahrer Meister des Tribal-Fachs ist Trend-Mitbegründer Leo Zulueta. Eine ganz besondere Tribal-Form beherrscht die Deutsche → *Yvonne Ziegler.*
Info: Igor Warneck: Tribal Tattoo – The Tribe of the Tribals, Arun Verlag, Engerda 2000, http://www.tribal-tattoo.de

T-SHIRT-TATTOO
Tattoos für Warmduscher
Tattoo-Freunde, die auch im Winter nicht auf ihre Liebe zu den → *Tribal Tattoos* verzichten wollen, bieten Trendboutiquen seit geraumer Zeit T- und Sweat-Shirts mit aufgedruckten Motiven an. Eine gewisse humoristische Note bekommen die Bekleidungsstücke immer dann, wenn fahrende Händler sie auf → *Conventions* anbieten, wo sich bekanntermaßen Fans treffen, um ihre → *Haut* mit permanentem Schmuck zu bekleiden...

TÜCHER
Wisch & Weg
Tücher werden zum Reinigen der Haut verwendet. Sie sollten möglichst fusselfrei sein.

TUHUNA
Polyn.: Tätowierer
Der »Tuhuna« war der Ritualpriester und Tätowierer, der bei den männlichen Eingeborenen der → *Marquesa*-Inseln in → *Polynesien* das Tatauieren übernahm.

TUTTLE, LYLE
Amerik. Tattoo-Pionier, geb. 1931
Lyle Tuttle beansprucht vielleicht das wichtigste Kapitel der westlichen Tätowiergeschichte für sich. »Ich bin das Lieblingskind des Tattoo-Gottes«, so urteilt Lyle über sich selbst, und es klingt fast wie eine Entschuldigung. Muß es aber nicht sein. Denn es ist maßgeblich Tuttles Verdienst, daß Tätowierungen heute eine derartige Popularität in der Öffentlichkeit genießen. Geboren und aufgewachsen in Iowa ließ er sich bereits im zarten Alter von 14 Jahren sein erstes Tattoo vom San Francisco-Hero Duke Kaufmann → *pikern.* Damit hatte das Fieber Lyle gepackt. Ein paar Tage später stand er erneut im Laden und wollte das nächste Tattoo. Das nächste. Und das nächste. Im Alter von 17 Jahren begann Lyle selbst zu tätowieren. Der alten Tradition folgend ging er zur See, reiste mit den US-Marines um die Welt. Vor allem die Kunst → *Japans* hatte es ihm angetan. Ende der 1950er Jahre ließ er sich seine vielen → *Tats* von → *Bert Grimm* zu einem → *Bodysuit* vervollständigen: »Wenn mich jemand fragt, wieviele Tätowierungen ich

habe, sage ich: Nur eine. Meine Mutter hat mir gesagt, ich dürfte nur eine haben, und daran habe ich mich gehalten. Sie bedeckt zwar meinen ganzen Körper, aber es ist nur eine.« 1956 arbeitete Lyle für anderthalb Jahre in San Diego im Shop von Bert Grimm. 1957 eröffnete er in San Francisco sein eigenes Studio. In den 1960er Jahren war San Francisco eines der Zentren der sogenannten → *Hippie*-Bewegung. Lyle führte die Flower-Power-Kids an das Tätowieren heran, und diese nahmen Mini-Tattoo-Motive wie Sonnen, Blumen oder Schmetterlinge gerne als kosmisches Ausdrucksmittel ihrer sphärischen Verbundenheit an. Lyle war für die Woodstock-Generation *der* Tätowierer. Wie auf die Hippies wurden die Medien zwangsläufig auch auf Lyle aufmerksam: 1970 war es das »Time Magazine«, das Lyle seinen Lesern vorstellte. Im Oktober 1970 fand sich Lyle unvermittelt auf dem Cover des angesehenen *Rolling Stone*-Magazines wieder. Sogar das *Life*-Magazin widmete ihm ein vierseitiges Porträt – »gar nicht so schlecht für einen Schulschwänzer aus einem kleinen kalifornischen Kuh-

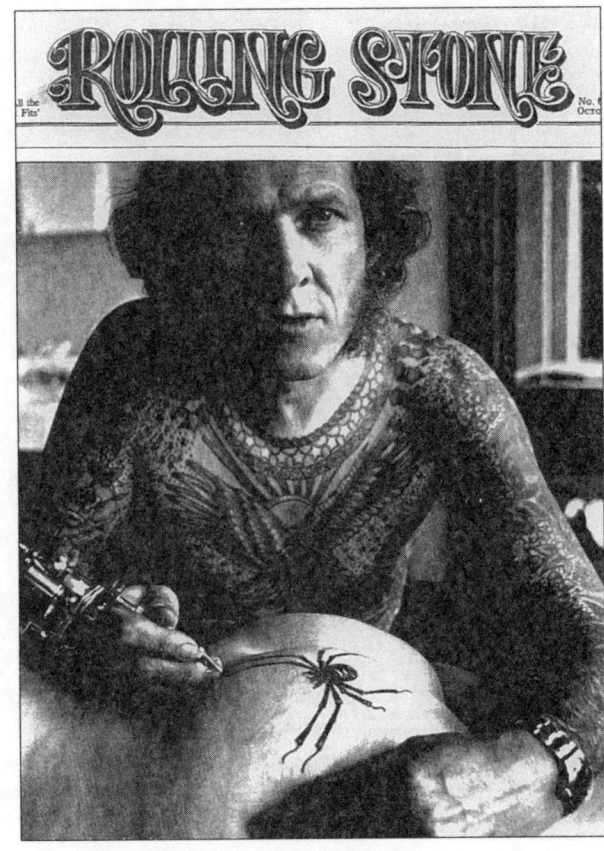

Lyle Tuttle führte die Flower-Power-Kids an das Tätowieren heran, und der »Rolling Stone« widmete ihm ebenso wie das »Time Magazin« ein großes Feature. Foto: Archiv Marcel Feige

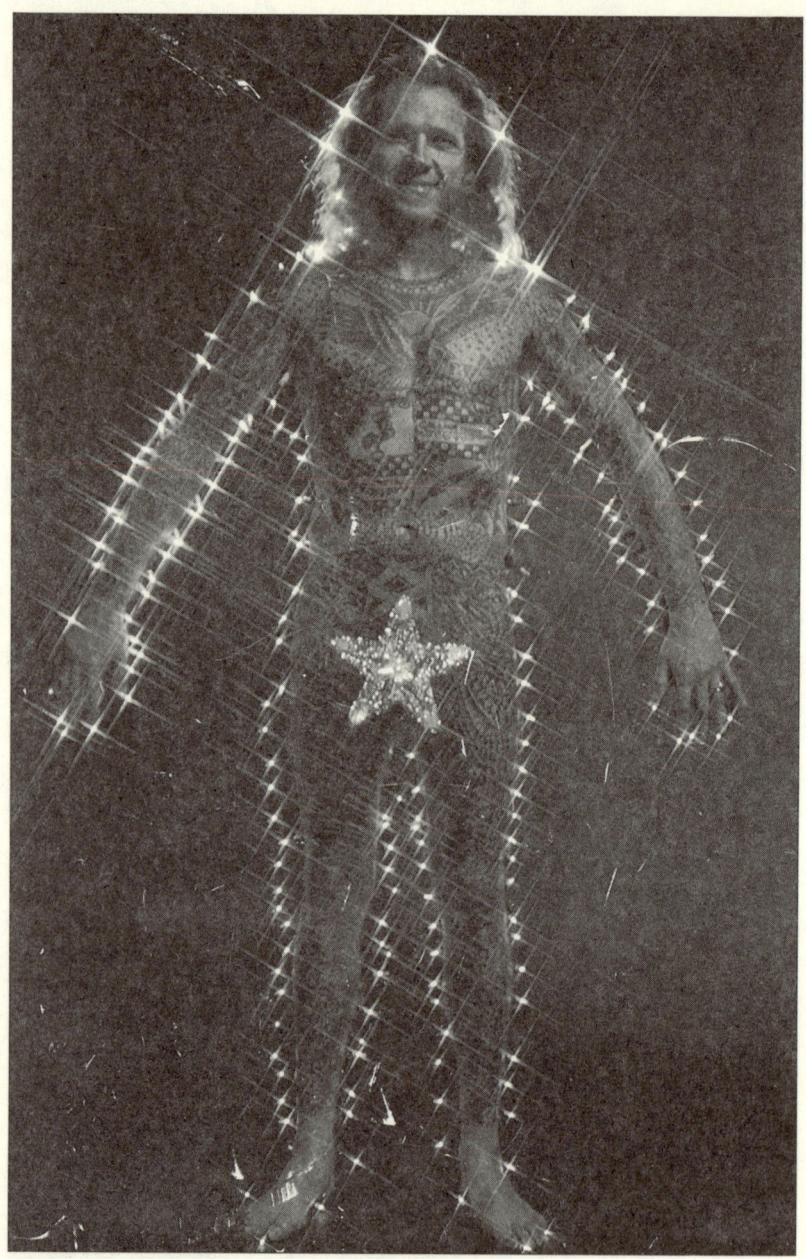

Eine der schillerndsten Persönlichkeiten des globalen Tattoo-Biz ist Lyle Tuttle,
der es in den 1970er Jahren zweifellos verstand, sich und seine Tats in Szene zu setzen.
© Archiv Theodor Vetter

dorf«, so Lyles Kommentar. Der Medienerfolg machte wiederum Prominente auf ihn aufmerksam. Janis Joplin stiefelte in seinen Laden, ließ sich ein kleines Herz auf die linke Brust und ein Blumenband ums Handgelenk tätowieren. Bis zu ihrem Tod gehörte sie zu Lyles besten Freunden. Und auch die Rolling Stones kamen unter seine Nadeln. Fortan nutzte Lyle mit dem ihm eigenen Gespür für Öffentlichkeitsarbeit die Neugier der Medien. Er plazierte sich geschickt auf den Olymp der internationalen Tattoo-Welt. 1971 siedelte er sogar nach Hollywood über, eröffnete einen Laden am Sunset Boulevard. Dort inszenierte er das Tätowieren fortan als Medienspektakel. Cher, Kris Kristofferson, die Allman Brothers, Peter Fonda, Flipp Wilson und viele andere Promis waren feste Kunden. Unter seiner → *Tätowiermaschine* lag auch → *Captain Don Leslie,* berühmte amerikanische → *Zirkus*-Attraktion, die viele Jahre später mit → *Cover-ups* von Lyles Tochter Suzanne versehen wurde.

Natürlich profitierte auch die Szene von diesem plötzlichen Ruhm eines Tätowierers aus ihrer Mitte. Und versuchte mehr als jemals zuvor, die Tattoos als neue Kunstform zu etablieren. Vor allem → *Don Ed Hardy* sollte dies nachhaltig gelingen. Heute gilt Lyle Tuttle als »ein Mann, der wohl mehr als jeder andere zur Popularität des Tätowierens beigetragen hat« (Tätowiermagazin). Fast schon legendär seine Antwort einem Dermatologen gegenüber, der ihn fragte: »Haben Sie denn kein schlechtes Gewissen wegen all der Menschen, die sie verunstaltet haben?« Lyles Antwort war: »Tätowierer müssen mit ihren Fehlern leben, Ärzte begraben sie.«

Ohne einen Gedanken an sein Alter betreibt Lyle nach wie vor einen Laden in San Francisco. Im gleichen Gebäude ist auch das → *Tattoo Art Museum* beheimatet, die mit 1 Million Dollar Gesamtwert größte Privatsammlung historischer Tattoo-Artefakte der Welt. Nebenher kümmert sich Lyle um die historischen Themen bei der → *Internet*-Site → *Tattoos.com,* und läßt sich auf den großen → *Conventions* als »Tattoo-Gott« feiern.
Kontakt: Lyle Tuttle Tattoo, 841 Columbus Ave., North Beach, San Francisco, CA 94133, USA, Telefon 001/415/ 7754991, http://www.lyle-tuttle.com

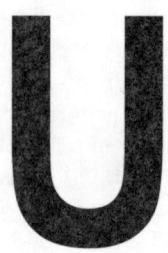

U

UHLHORN, BERIT

Dt. Tattoo-Künstlerin, geb. 1965

Berit Uhlhorn, geboren in Westerstede auf Ammerland, Ostfriesland, stürzte sich im Anschluß an die Schule direkt in die bildenden Künste in Oldenburg, später in Hamburg: Bildhauerei, Plastiken, Fotoarbeiten, Skulpturen und Radierungen waren ihre bevorzugten Betätigungsfelder. Schon damals aber war auch der Hang zur »Hautkunst« erkennbar: »Ich habe damals Bespannungen mit Pergament und Stoffen gemacht, Lampenschirme und solche Sachen, die dann wie mit Haut bezogen aussahen.« 1990 zog sie nach Berlin, wo sie ihr eigenes Kunstatelier eröffnete. Noch im gleichen Jahr schenkte sie sich selbst zum 25. Geburtstag ihre erste eigene Tätowierung: ein eigenwilliges Herz mit Tentakeln und Stacheln, das unten

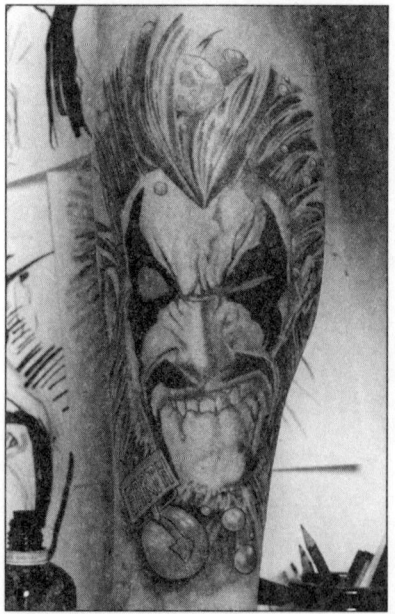

die Zunge herausstreckte und dem heutigen Tatau Obscur-Logo nicht unähnlich ist. »Da ich gut zeichen konnte, haben mich im Laufe der Zeit immer mehr Leute gefragt, ob ich ihnen nicht Tattoo-Motive entwerfen könnte.« 1991 fragte sie ein Tätowierer, ob sie ihm nicht das Zeichnen beibringen könne. Im Gegenzug unterrichtete er sie im Tätowieren. Berit kleidete ihre Erfahrungen in ein Gedicht: »Ich kann nicht ohne mein Gegenüber, um zu Hause zu sein! Ich brauche alle Bilder, um die Welt zu bilden.

Diese Tattoos stammen von der besten Freehand-Künstlerin Deutschlands, der Berlinerin Berit Uhlhorn. © Gregor von Glinski

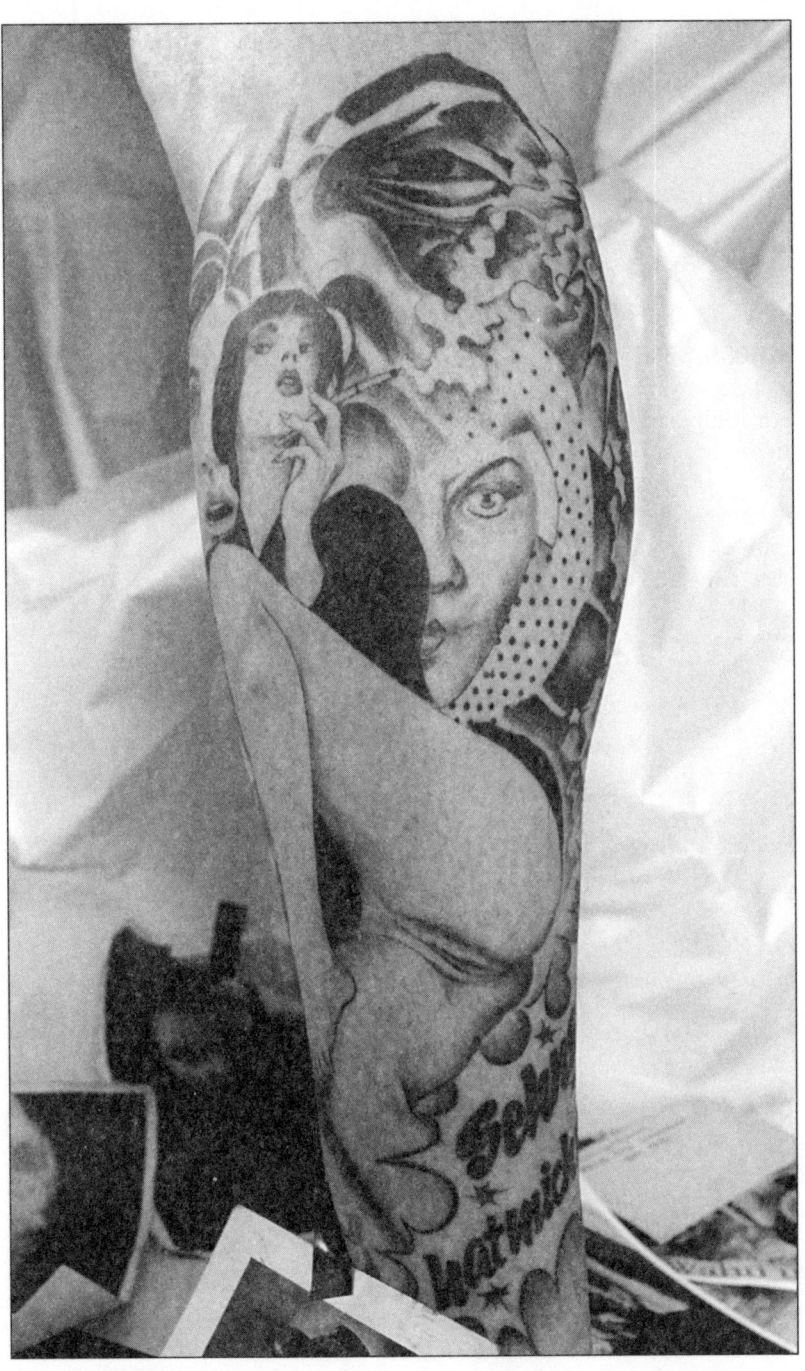

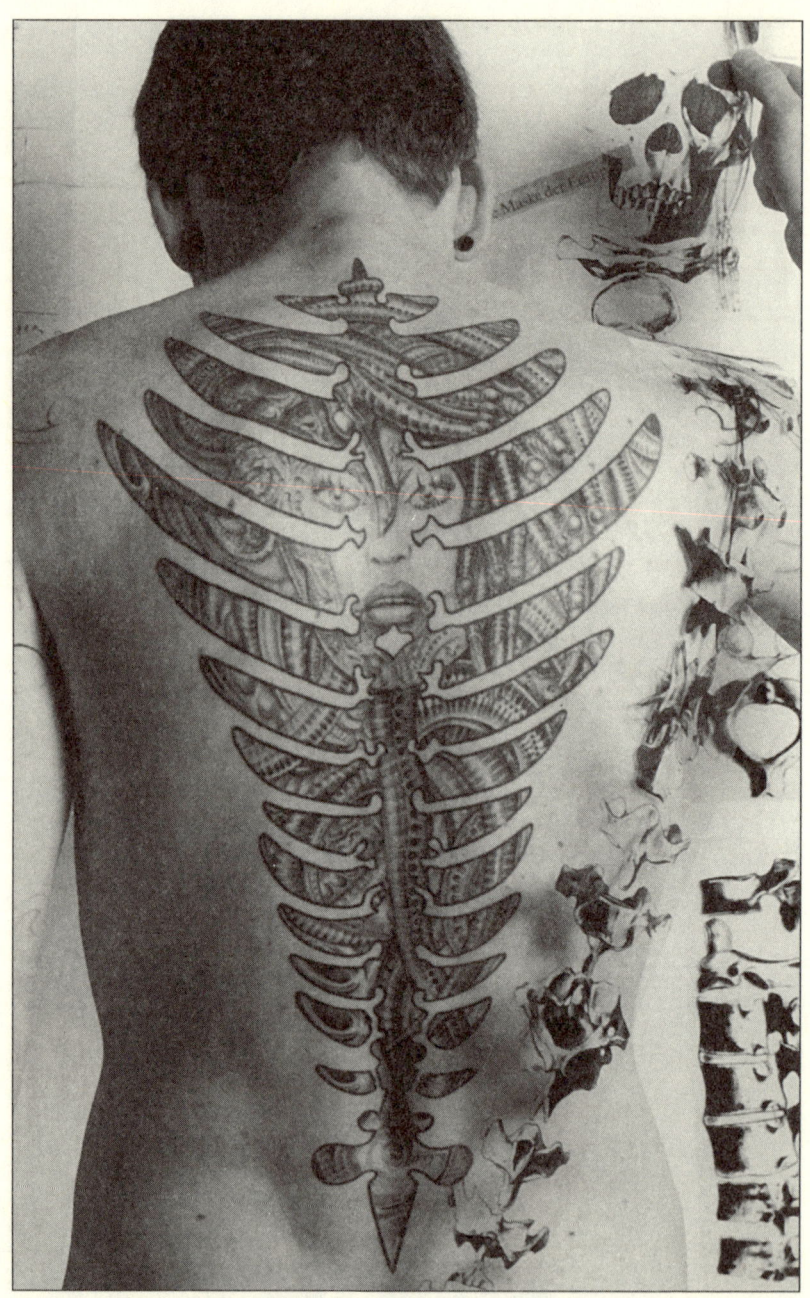

»Tätowierungen bieten die atemberaubende Möglichkeit, die Intimität zwischen Künstler und Kunden«, so Berit Uhlhorn. – © Gregor von Glinski

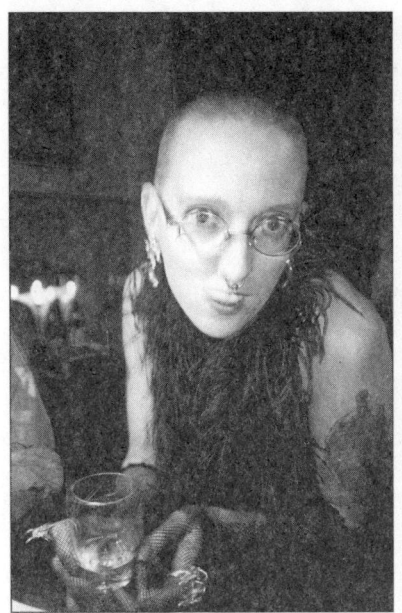
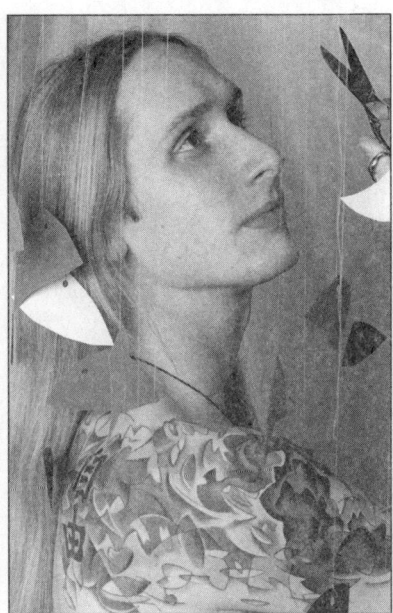

Berit Uhlhorn. – © Gregor von Glinski

Ich will nicht ohne den Körper, nicht ohne Sex, nicht ohne Pein, nicht ohne die zarteste Leibhaftigkeit.« Im Klartext: »Tätowierungen bieten die atemberaubende Möglichkeit der Intimität zwischen Künstler und Kunden«, erklärt sie. »Sie transportieren allen Sinn ins Materielle der Formen, sie entschlüsseln die Albernheit konformistischer Ikonographie sofort und sichtbar. Sie sind immer ernst und ich muß sie schön machen.«

Nach anderthalb Jahren bei »Tattoo Connection« eröffnete sie 1992 in Berlin-Kreuzberg ihren eigenen Tattoo-Shop: »Tatau Obscur«. Der Name ist Begriff. »Ich versuche, jedem Tattoo einen besonderen Touch zu geben, und die grafische Auflösung eines Hautbildes immer wieder neu zu definieren«, erklärt Berit. Auch auf eine → *Stilrichtung* mag sie sich nicht festlegen. Sie sagt: »Ich versuche gerne, abstrakte Dinge zu entwickeln.« Eben obskur. Und tatsächlich: Bildentwicklung und Komposition variieren in Berits Hautbildern ständig. Kein → *Tat* ist wie das andere. Niemals Standard, heißt die Devise. Dabei bedient sich Berit durchaus anderer Stile, und kopiert diese. Sie nennt sich sogar freimütig den »Kujau der Tätowierer«. Wichtig ist ihr aber: »Alles ist möglich. Das gebietet mir auch mein Ehrgeiz«, stellt sie klar. »Ich versuche alles zu können, alles *gut* zu können.« Das ist ihr gelungen: Berit gilt trotz ihrer jungen Jahre im Biz als beste → *Freehand*-Tätowiererin Deutschlands. Ist das schon Kunst oder Handwerk? »Jede Kunst ist auch Handwerk«, erklärt sie diplomatisch. Wie lange sie

dem Kunsthandwerk noch erhalten bleibe, stehe aber in den Sternen: »Mein Wunsch ist es, ein Restaurant zu eröffnen. Ich koche nämlich leidenschaftlich gerne.«
Kontakt: Berit Uhlhorn, Tatau Obscur, Solmsstr. 35, 10961 Berlin, Telefon 030/6944288

ULTRASCHALL
A & O beim Tätowieren
Die Reinigung der Tätowier- oder Piercinggeräte geschieht mit einem Ultraschallreinigungsgerät. In einer Flüssigkeit werden hohe Schwingungen erzeugt. Durch diese Schwingungen entstehen Bläschen, die beim Auftreffen platzen und Schmutzpartikel von den in die Flüssigkeit getauchten Geräten lösen.

UMGEKEHRTER PRINZ ALBERT
→ *Intimpiercing für Männer*
Unter einem »umgekehrten Prinz Albert« versteht man das Piercing vom Vorhautbändchen zur Harnröhrenöffnung. Siehe dazu auch → *Prinz Albert*.

UNOSUKE, KAMEI
→ *Horiuno*

USA
→ *Nordamerika*

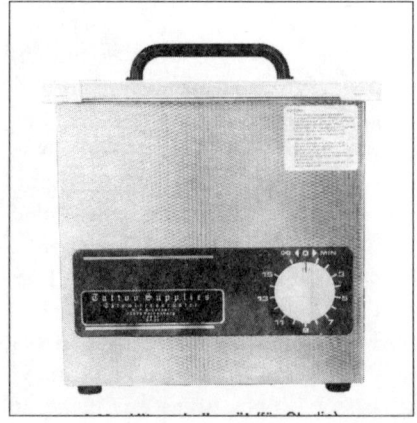

Die Reinigung der Tätowier- und Piercingsgeräte geschieht mit einem Ultraschallreinigungsgerät.

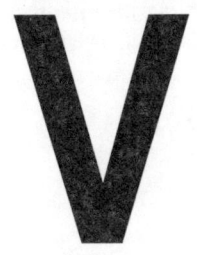

VALLEJO, BORIS

Amerik. Illustrator, geb. 1941

Geboren in Lima, Peru, besuchte Boris Vallejo dort die National School of Fine Arts, bevor er 1964 nach Amerika auswanderte, wo er überwiegend als Fantasy-Illustrator tätig war. Besonderes Merkmal seiner psychedelisch angehauchten Bilder waren gut gebaute, meist nackte Frauen (seine Frau Doris war in dieser Hinsicht sein Modell und seine Inspiration). Neben → *Frank Frazetta* und → *Luis Royo* gilt Vallejo mit seinen phantastischen Bilderwelten, die geflügelte Dämoninnen und Pferde, → *Drachen*, ästhetische Elfen, Amazonen und Zwitterwesen bevölkern, als wichtigster Ideengeber für die aufwendigen → *Fantasy Tattoos*, die sich in jüngster Zeit großer Beliebtheit erfreuen. Vallejo illustrierte viele Romane (Cover wie Innenillustrationen). Mit »Mirage« (1983) veröffentlichte Vallejo einen Bildband, der nicht nur einen guten Überblick über sein künstlerisches Schaffen gibt, sondern auch ideale Tattoo-Vorlagen enthält.

VAMPIRE

→ *Horror- & Tod Tattoos*

VARLEY, ISOBELL

Tattoo-Seniorin, geb. 1939

Isobell Varley, Seniorin aus dem britischen Wales, die sich selbst »the walking of art« – das laufende Kunstwerk – nennt, steht als »The World's Most Tattooed Senior Woman« im → *Guinness Buch der Rekorde*. Auf den

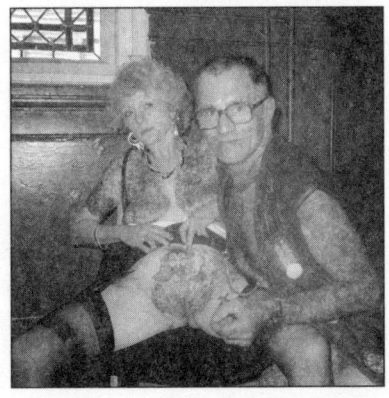

»Schon interessant, wo frau überall tätowiert sein kann...«, ließ das Magazin »Tattoo Scene Live« über die Rekordseniorin Isobell Varley verlauten. © Archiv Theodor Vetter

Tattoo-Conventions zeigt sie ihren Körperschmuck mit einer Offenheit, die im wahrsten Sinne tief blicken läßt. »Schon interessant, wo frau tätowiert sein kann...«, ließ das Branchenblatt → *Tattoo Scene Live* verlauten.

VASELINE
A & O beim Tätowieren
Vaseline wird während des Tätowierens auf die Haut geschmiert, um sie geschmeidig zu halten. Die → *Nadeln* laufen dann besser über die Haut. Auch nach dem Tätowieren wird die Haut im Rahmen der → *Nachbehandlung* mit Vaseline oder Creme behandelt.

VASQUEZ, SEAN
Amerik. → *Meisterstecher, geb. 1953*
In den vergangenen acht Jahren hat sich Sean Vasquez mit der Kombination aus kräftigen Farben und lebhaften → *Motiven* nicht nur die Aufmerksamkeit der Szene sichern können, sondern auch die der breiten Öffentlichkeit. So war er inzwischen Gast in der Howard Stern Show, der Geraldo-Show und ließ sich auf dem Discovery Channel bei seiner Arbeit über die Schulter schauen. Er gilt als einer der renommiertesten Künstler der Welt, weil sich so bekannte Namen wie der Showmaster Howard Stern, Steve Jones von den Sex Pistols, Ace Frehley von der Rock-Combo Kiss sowie die Bands Social Distortion und Biohazard in seinem Laden »Trible X Tattoo«, den er in → *New York* betreibt, unter die Nadel begaben. Gemeinsam mit dem Niederländer → *Hanky Panky* und dem Amerikaner → *Paul Booth* initiierte Vasquez die Rock- und Tattoo-Welttournee → *Tattoo The Earth.*
Kontakt: Triple X Tattoo, 46 W. 36st. New York, New York 10018, USA, http://www.triplextattoo.com

VERANSTALTUNGEN
→ *Convention*

VERBAND SCHWEIZERISCHER BERUFSTÄTOWIERER
→ *V.S.T.*

VEREINE
→ *D.O.T. e.V.* (Deutsche Organisierte Tätowierer e.V.)
→ *V.S.T.* (Verband Schweizerischer Berufstätowierer)
→ *P.A.T.* (Vereinigung der Österreichischen Tätowierer)

VEREINIGUNG DER ÖSTERREICHISCHEN TÄTOWIERER E.V.
→ *P.A.T.*

VETTER, THEODOR
→ *Tattoo-Theo*

VIRTUAL TATTOO
Tattoo-Grüße
Es gibt nichts, was es nicht gibt: Wer seinen Freunden und Bekannten ein virtuelles Tattoo schicken möchte, der kann dies unter der Internet-Adresse http://genx.marcomedia.com/tattoo tun. Dort gibt's eine Auswahl an netten → *Tribal Tattoos*, die mit einem Gruß und Email-Adresse versehen sofort auf den Weg gebracht werden können. Der Empfänger kann sich das → *Piece* bei Wohlgefallen ausdrucken und sofort zum Tätowierer um die Ecke gehen...
Info: http://genx.marcomedia.com/tattoo

VOLLJÄHRIGKEIT
Kein Kinderkram
Man muß volljährig sein, um sich tätowieren oder piercen zu lassen. Der Tätowierer oder Piercer macht sich strafbar, wenn er Personen unter 18 Jahren tätowiert, es sei denn, die Eltern sind dabei. Ein schriftliches Einverständnis der Eltern wird in der Regel nicht akzeptiert.

VORHAUTPIERCING
→ *Intimpiercing*
Wie der Name schon sagt, erfolgt dieses Piercing durch die Vorhaut. Beim Mann ist das Piercing relativ unproblematisch und verheilt innerhalb von vier bis sechs Wochen. Allerdings sollte der Mann auch danach auf Vaginal- und Analsex verzichten, da ansonsten beim Partner schmerzhafte Verletzungen auftreten können bzw. er sich selbst das Piercing aus der Haut reißt. Vorhautpiercings waren deshalb schon immer ein Mittel, Sklaven, Schausteller und Athleten zur Keuschheit zu zwingen. Frauen, die heute ihren Männern Keuschheit aufzwingen wollen, verpassen ihnen mehrere Vorhautpiercings, durch die dann ein Ring oder ein kleines Schloß gezogen wird. Bei der Frau sind Vorhautpiercings sowohl horizontal als auch vertikal möglich. In beiden Fällen sollte die Frau jedoch die direkte Berührung der Klitoriseichel als angenehm empfinden, da der Schmuck direkten Kontakt zur Klitoriseichel hat. Die Heilungszeit beträgt in beiden Fällen rund sechs bis acht Wochen. Wichtig für einen horizontalen Ring ist, daß der »Steg«, der die Klitorisvorhaut in Richtung Bauch verlängert, auch bei geschlossenen Beinen zu sehen ist. Beim vertikalen Vorhautpiercing sollte die Klitorisvorhaut groß und lose sein, damit sie vertikal mit einem Ring oder einem gebogenen Stift durchstochen werden kann.

VORSTICH

Umrißlinien

Je nach Aufwand und Größe eines Tattoos perforiert der Tätowierer die Haut erst einmal mit den Umrißlinien, die einen ersten Eindruck vom kommenden → *Motiv* ergeben. Mit → *Farben* und Schattierungen werden die → *Outlines* schließlich zum richtigen Tattoo ausgefüllt.

VORZEICHNUNG

→ *Schablone*

V.S.T.

Verband Schweizerischer Berufstätowierer

Seit dem 18. April 1994 setzt sich die Vereinigung der Schweizer Tätowierer für eine hygienischere Arbeit in den Studios des Alpenlandes ein. Dafür haben die Mitglieder eigens umfangreiche Statuten aufgesetzt, denen gemäß Tattookünstler arbeiten sollten. Der V.S.T. veranstaltet außerdem regelmäßig → *Hygiene*kurse mit Zertifikat, die einen modernen Standard garantieren sollen. Der Verband lädt seine Mitglieder zu Treffen, auf denen Erfahrungsaustausch und gegenseitige Hilfe im Mittelpunkt stehen.

Kontakt: Verband Schweizerischer Berufstätowierer V.S.T., Postfach, 6000 Luzern 11, http://www.tattoo-association.ch, info@tattoo-association.ch

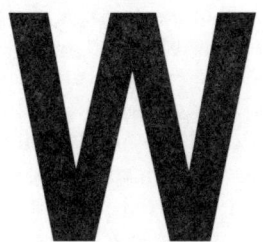

WAGNER, CHARLES

Amerik. Tätowierer, geb. 1875, gest. 1953

Einer der talentiertesten und produktivsten Tattoo-Künstler des frühen Amerikas war der aus Baden stammende, seit 1880 in New York lebende Charles Wagner. Im wirtschaftlich expandierenden Big Apple wuchs Wagner auf, umgeben von einer fulminanten Masse an technischen Errungenschaften, die die Jahrhundertwende den Menschen bescherte: elektrisches Licht, Autos, Radios, Flugzeuge – und die → *Tätowiermaschine*. Für das Tätowieren interessierte sich Wagner, seit er 1887 in → *Phineas T. Barnum's* Raritäten-Kabinett, dem → *American Museum*, das Tattoo-Wunder → *Prinz Constantin* zum ersten Mal hatte bestaunen dürfen. Beeindruckt von dessen 388 Hautbildern borgte sich Wagner »ein bißchen Tinte, eine Nadel und begann mich selbst zu tätowieren«, wie er Jahre später

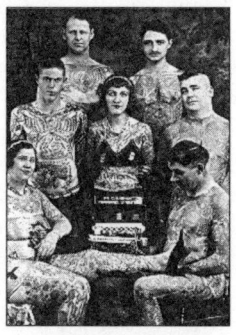

Charles Wagner, einer der talentiertesten Tattoo-Künstler des frühen Amerikas, im Kreis seiner Kunden. © Archiv Marcel Feige

berichten sollte, »und zwar des Nachts in der Schneiderei, in der ich als Nachtwächter arbeitete. Ich war ein guter Zeichner und hatte von Anfang an den richtigen Kniff drauf. Gegen Mittag ging ich meist runter zum Pier an der Third Street, wo ich mir → *Seefahrer* als Kunden suchte. Ich brachte sie nachts zu mir ins Schneidergeschäft und tätowierte sie. Ja, das war der Anfang meiner Karriere.«

Nach einigen Jahren hängte Wagner seinen Job als Nachtwächter an den Nagel und ging bei → *Samuel O'Reilly* in die Lehre, wo er abermals eine Vielzahl von Matrosen beglückte. Gemeinsam mit O'Reilly verzierte Wagner → *La Belle Irene*, die erste Frau, die auf → *Jahrmärkten* auftrat. Als O'Reilly 1908 starb, übernahm Wagner dessen Laden. Im Laufe der Jahre verzierte Wagner unzählige Menschen, darunter fünfzig → *Zirkus*- und → *Sideshow*-Raritäten. Zu seiner Kundschaft gehörten ebenso vornehme

Damen und Herren. Es gibt Fotografien, die ihn in edler Abendgarderobe mit Hut und Fliege zeigen, während er eine elegante Gesellschaftsdame tätowiert.

Wagner sorgte zeit seines Lebens für Innovationen. Er war der erste amerikanische Tattoo-Künstler, der erfolgreich das kosmetische Tätowieren auf weiblichen Lippen, Wangen und Augenbrauen anwandte. Zu seinen besonderen Fähigkeiten gehörten große Motive und Ganzkörperbilder: Wagner war ein formvollendeter → Freehand-Künstler und bewies Geschick in der Kombination von vielen kleinen → Flashs, die schließlich ein großes Gemeinschaftsbild ergaben. Seine Spezialität waren religiöse Motive in feinsten Schattierungen. Als er starb, galt er als Ikone der Tattoo-Zunft, als einflußreichster Tätowierer der → Traditional Tattoos. Kollegen priesen seine Magie: »Die Kreuze, Fahnen, Herzen, Drachen und Segelschiffe, die zu seinen bevorzugten Motiven gehörten, symbolisierten den hemmungslosen Ausdruck von profunden und einfachen Emotionen: Glaube, Patriotismus, Loyalität, Liebe und Mut.« Seine Bilder und Motive waren zeit seines Lebens populär. Tausende Menschen trugen seine Bilder auf der Haut, und viele Tattoo-Künstler adaptierten seine Motive und variierten sie. Kunsthistoriker nahmen von Wagner unterdessen kaum Notiz. Seine Zeichnungen wurden nie in Kunstgalerien und Museen ausgestellt. Wagner tätowierte bis ins hohe Alter von 75 Jahren. Es ist seiner Initiative zu verdanken, daß Hunde und Pferde zur Identifizierung tätowiert wurden. Er experimentierte außerdem mit chemischen Mitteln zur Tattoo-Entfernung, versuchte sich an der Behandlung von Rheuma und anderen Haut- und Knochenerkrankungen, indem er in betroffene Körperpartien mit einer → Tätowiermaschine stach, die keine Tinte besaß.
Info: Lyle Tuttle, Professor Charles Wagner, Tattoo Historian #8. San Francisco 1985

WAHN, WALDEMAR
Österr. Tätowierer, geb. 1956
Geboren in Polen, entdeckte Waldemar Wrzesniewski bereits in der Grundschule sein besonderes Talent als Illustrator der Schülerzeitung. Damals erregten seine Arbeiten das Interesse der Lehrer, die die Fähigkeiten förderten und ihn für die Gestaltung diverser Veranstaltungen und Präsentationen heranzogen. Künstler wie Picasso und Dalí beeinflußten ihn mit ihrem phantastischen Realismus. Da die triste, wirtschaftliche Situation seiner Eltern, aber auch die geringen Möglichkeiten in Polen keine weitere Förderung, geschweige denn den Besuch einer Kunstschule zuließen, übersiedelte er Anfang 1988 nach Österreich, wo er sich im Salzkammergut als »unselbständiger Arbeiter« verdingte. Er war praktisch Mädchen für alles: Er reparierte Autos und baute Häuser. Er erinnert sich: »Die damaligen

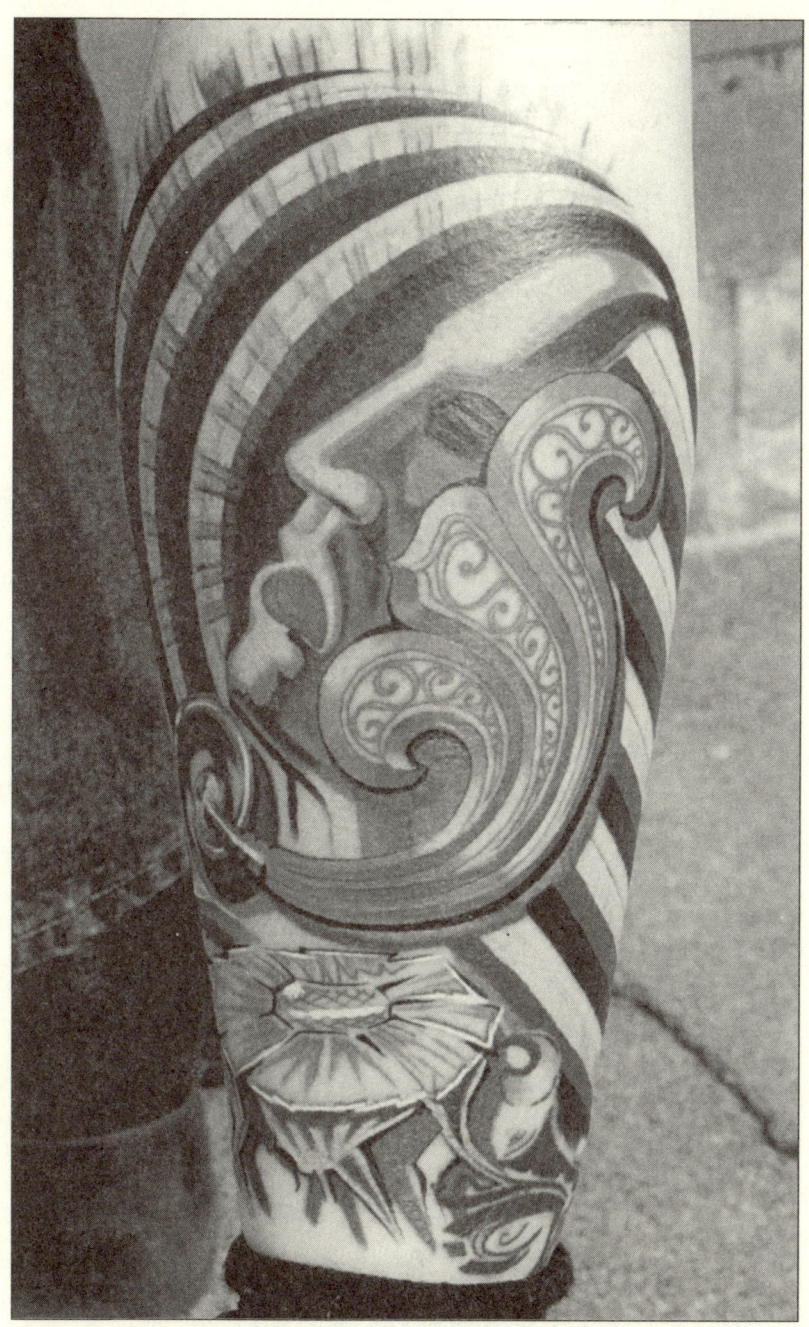

Künstler wie Picasso und Dalí beeinflußten die Kunst von Waldemar Wahn. © Waldi

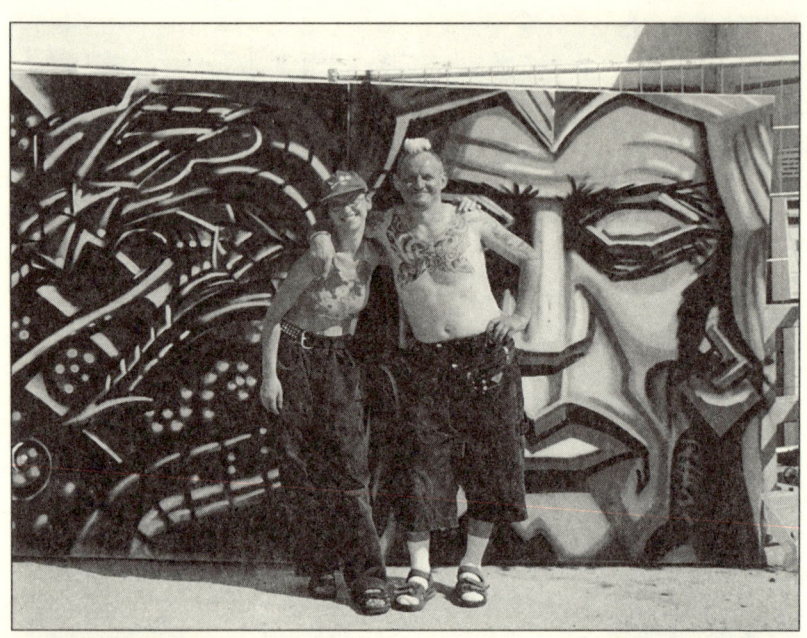

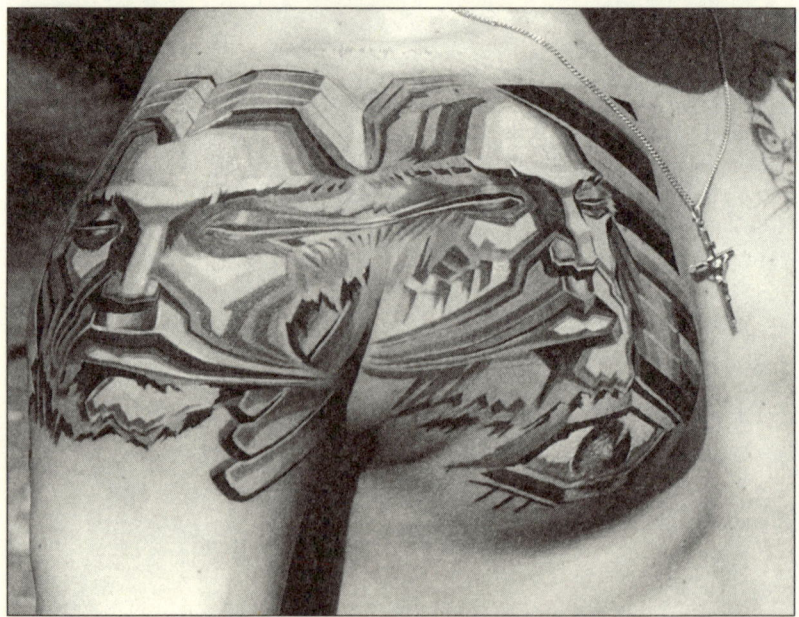

Oben: Der kongeniale Künstler Waldemar Wahn mit Tochter Osa vor einem gemeinsam gemachten Graffiti. © Waldi • Unten: Waldemar Wahn lebt mit seinen Bildern, Aquarelle wie Tattoos, einen Wahn aus. © Waldi

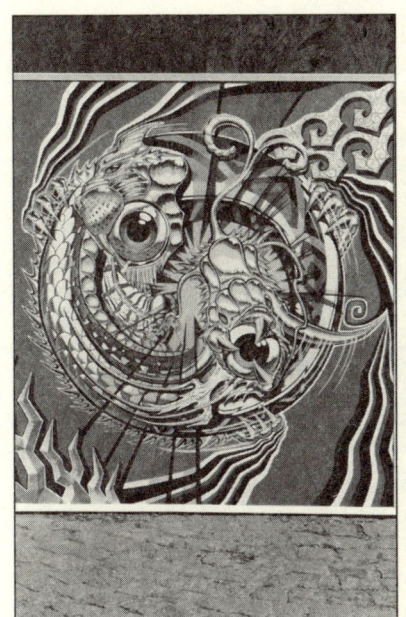
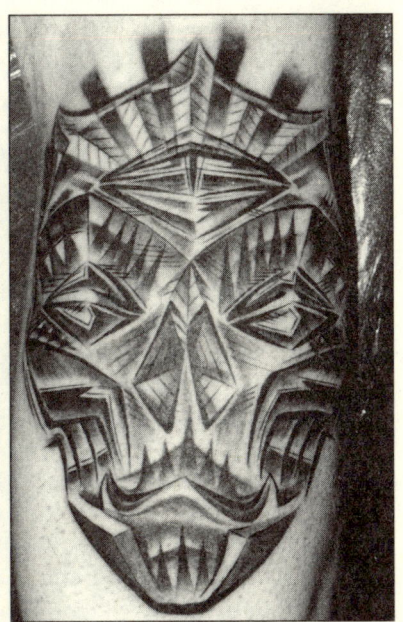
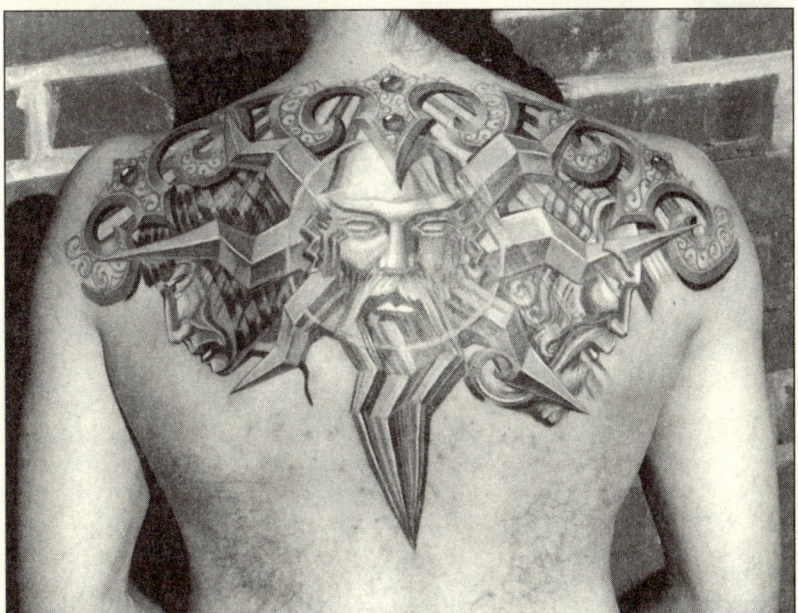

Oben: Weiteres Artwork von Waldemar Wahn. © Waldi • Unten: Elemente aus Heavy-Metal-
Mode und Industrie vereint Waldemar Wahn in seinen Tattoo-Motiven. © Waldi

Erlebnisse waren nicht immer angenehm, besonders gewürzt durch den Umstand, daß ich ein Pole war. Doch mir war zu diesem Zeitpunkt nicht klar, daß all diese Alptraumsituationen später in meine künstlerische Arbeit mit einfließen würden.«

Durch Fleiß und Sparsamkeit gelang es ihm Anfang 1992, sein erstes Atelier in Bad Ischl zu eröffnen, um sich als Künstler selbständig zu machen. Nebenher tätowierte er. Kleine Motive stach er anfangs, nichts Großes, keine Kunst. Nur Handwerk. Später zog er nach Wien, wo er sein heute berühmtes »Shocking City«-Studio und Atelier eröffnete und sowohl als Maler als auch als Tätowierer einen Stil entwickelte, der maßgeblich von den düsteren Visionen eines → *Paul Booth* und dem beeindruckenden Realismus eines → *Filip Leu* geprägt ist. Waldi selbst sagt: »Ich projeziere all die Einflüsse, die mir auf meinen Reisen innerhalb und außerhalb Europas begegnet sind... Ich habe Elemente aus der Heavy-Metal-Mode oder aus der Industrie verwendet, Chrom-, Glas und Metalleffekte.« Nicht selten wirken die → *Flashs* von »Waldi«, wie ihn Freunde liebevoll nennen, einer biomechanischen Komposition von → *H.R. Giger* entsprungen. Die Motive sind nur selten fröhlich, meist kombiniert mit seinen Ängsten, Träumen und Alpträumen.»Meine Bilder, Tattoos wie Aquarelle, sprechen für sich«, sagt er. Es ist fast ein »Wahn«, den er auslebt.

1998 ließ er seinen Namen ändern: Fortan heißt er Waldemar Wahn. Als solcher wurde er am 23. April 1998 von der Künstlerkommission des Bundesministeriums für Kunst in Österreich offiziell als Künstler anerkannt; damit ist er einer der wenigen europäischen Tätowierer, die diesen besonderen Status genießen. Doch Waldemar ruhte sich auf seinem Erfolg nicht aus. Er blieb ein Arbeitstier. Er veranstaltete in Wien die erste Tattoo-→ *Convention* Österreichs. Heute gehört die Veranstaltung zu den renommiertesten des Alpenlandes. Auf den europäischen Conventions ist er omnipräsent, für die (Tattoo-) Kunst lebend – das ist Waldemar(s) Wahn. Er gibt alles, vielleicht sogar noch mehr: »Ich habe auf alles verzichtet, auf Alkohol, Drogen und auf Frauen. Das Tätowieren ist meine einzige Liebe.«
Kontakt: Waldemar »Waldi« Wahn, Shocking City, Burggasse 63, 1070 Wien, Österreich, Telefon 0043/1/5228067, Telefax 0043/1/5228067

WALDI
→ *Waldemar Wahn*

WARLICH, CHRISTIAN
Dt. Tattoo-König, geb. 1890, gest. 1964
In Hannover lernte Christian Warlich Kesselschmied. Während dieser Zeit tätowierte er bereits mit der Hand und einem Bündel Nähnadeln. Im Anschluß an die Gesellenjahre fuhr er zur See. Aus Amerika brachte er, als

einer der ersten, eine → *Tätowiermaschine* mit nach → *Deutschland*. Zunächst arbeitete er mit ihr auf dem Schiff und beim Landurlaub. 1919 eröffnete in der Kieler Straße 44 auf St. Pauli eine kleine Kneipe, in der eine Ecke als »Atelier moderner Tätowierungen« abgeteilt wurde. Er war der erste Berufstätowierer in Deutschland. Zirkusplakate und Fotografien waren anfangs seine Vorlagen. Sein Geschäft blühte. Seeleute waren seine Stammkunden, häufig von dem jungen → *Schlepper* → *Theodor Vetter*, der viele Jahre später als → *Tattoo-Theo* berühmt werden sollte, herbeigeschafft. Allerdings: Warlich war sehr eigen, was das Tätowieren betraf. So lehnte er es strikt ab, Körperteile zu tätowieren, die nicht durch normale Kleidung verdeckt wurden. Er selbst war mit einem Motiv am Arm nur wenig tätowiert, und er haßte es, diese Zierden öffentlich zu präsentieren. Alte Fotos zeigen ihn stets mit einem eleganten Anzug, Weste, weißem Hemd und Krawatte bei der Arbeit. Ähnlichen Eindruck machte sein Studio, in dem ein elektrisches Klavier, später ein Grammophon für Musik sorgten, ein Grog-Kessel summte und Schlägereien eine Seltenheit waren. Sich selbst nannte Warlich »Prof. Electric Christian Warlich Tattooing Artist«, was nicht für einen Professor herkömmlicher Art stand, sondern schlicht für »Professionell«. Warlichs Ziel war die Anerkennung des Tätowierbildes als Kunst. Er war einer der ersten in Deutschland, der Kunst-

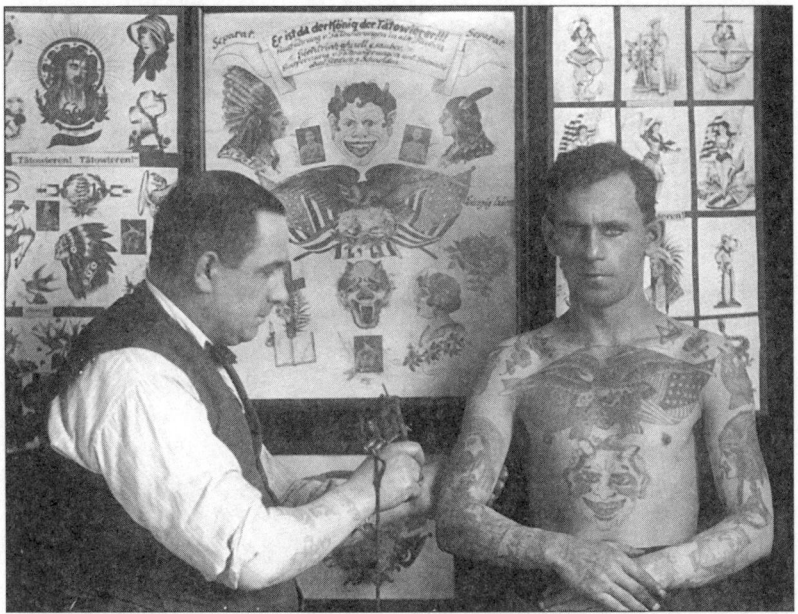

Mit Anzug, Fliege und Tätowiermaschine – so kannten Freude und Bekannte den König der Tätowierer, Christian Warlich. Foto: Archiv Theodor Vetter

bilder in das Hautbild transportierte; religiöse und allegorische Darstellungen hatten es ihm insbesondere angetan.

Zur Ausschaltung der Pfuscharbeit kamen ihm seine Kontakte nach Amerika zu Hilfe. Er erlangte ein Monopol in Deutschland auf Tätowiermaschinen und vermittelte die Maschinen an andere, meist ihm genehme Tätowierer, aber auch an Hautärzte und dermatologische Kliniken, die Warlichs Rat suchten, wenn es um kosmetische Operationen (Überdeckung von Narben) oder um das Entfernen von nicht mehr erwünschten Tätowierungen ging. Dabei erlangte Warlichs »Geheimtinktur« Berühmtheit. Mittels dreimaligem Aufstreichen einer Flüssigkeit, dessen Rezept er nach seinem unerwarteten Tod mit in die ewigen Tattoo-Gründe nahm, löste sich die betreffende Hautpartie vollständig und ohne Farbrückstände ab. Einige der so gelösten Hautstücke verwahrt Tattoo-Theo, der den Nachlaß Warlichs vor der Müllkippe gerettet hat. »Mit dem ›garantierten Entfernen von Tätowierungen ohne Stechen und Schneiden‹ (so die Geschäftskarte) war er zeitweilig nicht weniger beschäftigt als mit dem Stechen, insbesondere nach den Wechseln politischer Macht«, berichtet der Historiker Stephan Oettermann. Bei größeren Hautpartien barg die Tinktur allerdings Gesundheitsgefahren, so daß Warlich die Motive »umarbeitete«. Gerade letztere Erfahrungen, aber auch die schlichten Wünsche der Kunden nach Durchschnittstätowierungen – → *Anker*, → *Kreuz* und flammend → *Herz* – ließen

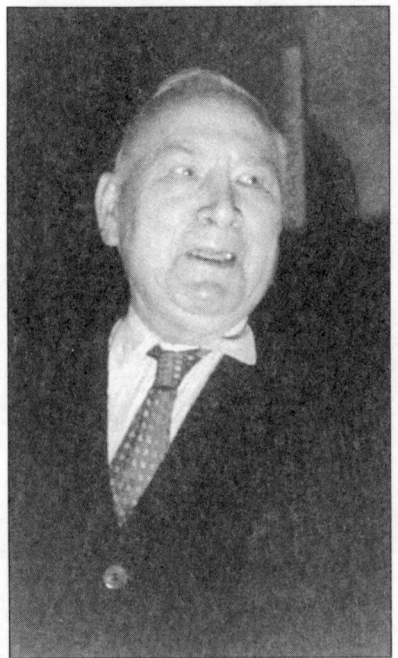

Warlich in seinen Bemühungen resignieren. Immerhin, die alten Traditionsmotive beherrschte Warlich perfekt und modernisierte und aktualisierte sie ständig dem Zeitgeist entsprechend: Micky Maus, Charlie Chaplin, Bonzo waren von ihm in Deutschland eingeführte → *Comic Tattoos*. Am 27. Februar 1964 starb er an einem Gehirntumor, in seiner Gastwirtschaft und bei der Arbeit. Rund 50.000 Kunden hatte er in mehr als 44 Berufsjahren tätowiert, unter ihnen so prominente wie die dänischen Prinzen Axel und Vigo. Unter großer Anteilnahme des »Kiez« und der Hamburger Presse wurde der König der Tätowierer und international anerkannte Künstler auf dem Hamburg-Ohlsdorfer Friedhof beigesetzt.

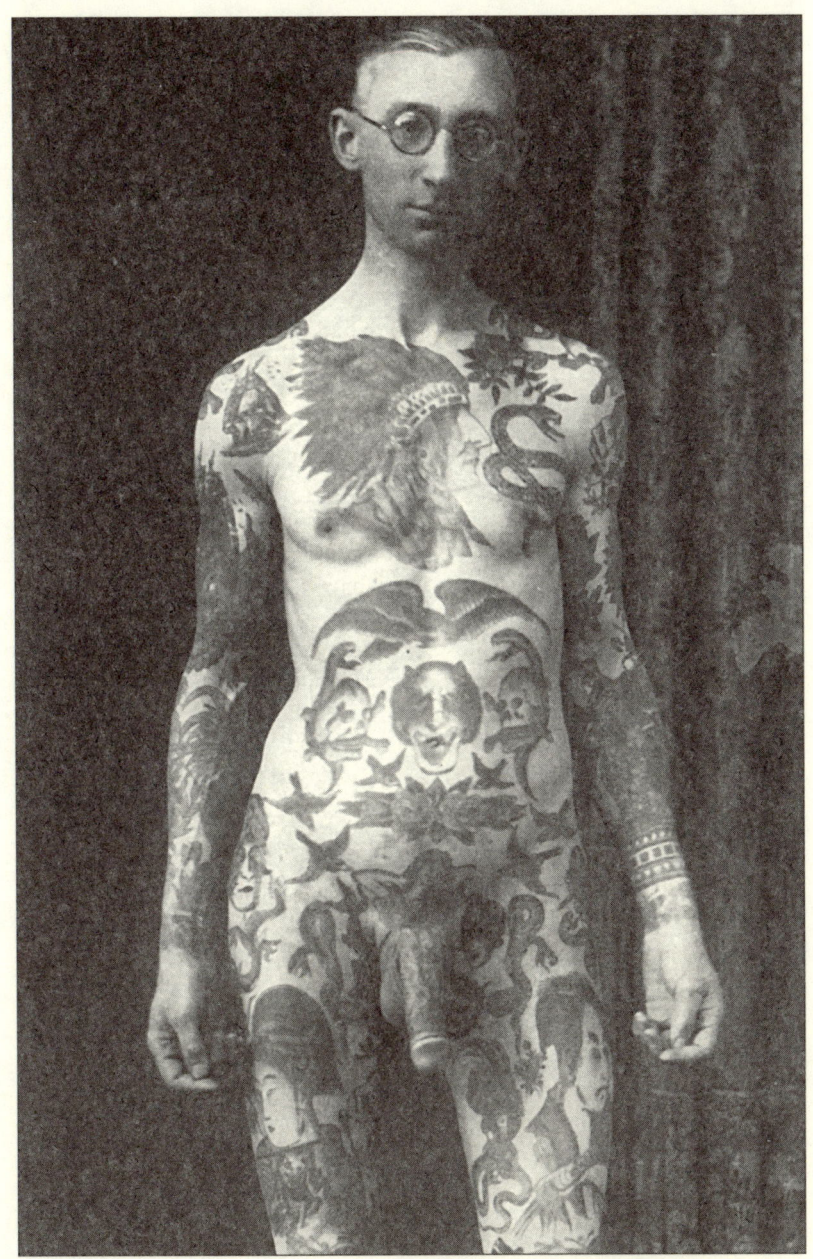

Christian Warlich (Foto links) tätowierte bis ins hohe Alter. Zu seinen Kunden gehörten
Seefahrer genauso wie Ärzte. Der Hamburger Dr. Fritz Kluthen war einer von ihnen.
© Archiv Theodor Vetter

Noch heute lassen die Hamburger nichts auf ihren König kommen. »Es mag heutzutage viele bessere Tätowierer geben«, sagen sie, »aber Krischan war der Größte.«

WATERJET-CUTTING
Tattoo-Entfernung
Waterjet-Cutting ist eine weitere Form der → *Entfernung* mißliebiger Tätowierungen. Allerdings ist sie noch nicht spruchreif und wird an der Universität Greifswald probeweise durchgeführt. Dabei werden mit unterschiedlichem Wasserstrahldruck, Wasserstrahldurchmesser, Pulsfrequenzen und diversen Zusätzen die → *Farb*pigmente aus der Haut herausgespült. Das ganze wird stationär – und damit sehr kostspielig – in der Klinik vorgenommen, und da der Wasserstrahl mittels Schnitt in die → *Haut* in die Zellschichten eingeführt wird, ist die Methode auch nicht narbenfrei. Ergo: Es überlege sich reiflich, wer sich bindet ewiglich...

WEBB, GEORGE DOC
Amerik. Tätowierer, geb. 1911, gest. 1989
George Doc Webb war von den 1930er Jahren an bis weit in die 1980er einer der aktivsten Tätowierer der → *USA*. Wenngleich er international nie jene Popularität erlangen konnte, wie sie → *Franklin Paul Rogers* dank seiner Maschinen-Tüfteleien genoß, gehörte Doc Webb zu den Ikonen der frühen Szene Amerikas. Sein besonderer Verdienst war es, daß er einer der ersten war, der über die Grenzen der → *Traditional Tattoos* hinausging und einen vorsichtigen Ausblick auf das gab, was später durch Tätowierer wie → *Sailor Jerry Collins,* → *Lyle Tuttle* und → *Don Ed Hardy* als Tattoo-Kunst etabliert werden sollte. Ende der 70er Jahre schrieb Doc Webb seine Memoiren: »The Honest Skin Game«.

WEISS
Tattoo-Farbe
Weiß ist eigentlich eine → *Farbe* wie jede andere auch, die beim → *Tätowieren* in die Haut eingebracht wird.

Mit dem kleinen Unterschied, daß sie bei uns bleichgesichtigen → *Europä*ern in der Regel nicht oder nur als »Narbe« auffällt. Damit das Gegenteil der Fall ist, sollte die Haut tunlichst braungebrannt sein. Ein regelmäßiges Sonnenbad indes läßt das Weiß schnell wieder an Intensität verlieren oder zu einem schmuddeligen Beige-Gelb mutieren. Es ist schon ein Kreuz mit dem Weiß!

Das war es schon Anfang des 20. Jahrhunderts, als die Tätowierer zur Herstellung des weißen Farbstoffes Blei verwendeten. Nicht selten endete die Tätowierung mit einer Vergiftung. In den 1950er Jahren wurde die

Bleifarbe durch ein Weiß auf Titanbasis ersetzt. Dies beinhaltete zwar keinerlei gesundheitliche Risiken für den Träger, allerdings nach wie vor eingangs erwähnte Probleme...

WERBUNG

Marketing mit Tattoos

Ein Zeichen dafür, daß Tätowierungen keineswegs mehr nur ein körperliches Emblem gesellschaftlicher Randgruppen sind, ist die Werbung, die seit Mitte der 90er Jahre immer häufiger – meist um das Produkt »Jugendlich« und »Avantgard« wirken zu lassen – Personen mit Körperkunst in den Mittelpunkt rückt.

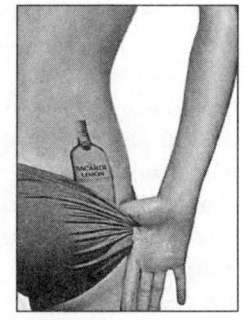

Nichts Ungewöhnliches ist der verwegen ausschauende → *Biker*, der mit Tattoos auf dem Ober- und Unterarm für eine rauhe Zigarettenmarke wirbt. Auch an den kunstvoll verzierten Ureinwohner, der Touristen in sein Land locken soll, hat man sich inzwischen gewöhnt. Auf die Spitze trieb es unlängst die Hamburger Agentur Grabarz & Partner, die eine ungewöhnliche Kampagne für die Zeitschrift *Brigitte Young Miss* entwickelte. Auf vier doppelseitigen Anzeigen sind junge Frauen zu sehen, die Tattoos großer Marken-Logos auf dem Körper tragen. Die in der Medienfachpresse geschalteten Motive zeigen so z.B. ein auf den Oberarm tätowiertes AEG-

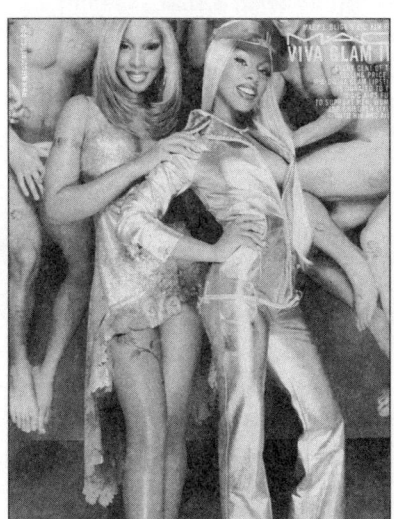
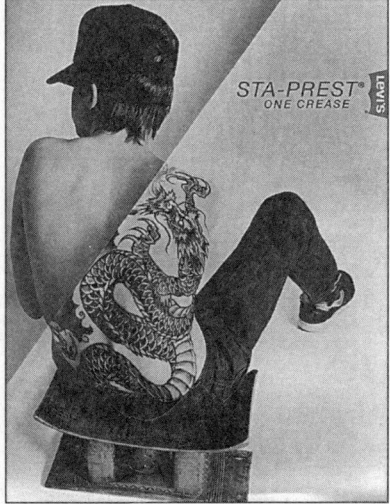

Tätowierungen waren früher ein Enblem der Randgruppen. Daß die Zeiten sich geändert haben, beweist der vehemente Einsatz von Hautbildern in der Werbung.

Logo. So soll der Markenclaim »Young Miss – Gibt Marken eine Zukunft«
im Inserentenmarkt visualisiert werden.

WINTER

Ein frischgestochenes Tattoo sollte im Rahmen der → *Nachbehandlung* für
einen Monat nicht der → *Sonne* ausgesetzt werden. Wer also plant, den →
*Sommer*urlaub knackigbraun am Strand zu verbringen, der sollte sich sein
Tattoo tunlichst im → *Herbst* oder Winter stechen lassen.

WISCOMBE, KURT

Kanad. Tätowierer, geb. 1969
Vor zehn Jahren hat Kurt Wiscombe in Northern Manitoba sein Faible fürs
Tätowieren entdeckt. Inspiriert von → *Paul Booth* packte Wiscombe die
Koffer und erforschte die bunte Welt. Er kam in Kontakt mit ruhmvollen
Künstlern wie → *Filip Leu*, begann sich für die technischen Aspekte der
Tätowierung, vor allem das Motiv, zu interessieren. Er entwickelte über
die Jahre seinen eigenen Stil. Heute zählt Wiscombe zu den Tätowierern
der neuen Generation, die das Medium Haut mit kreativen Ideen zu einer
wahren Kunstprofession machen. Er nutzt den Körper wie ein Maler – als
Leinwand. Beliebt sind seine sogenannten, → *Customs,* die er jedem Kunden individuell erstellt und meist auch noch → *Freehand* sticht. Dabei inter-

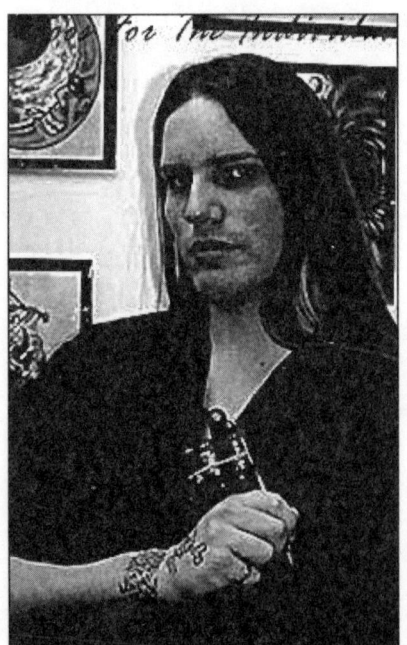

essieren ihn weniger kleine →
Flashs, die unharmonisch auf dem
Körper verteilt sind, sondern kör-
perfüllende → *Tats* im traditionellen Stil, nicht selten dem aus →
Japan, den er mit neuen Ansätzen
zu einer individuellen Symbolik
verhilft. Wichtig ist ihm, daß seine
Tätowierungen schließlich eine
ansprechende Gesamtstruktur
besitzen. »Wenn ich ein Tattoo
anfertige, denke ich immer an eine
mögliche Fortsetzung«, erklärt
Wiscombe.

Für die Zukunft plant Wiscombe
sich vermehrt auch als Maler zu

Kurt Wiscombe, erklärter Custom-
Tätowierer, möchte sich in Zukunft
vermehrt auch als Maler engagieren.
© Kurt Wiscombe

engagieren. »Ich habe so viele Zeichnungen auf Leuten gemacht, daß ich
jetzt echt auch mal auf Papier zeichnen
möchte«, sagt er. »Das wird auch meinen Tätowierungen zugute kommen.«
Gemeinsam mit Ehefrau Alex Adams,
die er 1993 kennenlernte, hat Wiscombe 1996 im kanadischen Winnipeg
sein Studio »Tattoos for the Individual«
eröffnet. Der Name ist Begriff: Da beide
davon überzeugt sind, daß Tätowierungen eine sehr persönliche Angelegenheit
sind und jeder Mensch ein Individuum
ist, entwerfen sie für ihre Kunden aus-
nahmslos unikate Motive.
Kontakt: Tattoos for the Individual, 1-
1767 Portage Avenue, Winnipeg, Mani-
toba R3J 0E7, Kanada, Telefon 204/889-3943, http://www.tattoos.com/win-
nipeg/index.html, kurtw@networkx.net

WOODWARD, IRENE
→ *La Belle Irene*

WROBLEWSKI, CHRIS
Brit. Tattoo-Fotograf, geb. 1941
Chris Wroblewski, der es gewohnt ist, sich unter raren Spezies der Mensch-
heit zu bewegen, ist der Pionier der Tattoo-Fotografie. Er hat Ende der
1970er Jahre damit begonnen, tätowierte Menschen in Großstädten wie
London, Kopenhagen, Amsterdam und New York aufzunehmen, auszu-
stellen und zu publizieren. Seine Arbeiten sind drastisch und schonungs-
los, aber immer mit einer eigenwilligen Note versehen, die die Bilder in
Kunst verwandeln. Die Hingabe, mit der er sich seinem Beruf widmet,
diente der Anerkennung des Tätowierens als eigene Kunstform. Chris hat
zahlreiche Bildbände über die Tattoo-Fotografie veröffentlicht. Welt-
berühmt ist das Buch → *Modern Primitives*. Heute wohnt Chris teils in
London, teils in Frankreich, teils auch in → *Deutschland*. Der Künstler ist
nach wie vor viel unterwegs. Die Bilder, die auf seinen Reisen entstehen,
veröffentlicht er in seinem eigenen Magazin → *Skin Show*, das in Fank-
reisen Kultstatus genießt.
Kontakt: Chris Wroblewski, http://www.chriswroblewski.com

XYZ

XED LE HEAD
Brit. Tätowierer, geb. 1964
Handgestochene Tätowierungen sind schon immer etwas Besonderes gewesen. Einerseits die heimlich während der Schulzeit mit der Nähnadel gestochenen Tattoos – farblich blaß, zittrige Linien und sowieso nur amateurhaft, aber mit einem hohen Identifikationsgehalt. Andererseits die Hautbilder → *polynesischer* Tätowierer, deren Tribals den ganzen Körper organisch umschließen, mit Linien, so präzise, als seien sie mit einem Lineal gezogen, oder den → *Tebori*-Arbeiten der → *Horishi* aus → *Japan,* deren farbenprächtige → Drachen, Schlangen oder Tiger sich auf Rücken und um Arme und Beine winden und dem Betrachter seltsame Geschichten aus den → *Suikoden* erzählen. Durch die Erfindung der → *Tätowiermaschine* Ende des 19. Jahrhunderts wurde die traditionelle Technik in der westlichen Zivilisation verdrängt. Nur wenige → *Europäer* beherrschen noch die Kunst des Handtätowierens. Der Brite Xed Le Head, der lange Zeit in → *Sideshows* arbeitete und sich dort spektakulär an Haken aufhängen ließ, ist einer von ihnen. Das → *Tätowiermagazin* bescheinigt ihm die Technik zu beherrschen »wie kein anderer Hautkünstler des Abendlandes«. Xed tätowiert für Leute, die speziell handgestochene Tattoos verlangen. Einer seiner bekanntesten Kunden im deutschsprachigen Raum war Thomas D. von der HipHop-Combo »Die phantastischen Vier«, dessen Tribal-Tattoo bekanntermaßen von den Schulten bis hinab zu den Füßen verläuft.

Doch Handtattoos sind kaum gefragt: »Ich hatte nie besonders viel Geld, als ich nur Handtattoos machte; man verdient gerade genug um zu überleben.« Deshalb greift Xed immer häufiger auch zur Tätowiermaschine. Und macht »vielleicht alle drei Wochen mal eine Arbeit von Hand«, bedauert er. »Ich habe vor, mich in den nächsten Jahren wieder darauf zu konzentrieren, aber jetzt möchte ich erst einmal ein bißchen Geld verdienen, um mir einen Caravan zu kaufen, mit dem ich herumreisen kann.«

So oder so, Xeds Leidenschaft sind feine, detaillierte Strukturen, keine Bilder. Fans schätzen ihn als Meister der großflächigen → *Tribal Tattoos.* Xeds Ziel sind stets natürlich wirkende Markierungen wie bei Tieren. »Was

mich in der Tierwelt am meisten beeindruckt, ist das Zebra: Es sieht aus wie ein tätowiertes Pferd, so sehe ich ein Zebra. Tätowierungen dieser Art sind fantastisch, die haben einen großartigen, visuellen Effekt.« Andere → *Stilrichtungen* mag er nicht. »Ich hasse Farben!« betont er. »Farbe wirkt irgendwie schmuddelig, und ich will einfach nur schwarze Tinte in der Haut sehen. Farbe finde ich eher kitschig.« Sein Einfluß wird inzwischen auch bei deutschen Tätowierern sichtbar: Die Berlinerin → *Yvonne Ziegler* bekundet, nicht nur ihre Tattoos, sondern auch ihre Inspiration zu den archaisch-tribalen Mustern von Xed Le Head erhalten zu haben. Derzeit arbeitet Xed, der neben seinen eigenen Tribalzierden die einzige Tätowierung besitzt, die → *Tom Leppard*, der Leoparden-Mensch aus Schottland, je gemacht hat – eine winzige Leopardenpfote –, im »Into You«-Shop von → *Alex Binnie* in London.
Kontakt: Into You, 144 St. John Street, London EC1V 4Au, England, Tel. 0044/171/253-5085, Fax 0044/171/253-5085, http://www.into-you.co.uk

YAKUZA
Jap. Mafia
Die Yakuza selbst sehen sich als Nachfahren der herrenlosen Samurai-Gruppen in → *Japan*, die während der Tokugawa-Zeit (1603–1868) gegen Bezahlung Städte und Dörfer vor Räuberbanden schützten. Dieser Mythos, den die Yakuza selbst um sich aufbauen, ist dafür verantwortlich, daß das Mafia-Pendant heutzutage nicht selten der Bevölkerung beisteht, wenn die Hilfe offizieller Seiten auf sich warten läßt: Die Yakuza war beim Erdbeben in Kobe zur Stelle, und löschte Mitglieder der Aum-Sekte aus, die Tokio mit Giftgasanschlägen terrorisierten. In Wahrheit waren aber eher die Glücksspieler, die den Arbeitern der Tokugawa-Zeit das hartverdiente Geld abluchsten, die Vorläufer der heutigen Yakuza. Die genaue Gründungszeit der eigentlichen Yakuza, wie sie heute existiert, kann aufgrund der vielen Legenden nicht mehr nachvollzogen werden. Sie liegt aber unmittelbar nach dem Zweiten Weltkrieg. Ein gewaltiger Schwarzmarkt und mangelnde, staatliche Kontrolle boten damals beste Voraussetzungen für die organisierte Kriminalität. Die unterschiedlichen, äußerst rücksichtslosen Banden waren durch die – inzwischen cineastisch auch im Westen hinlänglich bekannten – dandyhaften Nadelstreifenanzüge gefürchtet. Unter den Armani-Anzügen trugen – und tragen sie noch heute, Clan-Anführer genauso wie die Laufburschengangster – eintätowierte Embleme, die den Namen des jeweiligen Syndikats verraten, dem die Verbrecher angehörten. Viele Jahre lang machten die Yakuza 90 Prozent der Kundschaft eines japanischen Tätowierers aus. Doch das »Anti-Yakuza-Gesetz« der Regierung als Antwort auf die zunehmenden Tätigkeiten der Yakuza ließen die Nachfrage nach den traditionellen Yakuza-Tätowierungen sinken.

YOSHIHITO, NAKANO
→ *Horiyoshi III*

ZAHNSCHMUCK
Schmuck für den hohlen Zahn
Es gibt wohl kein Körperteil, das nicht verziert werden kann (siehe →
Extrem). Und so soll auch den Zähnen ein besonderes Aussehen zukommen. Es gibt Zeitgenossen, die lassen sich einen Teil ihrer Zähne ziehen, um sie durch silberne – oder gleich goldene – Kronen zu ersetzen. Wohl dem, der dank Zahnausfall um die Tortur herumkommt. Andere Körperkünstler feilen sich die Zähne eckig, spitz oder rund, je nach Belieben. Wieder andere lassen anstatt Geschmeide in die/durch die/unter die Haut edlen Schmuck in die Zähne setzen, sogenannte → *Dazzler*. Der Zahn wird dabei angeätzt, was den Zahnärzten gar nicht gefällt, schließlich geht's an die ureigene Substanz eines Zahnes. Eine neue Technik macht's unterdessen möglich, daß der kleine Schmuck nicht mehr in den Zahn, sondern mittels eines Klebers, der in der Kieferorthopädie verwendet wird und ungefährlich ist, für ein Jahr auf den Zahn gepfropft wird. DM 60,- kostet ein Zirkonia-Stein, DM 150,- ein echtes Goldsteinchen.

ZEITSCHRIFTEN
Auf dem deutschen Markt herrscht derzeit eine wahre Inflation an Tattoo-Magazinen. Ein Großteil der Hefte entstammt dem angloamerikanischen Markt und wird schlicht übersetzt, so dass die Themen in den Magazinen meist Studios, Stecher und Kunst aus Übersee präsentieren: → *Tattoo Original*, → *Tattoo Flash*, → *Tattoo*, → *Savage*, → *Tattoo Life*, → *Tattoo Energy*. Aus Madeira kommen in deutscher Übersetzung → *Tattoo Strip* und → *Tattoo Motiv*. Aus Italien kommen → *Tattoo Revue*, → *Tattoo Colour* und → *Tattoo Idea*. Auf die deutschsprachige Szene konzentrieren sich derweil das alteingesessene → *Tätowiermagazin* und das neue → *Tattoo Scene Live*, in denen über die europäischen Conventions, Künstler und Kunstwerke berichtet wird. Darüber hinaus spielt das → *Internet* eine immer bedeutsamere Rolle: Hier berichten → *Tattoo.com* und das → *Body Modification Ezine* aus der und über die Szene.

ZEMES
Südamerik. Tattoo-Motiv
Stilisierte, dämonenartige Tätowierungen, die auf die Ureinwohner →
Südamerikas zurückzuführen sind.

ZHANG, DAWEI
Chin. Tätowierer, geb. 1964
Dawei studierte in China Kunst und im Anschluß unterrichtete er an der Universität Luxun. 1991 nahm er eine Einladung zur Gastprofessur im amerikanischen Berkeley an. Auf einer Ausstellung seiner Zeichnungen und Gemälde sprach ihn 1993 seine heutige Partnerin Lily, die sich von seinen einzigartigen Charakterstudien fasziniert zeigte, aufs Tätowieren an. »Ich wußte nicht einmal, was das ist«, erinnert sich Dawei. »Aber dann zeigte sie mir einige Tattoo-Magazine und ich erkannte das Potential, welches das Medium Haut in sich trägt.« Gesagt, getan. Dawei legte die Staffelei zur Seite, und Lily unterwies ihn in die Technik der → *Tätowiermaschine*. Dank seiner eigenen künstlerischen Fähigkeiten machte er sich innerhalb kürzester Zeit einen Namen. Amerikanische Prominenz hat sich in seinem Tattoo-Studio bereits die Ehre gegeben. Auf das typische Understatement seiner Kollegen verzichtet er. Dawei ist selbst nicht tätowiert. Egal: »Es gibt einige wenige Tätowierer, deren Werke selbst von überzeugten Tattoo-Gegnern anerkannt werden, da sie durch einen überwältigenden Realismus zu überzeugen wissen«, befindet das → *Tätowiermagazin*. »Einer der hervorragendsten Vertreter dieses Genres ist der gebürtige Chinese Dawei Zhang, dessen verblüffend echt wirkenden Schwarz-Weiß-Bilder von Indianern und Tierportraits in großen Formaten enormes Aufsehen in der Tattoowelt erregt haben.«

Dawei ist einer der jungen, zukunftsweisenden → *Meisterstecher*. Er versteht das Tätowieren aufgrund seines außerordentlichen Werdegangs als eine, als *seine* Form der Kunst. Es überrascht nicht ihn sagen zu hören: »Ich bin ein großer Bewunderer der europäischen Kunst. Schon als Kind habe ich immer versucht, alte Meister aus Büchern zu kopieren«, bekennt Dawei Zhang. Nun, die Vorstellung ist nicht abwegig, daß Zhangs Hautgemälde – gelöst und konserviert – einmal selbst in Bilderrahmen irgendwo zur Schau stehen. Verdient hätten sie's allemal.

Kontakt: Da Wei Tattoo, Dawei Zhang, Santa Clara, CA, 001/408/9830833

ZIEGLER, YVONNE
Dt. Tätowiererin, geb. 1973
Ihre erste Tätowierung bekam Yvonne Ziegler im Alter von 19 Jahren in Form einer schwarzen Sonne aufs Brustbein. Zur gleichen Zeit machte sie das Abitur und begann ein dreijähriges Studium für Industriedesign in Berlin. Unterdessen begann sie erste Tätowiertätigkeiten an Freunden vorzunehmen. »An Tätowierungen interessierten mich die Permanenz und die Möglichkeit, seinen Körper nach eigenem Willen umzugestalten«, erklärt sie. Nach anfänglicher Heimarbeit ergab sich 1994 sogar die Möglichkeit, in einem Berliner Tätowierstudio auszuhelfen und dort zunehmend mit-

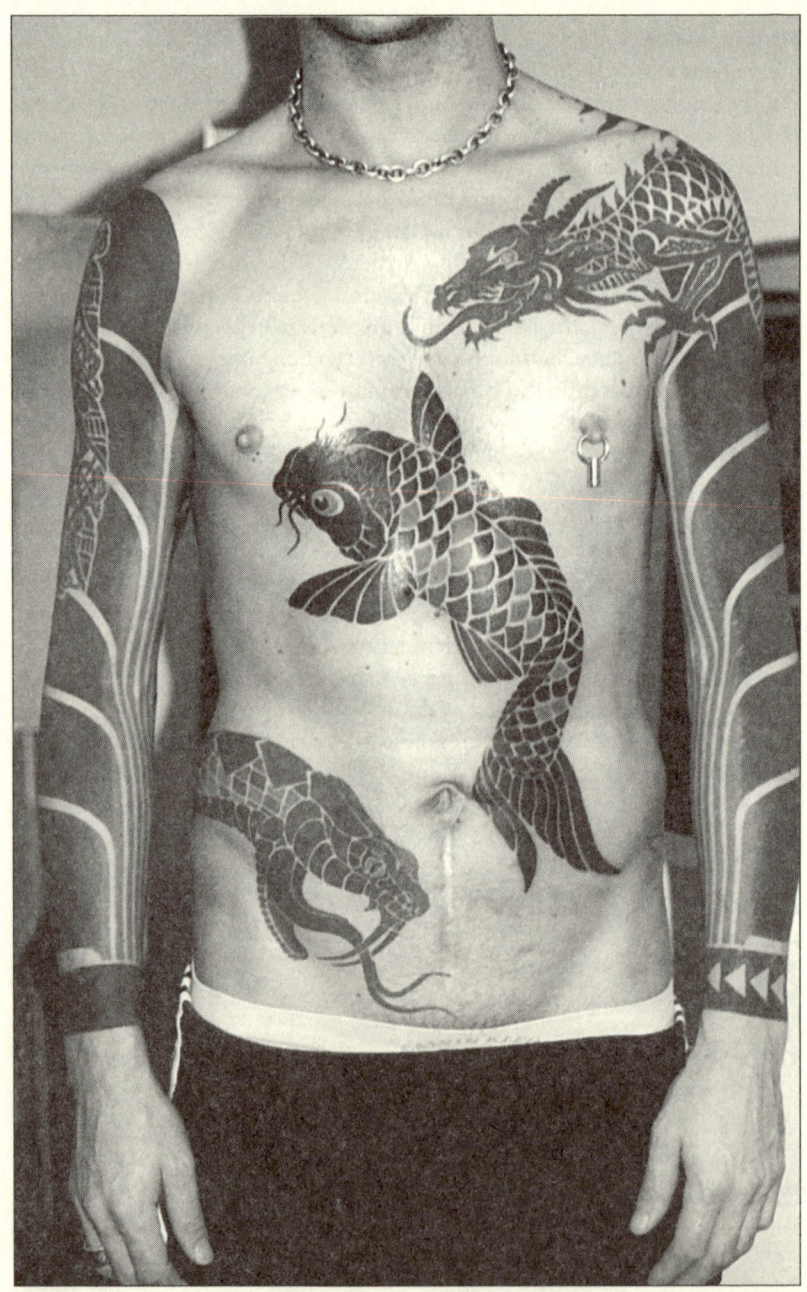

Yvonne Ziegler ist eine der wenigen Tätowierer(innen) Deutschlands, die sich auf das Stechen großformatiger Tribalmuster spezialisiert haben. © Yvonne Ziegler

zuarbeiten. Ungefähr ein Jahr später eröffnete sie mit ihrem Freund Mario ein eigenes Geschäft in Berlin-Mitte: »Blut & Eisen Tatauierung«.

Zu Beginn ihrer Arbeit dort interessierte sie sich ausschließlich für abstrakte und tribal-inspirierte Motive, deren interessanteste Quellen alte Stiche und Fotografien waren. »In gewisser Weise sind alle meine größeren Tribal- und Klassiker-Motive von diversen Quellen hergeleitet«, erklärt Yvonne. Generell haben sie die Tätowierer ihrer eigenen Tätowierungen (→ *Xed Le Head*: Schultern; Curly: Arme; → *Alex Binnie*: Beine) am nachhaltigsten inspiriert. Inzwischen ist Yvonne selbst Ideengeberin, denn was ihre → *Motive* betrifft, ist sie wohl eine der außergewöhnlichsten Tätowiererinnen → *Deutschlands*. Ihre → *Tats* stechen mit dem archaisch-minimalistischen Stil überdeutlich aus dem Traditional-Oldschool-Fantasy-Tribal-Einerlei deutscher Studios heraus. »Sowohl an mir als auch an anderen schätze ich gute und großzügige Tätowierungen«, befindet Yvonne. »Ich mag die dramatische und teilweise modellierende Wirkung von großen schwarzen Flächen und einfachen Mustern. Derartige Tätowierungen erinnern oftmals an Rüstungen oder Schuppen/Fell/Gefiederzeichnungen.« Ob es denn einfach sei, solche Tätowierungen zu stechen? Yvonne erläutert: »Ich zeichne zu Beginn einer solchen Tätowierung einige grobe Skizzen, um den ungefähren Verlauf auf dem Körper oder die Art des Designs festzulegen und zu verdeutlichen; danach wird der endgültige Entwurf auf dem Körper ausgearbeitet.« Damit aber niemand einen falschen Eindruck gewinnt: Yonne, die mit 27 Jahren zu den jüngsten Hautkünstlerinnen der Republik gehört, hat ihre Begeisterung auf viele Bereiche ausgedehnt. »Ich tätowiere nahezu alle Motive (→ *Herzen* und → *Rosen* übrigens ganz gern!).

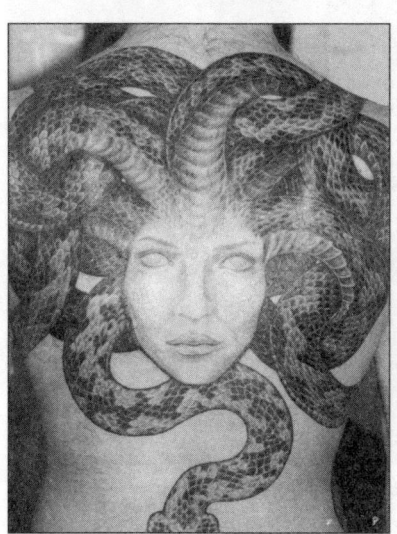 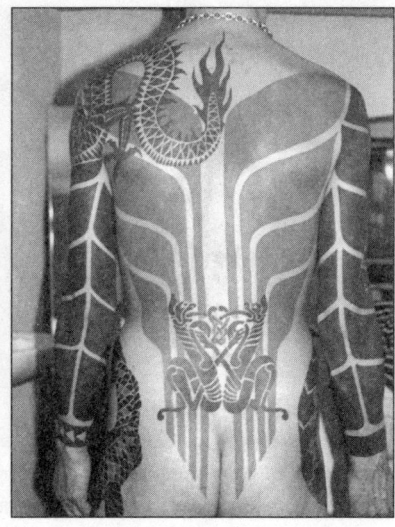

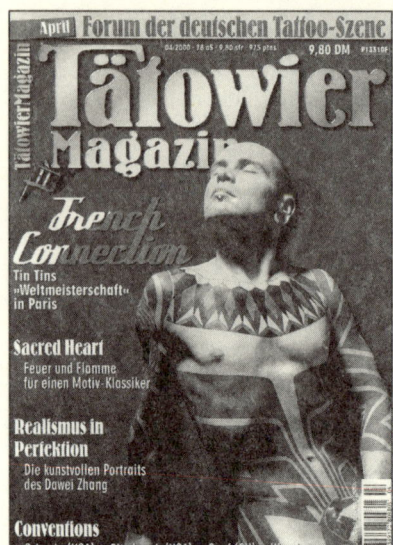
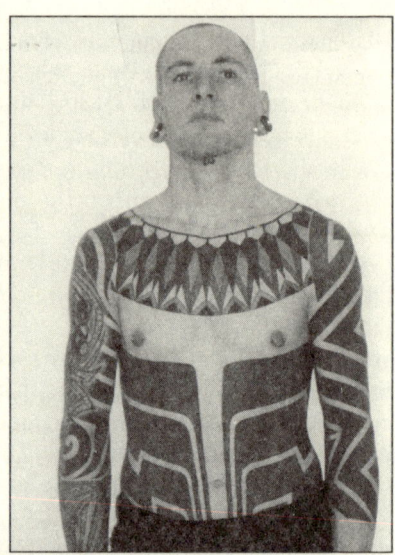

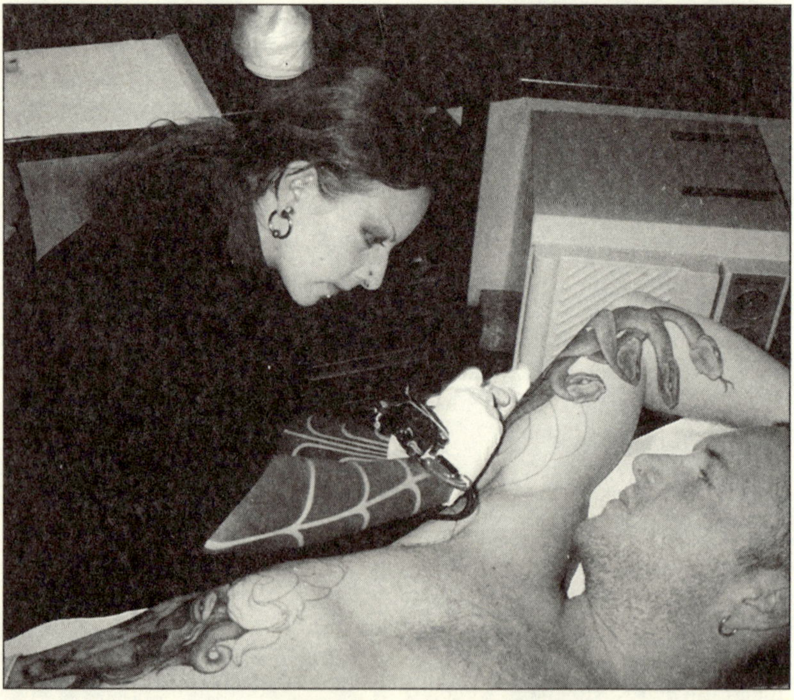

Mit ihren archaischen-tribalistischen Hautmotiven schaffte es die Berlinerin Yvonne Ziegler sogar auf's Cover des »Tätowiermagazins« • Unten: Yvonne Ziegler bei der Arbeit. Sie selbst ist mit Tats von Xed Le Head und Alex Binnie geschmückt. © Yvonne Ziegler

Es scheint mir zudem auch so, daß ich einerseits aus vielen sehr verschiedenen Designs die unterschiedlichsten, wertvollen Erkenntnisse ziehe und andererseits durch Abwechslung nicht die Freude an der Ausführung großflächiger Arbeiten verliere.«
Kontakt: Yvonne Ziegler, Blut & Eisen Tatauierung, Alte Schönhauser Str. 6, 10119 Berlin, Telefon 030/2831982, http://www.blut-und-eisen.de, yvonne@blut-und-eisen.de

ZIRKUS
Unterhaltungsshows
Wie in so vielem waren die → *USA* Vorreiter in Sachen Tattoo-Zirkus. Nicht mehr nur in den Schaubuden, den sogenannten → *Sideshows* auf Jahrmärkten und Kirmesfesten, sondern gleich mit einer eigenen Zeltshow tingelten die Freaks durch die Lande.

→ *Phineas T. Barnum* eröffnete 1842 sein → *American Museum*, die erste und berühmteste Freak-Show, wo man ein Gespür dafür bekam, was Barnum die »geheimnisvolle Abkehr vom natürlichen Lauf« bezeichnete. Eine der Attraktionen in Barnums Zirkus war → *James F. O'Connel*, der es genoß, als erster tätowierter Mann bestaunt zu werden, der in den USA öffentlich zur Schau stand. Barnum's Zirkus war der erste seiner Art. Fortan mußte jeder Zirkus »ein tätowiertes Mädchen haben mit irgendeiner erfundenen Geschichte, wie sie als Kind von Indianern entführt und tätowiert worden sei«. Im letzten Jahrzehnt des 19. Jahrhunderts erlebten die Zirkusshows mit Schwertschluckern, fetten Frauen, Feuerspuckern, Messerwerfern und den tätowierten Männern und Frauen (hier ist vor allem → *La Belle Irene* zu nennen, die erste tätowierte Frau, die in einem Zirkus auftrat) ungeahntes Wachstum und Wohlstand. Gigantische Unternehmen wie Barnum & Baily, Cole Brothers und Ringling Brothers tingelten durch die Lande, in ihrem Fahrwasser mehr als hundert kleine Zirkusunternehmen. Insgesamt hat es 1920, zur Hochzeit der Kuriositäten-Shows, weltweit an die 300 komplett tätowierte Darsteller gegeben. Die bekanntesten verdienten bis zu zweihundert Dollar pro Woche, was vor der Weltwirtschaftskrise ein halbes Vermögen war. So mancher Mann hängte seinen gutbürgerlichen Job an den Nagel, um im Zirkus schnell zu viel Geld und zu viel Ruhm zu kommen. Das war auch Beweggrund für den illlustresten Darsteller dieser Zeit, → *Horace Ridler* alias → *The Great Omi*, einen ehemaligen Major, der sich mit Hilfe vom britischen → *Meisterstecher* → *George Burchett* in ein Zebra verwandelte. Später kam der Zirkus mit den menschlichen Kuriositäten wegen Übersättigung des Publikums, aber auch wegen staatlicher Restriktionen, aus der Mode. Erst zum Ende der 1990er Jahre gibt es wieder Freak-Shows. In Europa beliebt ist die → *Kamikaze Freakshow* von John Kamikaze, die amerikanische → *Coney Island Circus*

Sideshow und der amerikanische → *Jim Rose's Circus*, in denen sich – ganz im Stile der alten Freakshows, nur auf modern getrimmt – die → *Extreme* der weltweiten Bodyart austoben dürfen. Einer der Höhepunkte bei → *Jim Rose* war bis Mitte 1999 → *Enigma*, der sich rühmen darf, als → *Berühmtester Körperkünstler* im → *Guinness Buch der Rekorde* zu stehen.

ZOMBIES
→ *Horror- & Tod Tattoos*

ZULUETA, LEO
Amerik. Tätowierer, geb. 1953

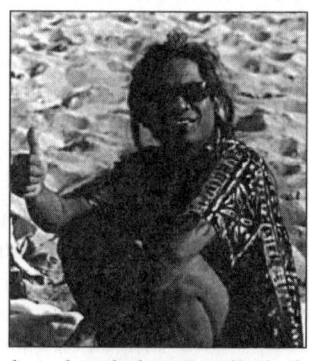

Leo Zulueta, US-Amerikaner philippinischer Abstammung, steckte in den 70ern in der → *Punk*-Rock-Szene San Franciscos, arbeitete in einem Kopierladen und entwarf Poster für schrille Punkbands, deren Symbolik er nicht selten Sadomaso-Büchern und -Filmen entnahm. 1977 entdeckte er auf Bildern in → *Lyle Tuttles* → *Tattoo Art Museum* die kräftigen, schwarzen ornamentalen Tätowierungen der Iban-Stammes von →
Borneo, und glaubte eine Verbindung von archaisch tribalen Gesellschaften zur damaligen Punkszene, die einer festen Stammesgesellschaft ähnelte, herzustellen. Fast zur gleichen Zeit lernte er → *Don Ed Hardy kennen,* der ihm auf sein Drängen hin 1979 endlich die Arme mit schwarzen Mustern tätowierte.

»Ich hatte vorher nicht im entferntesten so etwas tätowiert«, zeigte sich Ed Hardy verblüfft. »Klar, ich hatte ein wenig abstrakte Arbeiten gemacht, aber nichts, was diesem fetten, schwarzen Zeugs, das seinen Ursprung in der pazifischen Inselkultur hatte, ähnlich war.«

Don Ed Hardy überzeugte Leo, es selbst mit dem Tätowieren zu versuchen, und bestand darauf, daß Leo seine scherenschnittartigen → *Blackworks* selbst entwarf. Gesagt, getan. 1980 brachte Leo die ersten Vorlagen mit Borneo-Design heraus, die er zuerst seinen Punkerfreunden → *pikerte.* Seine Tribal-Designs wurden weltweit populär, als er mit Don Ed Hardy 1982 das Magazin → *Tattoo Time* herausgab. Die erste Ausgabe trug den Titel »New Tribalism« und präsentierte die schwarze Symbolik der → *polynesischen* Urvölker in einem durch Leo variierten, modernisierten amerikanischen Verständnis. Alles andere, so Leo, wäre auch »zutiefst respektlos gegenüber dieser Kultur gewesen.« Aber: »Es ist unsere Pflicht, dafür zu sorgen, daß diese Kulturen, die von den → *Missionaren* teilweise zerstört wurden, nicht in Vergessenheit geraten.« Das tun sie gewiß nicht, denn es gibt gegenwärtig keine → *Stilrichtung,* die populärer ist als die → *Tribal Tattoos.* Der Stil spricht viele an, weil er mit seiner höchst eigenen Ornamentik die negativen Assoziationen, mit denen Tattoos oft belegt worden waren, abschwächte. Als Ikone auf diesem Tribal-Feld gilt freilich Zulueta, denn seine Tribals sind besonders kreativ und innovativ.»Ein echter ›Zulueta‹ zeichnet sich nicht nur durch die saubere Ausführung der Linien und das solide Schwarz der Flächen aus.

Den Wiedererkennungswert seiner Werke erreicht er, indem er nicht einfach Bilder willkürlich auf die Haut setzt, sondern seine Ornamente gemäß der natürlichen Linienführung der Muskulatur anordnet. So wirken seine Tätowierungen wie ein gewachsener Teil des Körpers, der zusammen mit dem Tattoo zum Gesamtkunstwerk wird.« (Tätowiermagazin) Heute arbeitet Leo in seinem Black Wave Tattoo Studio in Los Angeles, wenn er nicht gerade Vorträge

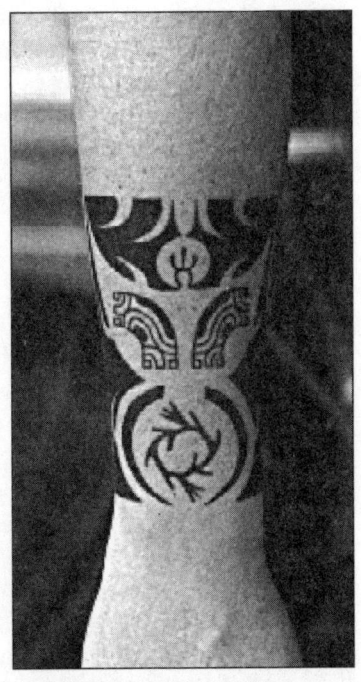

Leo Zulueta, der Anfang der 80er die Tribal Tattoos wiederentdeckte.
© Leo Zulueta

an Hochschulen und Museen hält, bei denen er den Studenten bei der Erforschung von Stammeskulturen Einblick in die tribalen Hautzierden gewährt. Gegenwärtig arbeitet Leo außerdem an der Eröffnung eines Tattoo-Shops auf Hawaii.

Kontakt: Leo Zulueta, Black Wave Tattoo, 118, S. La Brea, Los Angeles, CA 90036, USA, Telefon 001/323/9321900, http://www.hoboes.com/blackwave

ZUNGENPIERCING

Piercingart

Das Zungenpiercing gehört zu den beliebtesten Piercingarten. Das liegt einerseits an der Harmlosigkeit und der schnellen Heilung des Stichkanals, andererseits an den erotischen Spielereien, die die gepiercte Zunge ermöglicht. Durch die Schleimhaut der Zunge wird senkrecht ein in Durchmesser und Länge variierender Stab gestochen. Schmerzen bereitet der Akt kaum, denn die Zunge wird vorher gekühlt, und die Nadel gleitet schnell und sicher durch das Gewebe. In den ersten Tagen kommt es zu einem Anschwellen des Muskels.

Die Zunge fühlt sich »gelähmt« an, das Sprechen ist durch ein Lispeln gestört. Zur Vorsicht besser so wenig wie möglich reden, was auch für das Essen von festen Speisen gilt. Suppen, zerdrückte Kartoffeln, Weißbrot, sprich alles, was sich leicht herunterschlucken läßt, steht auf dem Tagesplan. Zur Kühlung der Schwellung empfehlen sich Eis, Eiswürfel und Eiswasser. Nach spätestens einer Woche ist die Wunde geheilt und der lange Stecker wird gegen einen passenden, kurzen ausgewechselt.

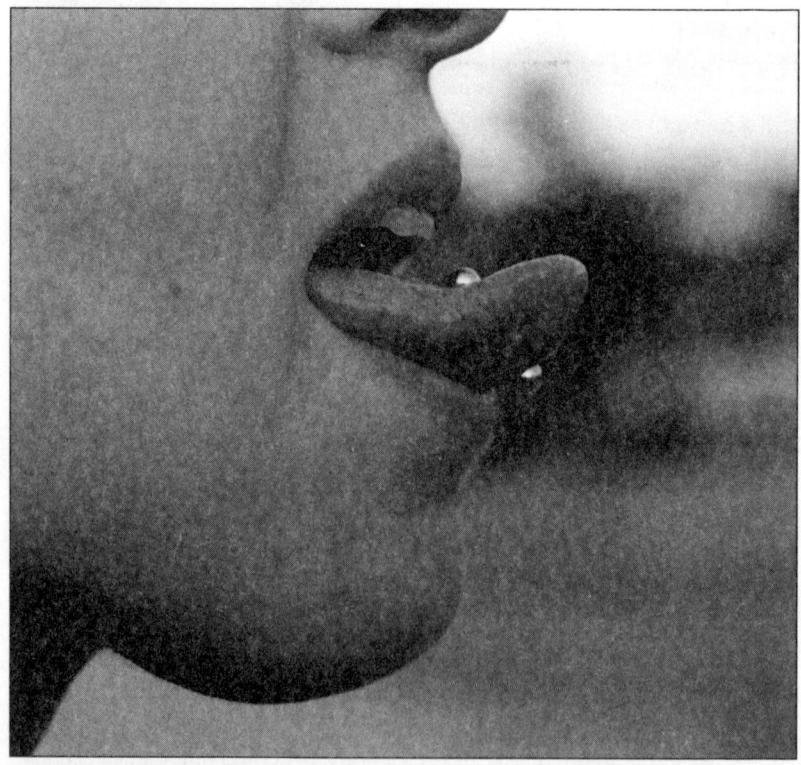

Das Zungenpiercing ist nach dem Bauchnabelschmuck das inzwischen beliebteste Piercing bei jungen Leuten. © Marcel Feige

Tips und Hinweise zum Tätowieren

Ralf Guttermann ist Vorsitzender des D.O.T. e.V., der Deutschen Organisierten Tätowierer, die sich für einen einheitlichen Qualitätsstandard in den deutschen Tätowier-Studios einsetzen. Er betreibt in Düsseldorf das Studio *Fine Line Tattoing*.

Marcel Feige: Die Tattoo-Szene ist eigentlich eine in sich abgeschlossene Szene. Wie bewertet der D.O.T. denn eigentlich den gegenwärtigen gesellschaftlichen Trend hin zum Tattoo als »Allgemeingut«?

Ralf Guttermann: Wir haben vor Jahren schon daraufhin gearbeitet, dass die Szene ein wenig offener wird, und man nicht direkt als Knastbruder hingestellt wird, wenn man an einer bestimmten Stelle mit einem Tattoo herumläuft. Natürlich ist auch vieles durch Musiksender wie MTV oder VIVA gekommen, die das Tattoo auch unter Jugendlichen hoffähig gemacht haben. Inzwischen ist es ja sogar so, daß Leute mit Kinoplakaten ins Tattoo-Studio kommen, weil irgend ein Darsteller im Film mit einem Tattoo herumgelaufen ist, das sie jetzt auch haben wollen.

Inzwischen gibt es ja sogar richtige »Stars«, sogenannte »Meisterstecher« in der Szene. Wie wird man ein »Star«?

Der Begriff »Star« ist ein wenig merkwürdig, und wird von Tätowierern überhaupt nicht gern gehört. Im Grunde kommt es darauf an, wieviel Qualität in deiner Arbeit steckt. Das heißt, wie sehr man handwerklich begabt ist, wie sehr man künstlerisch begabt ist, wie sauber man arbeitet oder ob man »Freehand« arbeitet. Den größten Teil, den wir heutzutage machen, den malen wir direkt auf. Die Motive, die man in den Katalogen sieht, sind meist nur Anregung. Es gibt nur sehr wenige Leute, die sagen: *Ich will genau das Motiv!* Meist lassen sie uns genügend Freiraum, damit ihr Tattoo individueller wird, und nicht C&A-mäßig, also von der Stange.

Hat das »Freehand« nicht auch mit einer gewissen künstlerischen Ambition zu tun?

Klar. Das ist eine künstlerische Sache. Entweder du kannst malen oder du kannst nicht malen. Es gibt viele Leute, die können nur reproduzieren, das heißt also kopieren. Für ein selbständiges Malen, zum Beispiel das japanische Gestalten, muß man aber ein Händchen haben. Und das macht dann unter anderem die Qualität eines Tätowierers aus, und seinen Status als Meister und »Star«.

Apropos Qualität. Wie kann der Tattoo-Laie die Qualität eines Tätowierers erkennen?

Die Qualität eines Tätowierers bzw. einer Tätowierung kann man zuallererst anhand des Aufbaus beurteilen. Die Verläufe des Motivs müssen erkennbar sein. Das ist immer ein Zeichen dafür, dass sauber gearbeitet worden ist. Darüber hinaus müssen die Konturen klar verlaufen und sich dort, wo sie treffen, nicht überkreuzen. Farben müssen massiv eingearbeitet sein; Schattenflächen bzw. -übergänge müssen, auch auf großflächigen Tattoos, ordentlich verlaufen, das heißt von einem hellen in einen dunklen Farbton übergehen. Wichtig ist auch, ob ein Tattoo der jeweiligen Körperstelle, auf der es aufgetragen wird, angepaßt ist. Wenn ich zum Beispiel einen ganzen Tribal-Arm mache, dann sollte man die Muskeln in das Motiv integrieren. Das Tattoo bekommt damit einen Fluß, und ist nicht nur ein steifes Bild.

Kann man diese Arbeit erlernen?

Tätowieren ist immer mit Lernen verbunden. In dem Moment, wo man sagt, man lernt nichts mehr, ist man schon lange tot. Man lernt nie aus. Und was die Motivwahl bzw. Themen betrifft, man muß sich ja nicht immer an anderen Tätowierern orientieren. Es gibt so viele Künstler, von denen neue Anregungen zu beziehen sind, Bücher, in denen neue Möglichkeiten stehen.

Es gibt ja gerade in diesen Tagen, in denen Tätowierungen unter Jugendlichen»in« sind, eine Vielzahl an Lehrgängen und Seminaren für Leute, die sich selbst zum Tätowierer berufen fühlen.

Die kommerziellen Lehrgänge, die angeboten werden, kann man alle in der Pfeife rauchen. Es ist unmöglich, daß jemand innerhalb eines Monats, einer Woche oder sogar eines Wochenendes das Tätowieren lernt. Die ziehen den Leuten einfach nur das Geld aus der Tasche und verkaufen ihnen billiges Anfänger-Equipment, mit dem kein Professioneller arbeiten würde. Das ist nur Geldmacherei.
Die Lehrgänge, die wirklich vernünftig sind, sind meist auf großen Conventions, in Frankfurt oder Berlin, wo Tätowierer auf der Bühne stehen und konkret Fragen beantworten. Das sind Veranstaltungen, wo man wirklich etwas lernen kann.

Für Außenstehende ist es natürlich sehr verlockend, wenn jemand mit einem Seminar-Diplom oder einer Lehrgangs-Bescheinigung wirbt. Woran soll sich also jemand, der sich tätowieren lassen möchte, aber keinerlei Erfahrung hat, orientieren?

Heute ist es einfacher, sich einen Überblick zu verschaffen, nicht zuletzt wegen der vielen Magazine. Das war vor 20 Jahren noch nicht der Fall. Deshalb ist es heute auch wesentlich einfacher, den Unterschied zwischen einer schlechten und einer guten Arbeit zu erkennen. Wir haben auf unseren D.O.T.-Seiten immer eine Rubrik»Der Scheiß des Monats«, um den interessierten Leuten zu zeigen: *Hey, laßt Euch doch nicht immer so einen Scheiß andrehen!*
Man muß sich informieren. Jeder hat bestimmt einen Bekannten im Freundeskreis, der schon tätowiert ist. Man sollte sich diese Tätowier-Arbeit mal ansehen,

die Professionalität und das Talent des Tätowierers prüfen, Tattoo-Studios besuchen und gucken, was die Sauberkeit des Studios, die konstante Einhaltung hygienischer Normen hinsichtlich seiner Geräte und die Aufmerksamkeit den Kunden gegenüber betrifft. Wichtig ist auch aber auch, daß der Tätowierer die Motivwünsche seiner Kunden so optimal wie möglich umsetzen kann. Manchmal hat man Glück und muß nicht lange suchen, manchmal kann es aber auch Monate oder Jahre dauern, bis man den geeigneten Tätowierer gefunden hat. Das sollte es dem Kunden aber immer wert sein, denn schließlich geht es beim Tattoo nicht um eine kurzfristige Sache, sondern um ein Bild, das man ein Leben lang auf der Haut trägt.

Anmerkung: Der D.O.T. gibt ein Verzeichnis seiner Mitglieder heraus, die sich im Rahmen der Aktion »Safer Tattoo« durch ordentliche, saubere Arbeit auszeichnen. Es ist zu beziehen bei:

D.O.T. e.V.
Postfach 100309
10563 Berlin/Charlottenburg
Telefax 030/3447016
Im Internet: http://www.dot-ev.de

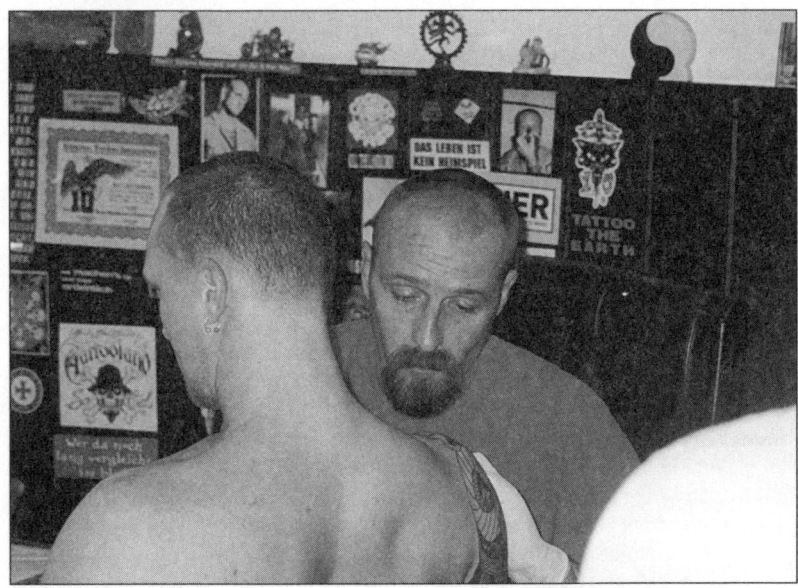

Ralf Guttermann, Vorsitzender des D.O.T. e.V. gibt Tips und Hinweise zum Tätowieren.
© Kai-Uwe Müller

TATTOO-STUDIOS IM ÜBERBLICK

DEUTSCHLAND

Anmerkung: Die mit •
gekennzeichneten Studios
sind Mitglieder im D.O.T.
e.V., der sich für einen
einheitlichen Qualitäts-
standard in den deutschen
Tätowier-Studios einsetzt.

Postleitzahlengebiet 0
Bull Dog Tattoo
Bürgerstraße 37
01127 Dresden
Tel.: 0351/8587210

Bull Dog Tattoo
Poststraße 8
01662 Meißen

Bull Dog Tattoo
Am Markt 5
01796 Pirna

Tattoo Genove
01920 Schwosdorf
Tel.: 03578/305542

Tattoo & Piercing
Äußere Weberstraße 2
02763 Zittau
Tel.: 03583/796327

**• Jens Sohla Tattoostu-
dio**
Adolph-Kolping-Straße 10
03046 Cottbus
Tel.: 0355/701750

Tattoo-Studio Frontal
Bahnhofstraße 74
03055 Cottbus
Tel.: 0355/474499

Dark & Brightside
Bernhard-Göring-Str. 47
04107 Leipzig
Tel.: 0341/2131908
Fax: 0341/2131908

Ernestos Tattoo Studio
Eisenbahnstraße 93
04315 Leipzig
Tel.: 0341/6893520
Fax: 0341/6892429

Tattoo-Cafe & Piercing
04315 Leipzig
Tel.: 0341/68963280

Twilight Zone
Deutzener Straße 51
04552 Borna
Tel.: 03433/905474

**Tattoostudio Carsten
Fiedler**
Leipziger Str. 44
06366 Köthen
Tel.: 03496/218426

Eiches Tattoo Studio
Kylischestr. 24
06526 Sangerhausen/Ost
Tel.: 0171/42456 65

Tattooland Cottbus
A.-Kolping-Str. 10
03046 Cottbus
Tel.: 03555/701750

Graf X Tatzz, Max
Eiserbeckstr. 5
06842 Dessau
Tel.:/Fax: 0340/8828870

Dragonheart
Poststraße 12
07973 Greiz
Tel.: 03661/672244

Tattoo-Studio Auerbach
Kaiserstraße 2
08209 Auerbach
Tel.: 03744/217355

**Fine Line Tattoo & Pier-
cing**
Gartenstraße 47
08523 Plauen
Tel.: 03741/131260
Fax: 03741/131260

Postleitzahlengebiet 1
**Blut & Eisen Tatau-
ierung**
Alte Schönhauser Str. 6
10119 Berlin
Tel.: 030/2831982

All Style Tattoo
Simplonstr. 59
10245 Berlin
Tel.: 030/2941899
Fax: 030/2941899

Für immer
Revalerstr. 11, 10245 Bln
Tel.: 030/29004947
Fax: 030/29004947
www.fuerimmertattoo.de

Utgard Tattoo
Fanningerstr. 31
10365 Berlin
Tel.: 030/5533665
Fax: 030/5533665

**Tätowierungen Pain &
Ink Dept.**
Sredzkistr. 53
10405 Berlin
Tel.: 030/4427245

**• Nightliner Tätowier- &
Piercingstudio**
Wisbyer Str. 71
10439 Berlin
Tel.: 030/47300260
www.tattoo-nightliner.de

Loxodrom
Kastanienallee 23
10439 Berlin
Tel.: 030/44041588
www.tattoo-loxodrom.de

Biker's Paradise
Gotzkowskystr. 12
10555 Berlin
Tel.: 030/ 3918744

Crazy Ink Tattoo
Perleberger Str. 5
10559 Berlin,
Tel.: 030/3954786
Fax: 030/395 47 86

• Hängos Tattoo Studio
Mierendorffstr.23
10589 Berlin
Tel.: 030/3444112
Fax: 030/3447016

Inkers House
Kaiser-Friedrich-Straße 36
10627 Berlin
Tel.: 030/3248289

B 52 Tattoo & Piercing
Bülowstraße 52
10783 Berlin
Tel.: 030/2172138
Fax: 030/2172138
www.tattoo-guide-
europa.de/b52

**Tattoo Connection
Berlin**
10823 Berlin
Belziger Str. 53
Tel.: 030/781 66 24

Tatau Obscur
Solmsstr. 35
10961 Berlin
Tel.: 030/ 6944288

**• Fantasy Tattoo
& Piercing**
Waldemarstraße 41
10999 Berlin
Tel.: 030/6149898
www.tattoo-guide-
europa.de/fantasy

Red'n White Tattoo
Oranienstr. 179
10999 Berlin
Tel.: 030/615 79 26

Wildstyle Tattoo
12049 Berlin
Tel.: 030/6221110

Two Face Tattoo
Poschingerstr. 32a
12157 Berlin
Tel.: 030/79351119
Fax: 030/7935219

Tattoo Devil
Schilhornstraße 9
12163 Berlin
Tel.: 030/79706205
Fax: 030/79706205

Häwwi Tattoo Art
Wildenbruchstr. 86,
12623 Berlin
Tel.: 030/ 6871013

Madness Tattoo
Residenzstr. 107
13409 Berlin
Tel.: 030/4911873
Fax: 030/4625471

Biker's Palace
Quickborner Str. 72
13439 Berlin
Tel.: 030/416 99 80
Fax: 030/416 99 80

Happy Tattoo
Beckumer Str. 24
13507 Berlin
030/ 4351001

**Tattoo Attack, Tattoo +
Piercing**
Brunowstr. 57
13507 Berlin
Tel.: 030/433 03 14

Tattoo Studio Potsdam
Schulstr. 1-2
14478 Potsdam
Tel.: 0331/748991

Shadow Tattoo
14712 Rathenow
Große Milower Straße 17
Tel.: 03385/515197
Fax: 03385/515195

Amrok Tattoo
Kurstr. 50
14776 Brandenburg
Tel.: 03381/224992
Fax: 03381/224992

Madness Tattoo
Neustädtische Heidestr.
52
14776 Brandenburg
Tel.: 03381/223634

Tattoo Art Studio New Skin
Leipziger Straße 25
15230 Frankfurt/Oder
Tel.: 0335/323219

All Style Tattoo
Berliner Str. 12
15344 Strausberg
Tel.: 03341/309692

No Name
Eisenbahnstraße 29
15517 Fürstenwalde
Tel.: 03361/308812
Fax: 03361/308812
www.noname-tattoo.de

D.S.
Friedrichstraße 45
15537 Erkner
Tel.: 03362/502307

Tattoos by Kilian
Fellertstraße 27
15890 Eisenhüttenstadt
Tel.: 03364/290087

House of Paint
Breite Str. 65
16359 Biesenthal
Tel.: 03337/41876
Fax: 03337/41876
www.house-of-paint.com

Skin-Art Picture's
Poststr. 8
16909 Wittstock
Tel.: 03394/444319
Fax: 03394/433289

Tätowierstudio BePe Tattoo's
Feldstr. 2
17033 Neubrandenburg
Tel.: 0395/ 5692231

Ars Macabre Sound & Tattoo
Wismarsche Str. 11
18057 Rostock
Tel.: 0381/ 4903959

Wolf's Tattoo Studio
Strampfmüllerstraße 37
18057 Rostock
Tel.: 0381/27800

Small Town Tattoos
Sundische Straße 10
18507 Grimmen
Tel.: 038326/82549
Fax: 038326/82549

Tätowier- & Piercing
Seestr. 47
18546 Saßnitz
Tel.: 038392/ 35148

Black Flash Tattoo
Ziegenmarkt 1
19055 Schwerin
Tel.: 0385/56 55 81

Postleitzahlengebiet 2
Art with Love
20095 Hamburg
Tel.: 040/338873

Sunset Tattoo Studio
Hamburger Berg 6
20359 Hamburg
Tel.: 040/3195335

Danny's Tätowierstudio
Silbersackstr. 11
20359 Hamburg
Tel.: 040/ 315548

• **Endless Pain Tattoo**
Erichstr. 1
20359 Hamburg
Tel.: 040/310170
Fax: 040/319 62 92

Painless Tattoo
Silbersackstr. 11
20359 Hamburg
Tel.: 040/31 55 48

Tattoostudio Dänemark
Kastanienallee 36
20359 Hamburg
Tel.: 040/319 46 81

Celtic Tattoo
Lohbrügger Landstr. 9
21031 Hamburg
Tel.: 040/72699084
Fax: 040/72699085

Happy Tattoo
Wilstorfer Str. 78
21073 Hamburg
Tel.: 040/7659026
Fax: 040/7666821

Günni's Tattoo & Piercing Werkstatt
Im Großen Sande 10
21640 Horneburg
Tel.: 04163/5597

Tattoo Bulls
Max-Brauer-Allee 225
22769 Hamburg
Tel.: 040/ 4307020

Kingstreet Tattoo & Piercing
Königstr.39
23552 Lübeck
Tel.: 0451 73379

Drinks & Tattoos
Seelandstr. 12
23569 Lübeck
Tel.: 0451/ 308884

Tattoo Atelier
Friedrich-Ebert-Str. 3a
23774 Heiligenhafen
Tel.: 04362/8308

Tattoo-Voelli-de
Rostocker Str. 59
23970 Wismar
Tel.: 03841/205372
Fax: 03841/205372
www.tattoo-voelli.city-map.de

Tattoo & Piercing Point
Wallstr. 48
24103 Kiel
Tel.:0431/92594
Fax: 0431/92594

Tattoo Point
Torstr. 8
24768 Regensburg
Tel.: 0941/57957
Fax: 0941/57957

Inka-Tattoo
Toosbüystraße 5
24939 Flensburg
Tel.: 0461/22242

Villa Bunterhund
Norderstr. 107/109
24939 Flensburg
Tel.: 0461/28455

Tattoos by Wolle
Hafermarkt 22
24943 Flensburg
Tel.: 0461/13246
Fax: 0461/13246

Tattoo-Studio 44
Hackeboe 44
25554 Nortorf b. Wilster
Tel.: 4823/ 249

• **Tattoo Z**
Staulinie 16-17
26122 Oldenburg
Tel.: 0441/9266503

Tattoo World
Nadorster Str. 76
26123 Oldenburg
Tel.: 0441/ 883157

Bonsai's Tattoo Piercing
Bremer Str.12
26789 Leer
Tel.: 0491/13466
Fax: 0491/13466
Jelendt@aol.com

Tattoo Studio
Grüne Straße 43
27283 Verden
Tel.: 04231/5017
Fax: 04231/5017

Fantastic Art
Goethestr. 21
27356 Rotenburg
Tel.: 04261/ 3182

Body Attack
Labesstraße 17
27404 Zeven
Tel.: 04281/955330
www.bodyattack.de

Eddi's Tattoo-Studio
Königsberger Straße 14
27442 Gnarrenburg
Tel.: 04763/7838

Stings Tätowierstudio
Stresemannstr. 168
27506 Bremerhaven
Tel.: 0471/505055

Spirit of Art
Bürgermeister-Smidt-Straße 163

27568 Bremerhaven
Tel.: 0471/9412626
www.tattoo-guide-
europa.de/spirit-of-art

Witchiys Tattoo Studio
Nelkenstr. 1
27749 Delmenhorst
Tel.: 04221 / 12 09 99

Buddy's Tattoo-Studio
Bahnhofstr. 41
28195 Bremen
Tel.: 0421/ 414813

Spirit of Art
Bei den drei Pfählen 51
28205 Bremen
Tel.: 0421/448980
Fax: 0421/448980
www.tattoo-guide-
europa.de/spirit-of-art

Killroy Tattoo Studio
Alter Postweg 284
28207 Bremen
Tel.: 0421/4340383
Fax: 0421/4340384

Tattoo Studio
Sudweyher Straße 66
28844 Weyhe
Tel.: 04203/789700

Mally's Tattoo Studio
Harburger Str. 53
29223 Celle
Tel.: 5141/382857

Viking Tattoo
Rademacherstr. 4
29525 Uelzen 0581/75920

Postleitzahlengebiet 3
Tattoo- und Piercing-
studio Hannover
Braunstraße 10
30169 Hannover
Tel.: 0511/1610692
Fax: 0511/1610693

Barry's Tattoo Studio
Vahrenwalder Str. 287
30179 Hannover
Tel.: 0511/3730178

Pretty Ink
Schwarzer Bär 3
30449 Hannover
Tel.: 0511/4581647

Achim's
Fine-Line-Studio

Nordfeldstr. 29
30459 Hannover
Tel.: 0511/416667

Tattoo World Hannover
Robert-Bosch-Str. 12
30989 Gehrden
Tel.: 05108/6207
Fax: 05108/6297

Nase's Tattoo
Steuerwalder Str. 5
31137 Hildesheim
Tel.: 05121/515868

Mike Ford and Associa-
tes
Hauptstr. 20
31246 Lahstedt
Tel.: 05172/3604
Fax: 05172/3604

Dark Image
Echternstr. 17
31655 Stadthagen
Tel.: 05721/ 72848

Andy's Tattoo
Hannoversche Str. 45
31675 Bückeburg
Tel.: 05722/914616

Shadow Chamber
Brennerstr. 32
31737 Rinteln
Tel.: 05751/43829

Shadow Chamber
Deisterstr. 23
31785 Hameln
Tel.: 05151/3639

Erich's Top Tattoo
Osterstr. 30
31855 Aerzen
Tel.: 05154/2532
Fax: 05154/4023

• **Körperkult**
Wasserbreite 42
32257 Bünde
Tel.: 05223/130149
Fax: 05223/13248

Erich's Top Tattoo
Kaiserstraße 17
32423 Minden
Tel.: 0571/31968

Anke's Tattooroom
Martinikirchhof 3
32423 Minden
Tel.: 0571/ 29048

Tattoo Piercing Marco
Hamelner Straße 31
32657 Lemgo
Tel.: 05261/2735

• **Tattoo by Reiner**
Lemgoer Str. 23
32756 Detmold
Tel.: 05231/28793

Skin Art
Heierswall 8
33098 Paderborn
Tel.: 05251/529995
Fax: 05251/529995
Tat2show@aol.com

Piercing & More
Marktstraße 2-4
33602 Bielefeld
Tel.: 0521/137711
Fax: 0521/137712

Mammut Tattoo
Hauptstraße 139
33647 Bielefeld
Tel.: 0521/441306
Fax: 05207/77701

Tätowierstudio Schweit-
zer
Steinweg 3
34117 Kassel
Tel.: 0561/779416

Tattoo – Fugazi & Pier-
cing Hess
Königstor 26
34117 Kassel
Tel.: 0561/12325

Tattoo by Stephan
Burgstraße 1
34454 Arolsen-Wetterburg
Tel.: 05691/7632

Andy's Tattoo Studio &
Piercing Fantasy
Wagnergasse 46
34613 Schwalmstadt
Tel.: 06691/23517

Harry's Tattolädchen
Untergasse 11
35037 Marburg
Tel.: 06421/14701

Tattoo Colours & Pier-
cing
Wehrdaer Weg 24
35037 Marburg
Tel.: 06421/682 601

Andys Tattoo Studio
Kottenbachstr. 3
35216 Biedenkopf
Tel.: 06461/924644

Tattoos by Andy Bitt-
mann
Dern Passage
35390 Gießen
Tel.: 0641/76695

Tattoo Z
Ebelstraße 2
35392 Gießen
Tel.: 0641/791771

Kai's Tattoostudio
Weender Landstr. 66
37075 Göttingen
Tel.: 0551/31101

Tattoo Galerie
Stummrige Str. 15
37671 Höxter
Tel.: 05271/180685

Fugazi Tattoo
Kuhstraße 34
38100 Braunschweig
Tel.: 0531/16445

Hyper Shader
Altwicking 19c
38102 Braunschweig
Tel.: 0531/73644

Malles Tattoo
Julius-Konegen-Str. 18
38114 Braunschweig
Tel.: 0531/52291

Tattoo Doc's
Schmiedewinkel 11
38229 Salzgitter
Tel.: 05341/15854

Painkiller Tattoo
Helenenstraße 21
38259 Salzgitter
Tel.: 05341/396918

Bizarr Tattoo
Juliusstraße 21
38300 Wolfenbüttel
Tel.: 05331/71968

Tattoo Outland
Gröpern 29
38350 Helmstedt
Tel.: 05351/33400

Culture Shock
Schachtweg 23

38440 Wolfsburg
Tel.: 05361/15825
Fax: 05361/15825

Peter Siwak
Roseneck 9
39116 Magdeburg
Tel.: 0391/6313456
Fax: 0391/6313456

Postleitzahlengebiet 4
• Fine-Line Tattoo
Corneliusstraße 102
40215 Düsseldorf
Tel.: 0211/312899
Fax: 02150/2574

Inkspiration Art's
Corneliusstraße 55
40215 Düsseldorf
Tel.: 0211/3859301
Fax: 0211/3859403
www.inkspiration-arts.de

Tattoo DC
Corneliusstraße 40
40125 Düsseldorf
Tel.: 0211/379338

Serious Piercing
Kapuziner Platz 6
41061 Mönchengladbach
Tel.: 02161/809695
Fax: 02161/809695

Magic Moon
St. Rochus-Weg
41812 Erkelenz
Tel.: 02431/70855

• Tattoo & Piercing 4
You
Gathe 29
42107 Wuppertal
Tel.: 0202/455656
Fax: 0202/455656

Midnight Tattoo
Wittener Straße 1
42277 Wuppertal
Tel.: 0202/667551
Fax: 0202/667551

• Mo's Tattoo
Kirchplatz 9
42651 Solingen
Tel.: 0212/207350

Tattoo by Diesel
Brückstraße 42-44
44135 Dortmund
Tel.: 0231/529566

Tattoo bei Fred
Brackeler Hellweg 156
44309 Dortmund
Tel.: 0231/7225764

Sam's Tattoo & Piercing
Viktor-Reuter-Str. 23
44623 Herne
Tel.: 02323/12345

• Seven Star Tattoo
Südring 15
44787 Bochum
Tel.: 0234/301659
Fax: 0234/301659

Tattoo Galerie
Nordring 67
44787 Bochum
Tel.: 0234/682590

Tattoo by Diesel
Gußstrahlstraße 38
44793 Bochum
Tel.: 0234/6684264

Tattoo by Diesel
Viehofer Platz 1
45127 Essen
Tel.: 0201/207861

• Glaube Liebe Hoffnung
Gerlingstr. 47
45127 Essen
Tel.: 0201/233341

Black Tattoo
45127 Essen
Lindenallee 101
Tel.: 0201/ 239862

Wildcat Tattoo Corner
Limbeckerstr. 6
45127 Essen
Tel.: 0201/2408999
Fax: 0201/2408998

Akira
Gutenbergstr. 24
45128 Essen
Tel.: 0201/2438604

Spitfire Tattoo and Pier-
cing
Karlstr. 191
45129 Essen
Tel.: 0201/352456
Fax: 0201/352456

Force & Fire Tattoo
Franziskanerstr. 2
45139 Essen
Tel.: 0201/277755

Spaced Out Tattoos
Breite Str. 11
45657 Recklinghausen
Tel.: 02361/15511

Skin Therapy
Oerweg 4
45657 Recklinghausen
Tel.: 02361/108526
Skintherap@aol.com

Tattoo & Piercing World
Herner Str. 35
45699 Herten
Tel.: 02366/ 88066

Tattoo Studio
Ewaldstr. 81
45739 Oer-Erkenschwick
Tel.: 02368/81328

Tattoo by Diesel
Ringstr. 35
45879 Gelsenkirchen
Tel.: 0209/204534

Joyo's Tattoo Studio
Wiesenstraße 4
45964 Gladbeck
Tel.: 02043/682532
Fax: 02043/682532

Hang Loose Tattoo
Steinbrinkstr. 274
46145 Oberhausen
Tel.: 0208/668807

• Normans Tattoo
Paßstr. 99
46238 Bottrop
Tel.: 02041/263252
Fax: 02041/263252

Tom's Sky Tattoo
Dülmener Str. 17b
46286 Dorsten
Tel.: 02369/4840

Pirate's Art of Tattoos
Schorlemerstr. 2
46325 Borken
Tel.: 02862/42424

Red Dragon
Heerenbergerstr. 75
46446 Emmerich
Tel/Fax: 02822/10634

• Kailitos Way Tattoo
Neudorfer Str. 141
47053 Duisburg
Tel.: 0203/371842
Fax: 0203/65695

Torture Garden
Westwall 55
47798 Krefeld
Tel.: 02151/614255

Tattoo-Piercing-Studio
MP
47798 Krefeld
Tel.: 02151/395981

Cult-Tattoo und Piercing
47798 Krefeld
Tel.: 02151/803361

• Andys Body Electric
Tattoo Studio
Hauptstr. 60
47877 Willich
Tel.: 02156/5240

• Tätowiersucht
Jüdefelderstr. 46
48143 Münster
Tel.: 0251/43651
Fax: 0251/43651

Ingo's Tattoo Laden
Theodor-Heuss-Str. 32
48167 Münster
Tel.: 0251/626969
Fax: 0251/626969

Tattoo World Studios
Neuenhauser Str. 46
48427 Nordhorn
Tel.: 05921/979608
Fax: 05921/979608

Tattoo World Studios
Osnabrücker Straße 114
48429 Rheine
Tel.: 05971/70699
Fax: 05971/70699

Tattoo World Studios
Osnabrücker Straße 14
48429 Rheine
Tel.: 05971/796682
Fax: 05971/796682

Tattoo & Piercing Studio
Holger
Salzbergener Str. 111
48431 Rheine
Tel.: 05971/910678
Fax: 05971/805628

Tattoo Studio
Lange Straße 5a
49406 Barnsdorf
Tel.: 05442/440
Fax: 05442/440

Erich's Top Tattoo
Kaiserstr. 17
49523 Minden
Tel.: 0571/31968

Postleitzahlengebiet 5
• **Pretty in Ink**
Venloer-Str. 436
50825 Köln
Tel.: 0221/5506888

Pleasure & Pain
Domstraße 29
50668 Köln
Tel.: 0221/1392642

Skinworks Gallery
Händelstraße 29
50674 Köln
Tel.: 0221/2407765
Fax: 0221/2407765

Suum Cuique
Vondelstraße 9
50677 Köln
Tel.: 0221/343233

Riverside-Tattoo
51063 Köln
Tel.: 0221/627696

• **Elektrische Tätowier.**
Genovevastr. 4
51065 Köln
Tel.: 0221/612401

Tätowierstudio Schreiber
Helzbergweg 14
51545 Waldbröl
Tel.: 02291/80478

Tattoo
Sandkaulstraße 46
52062 Aachen
Tel.: 0241/405286

Jutta Tattoo
Jakobstraße 25
52064 Aachen
Tel.: 0241/404969

Euro-Style Aachen
Jülicher Straße 45a
52070 Aachen
Tel.: 0241/159684

Tätowier-Studio
52477 Alsdorf-Begau
Tel.: 02404/69774

Orlando
Piercing & Tattoos

53332 Bornheim-Merten
Tel.: 02227/82790

Relax
Grebbener Str. 17
52525 HS-Oberbruch
Tel.: 02452/989804
Fax: 02452/989804

Tattoo & Piercing Shop
53604 Bad Honnef
Tel.: 02224/72215

Colours of Magic
Frankfurter Straße 120
53840 Troisdorf
Tel.: 02241/71515

Steel Dreams
Beethovengalerie
54329 Konz
Tel.: 06501/2229
Fax: 06501/5506
Steeldr@in-trier.de

• **South West Tattoo by Stefan**
Fürstenbergerhofstr. 21
55116 Mainz
Tel.: 06131/237446
Fax: 06131/8308
www.south-west-tattoo.de

Brother Tattoo
Mannheimer Straße 41
55545 Bad Kreuznach
Tel.: 0671/27070
www.brothertattoo.de

Cheyenne Tattoo
Löhrrondell 7
56068 Koblenz
Tel.: 0261/1004808
Fax: 0261/1004323

• **Tattoo Center Koblenz**
Trierer Str. 38
56072 Koblenz
Tel.: 0261/210530
Fax: 0261/210893

Tattoo Action
Pützgasse 19
56154 Boppard
Tel.: 06742/1273
www.tattoo-action.de

Stehle Tattoo Tattoo & Bodypainting
Gerbereiweg 4
56269 Dierdorf
Tel.: 02689/1854

• **Tätowierstud. Güldner**
Wetzlarer Str. 132
57074 Siegen
Tel.: 0271/56184

Tätowierstudio Schreiber
Koblenzer Straße 15
57610 Altenkirchen
Tel.: 02681/987678

Strangeland
Ardeystr. 122a
58452 Witten
Tel.: 02302/86610

• **Achims Tattoo & Piercing House**
Hasleystr. 2/6
58511 Lüdenscheid
Tel.: 02351/380999

Tattoo's by Dirk
Werdohlerstr. 216
58511 Lüdenscheid
Tel.: 02351/140126

• **Hot Flesh by Olaf**
Hövelstr. 2
58636 Iserlohn
Tel.: 02371/149473

Damn Deep
Knallenbrink 3
58636 Iserlohn
Tel.: 0170/32508447

• **Hot Flesh by Olaf**
Dorothenstr. 58
59425 Unna-Königsborn
Tel.: 02303/66564

• **Hot Flesh by Olaf**
Grandweg 24
59494 Soest
Tel.: 02921/344819

Elektric Skull Tattoo
Kleine Osthofe 50
59494 Soest
Tel.: 02921/344155

Elektric Skull Tattoo
Wetterhofstraße 1
59821 Arnsberg
Tel.: 02931/23115

Postleitzahlengebiet 6
Auge Tattoos
Sandweg 40-42
60316 Frankfurt
Tel.: 069/495254
Fax: 069/495254

Dodo's
Bergerstr. 113
60385 Frankfurt
Tel.: 069/437726

• **South-West-Tattoo by Corinna**
Marktstr. 24
63450 Hanau
Tel.: 06181/26517
Fax: 06181/8308
www.south-west-tattoo.de

Walhalla Tattoo
Bruchköbler Landstraße 38
63452 Hanau
Tel.: 06181/84490

• **Tattoo Rolf**
Bahnhofstr. 68
63607 Wächtersbach
Tel.: 06053/7964

• **South-West-Tattoo by Tommy**
Mühlstr. 28
63667 Nidda
Tel.: 06043/3317
Fax: 06043/8308
www.south-west-tattoo.de

Viala
Kirchstraße 16
64283 Darmstadt
Tel.: 06151/272149

Morbus Gravis Tattoo
Rheinstraße 22
64283 Darmstadt
Tel.: 06151/25240

• **South-West-Tattoo**
Lützowstr. 2
65187 Wiesbaden
Tel.: 0611/86756
Fax: 06043/8308
www.south-west-tattoo.de

• **Darren Stares Tattoo Center**
Langasse 12
65183 Wiesbaden
Tel.: 0611/305891
Fax: 0611/3082103

Tattoo Box
Wilhelmstraße 20
65582 Diez
Tel.: 06432/921388

• **Proud of Tattoo**
Königsteiner Str. 107

65929 Frankfurt
Tel.: 069/314756

• Tätowiererei
Trierer -Str. 90
66111 Saarbrücken
Tel.: 0681/46254

Tattoo Gerhard Arndt
Gustav-Bruch-Str. 33
66123 Saarbrücken
Tel.: 0681/36372

• Franks Tattoo Store
Kaiserstr. 114
66386 St. Ingbert
Tel.: 06894/383642
Fax: 06894/381795
www.frankstattoostore.de

Tattoo Piercing by Peter
Attichstraße 1
66482 Zweibrücken
Tel.: 06332/43256

Crazy Needles
Schillerstraße 56
67071 Ludwigshafen
Tel.: 0621/6297254
Fax: 0621/6297254
www.crazy-needles.de

Kamikaze Tattoo & Piercing
Mannheimer Str. 27
67071 Ludwigshafen
Tel.: 0621/6850185

Tao Tattoo & Piercing
Friedrich-Ebert-Str. 7
67269 Grünstadt
Tel.: 06359/840406

Red Dragon
Ludwigstr. 11
67343 Neustadt
Tel.: 06321/354504
Fax: 06321/354504

Trust
S1 – 17, 68161 Mannheim
Tel.: 0621/1564291
Fax: 0621/1564244
Trust-bodypiercingstudio@t-online.de

• Peters Tätowierstudio
Friedrich-Ebert-Str. 54
68167 Mannheim
Tel.: 0621/377619
Fax: 0621/373564
www.peters-tattoo-studio.de

Ars & Korpus
Goethestraße 2b
68647 Biblis
Tel.: 06245/997802
Tel.: 06245/997803
Arsetkorpus@gmx.de

• Crazy Gregs Tattoo
Römerstr. 7
69115 Heidelberg
Tel.: 06221/168338

Tattoo-Piercing Studio
Heidelberg
St.-Peters-Str. 7a
69126 Heidelberg
Tel.: 06221/375853
Fax: 06221/375853

Paniczone
Rathausstraße 14
69181 Leimen
Tel.: 06224/766286
Fax: 06224/766286

Postleitzahlengebiet 7
• Camacho Caktus Tattoo
Rotebühlstr. 40a
70178 Stuttgart
Tel.: 0711/626990

• Eiches Tattooster
Pfarrstr. 5
70182 Stuttgart
Tel.: 0711/2360338

Theos Tattoo
Vogelsangstr. 32
70197 Stuttgart
Tel.: 0711/631684

Checker Demon Tattoos
Alarich Straße 21
70469 Stuttgart
Tel.: 0711/816286
Fax: 0711/852192

Tommy's Tattoo-Point
Turnierstraße 9
70599 Stuttgart-Plieningen
Tel.: 0711/4570302

Tattoo-Tom
Holzgrundstr. 6
70806 Kornwestheim
Tel.: 07154/ 26785

Alex Tattoo Atelier
Wilhelmstr. 4
71139 Ehningen
Tel.: 07034/8971
Fax: 07034/60148

Tattoo-Studio Tschatscho
Glemseckstr. 3
71229 Leonberg
Tel.: 07152/ 44510

Caktus Tattoo Piercing
Ringstr. 2
71364 Winnenden
Tel.: 07195/62768

Tattoo Studio
Aspacher Str. 13
71522 Backnang
Tel.: 07191/ 88490

Needles & Pins
Eberhardstr. 25
71634 Ludwigsburg
Tel.: 07141/902371

Tattoo Downtown
Metzgergasse 35
72070 Tübingen
Tel.: 07071/ 52599

Lucky Seven Tattoo
Straßburger Str. 7
72250 Freudenstadt
Tel.: 07441/951251

Don't Panic Tattoo &
Piercing
Oberdorfstr. 1, 72532
Dapfen-Gomadingen
Tel.: 07385/1348
Fax: 07385/965044

Pow Wow Tattoo
Kaiserstr.119
72764 Reutlingen
Tel.: 07121/43888
Fax: 07121/43899

Schneemann Creativ
Tattoo
Maybachstr. 19
73037 Göppingen
Tel.: 07161/79321

Thilos Realistic Tattoo
Stuttgarter Str. 198
73312 Geislingen
Tel.: 07331/680278

Tattoo by Udo
Hauffstr. 2
73525 Schwäbisch
Gmünd
Tel.: 07171/931264

Tattoo
Hintere Schmiedgasse 18

73525 Schwäbisch
Gmünd
Tel.: 07171/ 69397

• Maiks Wilde 13
Sirnauer Str. 23
73728 Esslingen
Tel.: 0711/357277

Tattoo Art
Wollhausstr. 52a
74072 Heilbronn
Tel.: 07131/ 80050

Tätowierstudio Genesis
Klingenberger Str. 52
74080 Heilbronn
Tel.: 07131/ 33057

Rudi's Tattoo Shop
Weinstraße 1
74321 Bietigheim-Bissingen
Tel.: 07142/43450

Tattoo Brothers
Lange Str. 48
74348 Lauffen am Neckar
Tel.: 7133/3340

Tattoo Art Studio
Burgenäckerstr. 18
74889 Sinsheim
Tel.: 07260/1434
Fax: 07260/920112

Studio Tommy
Calwer Straße 122
75175 Pforzheim
Tel.: 07231/68612

Tattoo Place
Zähringerallee 29
75177 Pforzheim
Tel.: 07231/356764

Lucky Seven Tattoo
Karlstraße 7
76437 Rastatt
Tel.: 07222/35507
Fax: 07222/35937

Tattoo You
Waldseestr. 8
76530 Baden-Baden
Tel.: 07221/ 26423

Tattoo
Leopoldstr. 2
76571 Gaggenau
Tel.: 07225/79247

Tattoo M. Seiter
Okenstraße 42
77652 Offenburg
Tel.: 0781/77361

Pow Wow Tattoo
Grabenstr. 5
77815 Bühl/Baden
Tel.: 07223/944250
Fax: 07223/944251

Tattoo & Ethnoshop
Brunnenstraße 19
78050 Villingen
Tel.: 07721/30232

Tattoo Art
Harzerstr. 10
78054 Villingen-Schwenningen,
Tel.: 07720/ 21982

Peter Enders
Sturmbühl Str. 111
78054 Schwenningen,
Tel.: 07720/21 9 82

Nadelwerk
Rheingasse 14
78462 Konstanz
Tel.: 07531/916431
Fax: 07531/916431

Tattoo Art
Reichenaustr. 202
78467 Konstanz
Tel.: 07531/ 8216258

Kaya
Eberhardstr. 18
78950 Heidenheim
Tel.: 07321/66815

Tattoo Circle
Grünwälderstraße 8
79098 Freiburg
Tel.: 0761/202007

Tattoostudio Bronx
Talstr. 70
79102 Freiburg
Tel.: 0761/ 7070043

Werner's Tattoo
Karl-Friedrich-Str. 17
79312 Emmendingen
Tel.: 07641/573645
Fax: 07641/573645

• **Tattoo Jimmy**
Hauptstr. 41
79804 Dogern
Tel.: 07751/3455

Postleitzahlengebiet 8
Medusa
Altheimer Eck 5
80331 München
Tel.: 089/269313
Tel.: 089/269317

Down Under
Lindwurmstraße 199
81371 München
Tel.: 089/7253477
Fax: 089/74612197

First Class Piercing
81619 München
Tel.: 089/4991615

Pyewacket
Breisacher Straße 4
81667 München
Tel.: 089/6887342
Fax: 089/6886717

Tattoo & Piercing Mane
Waldleite 2
83342 Tacherting-Reit
Tel.: 08621/61012
Fax: 08621/61012

Manni's Studio
Flurstr. 26
84032 Landshut
Tel.: 0871/78788

Tattoo Fritz
Griesweg 8
84100 Niederaichbach
Tel.: 08702/8968

• **Siggi Tattoo**
Passauer Str. 85
84347 Pfarrkirchen
Tel.: 08561/1618

Tattoo-& Piercingstübchen
85049 Ingolstadt
Tel.: 0841/910994

Farbstich
Bäckergasse 23
86151 Augsburg
Tel.: 0821/514541

Tattoo Hot Needles
86163 Augsburg
Tel.: 0821/2629422
Fax: 0821/2629422

Skull Tattoo
Weststraße 4
87527 Sonthofen
Tel.: 08321/3379

Ratz & Rübe
Schulstraße 34
88131 Lindau
Tel.: 08382/72173
Fax: 08382/72173

• **No Pain – No Gain**
Bismarkring 40
89077 Ulm
Tel.: 0731/9387388
Fax: 0731/9387388

• **Ottos Body Art**
Seitenstr. 3
89558 Böhmenkirch
Tel.: 07332/3697

Postleitzahlengebiet 9
Sin-A-Matic
Ludwigsplatz 1a
90403 Nürnberg
Tel.: 0911/2305986
www.sin-a-matic.com

• **Harrys Tattoo Studio**
Adam-Klein-Str. 104
90429 Nürnberg
Tel.: 0911/289765

Sin-A-Matic
Theresienstr. 3
90762 Fürth
Tel.: 0911/7490590
www.sin-a-matic.com

Rübes Tattoo Shop
Königsstraße 11
90762 Fürth
Tel.: 0911/7419295

Tattoo- und Piercingstudio Thomas
Pfarrstr. 9
91054 Erlangen
Tel.: 09131/201695
Fax: 09131/201695
www.fen.baynet.de/thomas

Tattoo
Sattlertor Str. 28
91301 Forchheim
Tel.: 09191/640961
Fax: 09191/640962

Tattoo Studio Mattes
Liebersdorfer Str. 8
91572 Bechhofen
Tel.: 09822/5650

• **Golden Dawn Tatoo**
Bahnhofstr. 16
92637 Weiden

Tel.: 0961/4160506
Fax: 0961/4702780

First Class Tattoo
Obermünsterstr. 7
93047 Regensburg
Tel.: 0941/449081
Fax: 09462/90006

Moskito-Tattoos
Birgit Dobler
Am Römling 6
93047 Regensburg
Tel.: 0941/5841010

• **Tom Hanke**
Pfarrer-Wimberger-Str. 5
94486 Thundorf-Osterhofen
Tel.: 09938/8209

Tattoo Studio
Spitalgasse 17
95326 Kulmbach
Tel.: 09221/83696

Wild Thing
Michelauer Straße 75
96247 Michelau
Tel.: 09574/651590

Buena Vista
Peterstr. 1
97070 Würzburg
Tel.: 0931/702656
Fax: 0931/702656

Blackn's Dragon Tattoo
Joh.-Bapt.-Kestler-Str. 15
97199 Ochsenfurt
Tel.: 09331/20919

• **Andys Tattoo**
Meinbernheimerstr. 26
97318 Kitzingen
Tel.: 09321/37999

True Colors
Obere Vorstadt 9
97437 Hassfurt am Main
Tel.: 09521/64051
Fax: 09521/64071

Color's Unlimited
Hauptstraße 42
97922 Lauda/Königshofen
Tel.: 09343/580233

Slams Tattoo
Kurze Str. 1
99734 Nordhausen
Tel.: 03631/971225
Fax: 03631/971317

ÖSTERREICH

Anmerkung: Die mit • gekennzeichneten Tattoo-Studios sind Mitglieder im P.A.T., der Vereinigung der Österreichischen Tätowierer (P.A.T., Alserstraße 57, 1080 Wien, Tel.: 0043/1/4079617, Fax: 0043/1/4079617, www.tattoo-world-net/pat.htm), die eine hygienisch einwandfreie Arbeit seiner Mitglieder garantiert.

Postleitzahlengebiet 1
Claus Fuhrmann
Otto-Bauer-Gasse 8–10
1060 Wien
Tel.: 0043/1/9417094

• **Tattoo Vagabund**
Favoritenstraße 34
1040 Wien
Tel.: 0043/664/3003987

Shocking City
Waldemar Wahn
Burggasse 63
1070 Wien
Tel.: 0043/1/5228067
Fax: 0043/1/5228067

Tattoo Art Galerie
Schottenfeldgasse 5
1070 Wien
Tel.: 0043/1/524/7366

• **Tattoo & Art Vienna**
Alserstraße 57
1080 Wien
Tel.: 0043/1/4079617
tattoo.art@xpoint.at

• **Celtic Warrior Tattoo**
Schönbrunnerstraße 269
1120 Wien
Tel.: 0043/1/8157062

• **Rusty Nail Tattoo**
Breitenfurterstraße 15
1120 Wien
Tel.: 0043/1/8178058

• **Tattoo Demon**
Bernie Luther
Thurnergasse 13
1150 Wien
Tel.: 0043/1/8933806

Postleitzahlengebiet 2
Borderland Fantasies
Bernsteinstr. 7
2263 Dürnkrut
Tel.: 0043/2538/80350
www.taetowierkunst.com
belinda-max@xpoint.at

• **Leguan Tattoo**
Bräunlichgasse 20
2700 Wr.Neustadt
Tel.: 0043/2622/65165

Postleitzahlengebiet 3
Exclusive Tattoo
Neusarling 47
3373 Kemmelbach
Tel.: 0043/663/014674

Postleitzahlengebiet 4
• **Sigis Tattoo Shop**
Goethestraße 55
4020 Linz
Tel.: 0043/732/603000

Tattoos to the Max
Stiegengasse 11
4820 Bad Ischl
Tel.: 0043/6132/26999

Postleitzahlengebiet 8
• **Stichtag**
Münzgrabenstraße 3
8010 Graz
Tel.: 0043/316/827575

• **Permanent Sensations**
Münzgrabenstraße 35
8010 Graz
Tel.: 0043/316/831455

• **Graphik Tattoo**
Kärntnerstraße 191
8053 Graz
Tel.: 0043/316/261610

• **Tattoo by Haunzz**
Schmiedgasse 17
8605 Kapfenberg
Tel.: 0043/3862/27282

• **Tattoo Nation**
Murweg 15
8700 Leoben
Tel.: 0043/03842/45286
stone@tattoo-world.co.at

Postleitzahlengebiet 9
• **Top Art Tattoo**
Villacher Ring 59
9020 Klagenfurt
Tel.: 0043/463/502868

SCHWEIZ

Anmerkung: Die mit • gekennzeichneten Tattoo-Studios sind Mitglieder im Verband Schweizerischer Berufstätowierer V.S.T. (Verband Schweizerischer Berufstätowierer V.S.T., Postfach, 6000 Luzern 11, www.tattoo-association.ch, info@tattoo-association.ch), der eine hygienisch einwandfreie Arbeit seiner Mitglieder garantiert.

Postleitzahlengebiet 1
Absolut Body Art
Petit Chene 20
1003 Lausanne
Tel.: 0041/21/3115488

Casa Tatouage
Route d' oron 39
1010 Lausanne
Tel.: 0041/21/6538475

Nounours Tattoo
Rue Royaume 9
1201 Genève
Tel.: 0041/79/2003958

Red Crow Tattoo
Rue Lissignol 1–3
1201 Genève
Tel.: 0041/22/7386250

Tattooland
Rue de Lyon 65
1203 Genève
Tel.: 0041/22/3400038

Ugra-Karma Tatouages
Rue du Stand 12
1204 Genève
Tel.: 0041/22/3204024

JP Tattoo
Rue du Rhône 69
1207 Genève
Tel.: 0041/22/7366640

TattooArt Saloon Body
Rue Maunoir 11
1207 Genève
Tel.: 0041/22/7003435
Fax: 0041/22/7003435

One Love Tattoo Studio
Rue de Chêne-Bougeries
17, 1224 Genève
Tel.: 0041/22/3493790

Tattoo Patrik
Rue des Noirettes 15
1227 Carouge
Tel.: 0041/22/3437660

Tissot Tattoo
Grand-Rue 53
1700 Fribourg
Tel.: 0041/79/3575382

Tattoo-Shop
Av. Beauregard 15
1700 Fribourg
Tel.: 0041/26/4246395

Akira Tattoo
Zone Industrielle en Vannel b
1880 Bex
Tel.: 0041/79/2138353

Chris Tattoo
Rue des Remparts 19
1950 Sion
Tel.: 0041/27/3238291
Fax: 0041/27/3238291

Postleitzahlengebiet 2
Yorky Tattoo Studio
Rue des Sablons 20
2000 Neuchâtel
Tel.: 0041/32/7259612

Body piercing et tattoo
Rue des Moulins 33
2000 La Chaux-de-Fonds
Tel.: 0041/329262436
Fax: 0041/32/7241024

Tribal-Art Body Piercing
Rue Daniel-Jean Richard 5
2300 La Chaux-de-Fond
Tel.: 0041/79/3552937

Tinus-Tattoo-Shop
Bözingenstr. 137
2500 Biel
Tel.: 0041/79/44154 87

• **Lost Rituals Tattoo Studio**
Rosius-Str. 10
2502 Biel
Tel.: 0041/32/3222510

• **Lacky's Tattoo-Shop**
Kirchstrasse 76
2540 Grenchen
Tel.: 0041/32/6528249
Fax: 0041/32/6528261
www.lackys-tattoo.ch
office@lackys-tattoo.ch

Indy's Tattoo
Hauptstr. 131
2552 Orpund
Tel.: 0041/32/3552083
Fax: 0041/32/3552083

Electric Expression
Lyss-Str. 75, 2560 Nidau
Tel.: 0041/32/3658352
Fax: 0041/32/3658352

Postleitzahlengebiet 3
Tattoo-Studio Mottled Skin
Gerechtigkeitsgasse 9
3000 Bern
Tel.: 0041/31/3119079

Tattoo-Piercing-Studio Mr. T
Rathausgasse 30
3011 Bern
Tel.: 0041/31/3118401
Fax: 0041/31/3118401

Bio-Tattoo
Galactinastr. 1
3123 Belp
Tel.: 0041/31/8190834

Dirty Dog Tattoo
Ryf 52, 3280 Murten
Tel.: 0041/26/6721070
Fax: 0041/26/6721070

Wernu's Tattoo Budä
Friedhofweg 4a
3303 Jegenstorf
Tel.: 0041/31/7613955

• **Rainbow Tattoo**
Wynigenstrasse 4
3400 Burgdorf
Tel.: 0041/34/4227384

Tattoo & Piercing Studio
Schulweg 5
3422 Kirchberg
Tel.: 0041/34/4459915

Tattoo & Airbrush Atelier
Scheibenstr. 3, 3600 Thun
Tel.: 0041/33/2220818

Hellfire Tattoo & Piercing
Bälliz 9, 3601 Thun
Tel.: 0041/79/4228529

Tattoo Kashina
Schulstr. 54a, 3604 Thun
Tel.: 0041/33/3366275

Atelier Maca Tattoo
Im Gstaaderhof
3780 Gstaad
Tel.: 0041/337442233

You Tattoo
Rosenstr. 5
3800 Interlaken
Tel.: 0041/33/8238390

Tattoo-Studio Delta
Michel Jasmin
Fabrikstr. 30
3800 Interlaken
Tel.: 0041/33/8227809

Postleitzahlengebiet 4
Tattoo & Body Art
Steinenvorstadt 13
4051 Basel
Tel.: 0041/61/2259025
Fax: 0041/61/2259026

• **Orlando's Tattoo**
Bahnhofstrasse 4
4132 Muttenz
Tel.: 0041/61/4616254
Fax: 0041/61/461 6254
www.orlandos-tattoo.ch
studio@orlandos-tattoo.ch

Varry's Tattoo
Hauptstrasse 89
4450 Sissach
Tel.: 0041/61/981212

Hanta YO
Goldgasse 7
4500 Solothurn
Tel.: 0041/32/6237122

Twenty-One – Piercing
St. Urbangasse 21
4500 Solothurn
Tel.: 0041/32/6215161

Tattoo & Piercing Atelier
Biberiststr. 18
4552 Derendingen
Tel.: 0041/32/6824392

• **Hot Stuff Tattoo by Steve**
Spitalgasse 16
4900 Langenthal
Tel.: 0041/62/9234060
Fax: 0041/62/9234060

Postleitzahlengebiet 5
Tattoo of Paradise
Museumstraße 21
5200 Brugg
Tel.: 0041/56/4415767

Postleitzahlengebiet 6
Living Color
Pilatusstr. 53
6003 Luzern
Tel.: 0041/41/2401777
Fax: 0041/41/2401777

Big-Point Tattoo
Hirschmattstr. 40
6003 Luzern
Tel.: 0041/210/3001
www.bigpoint.ch

• **Hot Flash Tattooing**
Bernstrasse 21
6003 Luzern
Tel.: 0041/41/2406767
Fax: 0041/41/2406767
www.hotflash.ch

• **Kairo Design**
Industriestrasse 17
6005 Luzern
Tel.: 0041/41/3602632
www.kairo-design.ch
kairodesign@bluewin.ch

• **Theo Tattoo**
Museggstrasse 19
6017 Ruswil
Tel.: 0041/41/4953460

Bio-Tattoos
Bahnhofstr. 2
6312 Steinhausen
Tel.: 0041/740/4800

Ink Lab Tattoo Studio
Via Bolghetto 19
6877 Coldrerio
Tel.: 0041/91/6462329

Postleitzahlengebiet 8
Ink Funatics
Rüdenoplatz 4
8000 Zürich
Tel.: 0041/1/2619080

• **Joe's Tattoo Studio**
Zentrum Grodoonia
Oberglatterstrasse 35
8153 Rümlang
Tel.: 0041/1/8180918
www.tattoo-piercing.ch
joe@tattoo-piercing.ch

Tattoo-Studio Coli
Vordergasse 24
8200 Schaffhausen
Tel.: 0041/52/6244200

Tattoo-Studio Silverfox
Oberstadt 6

8200 Schaffhausen
Tel.: 0041/79/4054055

Tortuga Bay – Piercing Studio
Rosengässchen 10
8200 Schaffhausen
Tel.: 0041/52/6250143

• **Snake Tattoo Atelier**
Dorfstrasse 57
8630 Rüti ZH
Tel.: 0041/55/2407816
www.snake-tattoo.ch
snake@snake-tattoo.ch

Babou Tattoo-Studio
Lochezen
8880 Walenstadt
Tel.: 0041/81/7353079
Creatives@spin.ch

• **Bodyink Tattoo**
Churerstrasse 24
8808 Pfäffikon SZ
Tel.: 0041/55/4103302

Body Piercing Art
Zürcherstrasse 160
8952 Zürich-Schlieren
Tel.: 0041/1/7305110
Fax: 0041/1/7305110

Postleitzahlengebiet 9
• **Buddy's Tattoo-Studio**
Zürcherstrasse 28
9000 St. Gallen
Tel.: 0041/71/2781903
Fax: 0041/71/2781903
www.tattoobuddy.ch
tattoobuddy@bluewin.ch

Howy's Tattoo-Shop
Torstr. 25
9000 St.Gallen
Tel.: 0041/71/2441636
www.tattoo-howy.ch
shop@tattoo-howy.ch

• **Tattoo's by Dischy**
Rest. Sonne
9424 Rheineck
Tel.: 0041/71/8885028
Fax: 0041/71/8885028

Bodycult
Hintere Kirchstrasse 31
Postfach 49
9444 Diepoldsau
Tel.: 0041/71/7332030
Fax: 0041/71/7332030
www.tattoo-adam.ch
bodycult@tattoo-adam.ch

CONVENTIONS NACH VERANSTALTUNGSORT

Nachfolgende Chronologie listet alle jährlich wiederkehrenden Conventions nach **Veranstaltungsort** auf. Informationen über das konkrete Veranstaltungswochenende der jeweiligen Convention finden sich in den einschlägigen Zeitschriften oder unter www.tattoo-convention.de oder www.tattooguide-europa.de oder www.tattoonet.de.

Aandijk (Niederlande)
Tattoo Festival
Cultura, Infos:
0031/228/583317,
info@custom-tattoo.com

Barcelona (Spanien)
Internationale Tattoo-Convention
Fax: 0034/93/4126349

Belfort (Frankreich)
France Europ Tattoo Convention
Fax: 0033/384/289044

Berlin
Internationale Tattoo Convention
Fax: 030/32704254

Bielefeld
Tattoomesse
Tel.: 05251/26964

Bordeaux (Frankreich)
France Europ Tattoo Convention
Espace Du Lac, Infos:
Fax: 0033/384/28 90 44

Breda (Niederlande)
Graansbeurs Tattoo & Piercingfestival
Tel.: 0031/76/5227252

Bremen
Tattoo Total
Großmarkthalle, Infos:
Tel.: 0511/323293

Brügge (Belgien)
Artline Tattoo Expo
Tel.: 0032/50/392154

Castrop Rauxel
Internationales Tattoo Forum Tel.: 02366/18190

Conthey (Schweiz)
Alchemy Tattoo Expo
Salle Polyvalente, Infos:
Tel.: 0041/27/3467075

Dortmund
Internationales Dortmunder Tattoo & Piercing Event
Westfalenhalle,
Tel.: 0231/529566

Düren
Internationale Tattoo-, Piercing-, Airbrush- und Erotikmesse
Stadthalle
Tel.: 02421/88588

Emmen (Niederlande)
Fine Line Tattoo Convention
Congresszentrum »De Giraf«, Tel.: 0031/591/648221,
fineline@hetnet.nl

Frankfurt/Main
Internationale Tattoo Convention
Messehalle, Tel.:
069/675487, www.convention-frankfurt.de

Frankfurt/Oder
Tattoo Convention
Messehallen,
Tel.: 03361/308812

Gießen
Fullhouse-Expo
Hessenhalle,
Tel.: 069/675487

Hamburg
Internationale Hamburger Tattoo Convention
Markthalle Hamburg,
Tel.: 040/31791639

Hameln
Tattoo-Expo
Tel.: 05154/96231

Hannover **Tattoo Total**
Blumengroßmarkthalle,
Tel.: 0511/323293

Konstanz (Österreich)
Dornbirner Tattoo Convention
Infos: 0043/699/10055298

Kortrijk (Belgien)
Benelux Tattoo & Piercing Convention
Infos: 0032/50/424442

Leipzig
Internationale Tattoo Expo, Haus Leipzig,
Fax: 030/32704254

Lingen
Internationales Tattoo & Piercing Event
Emslandhalle,
Tel.: 05921/979608

Magdeburg
Magdeburger Tattoo Expo
Kultur- und Kongresshaus,
Tel.: 0391/6313456

München
Bayr. Tattoo Festival
Colosseum, Kunstpark Ost, Tel.: 089/504000

New York City (USA)
Tattoo-Convention
Roseland Ballroom (Manhattan Time Sq.),
Tel.: 001/212/9414836

Nijmegen (Niederlande)
Tattoo Sunday
Tel.: 0031/412/623982

Orlando (USA)
International Female Tattoo Artist Expo
Holiday Inn,
Tel.: 001/281/1228

Paderborn
Tattoo & Piercing Messe
Tel.: 05251/26964

Paris (Frankreich)
Salon du Tatouage
Espace d'Austerlitz,
Tel.: 0033/1/44510290

Paris (Frankreich)
Salon mondial du Tatouage in Paris

Tel.: 0033/1/48059818

Pirmasens
Tattoo Giants
Tel.: 06391/2601

Recklinghausen
Internationales Tattoo Art Festival
Tel.: 02366/18190

Rosendaal (Niederlande)
Tattoo & Piercing Festival, Wijkhuis West,
Tel.: 0031/6/21212321

Schaffhausen (Schweiz)
Body Art
Casino,
Tel.: 0041/523192390

Schwalmstadt
Tattoo Hessen
Tel.: 0203/88970

Toronto (Kanada)
Northern Ink Exposure
Colony Hotel, Infos: tattoos.com/nix/index.html

Vaduz (Liechtenstein)
Tattoo Convention
Fax: 0041/81/7563971

Vianden (Luxemburg)
Int. Tattoo & Piercing Meeting
Tel.: 00352/920172

Wesel
Tattoo Convention Niederrhein
Tel.: 0203/88970

Wien
Internationale Tattoo Convention
Libro Music Halle,
Tel.: 0043/1/5228067,
tatto.art@xpoint.at

Wuppertal
Tattoo Convention
Wuppertaler Börse,
Tel.: 0202/455656

Zürich (Schweiz)
Internationale Tattoo Convention
Infos: Tel.: 0041/2425042

377

CONVENTIONS BIS ZUM JAHRESENDE 2000

Nachfolgende Chronologie listet alle **aktuellen** Conventions bis zum Jahresende auf.

29.9.–1.10.2000
1. Internationale Tattoo-, Piercing-, Airbrush- und Erotikmesse Düren
Stadthalle Düren, Infos: Tel.: 02421/88588

30.9.–1.10.2000
1. Internationales Tattoo- & Piercing Event Lingen
Emslandhallen, Infos: Tel.: 05921/979608

7.10.–8.10.2000
5. Tattoo Convention Niederrhein
Niederrheinhalle Wesel, Infos: Tel.: 0203/88970

7.10.–8.10.2000
1. Tattoo Convention Frankfurt/Oder
Neue Messehallen, Infos: Tel.: 03361/308812

14.10.–15.10.2000
2. Tattoo- & Piercing Event »Body Art 2000«
Casino Schaffhausen (Schweiz), Infos: Tel.: 0041/52/3192390

14.10.–15.10.2000
Fine Line Tattoo Convention Emmen
Congresszentrum »De Giraf« (Niederlande), Infos: Tel.: 0031/591/648221

21.10.–22.10.2000
6. Tattoo Total Hannover
Blumengroßmarkthalle, Infos: Tel.: 0511/323293

11.11.–12.11.2000
1. Wuppertaler Tattoo Convention
Wuppertaler Börse, Infos: Tel.: 0202/455656

2.12.–3.12.2000
1. Tattoo Convention Vaduz
Spörri MZH, Liechenstein, Infos: Fax: 0041/81/7563971

11.1.–14.1.2001
6. Marked for Life – Female Tattoo Convention
Holiday Inn, University of Central Fla., Infos: 001/407/2811228

TATTOO-MAGAZINE IM ÜBERBLICK

Anmerkung: Die mit • gekennzeichneten Magazine sind deutsche Originalausgaben oder erscheinen mit einer deutschen Übersetzung.

Body Art
Brit. Magazin
Publications Limited
PO Box 32, Great Yarmouth, Norfolk, NR29 5RD, England

Body Modification Ezine
Amerik. Ezine
www.bme.freeq.com

• **Savage**
Kranke Flashkunst, Piercings, Mischmasch & kranke Tattoos
Amerik. Magazin
Easyriders Inc., 28210
Dorothy Dr., Agoura Hills, CA 91301, USA
Tel.: 001/818/889-8740
www.easyriders.com

• **Tattoo**
Amerik. Magazin
Easyriders Inc., 28210
Dorothy Dr.,Agoura Hills, CA 91301, USA
Tel.: 001/818/889-8740
www.easyriders.com

• **Tattoo Colour**
Ital. Motiv-Magazin
Edizioni Trentini S.t.l.
Via P.I. Nervi 1/b
44011 Argenta, FE
Tel.: 0039/0532/852085
Fax: 0039/0532/852692

• **Tattoo Energy**
Brit. Magazin
Media Friends
Via de Amicis 35
20123 Mailand, Italien
Tel.: 00039/2/8322431
Fax: 00039/2/89424686
mediafriends@planet.it;

• **Tattoo Flash**
Amerik. Magazin,
Easyriders Inc., 28210
Dorothy Dr., Agoura Hills, CA 91301, USA
Tel.: 001/818/889-8740
www.easyriders.com

• **Tattoo Idea**
Ital. Motiv-Magazin
Edizioni Trentini S.t.l.
Via P.I. Nervi 1/b
44011 Argenta, FE
Tel.: 0039/0532/852085
Fax: 0039/0532/852692

Tattoo International
Brit. Magazin
Tattoo International
389 Cowley Road
Oxford OX4 2BS

Tel.: 0044/1865/715253
Fax: 0044/1865/775610
www.tattoo.co.uk
tcgb@tattoo.co.uk

• **Tattoo Life**
Brit. Magazin
Media Friends
Via de Amicis 35
20123 Mailand, Italien
Tel.: 00039/2/8322431
Fax: 00039/2/89424686
mediafriends@planet.it;

• **Tattoo Motiv**
Amerik. Magazin
Easyriders Inc., 28210
Dorothy Dr., Agoura Hills, CA 91301, USA
Tel.: 001/818/889-8740
www.easyriders.com

• **Tattoo Original**
Portug. Magazin
Kinlake LDA
Avenida Arriga 77
Funchal, Madeira

• **Tattoo Revue**
Ital. Magazin
Via Pecchio, 1,
20131 Milano
Tel.: 0039/2/29402448
Fax: 0039/2/29400529
flamingo@panet.it

• **Tattoo Scene Live**
Dt. Magazin
Tattoo Scene Live
Postfach 1464
45672 Herten
Tel.: 02366/808-100
Fax: 02366/808-190
vmkd@real-net.de

Tattoos.Com
Amerik. Ezine
www.tattoos.com

• **Tattoo Strip**
Portug. Magazin
Kinlake LDA
Avenida Arriga 77
Funchal, Madeira

LITERATURLISTE

Sergei I. Rudenko
Frozen Tombs of Siberia
J. M. Dent & Sons, London 1970

D.W. Light: **Tattooing Practices of the Cree Indians,** Glenbow Alberta Institute, 1972

James C. Frais
Nuba Personal Art
Duckworth 1972

C. Bruno: **Tatoués, qui êtes vous?,** Éditions de Feynerolles, Brüssel 1974

L.C.: Lloyd: **Face Value – A study in Maori Portraiture,** Dunedin Publ. Art Gallery, Neuseeland 1975

André Virel: **Decorated Man – The human body as Art,** H. N. Abrams, New York 1979

Victoria Ebin: **The Body Decorated,** Thames & Hudson 1979

Chris Wroblewski
Skin Show – The art & craft of Tattoo
Dragon's Dream 1981

Leonard St. Clair & Alan B. Govenar: **Life as a Tattoo Artist,** University Press, Kentucky 1981

Johnny Inkslinger
Tattoons, Spaulding & Rogers, New York 1981

W. R. van Gulik
Irezumi – Japanese tattoo history.
E. J. Brill-Leiden 1982

Donald & Ian Buruma Richie: **The Japanese Tattoo,** Weatherhill 1982

Chris Wroblewski
City Indians, Eichborn Verlag, Frankfurt 1983

Carl Marquardt: **Tattooing of Both Sexes in Samoa**

R. McMillan, Papakura 1984

Stefan Richter: **Tattoo** Quartet Book 1985

Chris Wroblewski
Photographs by Chris Wroblewski 1979–1985
Adrenalin Publ 1985

Chris Wroblewski: **Tattoo Art – Tätowierte Frauen,** C. Brandstätter 1985

Gottfried Lindauer: **His Life and Maori Art,** Collins publ., Auckland 1985

Philippe Dubé: **Tattootatoué,** Jean Basile éditeur 1985

Sandi Fellmann
The Japanese Tattoo
Abbeville Press 1986

R. W. B. Scutt & Christopher Gotch
Art, Sex and Symbol
Cornwall Book 1986

Chris Wroblewski: **Tattoo – Pigments of Imagination,** Virgin, London 1987

Christian Warlich
Tätowierungen – Vorlagealbum des Königs der Tätowierer, Harenberg, Dortmund 1987

Major-General Robley
Moko, or Maori Tattooing
Southern Reprints, 1987

Huck Spaulding: **Tattooing A to Z,** Spaulding and Rogers 1988

Chris Wroblewski:
Modern Primitives
Verlag C. Brandstätter 1988

Ted Polhemus: **Bodystyles,** Lennard Publ. 1988

Lim Poh Chiang: **Among the Dayaks,** Graham Brash, Singapore 1988

Don Ed Hardy
Dragon Tattoo Design
Hardy Marks Publ, 1988

Ko Te Riria & David Simmons: **Maori Tattoo,** The Bush Press, Auckland 1989

Clinton R. Sanders
Customizing the Body
Temple Univ. Press, Philadelphia 1989

Chris Wroblewski: **Skin Shows – The Art of Tattoo,** Virgin, London 1989

Don Ed Hardy: **Tattoo Flash,** Hardy Marks Publ, 1990

Jeff Jaguer: **The Tattoo – A pictorial history**
Milestone Publ 1990

Horiyoshi III: **Tattoo Designs of Japan,** Hardy Marks 1990

Don Lucas: **The Father of American Tattooing – Franklin Paul Rogers**
Lucas Enterprises, New Orleans 1990

Jens Peder Hart Hansen
The Greenland Mummies, Chr. Eilers, Kopenhagen 1991

Henk Schiffmacher
Heet van de Naald
Uitgevereij De Arbeiterspers, Amsterdam 1991

William DeMichelle: **Illustrated Woman,** Proteus press, New York 1992

Michael King: **Moko – Maori tattooing in the 20th century,** David Bateman, Auckland 1992

Don Ed Hardy: **Rocks of Ages,** Hardy Marks, Honolulu 1992

Don Ed Hardy: **Forever Yes,** Hardy Marks, Bruce Ballantyne 1992

Adolf Spamer: **Die Tätowierung in den deutschen Hafenstädten**
Trickster Verlag 1993

Chris Wroblewski
Skin Shows 3
Virgin, London 1993

Don Ed Hardy
Eye Tattooed America
Hardy Marks Publ./Ann Nathan Gallery 1993

Michelle Delio: **Tattoo – The exotic art of skin decoration,** Virgin 1993

Steven Wood: **Tattooed Cat,** Joseph Tabler, San Diego 1993

Tim O'Sullivan: **Exposé – The art of Tattoo**
Robinson, London 1993

Tony Cohen
Tattoo Australian
Savvas, Australia 1994

Amy Krakow
Total Tattoo Book
Warner Books 1994

Dean Johansson: **Wearing Ink. The art of tattoo in New Zealand,** David Bateman, Auckland 1994

Sailor Jerry Collins
American Tattoo Master
Hardy Marks 1994

Victoria Lautman & Vicki Berndt: **The New Tattoo** Abbeville Press Publishers, 1994

Chris Wroblewski
A Head of his Time
Skin Shows Publ. 1994

Amy Krakow: **The Total Tattoo Book** Warner Books, 1994

Chris Wroblewski **Tattooed Women Two** Skin Show Publ. 1994

Victoria Lautman: **The New Tattoo**, Abbeville Press, New York 1994

Anne Nicholas: **Art of the New Zealand Tattoo** Tandem Press, Neuseeland 1994

Christian Warlich: **Tätowierungen. Vorlagealbum des Königs der Tätowierer**, DBT, München 1995

Don Ed Hardy: **Pierced Hearts and True Love** Drawing Center 1995

Chris Wroblewski **Skin Shows 4** Virgin, London 1995

Steve Bonge: **Tattooed with Attitude. Biker tattoos**, Virgin, London 1995

Chris Wroblewski **Classic Skin Shows** Spaulding & Rogers 1995

Donald Richie, Ian Buruma: **The Japanese Tattoo**, Weatherhill, New York 1995

Peter Gerds: **Anker, Kreuz und flammend Herz. Tätowierungen.** Hinstorff Verlag, Rostock 1996

Carl Schuster & Edmund Carpenter: **Patterns that Connect**, Abrams, New York 1996

Henk Schiffmacher **1000 Tattoos** Taschen, Köln 1996

P. F. Kwiatkowski **The Hawaiian Tattoo** Halona Inc. Kohala, Hawaii 1996

Alfred Gell: **Wrapping in Images. Tattooing in Polynesia,** Clarendon, Oxford U.P. 1996

Sailor Jerry: **Sailor Jerry Tattoo Flash** Hardy Marks 1996

Douglas Kent Hall **Prison Tattoos** St. Martin's Griffin, New York 1997

Jean-Chris Miller: **The Body Art Book: A Complete, Illustrated Guide to Tattoos, Piercings, and Other Body Modifications,** Berkley Publishing Group, 1997

Michael McCabe **New York City Tattoo** Hardy Marks Publ. 1997

Leni Riefenstahl **People of Kau** Harvill, London 1997

Margot Mifflin: **Bodies of Subversion,** Juno Press 1997

Jean-Chris Miller: **The BodyArt Book,** Berkley Books, New York 1997

Rufus C. Camphause **Return of the Tribal – A Celebration of Body Adornment,** Park Street Press, Vermont 1997

Ron Ackers: **Tattoo Artist – Deutsch/Englisch,** Tattoo Scene Live, Herten 1997

Margot Mifflin: **Bodies of Subversion: A Secret History of Women and Tattoo,** Juno Books, 1997

Karl Gröning: **Geschmückte Haut. Eine Kulturgeschichte der Körperkunst.** Frederking, München 1997

Walter Kehr: **Color Full Pain: Tattoo Piercing** Universe Books, 1997

Chief Sielu Avea: **Tatau – The art of the Samoan Tattoo,** Sielu Enterprises, Hawaii 1997

Gianpaolo Barbieri **Tahiti Tattoos** Taschen, Köln 1998

Gregor von Glinski **Masters of Tattoo** Edition Stemmle 1998

Veronique Zbinden **Piercing. Archaische Riten und modernes Leben.** Arun Verlag, Vilsberg 1998

Laura Joh Rowland **The Concubine's Tattoo** St. Martin's Press, 1998

Petra Rascher & Andria von Lossberg **Mehndi: Bodypainting mit Henna** Vgs Verlag, Köln 1998

Andy Sloss **Celtic Tattoos. Neue Muster und Anleitungen.** Vgs, Köln 1998

Henry Ferguson & Lynn Procter **Tattoo. Ritual, Kunst, Mode.** Pabel/Moewig, Rastatt 1998

Housk Randall **Piercing. Ritual, Kunst, Mode.** Pabel/Moewig, Rastatt 1998

Cornelia Emilian, Karin Kampwerth **Bodyart mit Henna und Co.** Südwest Verlag, München 1998

Raju Kurray, Benjamin Lennert **Coole Tattoos mit Henna.** Augustus Verlag, Augsburg 1998

Gian P. Barbieri

Tahiti Tattoos, Taschen Verlag, Köln 1998

Irina Lungershausen **Lust auf Bodypainting. Vom Körper zum Kunstwerk,** Aschenbeck & Holstein, 1999

Jane Caplan: **Written on the Body. The Tattoo in European and American History.** Reaction Books, London 1999

Mark Blackburn **Tattoos from Paradise** Schiffer Books, USA 1999

Ulaya Gadalla, Margot Ibrahim: **Henna- Tattoos einfach sinnlich. Die tollsten Muster,** Gräfe u. U., München 1999

Andrew Dunbar & Dean Lahn: **Body Piercing** St. Martin's Press 1999

Andy Sloss: **The Celtic Body Art Book,** Carlton. London 1999

Gerard Lévy & Serge Bramly: **Fleurs de peau: Skin Flowers** Gina Kehayoff Verlag, München 2000

Igor Warneck: **Tribal Tattoo: The Tribe of the Tribals,** Arun Verlag, Engerda 2000

Gotz, Koessler & Allouch **Tatouage Polynésien** Pacific Promotion

Maarten Hesselt van Dinter: **Tribal Tattoo Design** Shambhala, Boston 2000

James Cook: **Entdeckungsfahrten im Pacific,** Edition Erdmann, Stuttgart 1983

380

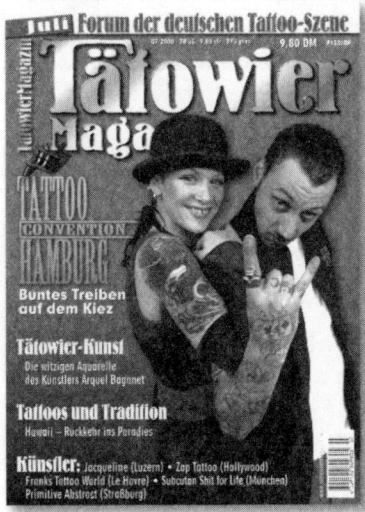

Deutschlands größtes Tattoo-Magazin berichtet umfassend über die deutsche und internationale Szene, informiert über Techniken, vergangene und heutige Stilrichtungen, porträtiert die besten Tattookünstler und Studios und berichtet jeden Monat über „die" aktuellen Conventions.

TätowierMagazin –
Das Forum der
deutschen Tattoo-Szene

JEDEN MONAT NEU AM KIOSK!

Weitere Informationen unter:
www.taetowiermagazin.de oder per Telefon 0621/48361-0
Huber Verlag GmbH & Co. KG • Ottenhöferstr. 8 • 68239 Mannheim

L E X I K O N

L E X I K O N   I M P R I N T   V E R L A G

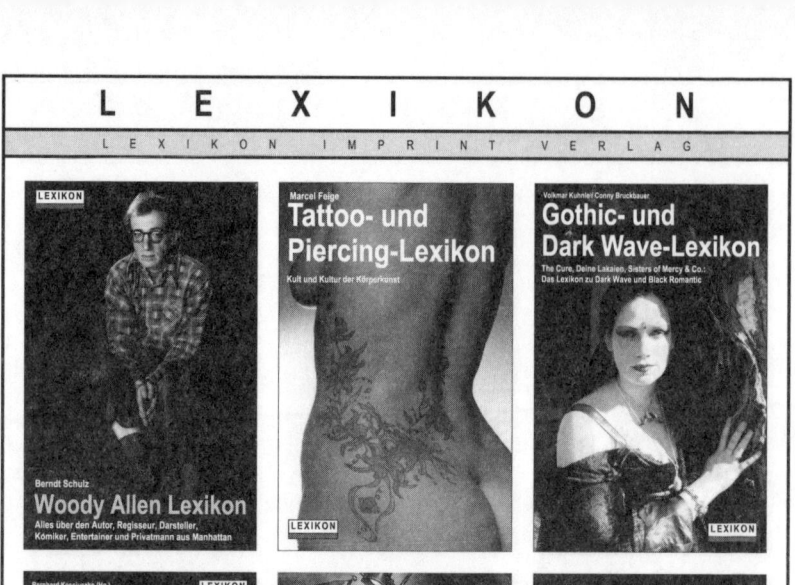

Berndt Schulz
Woody Allen Lexikon
Alles über den Autor, Regisseur, Darsteller,
Komiker, Entertainer und Privatmann aus Manhattan

Marcel Feige
Tattoo- und Piercing-Lexikon
Kult und Kultur der Körperkunst

Volkmar Kuhnle/ Conny Bruckbauer
Gothic- und Dark Wave-Lexikon
The Cure, Deine Lakaien, Sisters of Mercy & Co.:
Das Lexikon zu Dark Wave und Black Romantic

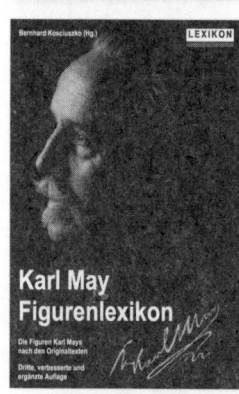

Bernhard Kosciuszko (Hg.)
Karl May Figurenlexikon
Die Figuren Karl Mays
nach den Originaltexten

Dritte, verbesserte und
ergänzte Auflage

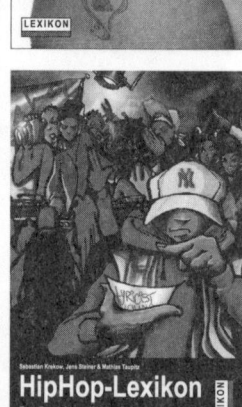

Sebastian Krekow, Jens Steiner & Mathias Taupitz
HipHop-Lexikon
Rap, Breakdance, Writing & Co:
Das Kompendium der HipHop-Szene.

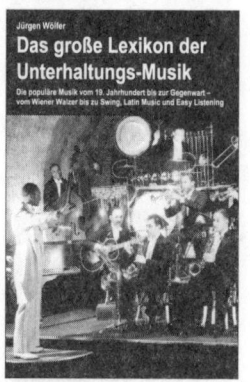

Jürgen Wölfer
Das große Lexikon der Unterhaltungs-Musik
Die populäre Musik vom 19. Jahrhundert bis zur Gegenwart –
vom Wiener Walzer bis zu Swing, Latin Music und Easy Listening

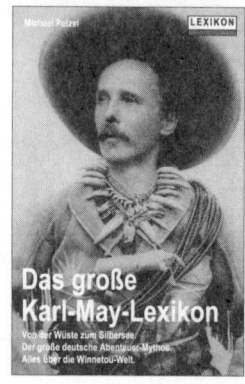

Michael Petzel
Das große Karl-May-Lexikon
Von der Wüste zum Silbersee:
Der große deutsche Abenteuer-Mythos.
Alles über die Winnetou-Welt

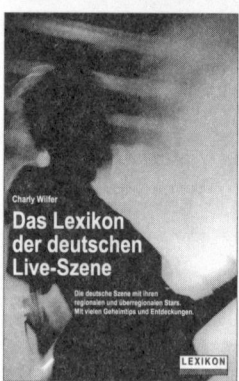

Charly Wilder
Das Lexikon der deutschen Live-Szene
Die deutsche Szene mit ihren
regionalen und überregionalen Stars.
Mit vielen Geheimtips und Entdeckungen

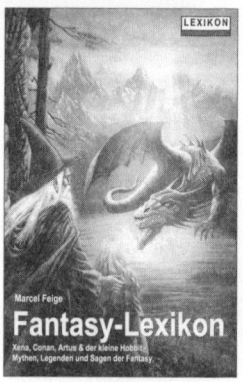

Marcel Feige
Fantasy-Lexikon
Xena, Conan, Artus & der kleine Hobbit:
Mythen, Legenden und Sagen der Fantasy

w w w . s c h w a r z k o p f - s c h w a r z k o p f . d e • w w w . l e x x x i k o n . d e

L E X I K O N

LEXIKON IMPRINT VERLAG

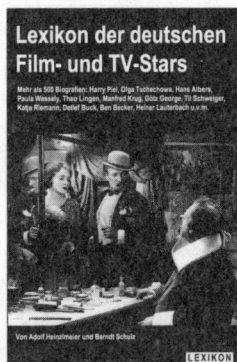

Lexikon der deutschen Film- und TV-Stars

Mehr als 500 Biografien: Harry Piel, Olga Tschechowa, Hans Albers, Paula Wessely, Theo Lingen, Manfred Krug, Götz George, Til Schweiger, Katja Riemann, Detlef Buck, Ben Becker, Heiner Lauterbach u.v.m.

Von Adolf Heinzlmeier und Berndt Schulz

LEXIKON

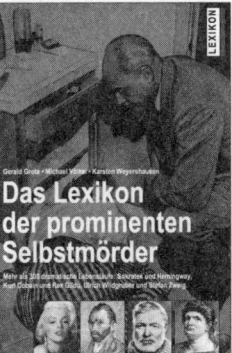

Gerald Grote • Michael Völkel • Karsten Weyershausen

Das Lexikon der prominenten Selbstmörder

Mehr als 200 charakteristische Lebensläufe: Sokrates und Hemingway, Kurt Cobain und Rex Gildo, Ulrich Wildgruber und Stefan Zweig

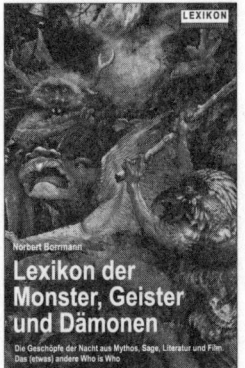

Norbert Borrmann

Lexikon der Monster, Geister und Dämonen

Die Geschöpfe der Nacht aus Mythos, Sage, Literatur und Film. Das (etwas) andere Who is Who

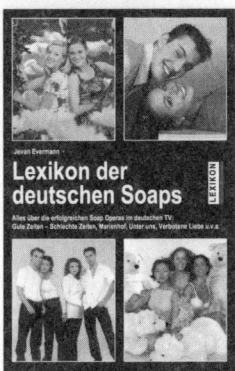

Joran Evermann

Lexikon der deutschen Soaps

Alles über die erfolgreichen Soap Operas im deutschen TV: Gute Zeiten - Schlechte Zeiten, Marienhof, Unter uns, Verbotene Liebe u.v.a.

LEXIKON

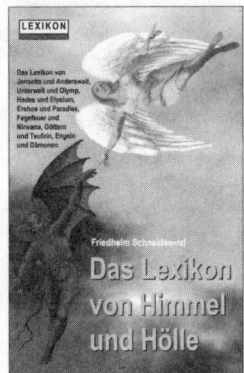

LEXIKON

Das Lexikon von Jenseits und Anderswelt, Unterwelt und Olymp, Hades und Elysium, Erebos und Paradies, Fegefeuer und Nirwana, Göttern und Teufeln, Engeln und Dämonen

Friedhelm Schneidewind

Das Lexikon von Himmel und Hölle

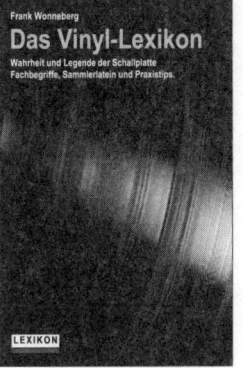

Frank Wonneberg

Das Vinyl-Lexikon

Wahrheit und Legende der Schallplatte Fachbegriffe, Sammlerlatein und Praxistips.

LEXIKON

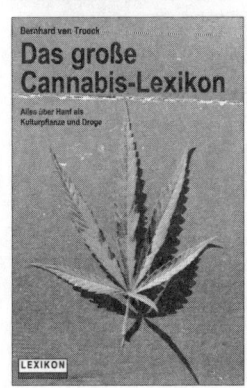

Bernhard von Treeck

Das große Cannabis-Lexikon

Alles über Hanf als Kulturpflanze und Droge

LEXIKON

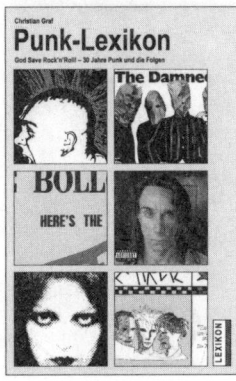

Christian Graf

Punk-Lexikon

God Save Rock'n'Roll - 20 Jahre Punk und die Folgen

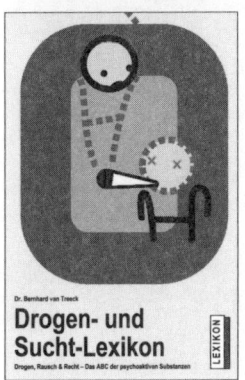

Dr. Bernhard von Treeck

Drogen- und Sucht-Lexikon

Drogen, Rausch & Recht - Das ABC der psychoaktiven Substanzen

LEXIKON

www.schwarzkopf-schwarzkopf.de • www.lexxxikon.de

DER AUTOR

Marcel Feige, geboren 1971, lebt und arbeitet als Autor und freier Journalist in der Nähe von Köln. Während der Recherche zum Tattoo-Lexikon erfüllte er sich einen langgehegten Wunsch: ein eigenes Tattoo.

Bücher von Marcel Feige sind u.a.: »Wirrnis – Zwei Erzählungen«, die Anthologie »Schatten über Deutschland«.

Bei Lexikon Imprint erschienen das »Alien-Lexikon«, »Das große Lexikon über Stephen King« und das »Fantasy-Lexikon«, sowie bei Schwarzkopf & Schwarzkopf »Deep in Techno – Die ganze Geschichte des Movements«.

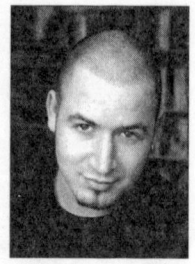

VON MARCEL FEIGE SIND BEREITS ERSCHIENEN:

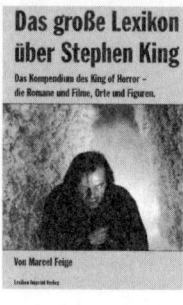 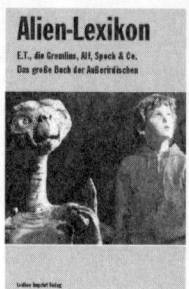 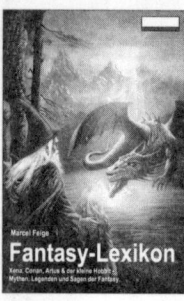 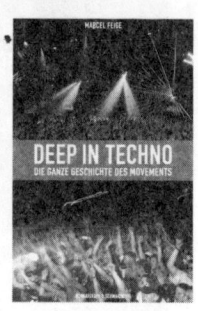

IMPRESSUM

Marcel Feige: DAS TATTOO- UND PIERCING-LEXIKON
Kult und Kultur der Körperkunst. ISBN 3-89602-209-1
© Lexikon Imprint im Schwarzkopf & Schwarzkopf Verlag GmbH, Berlin 2000.
Dieses Werk ist urheberrechtlich geschützt. Jede Verwendung, die über den Rahmen des Zitatrechtes bei vollständiger Quellenangabe hinausgeht, ist honorarpflichtig und bedarf der schriftlichen Genehmigung des Verlages.
Titelfoto: Lars Behrendt, Krefeld. Modell: Kerstin Möller, Krefeld
Gestochen von: Nicola Pohl, Tattoo Cult Krefeld

KATALOG

Wir senden Ihnen gern unseren kostenlosen Katalog.
Lexikon Imprint Verlag / Abt. Service
Kastanienallee 32, 10435 Berlin.
Service-Telefon: 030 – 44 11 778.
Fax: 030 – 44 11 783

INTERNET

Ausführliche Informationen zum Verlagsprogramm finden Sie im Internet.
www.schwarzkopf-schwarzkopf.de
www.lexxxikon.de

E-MAIL

info@schwarzkopf-schwarzkopf.de